# 国际药学联合会（FIP）
# 医院药学未来发展的巴塞尔共识（2015版）释义
## ——中国思考与实践

主　编　翟所迪　郭代红　朱　珠

北京大学医学出版社

GUOJIYAOXUELIANHEHUI（FIP）YIYUANYAOXUE WEILAIFAZHAN DE
BASAIERGONGSHI（2015BAN）SHIYI——ZHONGGUOSIKAOYUSHIJIAN

**图书在版编目（CIP）数据**

国际药学联合会（FIP）医院药学未来发展的巴塞尔共
识（2015 版）释义：中国思考与实践／翟所迪，郭代红，
朱珠主编．—北京：北京大学医学出版社，2018.10
　ISBN 978-7-5659-1700-4

　Ⅰ．①国…　Ⅱ．①翟…②郭…③朱…　Ⅲ．①医院–
药政管理–研究　Ⅳ．①R197.32
　中国版本图书馆 CIP 数据核字（2017）第 261722 号

**国际药学联合会（FIP）医院药学未来发展的巴塞尔共识（2015 版）释义——中国思考与实践**

主　　编：翟所迪　郭代红　朱　珠
出版发行：北京大学医学出版社
地　　址：（100191）北京市海淀区学院路 38 号　北京大学医学部院内
电　　话：发行部 010-82802230；图书邮购 010-82802495
网　　址：http://www.pumpress.com.cn
E - mail：booksale@bjmu.edu.cn
印　　刷：中煤（北京）印务有限公司
经　　销：新华书店
责任编辑：袁帅军　　责任校对：靳新强　　责任印制：李　啸
开　　本：787 mm×1092 mm　1/16　　印张：33.75　　字数：860 千字
版　　次：2018 年 10 月第 1 版　　2018 年 10 月第 1 次印刷
书　　号：ISBN 978-7-5659-1700-4
定　　价：130.00 元
版权所有，违者必究
（凡属质量问题请与本社发行部联系退换）

# 编 委 名 单

主　　编　翟所迪　　郭代红　　朱　珠
副 主 编　荆凡波　　李澎灏　　伍俊妍　　姜德春
　　　　　王　卓　　邱　峰　　张　敏　　张　琪
编委秘书　徐晓涵
编　　者　（按姓名汉语拼音排序）：
　　　　　安　晔　　沈阳军区总医院
　　　　　谌介秀　　上海长海医院
　　　　　董改英　　天津中医药大学第一附属医院
　　　　　段佳林　　空军军医大学西京医院
　　　　　方　宇　　西安交通大学医学院
　　　　　郭代红　　中国人民解放军总医院
　　　　　郭学良　　广州医科大学附属第二医院
　　　　　韩志武　　青岛大学附属医院
　　　　　贺建昌　　云南省中医医院
　　　　　何志高　　同济大学附属东方医院
　　　　　胡汉昆　　武汉大学中南医院
　　　　　黄　萍　　浙江省立同德医院
　　　　　黄育文　　浙江大学医学院附属第二医院
　　　　　贾　莉　　新疆维吾尔自治区人民医院
　　　　　姜德春　　首都医科大学宣武医院
　　　　　姜慧婷　　上海交通大学医学院附属瑞金医院
　　　　　蒋琳兰　　广州军区广州总医院
　　　　　蒋玉凤　　新疆维吾尔自治区人民医院
　　　　　焦　正　　复旦大学附属华山医院
　　　　　金桂兰　　宜昌市第一人民医院
　　　　　荆凡波　　青岛大学附属医院

| | |
|---|---|
| 雷涛涛 | 西安医学院 |
| 李国豪 | 广州市第一人民医院 |
| 李 静 | 煤炭总医院 |
| 李澎灏 | 深圳市第二人民医院 |
| 李潇潇 | 北京大学第三医院 |
| 李 盈 | 浙江大学医学院附属第一医院 |
| 李友佳 | 西安交通大学医学院第二附属医院 |
| 李正翔 | 天津医科大学总医院 |
| 林晓兰 | 首都医科大学宣武医院 |
| 刘 蕾 | 北京医院 |
| 刘珊珊 | 首都医科大学附属北京安定医院 |
| 刘滔滔 | 广西医科大学第一附属医院 |
| 刘玉梅 | 吉林大学中日联谊医院 |
| 吕冬梅 | 徐州医科大学附属医院 |
| 马海明 | 吉林大学中日联谊医院 |
| 欧阳华 | 厦门大学附属中山医院 |
| 蒲艳春 | 哈尔滨医科大学附属第四医院 |
| 邱 峰 | 重庆医科大学附属第一医院 |
| 任 斌 | 中山大学附属第一医院 |
| 宋 捷 | 重庆医科大学附属第一医院 |
| 孙 渊 | 浙江省台州医院 |
| 孙智辉 | 吉林大学第一医院 |
| 孙洲亮 | 厦门大学附属第一医院 |
| 陶 玲 | 中山大学附属第三医院 |
| 王川平 | 河北医科大学第二医院 |
| 王 刚 | 杭州市第一人民医院 |
| 王书航 | 吉林大学中日联谊医院 |
| 王婷婷 | 新疆维吾尔自治区人民医院 |
| 王小华 | 安徽医科大学第一附属医院 |
| 王燕燕 | 宜昌市中心人民医院 |
| 王志宇 | 浙江大学医学院附属第二医院 |
| 王 卓 | 上海长海医院 |

# 序

国际药学联合会（International Pharmaceutical Federation，FIP）的成员来自80多个国家的120个不同组织，代表了150多万药师和药学科学家们。FIP的宗旨是加强全球药师的紧密合作，共同为患者的健康服务，让患者享有安全、有效的药物治疗。FIP下属的药学实践委员会医院药学分委会起草的《医院药学未来发展的巴塞尔共识》，共75条，于2008年首次发布；其修订版，共65条，于2015年发布。

在起草该共识的过程中，FIP下属的药学实践委员会医院药学分委会曾于2007年组织世界各国药学会填写医院药学发展现状调研表。调研表的设计旨在调研各国医院药学的主流工作模式、医疗卫生状况、经营模式、药房的服务范围与职责范围、药品采购模式、处方集或基本药物目录的使用情况、药品的有效期管理，药师是否能接触到医疗图书或病历，药房是否有应急药品储备，药房是否提供24小时服务，药品是否采用条形码管理，药品调配是否采用自动化，药品发放和使用是否可追溯，静脉用药及细胞毒药物是否集中配置，静脉用药配置时是否采用层流超净台、是否有制剂生产，医院是否有药事管理与药物治疗学委员会，药事管理与药物治疗学委员会中是否有药师，医院是否有常规的出院带药、是否有药师做处方审核及医嘱审核，药师是否有协议规定下的处方权，手术中用药是否有药师审核等问题。按照地域分布，中国药学会医院药学专业委员会当时组织北京大学第三医院、北京大学第一医院、北京和睦家医院、中国医科大学附属盛京医院、上海交通大学医学院附属瑞金医院、苏州大学附属第一医院、空军军医大学西京医院、成都军区昆明总医院、重庆医科大学附属第一医院、中山大学附属第一医院、广西医科大学第一附属医院、新疆维吾尔自治区人民医院等12家医疗机构填写了该问卷。在2015年修订该共识之前，FIP再次组织调研全球的医院药学现状，中国药学会亦予以配合。换言之，该共识的形成，有中国医院药学的参与；该共识的落实，有中国医院药师的责任。

本书的完成和出版具有重要意义，主要体现在以下三个方面：

1. 是中国药学工作者系统学习、实践和宣传《医院药学未来发展的巴塞尔共识》的体现，符合FIP的期望和要求。FIP医院药学分委会鼓励全球药学同仁学习和贯彻该共识，通过科学的研究方式论证实践效果并公开发表。

2. 固化了"清华大学国际创新管理（医院药事管理）研究生课程进修项目"第七期班（简称"第七期班"）学员们的班级课题，体现中国药学会与清华大学继续教育学院联合举办的"清华大学国际创新管理（医院药事管理）研究生课程进修项目"的社会意义及其对行业发展的贡献。

3. 凝聚了全国80余位优秀药学工作者们的集体智慧和行动力。他们检索国内外文献，研究和记录国内外医院药学发展的现状以及我国在该领域的探索与实践。部分专家还分享了所在医疗机构相关方面的实践与成效。更难能可贵的是，他们对行业发展困境进行了深刻剖析并提出了可行性建议。本书多数编者来自"第七期班"，这符合中国医院药学前辈们对有幸参加这个进修项目的所有学员们的嘱托和期待。

"吾心信其可行，则移山填海之难，终有成功之日"。迎接药师立法，回归药师职能本色，构建具有中国特色的合理用药实践体系，在国际学术交流的舞台上发出中国医院药师的声音，需要思考和探索，需要实践和成效。未来已来！

朱　珠　教授

主任委员

中国药学会医院药学专业委员会

2018 年 6 月

# 前　言

药师是治疗团队的一员，肩负着合理用药、安全用药的使命。随着治疗水平的提高，医院对临床药学服务的需求越来越多、要求越来越高。对于医院药学如何发展，各国的医院药学工作者都在积极地实践和探索。

《医院药学未来发展的巴塞尔共识》（以下简称《巴塞尔共识》）由国际药学联合会（International Pharmaceutical Federation，FIP）下属的药学实践委员会医院药学分委会起草，于2008年8月在瑞士巴塞尔举行的第68届世界药学大会上首次发布，后经修订，修订版于2015年9月10日发布。FIP的成员包括来自80多个国家的120个不同组织，代表了全球150余万药师和药学科学家。FIP的宗旨是加强世界各国药师们的紧密合作，共同为患者的健康服务，让患者享有安全、有效的药物治疗。2007年，在起草初版《巴塞尔共识》期间，FIP下属的药学实践委员会医院药学分委会曾组织全球各国药学会填写医院药学发展现状调研表，内容包括医院药学的各个方面，共计75个问题。中国药学会医院药学专业委员会当时组织国内12家医疗机构填写了问卷。2015年修订该共识前，FIP再次组织调研全球医院的药学现状，中国药学会亦予以配合。因此，《巴塞尔共识》的发布，体现了全球医院药学工作者对未来医院药学发展的展望和规划，对世界各地医院药学实践与发展有指导作用，具有深刻的前瞻性和国际通用性。

《巴塞尔共识》的形成有中国医院药学的参与。落实《巴塞尔共识》是中国医院药师的责任。FIP医院药学分委会鼓励全球药学同仁学习和贯彻本共识，通过科学的研究方式论证实践效果并公开发表。《巴塞尔共识》的发布为中国医院药学工作者融入世界、完善自我和持续改进提供了明晰的实践参考与指导。近10年来随着信息化、自动化、智能化科技飞速发展，国内医院药学领域在药房建设、人才培养、规范管理等方面取得了显著进步。但是截至目前，国内除了在个别学术会议和部分杂志文章介绍外，尚未对《巴塞尔共识》内容进行深入的讨论和研究。因此系统学习和实践《巴塞尔共识》符合FIP的要求，也是国内医院药学同行理应做好的专业本分和期望达到的目标。"清华大学国际创新管理（医院药事管理）研究生课程进修项目"第七期班（以下简称"第七期班"）的班级课题即由此而来。本书的完成和出版是基于第七期班学员们数年来围绕这一班级课题学习和实践的研讨成果，也是中国药学会、西安杨森制药有限公司与清华大学继续教育学院联合举办的"清华大学国际创新管理（医院药事管理）研究生课程进修项目"的社会意义体现。

本书编者团队以第七期班学员为中坚力量。他们是来自北京、上海、广州、深圳等全国30个城市近60家大型医院的药学部主任、副主任和学术骨干，在医院药学相关领域具有丰富的实践经验。在切实理解《巴塞尔共识》中相关条目的基础上，编者们针对《巴塞尔共识》的各个条目，以及医院药学的各个领域，包括药品采购、处方审核、调剂配制、用药全程服务、药学人员培训、药事管理规范、学科发展等内容，围绕FIP让患者享有安全、有效的药物治疗的宗旨，结合我国国情和现实条件给予深入的释义，旨在指导国内医院药学实践按照《巴塞尔共识》的要求更好地发展。

《巴塞尔共识》作为一种指导性的文书呈现形式相对简单，提纲挈领，并不那么具体。执行层面的医疗机构一线药师还需要更"接地气"的指导。本书分 7 个部分共计 62 章，是在对《巴塞尔共识》逐条分析和归纳的基础上，立足于国内外大量文献，并充分结合国内医院药学实践进行的各有侧重的释义。部分章节还增加了图、表，补充了更具体的理解和实践内容，增加了中国的"经验"，这将使《巴塞尔共识》在中国有更好的示范作用，非常有助于读者全面理解《巴塞尔共识》的含义。部分编者还分享了所在医疗机构在相关方面的工作经验。最难能可贵的是，编者们作为医药行业专家在我国医院药学实践发展道路上的先导探索以及对行业发展困境的深刻剖析并提出指导性建议，这对于目前及未来较长一段时间国内基层医院开展医院药学临床实践、教学、科研及药事管理具有较高的指导价值。

中国药学会医院药学专业委员会朱珠主任委员曾组织翻译了《巴塞尔共识》2015 版，对《巴塞尔共识》释义的编写自始至终给予了大力支持和具体指导。他对于本书从框架设计、内容编写，到工作督促、时间安排都有严格和具体的要求，并于全文成稿之际为本书作序。虽然这给编者们很大的压力，但是没有压力就没有动力。正是因为这份压力，编者们一起努力，促使本书于今日问世。

借本书出版之际，在此衷心感谢编者们倾注的大量心血。他们平日承担着繁重的医、教、研和管理工作，在百忙之中为了行业的进步发展，积极参加本书的书稿编写。他们看文献、查资料，最重要的是无私地分享本单位实践的经验、规范、标准操作流程（SOP）、工作表单等宝贵资料，为我国医院药学带来了新概念、新知识、新进展，为提高药剂科管理水平、掌握管理方法贡献了一本有先进指导理念的、实用的药剂科管理的工具书、参考书。感谢第七期班班委王卓、伍俊妍、邱峰、荆凡波、李澎灏、姜德春老师，感谢班主任张敏老师。北京大学第三医院张琪药师作为副主编之一，负责全书书稿的整理、核对、文献更新，以及北京大学第三医院徐晓涵药师作为编委秘书，负责书稿校对、编者沟通联络，在此感谢她们耐心细致的工作。

我们将这部凝聚了编者们集体的智慧和行动力、具有"中国特色"的《国际药学联合会（FIP）医院药学未来发展的巴塞尔共识（2015 版）释义——中国思考与实践》倾情奉献给读者，期待与各位读者共同努力推动国内医院药学的发展，迎接药师立法，展现药师职能本色，构建具有中国特色的医院药学实践体系，实现《巴塞尔共识》在中国的切实落地。

鉴于编者水平有限以及编写时间仓促，书中难免存在缺憾与不足，恳请读者与专家批评指正。

# 目　　录

## 第 1 部分　总　　则

第 1 章　药师的目标：药物尽责使用 …………………………………………… 3

第 2 章　医院循证药学实践规范——循证药学指南的制定 …………………… 9

第 3 章　医院药师参与医院全程用药服务与实现"七个正确"的思考 ………… 16

第 4 章　药学部门和药师是医院药事服务的关键技术支撑 …………………… 23

第 5 章　药师应在医院药品使用全过程履行职责 ……………………………… 33

第 6 章　医院药房调剂流程管理的优化研究 …………………………………… 38

第 7 章　医院药师开展药学监护的现状研究 …………………………………… 47

第 8 章　医院药师主导的患者用药教育 ………………………………………… 56

第 9 章　积极开展药学信息服务，为医务人员提供药学信息资源 …………… 75

第 10 章　培养技术服务型药学人才的实践教学模式的探讨 ………………… 82

第 11 章　以临床药学学科建设提升医院药学服务能力 ……………………… 86

第 12 章　关注家庭医疗废弃物，药师义不容辞 ……………………………… 96

第 13 章　医院自动化药房的研究与应用 ……………………………………… 103

第 14 章　开发临床用药辅助决策系统，促进临床合理用药 ………………… 110

第 15 章　医院药品采购模式优化及短缺药品的管理 ………………………… 115

## 第 2 部分　医院药师与采购

第 16 章　我国公立医院药品采购管理 ………………………………………… 133

第 17 章　药品采购过程中运行模式的探讨 …………………………………… 142

第 18 章　医院药品采购过程的质量保证体系 ………………………………… 151

第 19 章　我国药品采购制度分析及药物采购中的信息系统支持 …………… 158

第 20 章　论基于医药行业供应链平台的药品采购模式再造 ……………………… 167

## 第 3 部分　医院药师对处方的影响

第 21 章　国内处方集现状研究及改进措施探讨 …………………………………… 177
第 22 章　对超说明书用药问题的思考 ……………………………………………… 188
第 23 章　发挥药师自身优势，协助临床合理用药 ………………………………… 193
第 24 章　充分发挥医院药师在 MDT 诊疗模式中的作用 ………………………… 198
第 25 章　公立医院药学服务连续性的落实状况调查 ……………………………… 203
第 26 章　医院药学服务对医院药师专业要求的探讨 ……………………………… 208

## 第 4 部分　医院药师与药品配制和配送

第 27 章　医院药品的合理储存 ……………………………………………………… 217
第 28 章　医院药师对临床试验用药品的管理 ……………………………………… 225
第 29 章　医院药房药品标识与药物贮存管控的现状与展望 ……………………… 232
第 30 章　加强病房基数药品的管理 ………………………………………………… 237
第 31 章　规范静脉药物配置 ………………………………………………………… 243
第 32 章　细胞毒性药物对静脉用药配置人员的危害及防护 ……………………… 250
第 33 章　应用现代化信息技术，降低用药差错风险 ……………………………… 260
第 34 章　患者自备药品使用管理 …………………………………………………… 266
第 35 章　关于药品召回的思考与建议 ……………………………………………… 274
第 36 章　医务人员对高危药品的认识 ……………………………………………… 281
第 37 章　借助规范审查核对制度和信息化支持实现精准化药品调配 …………… 303

## 第 5 部分　医院药师与给药

第 38 章　药学信息资源对医院药师的重要性 ……………………………………… 315
第 39 章　药物过敏反应与用药安全 ………………………………………………… 322
第 40 章　结合患者需求的药品标签规范化设计思考 ……………………………… 335
第 41 章　医护人员对化疗药物认知及防护的系统评价 …………………………… 343

第 42 章　如何防止给药途径错误？——以长春新碱为例 …………………… 352

第 43 章　制定与实施给药途径错误的相关制度和操作规范 ………………… 360

第 44 章　口饲注射器的使用——预防给药途径错误 ………………………… 368

第 45 章　利用质量保证策略确保调剂给药安全 ……………………………… 374

## 第 6 部分　医院药师与用药监测

第 46 章　关于建立我国不合格药品报告系统的建议 ………………………… 381

第 47 章　我国药品不良反应监测报告体系探讨与展望 ……………………… 386

第 48 章　国内用药差错报告体系建设与运行管理 …………………………… 397

第 49 章　利用处方点评，促进医院合理用药持续改进 ……………………… 408

第 50 章　基于 PDCA 循环对医院药品使用流程的优化 …………………… 412

第 51 章　药师参与临床药物治疗，保障用药安全 …………………………… 418

第 52 章　医院药品不良反应主动监测系统的应用现状分析 ………………… 427

第 53 章　药品不良反应数据挖掘及评价 ……………………………………… 438

## 第 7 部分　医院药师与人力资源配置、培训和发展

第 54 章　基于中国现状的医院药学人员岗位资质结构建设探讨 …………… 447

第 55 章　如何实施医院临床药学人力资源计划 ……………………………… 454

第 56 章　医院药学人力资源可持续发展的策略 ……………………………… 459

第 57 章　医院药学人力资源现状与思考 ……………………………………… 464

第 58 章　药剂科人力资源建设 ………………………………………………… 470

第 59 章　医院药学人力资源信息系统构建 …………………………………… 476

第 60 章　药学人力资源培训模式与发展趋势 ………………………………… 487

第 61 章　医院药学部门的人力资源管理 ……………………………………… 493

第 62 章　积极推进跨学科的药学教育 ………………………………………… 498

附录 1　REVISED FIP BASEL STATEMENTS ON THE FUTURE OF HOSPITAL
　　　　PHARMACY ……………………………………………………………… 516

附录 2　国际药学联合会（FIP）医院药学未来发展的巴塞尔共识（2015 版）………… 522

# 第1部分

## 总　　则

# 第 1 章
# 药师的目标：药物尽责使用

《医院药学未来发展的巴塞尔共识（2015 版）》第 1 条：

■ The overarching goal of hospital pharmacists is to optimize patient outcomes through collaborative, inter-professional, responsible use of medicines and medical devices. The responsible use of medicines means：

• That a medicine is only used when necessary and that the choice of medicine is appropriate based on what is proven by scientific and/or clinical evidence to be most effective and least likely to cause harm. This choice also considers patient preferences and makes the best use of limited healthcare resources.

• There is timely access to and the availability of quality medicine that is properly administered and monitored for effectiveness and safety.

• A multidisciplinary collaborative approach is used that includes patients and those in addition to health professionals assisting in their care.

译：医院药师的终极目标是通过协作的、跨领域的和尽责的使用药物及医疗器械来最优化患者的治疗结果。

"药物尽责使用"的含义是：

• 仅在必要时才使用药物，药物选择须建立在经科学和（或）临床证据证明其效果最佳、毒副作用最小的基础之上。这种选择还需要考虑患者意愿，并能使有限的医疗资源得到最佳利用。

• 能及时获取并能使用有效性和安全性得到正规监控的、质量合格的药品。

• 所谓采用跨领域协作的方式，须包括患者以及健康专业工作者以外、为患者提供帮助的人员。

**摘　要**　医院药师应将"药物尽责使用（the responsible use of medicines）"作为终极目标，在医疗行为中扮演更重要的角色。本文结合《医院药学未来发展的巴塞尔共识（2015 版）》第 1 条，通过收集国内外有关"药物尽责使用"方面的文献资料，并以世界卫生组织及国际药学联合会发布的实践报告为核心，探讨国外"药物尽责使用"相关经验和措施，以期为国内落实"药物尽责使用"提供参考。

# 1 "药物尽责使用"的含义

在过去的几十年，药物对健康产生前所未有的积极影响，包括降低死亡率和减轻疾病负担，改善了患者的生活质量。然而，现有的医疗资源并不足以支持治疗药物的最优化选择。有证据表明，在药物治疗的过程中存在着大量的"潜在风险"，即合适的药物并没有用在合适的患者身上，这其中有近50%的患者没有正确使用药物[1]。这会导致药物无法发挥最大的治疗价值，降低药物治疗的健康收益。

鉴于药物使用的重要性，2008年8月在瑞士巴塞尔市举行的世界药学大会上获准并发布了第1版《医院药学未来发展的巴塞尔共识》，该共识在世界各地为医院药学实践的发展提供指导，产生了深远影响[2-4]。2014年国际药学联合会（International Pharmaceutical Federation，FIP）医院药学委员会对《医院药学未来发展的巴塞尔共识》进行修订，并于同年9月在泰国曼谷召开的国际药学大会上获得批准。最终国际药学联合会《医院药学未来发展的巴塞尔共识（2015版）》（以下简称《巴塞尔共识》）于2015年9月10日发布。《巴塞尔共识》体现了全球医院药学同行对未来医院药学发展的展望和规划，具有前瞻性和国际通用性。《巴塞尔共识》的第1条中首次明确了"药物尽责使用"的含义：

- 仅在必要时才使用药物，药物选择须建立在经科学和（或）临床证据证明其效果最佳、毒副作用最小的基础之上。这种选择还需要考虑患者意愿，并能使有限的医疗资源得到最佳利用。
- 能及时获取并能使用有效性和安全性得到正规监控的、质量合格的药品。
- 所谓采用跨领域协作的方式，须包括患者以及健康专业工作者以外、为患者提供帮助的人员。

# 2 "药物尽责使用"的战略建议

2012年10月3日在荷兰阿姆斯特丹举办了主题为"药物尽责使用的效益"的部长级峰会，澳大利亚、哥伦比亚、法国、印度、伊朗、摩洛哥、芬兰、南非、坦桑尼亚、美国等国参与会议，该会议的目的是探索改善患者结局、维持可持续发展与成本效益卫生保健的对策。会上发布《药物尽责使用的获益：为卫生保健制定更好、更有效的政策》报告，首次提出"药物尽责使用"的概念，并基于对于"药物尽责使用"的一致认可，会议通过并在报告中对于各国医疗卫生政策决定者推荐以下建议[5]：

（1）协调和鼓励医疗保健从业者更好地联合起来，以促进医疗保健的连续性及更好地管理药物应用。

（2）确保在关键应用决策上是根据患者需求来决定政策，例如对于非依从性的管理——该问题是导致患者药物没有达到最优应用的最主要独立因素。

（3）对创新和学习的成功举措给予切实政策支持承诺

（4）通过投资建立医疗保健数据库来支持循证的政策制定，以计划和评估有效的干预政策。

会议期间，荷兰卫生部向世界卫生组织（World Health Organization，WHO）提交了题为

"追求药物尽责使用：分享和学习各国经验"的报告。该报告通过对多个国家的卫生系统政策和实践经验进行调查分析，提出了 7 条战略建议，为各国的"药物尽责使用"工作提供了参考。具体的战略建议如下[6]：

（1）政府制定和授权国家基本药物目录及报销决定，并确保基本药物的使用。

- 应在国家层面确定基本药物目录，以规范公共卫生设施中药物的获取，并确保更广泛、更有效地使用这些药物。

- 应在国家层面实现部分药物的全额报销，包括基本药物，以增加这些药物在公共卫生系统中的使用。

（2）通过投入确保国家药品采购和供应系统高效、可靠，以支持药物尽责使用。

- 建立基本药物的集中、招标采购。国际援助组织提供的药品资金应优先通过同一系统使用，并符合国家优先事项。

- 建立常规质量检测程序，以验证已通过国家招标系统采购的药品质量可靠。质量检测结果应告知药品供应商。

- 建立常规评估反馈系统，发现无法及时提供有质量保证的药物的供应商，并将其排除在未来的投标之外。

（3）促使重点转移到早期筛查和精确诊断，以指导处方药物使用，避免过度使用、滥用或使用不当。

- 促进对精确诊断的重视，尽可能在诊断学的帮助下，指导适当使用处方药物。

- 对高危人群进行早期筛查，以确保及时诊断患者，以最大限度地提高治疗效益。

（4）促进循证治疗指南的实施：消除管理或行政障碍，直接针对所有关键的利益相关者：医生、药师和患者。

- 通过多方利益相关者研讨会，加强卫生保健专业人员的培训教育以及公众宣传。

- 重新评估对所选药物的分配监管要求，以确保其有更广泛的可用性和可及性。法规应允许非处方药作为具有适当风险利益的药物进行使用。

- 减少处方/调剂特定基本药物时的冗余文书工作和行政负担，以确保患者能够方便获得药物。

（5）为了最大化治疗的依从性，应当促进以患者为中心的治疗。

- 为社区提供技术支持，以改善患者对治疗的参与程度并让其坚持治疗。

- 让医务人员为患者提供更紧密的治疗支持，鼓励患者主动寻求健康。

（6）监测从购买到完成治疗过程中的药物使用，评价治疗的实际效果，并指导循证决策。

- 建立一个集中监测药物购买情况的系统，以便为预算制定提供信息，并确保对基本药物的最佳资金分配。

- 政府收集药物的使用数据，以确定和评价处方趋势和支出。

- 在调剂部门设计一个系统，用于测量患者对药物的使用，以评估患者对治疗的依从性。

- 设计一个系统，收集和汇总有关患者健康结果的信息，以测量医药使用的真实功效和安全性。

（7）确保国家有关部门持续做出自上而下的承诺，促进医生、患者和药师积极参与促进尽责使用药物的准则和政策。

- 国家有关部门应通过自上而下的政策和财政承诺持续促进药物尽责使用的举措。
- 促进医生、药师和患者的积极参与，在国家和地方层面建立对药物使用的共识。

报告中提出的 7 项战略建议覆盖了药物尽责使用关键领域：合适的药物（第 1 项）在合适的时间被合适的患者使用（第 2~4 项），并根据患者合适的使用能力（第 6 项）选择合适的方案（第 5 项）。第 7 项则促进了医生、药师和患者共同为药物尽责使用而努力。"药物尽责使用"的战略需要在国家政策的指导下，医生、药师和患者共同去完成，这要求：首先，医生应了解到药物尽责使用的好处并在实践中执行，避免药物不当使用；其次，药师需要确保调剂正确，将适当的药物给予患者；最后，患者需要重视用药的依从性，并主动寻求健康。

另外报告中还通过对 11 个国家的案例进行报道，验证了 7 项战略建议的干预效果。这 11 个案例来源于巴西、印度、泰国、不丹等国家，案例的内容包括基本药物目录、药品供应改革、产前人类免疫缺陷病毒（艾滋病毒）筛查、合理使用抗菌药物等方面[6]。案例报道纳入的国家主要为实施相关政策 3~5 年的发展中国家，也在一定程度上说明了药物尽责使用在发展中国家中的作用和长期政策的影响。

此报告中，"药物尽责使用"一词是世界卫生组织（the World Health Organization，WHO）关于"药物合理使用"规定[7]的补充，它意味着各卫生系统相关利益方（医生、药师和患者）应该在医疗活动、能力及掌握的资源方面保持平衡和一致，以确保患者在合适的时间服用合适的药物。

# 3　药物尽责使用新实践——处方精简

当一个患者同时存在多种疾病需要治疗时，往往会使用多种药物，出现多重用药（polypharmacy）现象。"多重用药"是指患者使用 5 种或以上药物的情况。这可能会导致患者用药超出治疗疾病的需要，或者用药的损害大于获益。"多重用药"会增加以下风险：药物不良反应、药物相互作用；因重复使用降压药物、降糖药物、抗精神病药物、抗抑郁药物等导致老年人摔倒、骨折风险升高；功能或认知受损；依从性差；过高的医疗费用。合并用药种类越多，药物间发生相互作用的可能性就越大，合并使用 5 种药物的不良反应发生率为 3.5%，6~10 种为 10%，如同时使用 16~20 种药物，发生不良反应的机会猛增至 54%[8-9]。这就需要药师提供"处方精简"药学服务来减少多重用药的现象。

"处方精简（deprescribing）"是 Woodward MC 于 2003 年在澳大利亚医院药师学会首次提出的概念，是指对可能导致患者损害或患者不再获益的用药，减少该药剂量或停用该药的计划和管理过程；其目标是减少用药负担和损害，同时维持或提高生活质量[10]。"处方精简"是良好处方行为的一个组成部分，旨在减少过高的用药剂量或停用不再需要的药物。其已被证明是可行的和安全的，能够减少老年患者摔倒的次数、减少用药的数量和费用；针对患者特定的处方进行精简干预，可显著减少致死率。药师进行"处方精简"的流程和步骤包括：评估患者服用的药物是否有利于目前的适应证，权衡继续用药的优缺点，制订处方精简的计划并与医生和患者进行沟通，对处方进行精简并监控患者用药。

在有些国家，处方精简已受到医务工作者的广泛关注，这些国家还制定了老年人和部分药物类别的处方精简标准与指南。例如，美国老年医学会（the American Geriatrics Society，AGS）已通过 Beers 标准来规范老年人处方用药，指导药师处理相关不合理用药问题[11]；爱尔兰科克大学发表了 STOP/START 标准，为处方精简提供循证医学依据，已在欧洲被广泛使用[12]；在加拿大，Farrell 和 Tannenbaum 创建的处方精简小组制定了质子泵抑制药、苯二氮䓬受体激动药等处方精简指南[13-14]；澳大利亚悉尼大学的 Jansen 提出了和患者互动的处方精简决策制定流程[15]；新西兰最佳实践宣传中心（Best Practice Advocacy Centre，BPAC）在《老年人停药实用指南》中提出在指导老年人停药过程中可逐次分别减少1 种药[16]。

目前，国内针对处方精简的研究仍处于起步阶段。2015 年，首都医科大学宣武医院联合中国人民解放军总医院和北京医院研究并发布了我国首个老年人潜在不适当用药（potentially inappropriate medication，PIM）目录，为医务人员和患者提供用药参考[17]。"处方精简"的概念于 2017 年 5 月由广东省药学会引入[18]。

多种疾病、多重用药会增加患者药物治疗的风险。处方精简是药物尽责使用的有效实践措施。处方精简的原则是仅在必要时才使用药物，药物选择须建立在经科学和（或）临床证据证明其效果最佳、毒副作用最小的基础之上，这是"药物尽责使用"的重要内容。由于医生与药师专业特点的不同，医生难以对所有专科的药物都非常熟悉，药师在患者多种疾病、多重用药的处方精简工作上比医生及其他医务工作者都更有专业优势。"处方精简"是药师对患者进行治疗药物管理，尤其是多种慢性病治疗药物管理的重要手段，最终的目的是实现药物的尽责使用。然而，处方精简需要很好的药学基础、扎实的临床知识储备以及与患者良好的沟通能力，这对药师的能力要求非常高，需要药师的不懈努力。

## 4　结论

随着医疗卫生水平的不断发展，药物在维系人类健康中扮演越来越重要的角色，但由于在现有的医疗活动中受各种现实条件的影响，仍然难以实现药物的最优化选择。从"药物合理使用"到"药物尽责使用"的演化，是为了进一步优化药物治疗行为，以确保患者在合适的时间服用合适的药物，合理使用药物并从中获益。在临床处方药物给患者的工作中，医生和药师应进行分工。药师要履行的职责内容包括：审核处方，通过处方精简，确保药物仅在必要时才使用；保证患者及时获取并能使用其有效性和安全性得到正规监控的质量合格的药品；采用跨领域协作的方式，致力于患者的健康服务，以提高患者的获益。这要求药师将"药物尽责使用"作为终极目标，在医疗行为中扮演促进患者安全合理用药的更重要角色。

（伍俊妍　中山大学孙逸仙纪念医院）

## 参考文献

[ 1 ] Burkhart PV，Sabaté E. Adherence to long-term therapies：evidence for action. J Nurs Scholarsh，2003，35（3）：207.

[ 2 ] Penm J，Chaar B，Moles R. Validating a hospital medicines formulary survey in the Western Pacific Region—a

global hospital pharmacy initiative based on the Basel Statements. Res Social Adm Pharm,2011,8(4):298-308.

[3] 朱运贵.医务人员对高危药品认知度的调查研究——巴塞尔宣言第 46 条释义.中南药学,2014,12(6):596-605.

[4] 王丽莉,侯连兵,王娴,等.由巴塞尔宣言第 29,30 条探讨我国临床药学如何健康发展.药品评价,2014,08:8-10,16.

[5] International Pharmaceutical Federation,Report：The benefits of responsible use of medicines. Setting policies for better and cost-effective healthcare. (2012-10-3)[2017-09-01]. https://www. fip. org/centennial/files/static/REPORT_MINISTERS_SUMMIT_-_English_version_final. pdf

[6] CAVD Bogert, M Mestrinaro, K Weerasuriya. The Pursuit of Responsible Use of Medicines：Sharing and Learning from Country Experiences. Amsterdam,World Health Organization,2012.

[7] Holloway K,van Dijk L. Rational use of medicines. Chapter in：The world medicines situation 2011. 3rd ed. Geneva,World Health Organization,2011.

[8] Reason B,Terner M,Moses McKeag A,et al. The impact of polypharmacy on the health of Canadian seniors. Family Practice,2012,29(4):427-432.

[9] Kwan D,Farrell B. Polypharmacy：optimizing medication use in elderly patients. CGS Journal of CME,2014,4:21-27.

[10] Woodward M C. Deprescribing：Achieving Better Health Outcomes for Older People Through Reducing Medications. J Pharm Pract Res,2003,33(4):323-328.

[11] 李虹,蒲诗云,黄鑫,等.老年患者潜在性不适当用药评价工具 Beers 量表(2015 版)简介.中国药房,2017,28(2):145-148.

[12] 李影影,严明,王烨.老年人合理用药指导工具 STOPP 和 START 用药审核提示表简介.中国药师,2015,18(1):145-148.

[13] Farrell B,Pottie K,Thompson W,et al. Deprescribing proton pump inhibitors：Evidence-based clinical practice guideline. Can Fam Physician,2017,63(5):354-364.

[14] Farrell B,Pottie K,Rojas-Fernandez CH,et al. Methodology for Developing Deprescribing Guidelines：Using Evidence and GRADE to Guide Recommendations for Deprescribing. PloS One,2016,11(8):e0161248.

[15] Jansen J,Naganathan V,Carter S M,et al. Too much medicine in older people? Deprescribing through shared decision making. BMJ,2016,353: i2893.

[16] Bpacnz. A practical guide to stopping medicines in older people. Best Practice Journal,2010,(27):11-23.

[17] 闫妍,王育琴,沈芊,等.中国老年人潜在不适当用药目录的研制.药物不良反应杂志,2015,17(1):19-26.

[18] 曾英彤,杨敏,伍俊妍,等.药学服务新模式——处方精简(Deprescribing).今日药学,2017,(6):390-393.

# 第 2 章
## 医院循证药学实践规范
### ——循证药学指南的制定

《医院药学未来发展的巴塞尔共识（2015 版）》第 2 条：

■ At a global level, evidence-based hospital pharmacy practice standards should be developed. These should assist national efforts to define standards for the extent and scope of hospital pharmacy services and should include corresponding human resource and training requirements.

译：应在全球层面制定循证的医院药学实践规范。这些规范将帮助不同国家来确定其医院药学服务的广度与深度标准，还应包括与之相适应的人力资源和培训要求。

摘　要　制定循证药学实践规范是医院开展循证药学实践的重要途径和趋势，其中制定循证药学指南是沟通实践与循证证据的桥梁。国内外对循证指南制定的要求在不断更新，而我国目前在药学领域循证指南水平仍存在问题，有待提升。本文以《伏立康唑个体化用药指南》的制定流程为例详细介绍了按世界卫生组织（WHO）颁布的《世界卫生组织指南制定手册》制定循证药学指南的方法和步骤，又以《基于肠促胰素的治疗药物临床应用快速建议指南》为例介绍了快速建议指南的特点。

## 1　前言

20 世纪 90 年代，循证医学（evidence-based medicine，EBM）的概念产生，随着其理念、方法在医药卫生各个领域的发展，在循证药学（evidence-based pharmacy）、循证药物治疗学（evidence-based pharmacotherapy）也相继出现并得到快速发展。1999 年，英国皇家药学会推动研究与药学实践结合工作组（Getting Research into Pharmacy Practice Working Group）在《医学、药学和 NHS》一书中提出，要在药房建立"循证文化"，推动循证药学实践（evidence-based pharmacy practice）[1]，即开展医院循证药学实践。医药工作者也逐渐认识到"医院和社区药房所有的药学相关活动都应建立在遵循循证医学原则的循证药学基础上，因此对药师和医生的挑战是需要加强协作，共同制定各种策略，选择最佳治疗手段，以保护患者利益和健康"[2]。运用循证医学理念与方法开展临床药学实践，强调最佳证据与临床专业知识相结合[3]。因此，制定循证的医院药学实践规范就成为医院开展循证药学实践重要的途径，针对临床问题，系统、全面地收集证据，并对其进行评价、分级，形成可以帮助用药决策的最佳医学实践总结，不仅使临床实践在最大限度上合理用药，也使得临床实践过程更加规范化。

指南是连接证据和临床实践的桥梁。1990 年，美国医学科学院（Institute of Medicine, IOM）对实践指南进行了定义：实践指南是针对特定的临床情况，系统制定的帮助医务人员和患者做出恰当处理的指导性建议（推荐意见）[4]。随着循证医学和系统评价对临床实践指南的影响，2011 年美国医学科学院组织国际专家对指南的定义进行了 20 年来的首次更新，即基于系统评价证据，平衡了不同干预措施利弊，在此基础上形成的能为患者提供最佳医疗卫生服务的推荐意见[5]。目前在药学领域，制定循证药学指南是医院循证药学实践规范的主流趋势。

## 2　制定循证指南的要求

近年来，针对如何制定循证实践指南，国内外不同组织和机构出版和发布了指南制定手册或指导文件。自 1984 年起，美国卫生系统药师协会（American Society of Health-System Pharmacists, ASHP）编辑出版《实践指南汇编》第 1 版，以后每年更新，收录 ASHP 陆续推出的政策立场、声明、指南、技术支持公告和治疗指导方针。2010 年，国内首次获得 ASHP 官方授权，中国药学会医院药学专业委员会主任委员李大魁教授组织专家们，首次系统翻译和引进美国的行业规范化实践指南，这项工作有助于快速提升我国医院药学实践的管理理念和实践水平[6]。

2011 年，以推荐分级的评价、制定与评估（Grades of Recommedations Assessment, Development and Evaluation, GRADE）工作组成员为主的指南制定研究小组发布了《指南 2.0：为成功制定指南而系统研发的全面清单》[7]，包含了指南制定涉及的 18 个主题，并详细给出了 146 个条目供制定者参考。表 2-1 展示了从共识到目前指南 2.0 时代要求的变化。

表 2-1　指南进化史

|  | 专家共识 | 指南 1.0 | 指南 2.0 |
| --- | --- | --- | --- |
| 时间 | 1990 ~ | 2000 ~ | 2010 ~ |
| PICO | - | -/+ | + |
| 制定小组 | 单一 | 单一/综合 | 综合 |
| 证据质量 | 经验/资历/不分级/表述模糊 | RCT, OS, SR | SR；降 5 升 3 |
| 推荐强度 | | 高-强；低-弱 | 综合考虑 |
| 患者意愿 | 未考虑 | 可能考虑 | 必须考虑 |
| 资源花费 | — | 可能考虑 | 必须考虑 |
| 偏倚 | 大 | 中 | 小 |
| 实用性 | 弱 | 中 | 强 |
| 透明性 | 极低 | 低/中 | 高 |
| 更新 | 不明确 | 5 ~ 10 年 | 根据 SR |

PICO，研究对象，干预措施，对照措施，结局；RCT，随机对照试验；OS，观察性研究；SR，系统评价

在 *Clinical Practice Guidelines We Can Trust* 报告中也明确指出，指南应该遵循以下 6 条基本规则：①系统评价当前所有证据；②指南制定应该是多学科协作；③考虑患者的价值观；④制定过程要透明、避免利益冲突；⑤要明确证据质量和推荐强度的关系；⑥恰当、及时地更新指南等。

在指南收录标准方面，美国医疗卫生研究与质量机构（Agency for Healthcare Research and Quality，AHRQ）的美国国立指南数据库（National Guideline Clearinghouse，NGC）也针对以上提及的制定原则有相应的要求：①临床实践指南必须包含系统制定的推荐意见，以优化患者监护，帮助临床医生或其他卫生技术人员以及患者在特定临床情境下做出临床决策；②临床实践指南要在专业学会、政府机构或卫生保健机构的支持下制定，没有得到学会或官方机构发起或支持，且由个体制定和发布的临床实践指南不能纳入 NGC；③临床实践指南应基于对证据的系统评价；④临床实践指南应该包含推荐选择的利弊分析。

目前《中国万古霉素治疗药物监测指南》和《伏立康唑个体化用药指南》分别在 2016 年 8 月 8 日和 2017 年 6 月 5 日入选并发表在 NGC 网站上。

## 3　国内指南的现状

1993—2010 年间，中国共有 256 个不同的指南制定小组在 115 种医学期刊上发布了 269 部指南[8]。此后指南的数量仍然在快速增长。用 AGREE 工具对指南的质量进行评价发现，相对于欧美指南，中国指南的质量整体偏低[9-10]。中国的指南制定者较少采用系统评价的证据去支持推荐意见。对于患者意愿和价值观、GRADE 方法、独立外审、利益冲突等方面都较少报告或正确处理。指南的更新情况也不乐观[8]。对于中国指南的实施和依从性，目前尚无相对系统和全面的研究。部分调查显示，医务人员和患者对指南的依从性不超过 50%[11-12]。

## 4　制定指南的基本流程及其示例

### 4.1　制定指南的基本流程——以《伏立康唑个体化用药指南》为例

2015 年世界卫生组织（World Health Organization，WHO）颁布了《世界卫生组织指南制定手册》，其中详细说明了关于指南的制定流程以及相关方法学标准。在《世界卫生组织指南制定手册》中明确了指南制定流程，包括：确定指南范围目的、成立指南制作小组、确定系统评价问题、文献检索搜集证据、审阅证据、患者意愿调查、形成推荐意见、起草指南、指南初稿外审、确定指南终稿出版、临床指南实施支持、指南实施评价更新。

《伏立康唑个体化用药指南》是一部严格按照 WHO 指南制定流程制定的循证药学实践指南。指南制定的技术路线如图 2-1 所示：

#### 4.1.1　指南项目组筹建

指南项目组筹建包括筹建指南指导委员会、共识专家组和秘书组。指南指导委员会特点是小规模、核心的组织，其主要职责是：确定指南主题和范围；组建共识专家组和秘书组，并管理其利益声明；批准指南计划书；监督指南制定流程；批准推荐意见和指南全文。

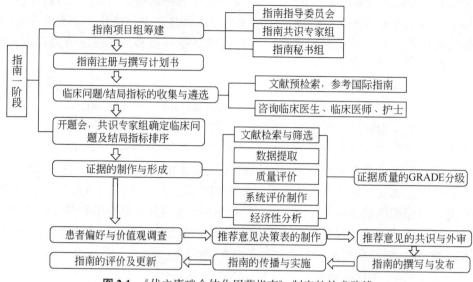

**图 2-1** 《伏立康唑个体化用药指南》制定的技术路线

指南共识专家组是提出循证的推荐意见的主体，由多学科、具备平衡的性别和地区的专家组成。共识专家组的职责是：确定人群、干预措施、对照和结局（population，intervention，control and outcome，PICO）问题，为结局指标排序；确定指南计划书；指导秘书组完成系统评价、证据分级和形成决策表；达成推荐意见共识；修改指南全文并提交指导委员会审核。指南秘书组由具有临床和循证医学背景以及制作系统评价经验的人员组成。秘书组主要职责为：调研临床 PICO 问题，起草指南计划书，完成系统评价、证据分级和形成决策表，开展指南会议及外审，协调并记录指南制定过程，撰写指南全文初稿。

### 4.1.2  利益声明和基金资助

要求指南指导委员会、指南专家组和指南秘书组成员均填写利益声明表。须回答的第一个问题是这些声明的利益中是否存在冲突。判断潜在的重大利益冲突的关键在于评价。如果这些成员声明的利益与指南会议有关，指导委员会在法律顾问的协助下决定其是否参与或以何种程度参与指南制定。

### 4.1.3  临床问题及结局指标的收集和确定

确定临床问题是找到一部指南的灵魂，决定了一部指南未来对于临床实践的意义；确定相应临床指标是一部指南解开临床问题的钥匙，这两者对于指南来说都非常重要。关于如何收集和确定临床问题和结局指标，《伏立康唑个体化用药指南》秘书组成员首先参考国际指南，初步拟定临床问题和重要结局指标；然后利用调查问卷、邮件征集、访谈等方式在指导委员会范围内收集临床问题，由共识专家组经过 3 轮德尔菲法（Delphi method）对临床问题中结局指标的重要性进行评估打分，最终确定临床问题和重要结局指标。

### 4.1.4  证据的制作与形成

针对确定的临床问题明确研究的 PICO，展开文献的检索与筛选，关键要查准、查全。

这个过程包括制定检索策略、根据问题纳入与排除标准进一步限定检索策略、检索和收集文献，包括所有已发表和未发表的通用信息、原始研究、经滤过和评价过的文献［如系统评价（systematic reviews，SR）］等。在获得相关文献后，应该对其质量进行科学、客观的评估。对最终纳入的文献进行数据提取，采用循证系统评价及经济学分析的方法搜集和制作证据。针对关键结局指标，在 GRADE 中国中心指导下，完成证据质量的分级。针对不同结局指标背后的证据群，进行 GRADE 证据质量分级。

### 4.1.5　形成推荐意见并达成共识

利用改良的德尔菲方法，通过 3 轮调查就推荐意见达成共识：第 1 轮在会前通过采用问卷星在线投票的形式完成，未共识的推荐意见将进入第 2、3 轮；第 2 轮在会上采用填写纸质问卷形式完成，请投票分数在四分位数外的相应专家填写意见说明；第 3 轮在会上采用问卷星在线投票的形式完成，投票前将第 2 轮的专家意见进行匿名反馈，并由指南秘书陈述每条推荐意见所基于的证据质量、患者偏好与价值观的调查数据，以及相关经济学分析数据。三轮结束后，共有 38 条推荐意见达成共识，37 条未达成共识，共识率 50.7%。与必须形成但未达成共识的推荐意见整合，共形成 28 条推荐意见。

### 4.1.6　指南的审定、批准与外审

指南指导委员会对共识会议形成的推荐意见进行逐一审核。指导委员会的权限为：对于已达成共识的推荐意见，仅能修改推荐强度或语句表述；对于未达成共识但重要的推荐意见（推荐意见重要与否已于指南开题会确认），可决定推荐意见和强度。经过面对面讨论，指导委员会按照指南评审要求和流程，对之前未达成共识但重要的推荐意见进行重新评定、达成共识，同时有权修改推荐意见的推荐强度及表述。最终批准推荐意见，剩余未达成共识的推荐意见不写入最终的指南。《伏立康唑个体化用药指南》制定工作组在推荐意见被批准后，选取全国 4 家医院的一线工作者（临床医生和临床药师）和患者在小范围内对指南的推荐意见进行外审，进一步完善推荐意见。同时，制定工作将指南推荐意见上传至中国药理学会治疗药物监测研究专业委员会网站公示。

### 4.1.7　指南的撰写与发布

推荐意见批准通过后，共识专家组将撰写指南全文，并再次提交指导委员会批准。《伏立康唑个体化用药指南》的推荐意见于 2016 年 9 月 18 日于南京召开的第六届全国治疗药物监测学术年会上正式发布。

## 4.2　快速建议指南——以《基于肠促胰素的治疗药物临床应用快速建议指南》为例

快速建议指南是由 WHO 提出并应用的一种指南类型，其特点是：①快速检索、评估现有证据（尤其是系统评价），形成推荐意见；②相对于标准指南，花费较少，制作周期较短；③相对于专家共识，方法规范、偏倚较小。快速建议指南主要应用于两种情况：①在缺乏相应条件（时间、资金、人力和其他资源）下，精简指南流程，快速制定指南，指导医务人员科学决策；②紧急公共卫生事件下的卫生决策指导。

《基于肠促胰素的治疗药物临床应用快速建议指南》制定的技术路线如图 2-2 所示：

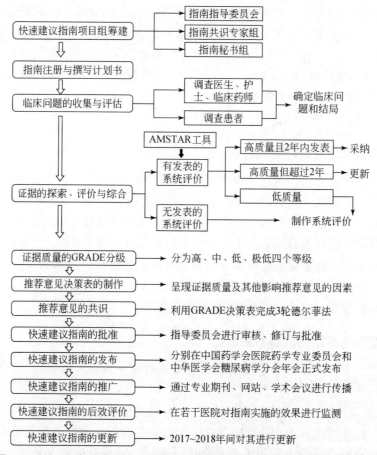

图 2-2 《基于肠促胰素的治疗药物临床应用快速建议指南》制定的技术路线

# 5 结语

循证实践指南是当前实践指南发展的趋势，医院循证药学实践要求指南要以证据为基础进行标准制定，是研究成果决策转化的需求，也是医药卫生体制改革的需求。过去的十年间，中国在临床研究证据、严谨的指南制定方法、规范和高效的制定流程、充分的资源保障、严格的质控、广泛的传播、各级医疗机构对指南的落实以及指南实施后的评价与反馈方面都已取得了不同程度的进展。针对临床问题，不同专业领域也制作了很多相应的临床实践指南，但目前药学领域制定的指南还存在一些问题，有待进一步提高。随着多学科合作的深入，很多问题也需要由多学科团队共同完成。

循证指南也是多学科合作的结果，涉及各个领域利益相关者的专业知识和观点。多学科团队制作指南组建指南小组时，应确保所有利益相关者承担的角色科学合理，注重指南制定方法、报告规范、指南更新、指南可及性及相关人员的培训。指南并不是解决所有问题的灵丹妙药，然而毋庸置疑的是，制定和实施符合本国实际的高质量循证指南，是帮助中国的患者和医务人员战胜疾病最有效的武器[13]。

（徐晓涵，翟所迪　北京大学第三医院）

# 参考文献

［1］ Getting research into pharmacy practice working group. Medicines，pharmacy and the NHS：Getting it right for patients and prescribers. London：RPSGB，1999.

［2］ Eisert A，Gunther J. Evidence-based pharmacology in community and hospital pharmacies—a vision of the future？. Z Arztl Fortbild Qualitatssich，2003，97（4-5）：263-270.

［3］ 詹思延. 循证医学和循证药学实践. 临床药物治疗杂志，2008，6（3）：47-50.

［4］ Field M，Lohr K. Clinical practice guidelines：directions for a new program. Washington DC：National Academic Press，1990.

［5］ IOM（Institute of Medicine）. Clinical Practice Guidelines We Can Trust. Washington DC：The National Academies Press，2011.

［6］ 朱珠. 学习与借鉴——《ASHP 实践指南汇编》重点介绍，全国药学服务与研究学术论坛，2011：11.

［7］ Holger J. Schünemann，Wojtek Wiercioch，Itziar Etxeandia，等. 指南 2.0：为成功制定指南而系统研发的全面清单. 中国循证医学杂志，2014，14（9）：1135-1149.

［8］ Chen Y，Yao L，Xiao X，et al. Quality assessment of clinical guidelines in China：1993-2010. Chin Med J（Engl），2012，125（20）：3660-3664.

［9］ Chen Y，Hu SL，Wu L，et al. Clinical practice guidelines for hypertension in China：a systematic review of the methodological quality. BMJ Open，2015，5（7）：e008099.

［10］ Deng W，Li L，Wang Z，et al. Using AGREE II to evaluate the quality of traditional medicine clinical practice guidelines in China. J Evid Based Med，2016，9（3）：152-162.

［11］ Liu MY，Zhang C，Zha QL，et al. A national survey of Chinese medicine doctors and clinical practice guidelines in China. BMC Complement Altern Med，2017，17（1）：451.

［12］ Sheng F，Zeng X，Fang W. Adherence to Treatment Recommendations of Gout：A Patient Survey in China. Arthritis Rheumatol，2014，66：76-77.

［13］ Y Chen，C Wang，H Shang，et al. Medical Research in China：Clinical practice guildlines in China. BMJ，2018，360：j5158.

# 第 **3** 章
# 医院药师参与医院全程用药服务与实现"七个正确"的思考

《医院药学未来发展的巴塞尔共识（2015 版）》第 3 条：

■ Hospital pharmacists should engage health authorities and hospital administrators to ensure appropriate resources for, and design of, the hospital medicines-use process.

译：医院药师应参与卫生行政主管部门及医院管理部门的工作，以确保医院药品使用流程得到适当的资源和合理的设计。

第 19 条：

■ The "seven rights" (right patient, medicine, dose, route, information, documentation and time) should be fulfilled in all medicine-related activities in the hospital.

译：医院内与药品使用有关的所有环节都应当遵循"七个正确"原则（正确的患者、正确的药品、正确的剂量、正确的给药途径、正确的药物信息、正确的文档记录以及正确的用药时间）。

**摘 要** 随着医药卫生体制改革（医改）的深入，医院药学服务越来越受到政府主管部门的重视和社会各界的关注，医院药师在医药卫生体制改革及公立医院改革中的地位和作用逐渐被各方认可。如何更好地开展医院药学服务以充分发挥医院药师队伍在医改中的能动性是值得积极探讨的问题。为此，医院药师应积极参与医院用药过程的各个环节，实现"七个正确"，保障患者用药安全与有效，为医改的成功贡献自己的力量。

## 1 前言

如今改革进入"深水区"，公立医院改革是"新医改"最终方案中的一个核心环节。如何更好地开展医院药学服务以适应医改的需要是全国医院药师们不得不认真思考的问题，《巴塞尔共识》共计 65 条，无疑为当前我国医院开展药学服务提供了很好的借鉴和指引作用。本文在学习《巴塞尔共识》的基础上针对第 3 条和第 19 条进行探讨，期望能为我国医院更好地开展药学服务提供决策建议。

## 2　医院药师参与卫生行政管理及医院管理工作，保障医院药品使用全过程

医院药师参与卫生行政管理与医院管理有助于提高决策层对医院药学工作的认识，从行为学管理逐渐转型为科学化、系统化管理，从而保证患者用药安全、经济和有效。目前医院药学管理也处在经验型管理向科学化管理过渡阶段，医院药师同样需要不断学习管理学的理论知识，形成管理的思维逻辑，掌握管理的基本方法，才能促进医院药学学科的发展，最终形成符合我国国情的医院药学管理学科。具体管理内容层面，如临床药师参与医院中层管理人员的医疗质量查房[1]，通过检查相关医疗规章制度的执行与落实情况、药品不良反应监测情况、合理用药情况等，提高了药物治疗水平；再如，为提高临床护理质量，某院护理部邀请该院药师加入到其科室的护理质量管理团队中[2]，指导护理人员在溶媒选择、给药时间、给药次数等方面实现"七个正确"，使得临床护理人员规范操作意识逐渐加强，药师与护士的关系也更加融洽；医院药师参与医嘱管理同样取得了较好的管理效果，尤其在抗菌药物应用方面，其治疗方案在临床药师的参与制定下，不良反应发生率明显降低，提高了治疗效果[3]。

从上述几个例子中可以看出，医院药师参与卫生行政管理与医院管理是有现实基础的，且是临床迫切需要的，有助于提高医疗整体管理能力与管理效果。同时，医院药师在应急管理、人员管理、信息系统管理、财务与药价管理等方面也在履行自身的职责，最终目标是保障患者用药安全、合理。

## 3　在医院药学服务过程中如何实现"七个正确"

《巴塞尔共识》指出，医院内与药物使用有关的所有环节都应当遵循"七个正确"原则：正确的患者、正确的药品、正确的剂量、正确的给药途径、正确的药物信息、正确的文档记录以及正确的用药时间。"七个正确"是对用药全过程中是否合理的检验标准。

### 3.1　正确的患者

实现"正确的患者"可能要考虑两个方面的因素。其一指的是医生对患者病情的诊断要尽可能正确，应避免诊断不正确或不恰当，诊断如果有偏差可能会造成患者药物治疗方案的错误，也就无法保证患者获得正确的药物。医院药师在参与用药过程监护中要及时评价患者的药物治疗效果，随时对照患者药物治疗反应与药物药理作用之间的对应关系，发现与用药目的不一致应及时和医生沟通，重新审视诊断是否成立，是否诊断错误等。其二指的是在医院内给药过程诸多环节中要保证药品使用的对象正确，需要医院加强内部工作管理，辅助现代化的管理手段，确保不发生患者给错药现象。

药品的作用取决于个体生理特点和病情，因人而异。对一个患者疗效特别好的药品对其他患者可能就会效果不大或完全不起作用。因此，在使用药物对患者进行治疗的过程中，要确保的是核实患者的身份，保证药品用在对的人身上；详细了解患者的身份信息，包括患者的性别、年龄、用药史、过敏史等；针对不同患者的生理特点，制订出个体化的给药

方案。目的是减少用药错误的发生，确保用药安全。

在患者身份的识别上，可以应用现代计算机网络技术，结合医院信息系统（hospital information system，HIS）对患者身份信息进行电子化处理，利用IC卡、腕带等进行自动识别。尤其在病房的查对和手术用药过程中，要求护士在电子化工具的辅助下严格进行"三查七对"，即查药品的有效期、配伍禁忌，查药品有无变质、浑浊，查药品的安瓿有无破损、瓶盖有无松动，查对床号、姓名、药品、剂量、时间、浓度和用法。药师可以在此过程中进行药品的确认，以保证药物使用的安全、有效。

另外，《处方管理办法》规定，医院药师调剂处方时必须做到"四查十对"：查处方，对科别、姓名、年龄；查药品，对药品、剂型、规格、数量；查配伍禁忌，对药品性状、用法用量；查用药合理性，对临床诊断。确保疾病诊断准确、用药指征明确。针对患者的详细资料要逐一核实，预防发生差错事故。

## 3.2 正确的药品

要想取得好的药物治疗效果，患者的病情诊断正确是第一位的，诊断成立后有很多种药物可供选择，但适合特定患者的药物品种可能就不多了，针对患者的个体特征，选择其最适合的药品才是最理想的结果。

在医院的药物使用过程中，选择正确的药品对患者进行诊治是临床药师参与临床诊断与治疗的关键因素，也是医院药师的主要职责。以抗菌药物的使用为例，由于长期以来抗菌药是临床上最为常用的药物，因此引发滥用抗菌药物的现象，缺乏对病原菌种类的判断和细菌对药物敏感性的试验，经常选用强效、广谱的抗生素，是选择药物不当和用药指征不明确的表现[4]，严重者会丧失宝贵的治疗和抢救时机。对此，原国家卫生部（原国家卫生与计划生育委员会）先后颁布《抗菌药物临床应用管理办法》和《抗菌药物临床应用指导原则(2015年版)》，并开展一系列整治活动，在给药方案制定中、处方开具过程中、药物使用与监测中合理规范抗菌药物，以此为重点为患者选择正确的药品，完善合理用药机制。

对于药品的正确选择，其实渗透到医院药学的全部过程。在调配处方上，医院药师首先对药品的相关信息进行识别、收集与整理，根据处方管理条例审核所开具药品的合理性，并对制剂进行管理；在临床药学研究上，对临床用药的配伍与相互作用进行科学实验研究，开展药物的生物利用度监测并分析所测数据，并向患者和医护人员进行合理用药的培训教育[5]；在临床药学服务上，参与药物使用会诊，指导医生正确使用药物的监测数据与结果分析。在上述各个环节，医院药师要根据自身岗位特点将正确选择药品的理论指导用于实际，全面遏制选药失误、药不对症的情况，提高医疗服务水平，保证患者健康。

## 3.3 正确的剂量

世界卫生组织（WHO）报道，全世界50%以上的药品是以不恰当的方式处方、调配和出售的，其中擅自增减用药剂量，不按处方规定量服药的患者占30%[6]。对此，WHO提出合理用药的标准，指出药物应以准确的剂量、正确的用法和用药日数服用，将正确的药物使用剂量作为合理用药的重要环节，使药物在最小的毒副作用下发挥最佳疗效，药物剂量是否恰当直接关系到用药安全和治疗效果。以抗感染药物为例[7]，对大多数的严重感染、难治性感染而言，给药剂量常取正常剂量的上限，以保证获得良好疗效。为有效控制感染，应尽快使药物达到有效血药浓度。对于估计在 12 小时内仍达不到有效稳态血药浓度的药物，如磺胺类药物，就需要在首次给药时给予加倍剂量。然而，无足够科学依据时，不可擅自突破常规剂量上限给药。对于药品说明书上没有明确新生儿或某年龄段儿童等特殊人群剂量标准的药品，也不能随意确定剂量。对于肝功能不全和（或）肾功能不全者、老年人等人群，均应依据相关资料和公式来计算，调低药物剂量；选用治疗窗比较窄的品种时，可考虑依据治疗药物监测（therapeutic drug monitoring，TDM）结果以调整给药方案。严重感染联合用药时，一旦病情趋于稳定，就可将这种治疗窗窄的品种先减量或停用。

临床药师可以通过临床进程监测进行个体化的用药剂量设计，以合理用药评价指标为指导，应用药代动力学原理，优化剂量的选择，应用患者临床药代动力学参数，比如生物利用度、分布容积、清除率和消除半衰期等，允许个体剂量在一定范围内转换，也可以通过药理学效果或药物治疗监测对个体用药剂量进行修订[8]，以提高药物的疗效、避免不良反应的发生，从而提高全程用药服务的质量，规范合理用药。

## 3.4　正确的给药途径

给药途径选择与临床疗效密切相关，同一药物给药途径不同可能产生不同的疗效，不良反应也会有明显的差异。一般给药途径选择的基本原则有四点[9]：一是根据临床治疗的需要选择，为适应繁多的疾病种类，根据疾病的性质和特点以及患者年龄和疾病状态来确定合适的给药途径；二是根据药物理化性质和生物学特点选择，不同的给药途径会影响药物吸收的量和速度，正常情况下吸收速度静脉注射>吸入注射>肌内注射>皮下注射>直肠黏膜>口服>皮肤；三是根据临床用药的安全性选择，需要以患者安全为前提选择给药途径，最常用的给药方法是口服给药，但对于患有消化道疾病的患者，或者药品本身会被胃肠的酸碱性、消化酶所破坏等情况下不宜口服；四是根据患者用药依从性选择，用药依从性指的是患者对医生开具的药物应用的服从程度，不好的依从性会导致疾病的恶化甚至患者死亡，药物的口味、使用方法、种类、用药后的不适等均影响药物治疗的依从性，非注射途径的给药系统有益于增加患者的顺应性。因此，临床药师可充分利用药学专业知识结构的特点提供正确的用药指导信息，提供用药安全性支撑，加强用药环节管理。

2011 年，原国家卫生部（现称国家卫生健康委员会）相继发布了《抗菌药物临床应用管理办法（征求意见稿）》和《2011 年全国抗菌药物临床应用专项整治活动方案》，标志着一场为期 3 年的全国抗菌药物临床应用专项治理正式拉开了序幕。在抗菌药物专项治理的大背景下，如何正确选择抗菌药物的给药途径也是当前医院药师工作的重点。治疗轻度感染，采用口服给药的方式就足以发挥抗菌效能，但必须选择口服吸收好、生物利用度高的品种，对于某些难治但感染又较轻的情况需要特别注意；治疗严重感染，应采用注射给药的方式，以较快速地获得疗效，静脉给药是最常用的给药途径，但尤其应关注用药安全。另外直接静脉注射抗菌药风险较大，且一旦发生不良反应后果不堪设想，通常建议采用静脉滴注的方式给药，且必须单独输注，保证患者用药安全。

## 3.5　正确的药物信息

药物信息指的是在药品使用领域中与合理用药相关的各种药学信息，包括：医院药师应负责所有药品标签正确，在药物发放过程中确保药品标签清晰、内容充分，至少包含 2 种患者识别方式，药品名称、给药途径、给药剂量或体积以及给药速率均能正确传达；确保在提供医学关怀的任何场所都能够随时获得药物安全调配和使用所需的信息资源；给予患者正确的药物使用信息，建立并维护便捷的药品不良反应报告和用药错误上报系统，最终目的是保障药物治疗的安全、有效和经济性。

随着职能的转型，医院药师并不仅仅是药品的"收发员"，更是药物信息的提供者，利用专业知识对患者以及医护人员提供合理的用药参考，并依据药学监测等结果对剂量提出合理的建议和意见、设计用药方案，同时不断收集、评价和存储最新的临床用药信息资讯，定期向临床发布，使得医院药师和医护人员能够得到及时的药品更新信息和前沿的用药治疗手段。在浩瀚的药品信息数据库中短时、高效地提取到所需的资料绝非易事，而循证药学（evidence-based pharmacy，EBP）作为一个新兴学科，是循证医学（evidence-based medication，EBM）在药学领域中的延伸，狭义的循证药学，是一种临床药学的循证实践过程，指"药师在药学实践过程中，慎重、准确和明智地应用当前最佳证据，与临床技能和经验相结合，做出符合患者需求的药学服务过程"。而广义的循证药学则是运用循证医学的方法学解决药学领域的实践问题[10]，是目前较为科学、全面的药物信息搜集与评价方法，应为药学人员所掌握。

## 3.6　正确的文档记录

药品自申领到使用于患者身上每一步骤都应有严格的质量控制标准和详细的标准化操作规程，并需实时核查，确保用药安全。医院药师应参与到药品和医疗用品的采购过程中，不仅是促进公平性和可及性，更是确保药品安全、有效、符合最佳实践和国家法律的有效措施[11]。需有可追溯的药品采购记录、质控记录、财务记录等，并配套可靠的应急预案作为支持，并进行定期审查和调整。药品调剂不仅要严格遵循"四查十对"把控药品的正确性，调配、核对人员的签字也体现了对药品本身的负责与承诺，发现问题药品的规范化记录、产生调剂矛盾的标准化处理以及突发事件的应对措施等均应有规范、详细的记录，以备核查与追溯。医院药师应成为解答患者和医护人员用药问题的核心成员，开展用药咨询服务形式多样，时间波动性大，这时更应做好咨询服务的记录工作，今后将成为年轻医院药师工作学习的宝贵财富。

临床药师的药历记录、药品不良反应的记录以及用药监测记录等同样需有标准化的格式、操作流程和质控方案。如患者发生的临床相关过敏情况、药物相互作用、禁忌证、既往药物不良事件以及其他用药史详情均应在药历中规定的位置有准确的记录，同时按照不良反应上报格式进行系统上报；在化疗药和其他高危药品发放前，仔细核对原始处方、详细登记药品信息和配送信息，并以标签或其他醒目的形式注明所需给药途径、速度、注意事项等；用药监测、临床用药方案制定等相关活动均应有收集和分析记录，对患者照护有显著影响的干预措施更应在药历中记录下来，以改善用药的质量、安全和患者结果[11]。同时，医院药师也是药学人力资源的规划、培训主体，符合资质的医疗机构需有规范的培训章程和资料，并记录与保存学员培训结果。

## 3.7　正确的用药时间

在医院中与药物使用相关的过程，尤其是临床药师在查房与门诊用药咨询中发现，给药剂量多是被考虑的重点，而用药时间大多为传统的给药方法，即普通片剂早、中、晚三次给药，缓、控释制剂每早一次或早、晚各一次给药[12]。关于患者用药时间的选择，应考虑多方面因素，人的体温、脉搏、血压、血糖、血液和组织细胞内的生化反应等与昼夜节律、季节变化存在着一定的关系[13]，故在用药时间的选择上应该利用人体生物节律，借鉴时辰药理学、时辰药代动力学等用药原理与人体生物钟同步得出最佳给药时间，以达到最大限度的药效，减轻药物的不良反应，使临床用药更为安全有效。

根据"生物节律"选择最佳给药时间是临床药师为患者设计用药治疗方案的一个重要组成部分。比如降压药物，因为人的血压在一天内会随着各种因素影响而变化，因此习惯的"早、中、晚"给药法不适宜，临床调查的基本规律是"两高一低"的状态，即上午9~11点、下午3~6点最高，午夜最低，因此宜选择在9~10点和下午3~4点这两个血压高峰前半小时给药，这样会使药物吸收之后在血中浓度高峰与血压高值相遇，从而产生明显的峰值期内控制血压增高，降压疗效明显，而在夜晚血压自然逐渐降低，轻度高血压切忌睡前服药，以免诱发血栓，中、重度患者入睡前也只能服白天量的1/3[14]；再如降糖药物，主要是作用于胰岛β细胞，刺激胰岛素分泌，一般降糖药物口服半小时后开始被吸收进入血液，2~4小时开始发挥降糖作用，4~6小时达到高峰，随后逐渐下降，可维持6~12小时，而人体生理变化是进餐后1小时左右体内血糖浓度达到高峰，3小时后趋于正常，凌晨4~5点人体对胰岛素最为敏感，给予低剂量也能达到满意效果，上午8点和下午4点再口服降糖药，使药效与体内血糖浓度变化的规律适应，疗效显著，副作用降到最低[15]。药物作用因体内外条件不同，因人而异，为了达到用药的预期效果，要掌握患者和药物两方面的具体情况，根据人体生物节律确定最佳用药时间，正确分析，合理使用，才能使药物发挥最大的疗效。

## 4　讨论

医院药师在合理用药中具有不可或缺的地位，与医生、护士一起建立起来的多学科治疗团队必定会有效改善患者健康[16]。从用药咨询、开具处方、药品选择、药品调配（发放）、用药配制到治疗药物监测等各环节，医院药师均能在提高药品安全与疗效方面起到主导作用。药师参与医院全程用药服务，协助医生将药品给予正确的患者、选择患者真正需要的药品、清楚掌握患者每天所需服用的药品剂量、根据患者生理特性判断正确的给药途径，以及结合患者生物节律选择正确的给药时间均可有效避免用药错误的发生，确保临床用药安全、合理、经济。

## 5　结论

医院药学实践在世界范围来看都面临着相似的问题与挑战，在政策制度上积极出台鼓励医院药师参与临床治疗的措施，在具体的工作实践中加强临床药师的专业培养，建立医、护、药全方位的临床治疗团队，才能更好地为患者服务[17]。本文以《巴塞尔共识》为背景，指出医院药师应积极参与医院用药过程的各个环节，实现"七个正确"才能有效提高医院药学服务质量。

（张晓坚　郑州大学第一附属医院）

## 参考文献

[1] 林振礼.参与医院管理的临床药学实践.探讨医药导报,2016,35(S1):161-163.

[2] 曹琼,江春玲,李培彦,等.邀请药师参与临床护理质量管理的体会.当代护士(中刊),2016,4:189-191.

[3] 丽纯.临床药师参与医嘱管理前后围手术期抗生素应用情况比较.中国社区医师(医学专业),2013,13(3):20.

[4] 江伟.以醒脑静注射液临床用药为例浅谈临床药师指导临床用药.中外医疗,2010,6(30):192.

[5] 周宇升,林杭娟,倪晓莉.医院临床药学服务模式发展的思考.现代医药卫生,2011,27(14):2218-2220.

[6] 沈爱宗,陈礼明,陈飞虎.促进合理用药研究进展与若干建议.中国医院药学杂志,2008,28(12):1020-1022.

[7] 张永信.感染病学.北京:人民卫生出版社,2009.

[8] 张丽红,马晓娥.临床药师应做的工作.中国城乡企业卫生,2009,12(6):49-50.

[9] 李秋,王珊.药物剂型及给药途径的临床合理应用性分析.中国医院药学杂志,2011,31(18):1547-1548.

[10] 张伶俐,梁毅,胡蝶,等.循证药学定义和文献的系统评价.中国循证医学杂志,2011,11(1):7-13.

[11] 国际药学联合会医院药学工作组.医院药学未来发展的巴塞尔共识修订版.中国药学杂志,2016,51(1):74-76.

[12] 杨淑敏,齐宏亮.临床药师帮您选择最佳给药时间.中国实用医药,2009,4(17):230-232.

[13] 焦艳.给药时间对药物疗效的影响.医学信息,2010,23(9):3275

[14] 郑筱萸.药学专业知识.北京:中国中医药出版社,2003.

[15] 陶玉娟.时辰药理学与合理用药.临床肺科杂志,2007,12(12):1401.

[16] Ladak SS,Chan VW,Easty T,et al. Right medication,right dose,right patient,right time,and right route:how do we select the right patient-controlled analgesia(PCA)device?.Pain Manag Nurs,2007,8(4):140-145.

[17] Fred Doloresco,Lee C. Vermeulen. Global Survey of hospital pharmacy practice. Am J Health-Syst Pharm,2009,66(Sl3):13-19.

# 第 4 章

# 药学部门和药师是医院药事服务的关键技术支撑

《医院药学未来发展的巴塞尔共识（2015 版）》第 4 条：

■ Health authorities should ensure that each hospital is serviced by a pharmacy that is supervised by pharmacists who have completed advanced training in hospital pharmacy.

译：卫生行政主管部门应确保每个医院都应该有一个由药师管理的药学部门，而药师则应该接受过医院药学的高级培训。

第 5 条：

■ The Chief Pharmacist/Director of Pharmacy should be the accountable professional coordinating the responsible use of medicines in the hospital.

译：医院药学部门主管/科主任应该是负责协调医院内药物尽责使用的专业负责人。

**摘　要**　医院药学部门是医院药物治疗管理的关键部门，其作用不可或缺。本文结合《巴塞尔共识》第 4 条和第 5 条，通过查阅医院药学部门设置、医院药师及药学部门主任参与药物尽责使用工作相关文献，探讨医院药师在药物使用全过程应接受的高级培训项目、医院药学部门主管/科主任的职责及作用，以切实发挥医院药师主观能动性和服务能力，协调院内药物的尽责使用。通过文献分析发现：医院药师在药品遴选、采购、保管、处方/医嘱审核及调配、药品使用、临床药学、药品管理等药品使用各环节应接受高级培训，以充分发挥其作用，从而确保药品的可及性、合理性。

## 1　前言

"十三五"时期是我国全面建成小康社会的决胜阶段，也是建立健全基本医疗卫生制度、推进健康中国建设的关键时期。为统筹谋划"十三五"期间医改工作，2016 年经国务院常务会议审议通过《"十三五"深化医药卫生体制改革规划》，旨在巩固前期改革成果、认真总结经验的基础上，推动医改由打好基础转向提升质量。我国《医疗机构药事管理规定》第四条明确指出"医疗机构药事管理和药学工作是医疗工作的重要组成部分。医疗机构应当根据本规定设置药事管理组织和药学部门"。第十一条指出："医疗机构应当根据本机构功能、任务、规模设置相应的药学部门，配备和提供与药学部门工作任务相适应的专业技术人员、设备和设施"。在医改新形势下，医院药学部门应注重人才培养和知识更新，结合医学模式转变，推进药学服务从"以药品为中心"转变为"以患者为中心"，从"以保障药品供应为中心"转变为"在保障药品供应的基础上，以重点加强药学专业技术服务、参与临床用药为中心"，促进药学工作更加贴近临床，努力提供优质、安全、人性化的药学专业技术服务[1]。《巴塞尔共识》第 4、5 条对药学部门主管的任职期望明确，其含义更广泛，为我国医疗机构如何加强药事管理转变药学服务模式，提高药学服务能力提供了新的国际视野。本文通过文献综述方法总结目前国内外关于医院药师应接受的培训内容，旨在思考药学部门和药师作为医院药事服务的关键技术支撑，应该如何促进其更好地发挥作用。

## 2　医院药师应接受的高级培训项目及内容

### 2.1　药品保管知识与技能培训

在药品进入医院后，药学部门承担着保管药品的责任。《中华人民共和国药品管理法》第二十八条规定："医疗机构必须制定和执行药品保管制度，采取必要的冷藏、防冻、防潮、防虫、防鼠等措施，保证药品质量。"2016 年，山东济南非法经营疫苗案，就是因为需冷藏的疫苗运输及储存过程中存在不当，导致疫苗质量问题，引起社会对于疫苗、药品等的安全性的恐慌。保障冷藏药品质量管理的有效方式是对冷藏药品实行冷链管理[2]。目前国内医疗机构药学部门对药品冷链管理的意识在不断提高，药师应全面接受药品冷链管理培训、强化管理意识以及采用冷链监控系统等以不断提高医院冷藏药品的质量管理水平[3-4]。

### 2.2　药品使用质量管理培训

医院药品使用质量管理培训的内容包括：药品采供、药品调剂、药品存储养护、医院制剂和临床药学等工作的全过程进行质量与安全管理（微观上的管理）和对药学工作的各部门、各环节进行全面质量与安全管理（宏观上的管理）。

药品使用涉及多个科室和部门，根据不同部门的工作内容制定出详细、适宜、可执行的质量管理制度[5-7]。核心制度主要包括：特殊药品质量管理（麻醉药品、第一类精神药品管理"五专"——专人负责、专柜加锁、专用处方、专册登记、专用账册；第二类精神药品管理"三专"——专人负责、专柜保存、专用账册；毒性药品及贵重药品专人专柜管理）、药品调剂质量管理、药品仓库质量管理、药品发票质量管理、临床药物合理应用质量管理（临床药师查房，审核医嘱，提供医护药物咨询，指导患者正确用药，促进合理用药。做好抗菌药物监测网网报，每月抗菌药物点评，收集药品不良反应报告等，每季一小结，每年一总结）。

为了更好地执行药品尽责使用质量管理制度，医院药学部全体药学人员除了不断加强自身业务知识的学习与积累，还需定期进行质量管理方面的业务知识培训[8]。例如：对所有新进院的药品，制作明晰、符合药房调剂工作需要的新药说明书；对所有"一品双规""看似、听似"药品进行拍照、强调、公示；固定每周一次进行药品说明书的学习；按照药理学分类，每位医院药师轮流讲解不同类型、不同品规的药品，覆盖全院配备的所有药品。

此外，加强相关法律、法规的学习，了解全面质量管理的实质，熟悉、掌握工作质量管理内涵，使管理工作做到药学部全员参与，自觉、认真地履行自己的职责。各项工作层层有人负责，处处有人把关。

制度和人员培训是药品使用质量管理的保障，医院药学人员对药品尽责使用质量管理制度的执行是关键。严格执行各项质量管理规章制度[9]，如各室组工作制度、差错事故登记处理制度、仪器设备和财产管理制度、报损制度、安全卫生制度和医德医风管理有关规定等。着重做好事前控制：严格执行已建立的切实可行、行之有效的质量管理规章制度和考核指标，把药品尽责使用质量管理工作制度化、规范化，使各种质量方面的问题和差错事故尽可能消灭在发生之前。不可忽视事后控制：定期检查各室组工作质量和管理考核指标完成情况，发现问题，反馈信息，提出处理意见，采取措施，解决问题，做好记录，并定期向上级汇报。

## 2.3　处方/医嘱审核与调配技能培训

处方/医嘱审核与调配是医院药师保证医院内药物尽责使用的重要内容之一。处方调剂过程包括从患者或护士处接受处方，经过审核、调配、核对后将药品发放至患者（或护士）并进行用药交代和指导以及答复询问。其中处方审核、核对、发药及安全用药指导应由具有医院药师以上专业技术资格人员负责，药士主要从事处方调配工作。在一项针对门诊医院药师处方审核作用的研究中，医院药师的处方审核发现了高达 12.1% 处方不合理并进行反馈[10]。另有研究表明，通过医院静脉药物配置中心药师的干预，不合理医嘱显著下降[11]。这说明通过医院药师的处方审核能大大提高合理用药水平。医院药师还应对一些需要特殊保存的药品加贴醒目的标签提示患者。对于详细咨询药品的用法用量、可能存在潜在的药物相互作用及不良反应等问题时，可通过开设人性化药学服务模式，即设置药物咨询门诊，由医院资深药师或临床药师为患者提供专业详尽的药物咨询服务。实践证实开展药物咨询为患者安全合理用药提供了有效保障，有利于提高医院药师业务水平，从而提高药学服务质量，提高患者对药学工作的满意度[12]。

## 2.4　信息化培训

在传统的处方调剂发展进程中，药学部门逐渐引进智能化和信息化系统，包括引进审方软件开展处方及医嘱审核，利用先进的自动化技术与医院信息系统（HIS）无缝连接对药品调配进行控制，如单剂量分包机、整盒发药系统[13-14]、电子标签辅助拣药系统及智能存取系统，建立智能数字化住院药房[15]，以改善传统药房的工作模式，从而实现药品发放零差错、提高医院药师工作效率、节约能源、降低人员管理成本的目标。

药师需要接受医药信息学相关培训，应用自己掌握的信息系统和药物治疗知识，通过使用新技术增强药物治疗的安全性和有效性，从而提高患者治疗的效果。

## 2.5　临床药物治疗学培训

医院药师要利用药学专业优势，运用药理学、药物代谢动力学、药物效应动力学、药物经济学等多种方法，接受临床药物治疗学高级培训，为临床医生提供各种用药建议，包括用药的品种、剂量、给药途径、疗程等，最终实现药物的最优使用。

早在20世纪90年代，美国临床药学学会（American College of Clinical Pharmacy，ACCP）通过的首版《药物治疗专家工作指导原则》就明确指出，医院药师不再只是药物调配人员，而应是药物使用专家[16]。一项加拿大的研究表明，医院药师参与高危患者的药物治疗，可使患者住院天数减少0.48天，较前下降8%[17]。Meece J 研究认为，医院药师在2型糖尿病患者应用胰高血糖素样肽-1（glucagon-like peptide-1，GLP-1）受体激动药的治疗中可发挥重要作用[18]。

## 2.6　药物重整技能培训

目前，美国、加拿大和荷兰等国家全面推行药物重整这项工作。药物重整，即医院药师在患者入院或出院护理过渡时，确认用药历史和当前药物清单的准确性[19]。有研究显示，临床药师采集获得的患者用药史比其他医务工作者更准确和完整[20]。我国由于缺乏系统的家庭医生逐级分诊制度，患者在多家医院或多个医生就诊后，可能会开具大量不同的药物，医院药师在患者住院、出院尤其是门诊环节中开展药物重整服务，可切实保障患者的用药安全，提高治疗效率。此外，许多医院药学部门还都具备治疗药物浓度监测仪器及药物基因组实验室，医院药师通过药物重整技能培训，借助血药浓度监测及药物基因检测结果，协助医生制订个体化给药方案，在药物选择、药物剂量调整，避免药物不良反应的发生等方面发挥重要作用。

## 2.7　与护士的沟通合作技能

治疗方案能否得到正确、及时、合理的实施是药物治疗的重要方面，是多部门、多环节通力合作的过程。要达到理想的药物治疗效果，不仅依靠临床药师与临床医生制订理想的给药方案，还依赖于护士正确地执行给药方案。医院药师与护士的沟通与合作在确保药物治疗方案正确的执行，按时、按量、按频次在规定时间内使用方面作用至关重要，可使患者药物治疗效果得到显著改善[21]。一项meta分析综述了1970—2009年关于药护协作服务进行血压控制的文献，分析发现拥有护士和医院药师干预的高血压管理项目相较于只有护士的项目得到的效果更好[22]。

## 2.8　患者用药教育、药物咨询培训

很多患者对药物治疗缺乏足够的重视，用药依从性差，从而导致治疗失败或出现药物不良反应。医院药师实施的用药教育可根据患者病情、文化层次、年龄、性格等不同，给予个体化指导，从而显著提高患者用药依从性和药物治疗效果。此外，医院药师通过与患者面对面的沟通，拉近了医患之间的距离，增进了彼此间的理解，还能起到降低医疗纠纷的作用。研究发现对照组患者用药不依从情况较接受药师用药教育的治疗组显著增多，两组比较差异有统计学意义（$P<0.05$）[23]。北京大学第一医院还提出开设医药联合门诊[24]，即采用团队协作服务模式，由医生、医院药师和护士组成的团队共同为患者提供系统和个体化诊疗服务。医院药师在该门诊中对患者的服务包括：药物咨询，特殊药物的用药指导；系统介绍药物治疗目标、正确合理使用注意事项，提高患者自我管理能力；及时收集、上报并协助临床处理药品不良反应，对药物安全信息进行预警；对重点患者进行随访，确保治疗的安全性和有效性。药学门诊为药师进行药学服务搭建了全新的平台，同时对药师的

药学综合技能提出了更高的要求。传统药房窗口咨询主要是为患者提供药物咨询服务，内容单一、粗浅，不能满足患者更深层次的药学服务，需加强药师专业能力及沟通能力的培训。如南京鼓楼医院药学门诊坐诊药师均通过应试选拔，并经过院内规范化培训，提高职业技能，方能从事咨询工作[25]。广东省药学会提出：药学门诊的坐诊药师需经临床药师规范化培训并获临床药师岗位培训证书，或具备经广东省药学会组织认证的"药物治疗管理"资格证书，或具有高级职称资格从事临床药学工作，至少 2 年以上者[26]。目前广东省的药学门诊已为全国医院药学界所熟知，并越来越被公众接受，截至 2018 年 7 月 15 日，广东省已有 36 家医院开设了收费的药学门诊，包括抗栓、慢病和妊娠用药等药学门诊，是全国开设药学门诊数量最多的省份[27]。药师通过开设药学门诊，直接面向患者开展药学服务，对提高药物治疗水平，降低药物治疗费用具有显著作用[26]。

## 2.9　药师参与合作处方培训

以患者为中心的药学服务模式要求医院药师不仅仅停留在医嘱审核、用药教育、药学监护的层面，而是能参与疾病的药物治疗，发现并否定医生开具的明显不合理处方，或者对部分限定药品具有自主处方权。美国印第安人卫生服务署（Indian Health Service，IHS）于 1973 年推出医院药师实践项目，由受过专业培训的医院药师在医生的协助下提供药物治疗，拉开了医院药师拥有处方权的帷幕。《巴塞尔共识》第 29 条指出：接受过相应培训并获得相关资质的药师应参与到合作处方活动中（详见第 26 章）。根据目前美国药学会提出的合作药物治疗管理（collaborative drug therapy management，CDTM）的概念，1 名或以上的医生可与有资格认证的医院药师达成合作协议，医院药师在合作协议的授权下为患者开具处方。英国于 2002 年 11 月将医院药师开具补充处方政策合法化，并于次年进行部分医院药师的补充处方培训。加拿大卫生部门于 2009 年 1 月 1 日批准了部分医院药师针对某些慢性病的处方权，在保障患者就诊安全的基础上，提高了就诊效率。

我国医院药师目前仍然只是用药的建议者，缺乏处方权。我国人口众多且医疗资源相对不足，大型医疗机构普遍存在候诊时间长、就诊时间短的问题，可能会延误患者的最佳治疗时间，增加疾病风险，降低医疗效率，赋予医院药师在常见病、慢性病、轻微病以及部分进入疾病稳定期的患者的处方权，可实现就诊高峰时段最有效的资源配置。我国应参照欧美国家的模式，逐渐确定医院药师处方权，以满足患者日益增长的用药需求，提高用药效率，保障用药安全。

# 3　医院药师应接受用药后评价相关培训及内容

## 3.1　处方/医嘱点评培训

处方点评的主要依据是《处方管理办法》和《医院处方点评管理规范（试行）》。目前医院药学部门常见的用药后再评价形式包括住院医嘱及门诊处方点评工作、重点监控品种点评、专项点评等。医院药师依靠自身药学专业知识，结合患者具体病理生理变化，评估用药的科学性和合理性；解决处方质量问题，更主要解决合理用药问题；发现存在的问题，关注潜在的问题[28]。沈云峰等报道实施处方点评、干预能有效地提高处方合格率、促进合理用药[29]。处方点评是联结"医疗质量"和"药品临床应用管理"的重要形式，是提高药物治疗水平，促进合理用药，保障患者安全用药的重要措施。

目前我国从事处方点评的药学人员多是传统药学专业出身，临床专业知识相对缺乏，处方点评的立足点也多是单纯药学角度的相互作用与配伍禁忌等方面。医院药师应加强处方/医嘱点评方面的知识与技能培训，推荐与医生联合进行的处方/医嘱点评。

## 3.2　上市后药品再评价培训

药品评价指药品上市后运用药物流行病学方法、临床试验方法、循证方法对药品进行安全性、有效性、经济性的再评价，其目的在于考察药品长期应用可能发生的不良反应、药物应用的长期效应及发现新的适应证、衡量药品成本和相应效益关系，最大限度地合理利用药物资源[30]。在我国，作为评价主体之一的生产企业由于对药品安全性认识上的不足，往往轻视了其药品潜在风险，而当药品上市后，为尽量避免不良反应对其产品销售的影响，容易发生不报或瞒报的现象。因此，作为具备医药专业知识的医疗机构医务人员，尤其是医院药师，承担起了药品上市后再评价的主要工作和责任。

## 3.3　药品不良反应监测培训

据统计，2016 年全国药品不良反应监测网收到《药品不良反应/事件报告表》143 万份，较 2015 年增长了 2.3%[31]。分析药物不良反应产生的原因，这类情况很多是由于不合理用药，尤其是抗感染药物的不合理使用引起的[32]。面对如此严峻形势，医院药师社会责任感的培养和加强是紧迫而不能忽视的问题。对于临床必需而又发生严重不良反应必须暂停使用的品种，医院药学部门应发挥其在药品保障方面的协调作用，尽快遴选出其他替代品种，保证临床用药。应培训医院药师通过对上市后药品不良反应的监测，对不良反应信号的分析、调研与评价，发现存在于药品生产环节、流通环节和使用环节的风险信号，从而为药品监管部门制定相关监管政策提供依据。

## 3.4　快速卫生技术评估培训

医院药师在医院新药的遴选中主要负责两个方面：一方面是负责信息的收集和评估工作[33-34]，英国的部分医院由医院药师对药品的临床试验的设计和质量等进行分析，作为直接证据呈递给医院药事管理与药物治疗委员会（drug and therapeutic committee,DTC）而不再进行讨论[35]。医院药师职责的另一方面是对药品的厂家进行一定的遴选工作，评估因素包括药品的运输情况、手续的简捷、过期药物的替换和急救药物的传送等[36]。在新药准备通过 DTC 会前，医院药师对所申请的新药进行文献综述评估，北京大学第三医院药剂科通过开展药品的快速卫生技术评估（Health Technology Assessment,HTA），合理有据地解决了医药新药遴选的问题。例如二肽基肽酶-4（DPP-4）抑制剂沙格列汀是一类新型口服降糖药，在对其治疗 2 型糖尿病的药物经济学系统评价后，发现沙格列汀治疗单药治疗血糖控制不佳的 2 型糖尿病具有良好的经济学优势，药剂科将此结论提交 DTC 后，作为新药遴选进入医院[37]。在进入医院的同类药品中，医院药师可以分层将其在有效性、安全性等方面的循证医学或循证药学证据进行分析，为临床医生在不同的患者中选择合适的药物治疗提供决策依据[38]。

# 4  医院药学质量管理面临新形势

医院药学质量管理是一门实践性的管理科学，通过制定管理制度、培训药学人员、运用科学的管理方法等，从发现问题到解决问题，不断提高医院药品质量管理水平，保障了医院药品的安全、合理使用。近年来，国家不断对医疗进行改革，尤其是药品，例如"取消药品加成率"和"两票制"政策。这在一定程度上减少了患者的医疗费用，但同时也给医院药品质量管理带来诸多问题，例如"取消药品加成率"后医院药品品种和厂家大幅度变动，医院常用药、急救药品短缺。"两票制"实行后减少了药品流通环节，但也造成医院供货不及时，以及药品缺货现象。面对这些新的问题，药学人员需要接受相关培训，不断提高自身的基本技能。

## 4.1  卫生计生行政部门要充分发挥药师在药学服务中的作用

2005 年，原国家卫生部（现为国家卫生健康委员会）颁布的《医院管理评价指南》明确规定，"提高医院管理水平，把持续改进医疗质量和保障医疗安全作为医院管理核心内容"。2010 年以来，原国家卫生部发布了《医院处方点评管理规范（试行）》，又于 2011 年联合国家中医药管理局、总后勤部卫生部发出通知印发《医疗机构药事管理规定》。在全国整治抗菌药物专项行动中，医院药学部门及医院药师发挥了积极作用。在医院药事质量管理中医院药学部门尤其是药剂科主任应当充分协调药物尽责使用的监督、指导、评价，开展药物安全性检测、处方点评，特别是对用药失误、滥用药物的监测。

## 4.2  医院药师在医疗机构中的地位有待进一步提高

医院药师的基本职能应当包括指导、参与和监督临床合理用药，这是社会赋予这个特殊职业群体的权力。医院药师自身必须具有强烈的社会责任感，忠实地履行社会赋予的职责，积极主动地投身于临床用药过程，确保合理用药，提高药物治疗质量。

然而在整个医疗过程中，医生在疾病的诊断、治疗、药物的使用中始终处于主导地位。近几年，随着医院药学的发展，特别是临床药学和全程化药学服务的实施，医院药师的地位和荣誉感不断得到提高。张勤等利用文献综述发现医院药师开展干预的数量、质量与国家政策的调整具有较大的相关性[39]。在美国，各州均有自己的《药房法》，全国颁布的《标准州药房法》，对州药房法提出各项指标，各州可根据实际情况，制定本州药房法，但指标不得低于《标准州药房法》[40]。2017 年全国人民代表大会已经把医院药师法列入立法计划，原国家卫生与计划生育委员会（简称原国家卫计委，现为国家卫生健康委员会）正式启动了医院药师法立法工作，会同有关部门开展相关研究，进行前期调研准备，加快推动医院药师法立法进程。

## 4.3  推进药学学科人才建设

近 10 年来，我国医疗机构的药物治疗行为逐步规范，合理用药水平逐步提高，既反映出国家医药卫生体制改革初见成效，同时也反映出药学人员的专业认识和主动介入的意识不断增强。通过文献分析及国家卫计委颁布的相关数据可以看出：医院等级、所处区域经济水平、医疗管理水平；医院药学部门是否具有与本级医疗机构收治（展开）床位相配套的医院药师及临床药师、是否建立了药物治疗管理相关制度、流程及标准操作规程；医院药师参与药物治疗管理领域等存在显著性差异，医院药学部门及医院药师在药品尽责使用中的效果存在不同程度的差异，药事质量管理水平还有待提高，迫切需要我国建立起一整套适应医院药学未来发展方向的药学学科人才培训制度与方法。目前我国已在多地开展住院药师规范化培训[41]，住院药师规范化培训质量管理体系的构建，有助于加强住院药师培训全程化管理，显著提高住院药师培训质量，促进医院药学人才队伍建设和学科发展[42]。北京市医院管理局建立总药师委员会，发挥集团化优势，以总医院药师为依托加快推进药学服务转型，建立一支统一管理、统一规范的医院药师队伍，推进药学学科人才建设，带动市属 22 家医院药学整体提升药学服务质量，"总药师"制值得推广及借鉴。

# 5 结语

医药药学部门是医疗机构提供药学专业技术服务的关键部门，药师是提供药学专业技术服务的关键技术支撑，以合理用药为核心的药事服务是诊疗活动的重要内容。通过加强药师队伍建设，完善培养培训、绩效考核和分配机制，保障并逐步提高药师待遇，吸引优秀药学人才，稳定药师队伍，加强药师服务能力建设，可充分发挥药师在合理用药中的作用。

（许杜娟，王小华　安徽医科大学第一附属医院）

## 参考文献

[1] 国家卫生计生委办公厅. 关于加强药事管理转变药学服务模式的通知(国卫办医发〔2017〕26 号). (2017-07-05)[2017-07-12]. http://www.nhfpc.gov.cn/yzygj/s7659/201707/b44339ebef924f038003e1b7dca492f2.shtml

[2] 吴加娣,徐宏宇. 医院药品冷链管理的探讨. 中国药房,2011,22(5):420-422.

[3] 晁娟,黄成琼,杨渊. PDCA 循环管理法用于医院冷链药物管理中的实践与分析. 抗感染药学,2016,13(5):1068-1071.

[4] 钱斌,吴晖,邓杨林,等. 冷链监控系统用于医院药品监管实践. 中国药业,2015,24(14):91-93.

[5] 黎奔,钟玲,梁华伦,等. JCI 标准下的医院药学质量管理. 今日药学,2014,24(10):753-761.

[6] 杨育辉,郭茵,肖志斌,等. 安全质量管理理念用于医院药剂科管理实践与分析. 中国药业,2015,24(21):287-288.

[7] Naser Z. Alsharif, Adnan Dakkuri, Jeanine P. Abrons, et al. Current Practices in Global/International Advanced Pharmacy Practice Experiences: Home/Host Country or Site/Institution Considerations. Am J Pharm Educ,2016,80(3):38.

[8] 谢艳萍,徐萍. 我院门诊药房的精细化管理探讨. 中国药房,2013,24(17):1578-1580.

[9] 王红程,王少华,陈同坡. 我院药学部质量控制管理的实施. 中国药房,2011,22(1):29-30.

[10] 李洁,陈伟成,张立超,等. 通过门诊处方审核与点评分析提高合理用药水平. 药学服务与研究,2015,15(1):18-21.

[11] 邱季,张大伟,沈德政,等. 静脉用药调配中心不合理医嘱干预效果. 中国医院药学杂志,2012,32(20):1655-1657.

[12] 吕敏儿. 开展药物咨询对提高门诊药房药学服务质量的探讨. 中国实用医药,2013,8(8):260-261.

［13］刘俊.全自动药品单剂量分包机应用于门诊药房的效果分析.临床和实验医学杂志,2012,11(16):1302-1303.

［14］程书彪,师少军,万景.自动发药系统在门诊药房工作中的应用与优化.中国医院药学杂志,2016,36(7):590-593.

［15］唐甜甜,彭珍珍,朱运贵,等.信息化技术在住院药房中的应用.中南药学,2016,14(1):98-102.

［16］The ACCP Clinical Practice Affairs Committee,1989－1990. Practice guidelines for pharmacotherapy specialists. Pharmacotherapy,1990,10(4):308.

［17］Hohl C M,Partovi N,Ghement I,et al. Impact of early in-hospital medication review by clinical pharmacists on health services utilization. Plos One,2017,12(2):e0170495.

［18］Meece J. The Role of the Pharmacist in Managing Type 2 Diabetes with Glucagon-Like Peptide-1 Receptor Agonists as Add-On Therapy. Adv Ther,2017,34(3):638-657.

［19］Sen S,Bowen J F,Ganetsky V S,et al. Pharmacists implementing transitions of care in inpatient,ambulatory and community practice settings. Pharm Pract (Granada),2014,12(2):439.

［20］Reeder T A,Mutnick A. Pharmacist-versus physician-obtained medication histories. Am J Health Syst Pharm,2008,65(9):857-860.

［21］张萌萌,张洪君,翟所迪.药护协作服务提高药物治疗效果的文献综述.中国药物应用与监测,2012,9(3):173-175.

［22］Carter B L,Rogers M,Daly J,et al. The potency of team-based care interventions for hypertension:a meta-analysis. Arch Intern Med,2009,169(19):1748-55.

［23］谭丽蓉,万波,劳海燕,等.用药教育对肾病综合征患者使用华法林抗凝治疗效果的影响.中国药房,2013,24(28):2626-2628.

［24］路敏,周颖,金鸿雁,等.更年期门诊团队协作服务的药学实践.临床药物治疗杂志,2016,14(5):61-64.

［25］吴秋惠,张桂凡,胡巍,等.本院药学门诊工作模式及成效.中南药学,2016,14(6):659-661.

［26］广东省药学会.药学门诊试行标准.今日药学.2018-08-21. online,http://kns.cnki.net/kcms/detail/44.1650.R.20180821.1452.002.html.

［27］郑志华,王勇.广东省药学门诊工作的推进.今日药学.2018-07-05. online,http://kns.cnki.net/kcms/detail/44.1650.r.20180705.0932.002.html.

［28］周新,侯嘉娜,袁丽萍,等.清华大学第一附属医院处方点评质量管理的实践.药学服务与研究,2013,13(1):74-76.

［29］沈云峰,许百虹,梁丽梅,等.处方点评系统对提高处方质量效果分析.广东药学院学报,2013,(05):533-535.

［30］王睿.药品上市后再评价的临床价值.中国药学会(Chinese Pharmaceutical Association)、湖南省人民政府.2009年中国药学大会暨第九届中国药师周报告集.中国药学会(Chinese Pharmaceutical Association),湖南省人民政府,2009:3.

［31］国家药品不良反应监测年度报告发布.中国食品药品监管,2016(7):75.

［32］杨悦.近年我国药品不良反应报告与监测总体情况分析.西北药学杂志,2016,31(03):323-326.

［33］Puigventos F,Santos-Ramos B,Ortega A,et al. Structure and procedures of the pharmacy and therapeutic committees in Spanish hospitals. Pharm World Sci,2010,32(6):767-775.

［34］Sinha Y K,Craig J C,Barclay P,et al. Drug approval processes in Australian Paediatric Hospitals. Arch Dis Child,2010,95(9):739-744.

［35］KN J,N B. What constitutes evidence in hospital new drug decision making? Soc Sci Med,2004,58(9):1757-1766.

［36］DT A,P A,LM A,et al. ASHP statement on the pharmacy and therapeutics committee and the formulary system. Am J Health Syst Pharm,2008,65(13):1272-83.

［37］门鹏,周俊文,唐惠林,等.沙格列汀治疗 2 型糖尿病的药物经济学系统评价.中国药学杂志,2016,51(12):1044-1048.

[38] Bai Z, Wang G, Cai S, et al. Efficacy, acceptability and tolerability of 8 atypical antipsychotics in Chinese patients with acute schizophrenia: A network meta-analysis. Schizophr Res, 2017, 185:73-79.

[39] 张勤,姜云平,郑咏池,等.医疗机构药师干预促进合理用药管理的系统评价.中国医院药学杂志,2015,35(14):1327-1332.

[40] 帅洪.国外医院药房管理.检验医学与临床,2011,8(12):1526-1528.

[41] 王淑洁,王育琴,甄健存,等.北京地区医院药师规范化培训体系设计与实践.中国药房,2011,22(9):788-790.

[42] 徐元杰,郭代红,孙艳,等.住院药师规范化培训质量管理体系的构建.中国医院药学杂志,2015,35(9):769-772.

# 第 **5** 章
# 药师应在医院药品使用全过程履行职责

《医院药学未来发展的巴塞尔共识（2015版）》第6条：

■ Hospital pharmacists should serve as a resource regarding all aspects of medicines use and be accessible as a point of contact for patients and health care providers.

译：医院药师应该成为与药物使用相关的所有问题的一大资源，并应该成为患者与医务人员随时可以沟通的联系纽带。

第16条：

■ Hospital pharmacists must ensure proper storage to maintain the integrity of medicines across the supply chain to ensure quality, safety and security.

译：医院药师必须确保药品的合理贮存，保持整个供应链中药品的完整性，从而确保药品的质量、安全性与可靠性。

**摘 要** 医院药师不仅仅是合格药品的提供者，更应成为药物合理使用和健康服务的倡导者、协调者和执行者。本文通过剖析《巴塞尔共识》第6、16条，利用文献综述方法分析药品供应过程中影响药品质量和服务保障的各个环节及诸多因素，以探讨医院药师在药品质量保障和合理用药的全过程中充当的重要角色及其应负有的重要责任。

## 1 前言

当前医院药剂科的工作模式，正由"以药品为中心"向"以患者为中心"转变，"以患者为中心"的服务模式已被广大医院管理者所认同，并不断付诸实践[1]。药品的合理使用问题已越来越受到重视。

### 1.1 "以药品为中心"，我们做到了吗?

"以药品为中心"是做好药品保障工作的基础，而质量问题是患者的用药安全的关键。这主要体现在药品供应链中各环节的完整性、可靠性和安全性等方面。目前我国许多医疗机构药品管理方面仍存在不少问题，如管理制度不完善、采购流程不规范、药品供应不及时、"冷链"传递不合格、储存条件不达标、药师专业素质和技能偏低等，导致药品管理中药品账物相符率低，药品过期、变质、断供现象屡有发生。在目前医改形势下，药品零加成后，药品从盈利变为成本，从管理者角度出发，必然考虑如何减耗增效、开源节流，也必将促使药品从粗放型管理向精细化管理过渡，在这一过程中，医院药师在药品供应链管理中如何发挥积极的作用，是确保药品质量安全可靠、药品供应及时准确的关键。

## 1.2 "以患者为中心"，我们准备好了吗？

"以患者为中心"的药学服务模式是医院药学的发展方向，它对医院药师的专业技能、专业素养和多维沟通提出了更高的要求。要真正做到"以患者为中心"，从医院战略决策到药学工作模式都需要发生转变，这是一个逐步适应与认同、多方沟通与合作、不断完善与提高的过程。从目前国内三级甲等医院的情况来看，药学人员利用药学专业优势，门诊药师去诊室，住院药师到临床，临床药师进病房，专业优势互补，全方位保障临床，服务患者，作为治疗团队的一员，不仅促进了医患沟通顺畅，而且有利于提高临床合理用药水平，降低药品不良反应，也体现了药师自身价值[2]。但现阶段，临床药师数量较少，其他药师专业素质堪忧，怕下临床，沟通技巧欠缺，医患沟通不畅。在与临床的对接中，部分药师仓促上阵，准备仍不充分。

# 2 药师在医院药品供应全过程中应履行的职责

医院药师在药品供应链管理上应努力做好如下角色，当好药品质量的守门人，确保药品供得上，确保用药不出错。

## 2.1 对药品供应过程负责

《巴塞尔共识》第16条明确指出，"医院药师必须确保药品的合理贮存，保持整个供应链中药品的完整性，从而确保药品的质量、安全性与可靠性。"《中华人民共和国药品管理法》第二十八条规定："医疗机构必须制定和执行药品管理保管制度，采取必要的冷藏、防冻、防潮、防虫、防鼠等措施，保证药品质量。"药品供应的主要任务是保证临床用上质量可靠的药品，医院药师必须重视影响药品质量的各个环节，对药品供应的全过程实施规范化操作和有效监控。

### 2.1.1 药品分类管理问题

《药品经营质量管理规范》中规定，"在人工作业的库房储存药品，按质量状态实行色标管理，合格药品为绿色，不合格药品为红色，待确定药品为黄色""药品与非药品、外用药与其他药品分开存放，中药材和中药饮片分库存放""特殊管理的药品应当按照国家有关规定储存"。

### 2.1.2 温度与湿度问题

温度和湿度是医疗机构药品储存过程中容易造成药物变质的主要因素。二者出现问题会导致药品出现斑点、沉淀、结块、霉变以及分解等。根据范特霍夫经验规则，温度每增高10℃，一般化学反应的速度增大2~4倍，药品有效期将减少25%~50%。《药品经营质量管理规范》

中规定："按包装标示的温度要求储存药品，包装上没有标示具体温度的，按照《中华人民共和国药典》规定的贮藏要求进行储存""储存药品相对湿度为 35% ~75% 。"

### 2.1.3　光照问题

在临床上，大部分药品需要避光储存。太阳光中的紫外线能起到催化作用，加速药品的氧化、分解、聚合等化学反应，特别是含有酚羟基和含有卤素的药物受光照的影响较大。许多药品，如维生素 C、维生素 AD 丸、肾上腺素等都可被空气氧化变质，氨茶碱可吸收空气中的 $CO_2$ 析出茶碱而失效。《药品经营质量管理规范》中规定："储存药品应当按照要求采取避光、遮光、通风、防潮、防虫、防鼠等措施。"

### 2.1.4　药品效期管理问题

医院药品数量和品种较多，其效期管理要严格掌握"推陈储新，先进先出，月结年清"的原则。广州军区广州总医院药剂科在通过 ISO9001 体系认证后[3]，对药品效期进行了规范化管理，实行了"责任定人，登记定时，汇报定期"制度。药房药师利用 Excel 条件格式功能对效期在 6 个月、3 个月和 1 个月内的药品进行三级预警[4]。失效期在 1 个月内的药品，为"深红"警示，必须立即撤下药架，更改库存为"不可供"；失效期大于 1 个月而小于 3 个月的为"红色警示"，除非医生和患者知情同意使用，否则不予备货；失效期在 3 ~ 6 个月内的为"橙色"警示，属于临界区域，要调整库存高低限，防止积压。

### 2.1.5　拆零药品管理问题

临床上部分药品须拆零使用。药品拆零后，容易吸收空气中的水分和被微生物污染，从而使有效期缩短或质量降低等。对于拆零的药品，应在分装台完成分装，防止分装过程中药品污染。装入定做的密封袋中，药袋标明患者姓名、品名、规格、数量、用法与用量、生产批号、分装日期及有效期等内容。对于需避光等特殊贮存条件的药品，应放入避光袋中。对于拆零药品，应保留原包装存放，不同批号不可混杂，确保药品在有效期内的使用安全。2005 年 5 月，美国食品药品监督管理局（FDA）制定《单位剂量重新包装药品有效期：合规政策指南》，建议将无菌单位剂量重新包装药物的有效期设定为 1 年。2017 年 8 月，FDA 发布了一份修订指南草案《行业指南–固体口服制剂单位剂量重新包装产品有效期》[5]，提出在特定条件下将固体口服制剂重新包装为单位剂量的有效期原则上为：①从重新包装之日起不超过 6 个月；②（药品有效期–重新包装日期）×25%；两者中以期限较短者为准。FDA 还规定：如果有适当的支持性数据可用，并满足其他条件，有效期可以超过 6 个月，但重新包装的产品的有效期不超过原始制造商的有效期。FDA 在指南草案中指出，指南并不涉及其他剂型（如无菌、液体、局部）的重新包装。

### 2.1.6　高警示药品管理问题

高警示药品是指药理作用显著且迅速、使用不当时易危害人体的药品。2003 年美国安全用药规范研究院（the Institute for Safe Medication Practices, ISMP）第一次公布了高警示药物目录，并在 2007 年和 2008 年进行了更新，2008 年高警示药物目录包括 19 类和 13 种高警示药物。ISMP 确定的前 5 位高警示药物分别是：胰岛素、阿片类麻醉药、注射用浓氯化钾或磷酸钾、静脉用抗凝药和高浓度氯化钠注射液（>0.9%）。天津市 10 家医疗机构 196 个病区静脉用药品储存及配置情况的调查显示有 2 家出现药品过期或变质现象，过期或变质药品数量达到 21 支，占总贮存药品数量的 2.08‰[6]。病区常用高警示药品氯化钾注射液、高浓氯化钠注射液以及胰岛素注射液的标示百分比分别为 100%、98% 和 64%[6]。

实施药品管理过程中，必须充分依靠现代信息化技术，对药品进行智能化识别、定位、跟踪、监控和管理。如利用现代无线射频识别（radio frequency identification，RFID）标签全方位地监控药品生产、流通直至使用的整个过程，将药品出厂包装时的各项信息传输到医院后台服务器，实时记录药品运输的信息，监控储存环境参数，便于及时发现问题并实施责任追究[7]。很多医院正在推行条形码管理系统，通过设立药库管理模块、自动补货模块、条码收货模块、电子发票模块、药房管理模块、基本设置模块等，实现智能生成采购计划，自动补货；通过供应商药品的条码收货、发票的电子导入，实现药品批次、批号流向的准确追踪，掌握"冷链"药品、需避光保存药品等特殊性药品的物流和贮存动向，确保药品来源的合法性、可靠性，提高不良反应跟踪及不合格药品召回的精度。

## 2.2　关注药品使用环节

近年来，国家加强了对临床药品使用的管控，先后制定了抗菌药物、糖皮质激素、中成药等临床使用指导原则，并组织了对医疗机构药品使用的督查，规定了公立医院的药占比指标，以及不同等级医疗机构需要配备的临床药师数量等，制定了辅助用药目录或重点监控品种目录等，旨在促进临床合理用药水平，提高医疗质量，保障患者生命安全。

医院药师作为合理用药的参与者，应尽快融入医疗团队中，成为医疗团队不可或缺的一员[8]。走出药房深入临床一线，在完善医药学知识积累的基础上，强化沟通技能，直接面向患者，拉近与患者以及医生、护士等医务工作者的距离，找到共同关注点，与患者及其他医务人员一起结成一个对抗疾病的"同盟"，实施个体化的药学服务。深入参与药品使用各个环节的实践活动，在处方点评、前置审核、用药监护、用药宣教、信息服务、跟踪随访等工作中体现药师的工作价值，建立自身的服务平台，在用药的合理性上提出专业性、建设性的意见和建议，实现技术和信息的互补。门诊临床药师工作内容主要涉及用药重整、患者用药教育及用药管理[9]，许多医院相继开设了药学门诊，直接面向患者开展药学服务，医院药师作为医疗服务团队中的角色逐步得到其他医务工作者和公众的认同。

治病离不开药品，但用药有风险。医院药师应在帮助医师和患者在药品疗效和风险之间进行选择时发挥自身的作用，以获取最大的利益和最小的风险。可在医生的授权下直接参与患者用药方案的制订或用药选择，如华法林剂量调整及部分缓解疼痛类药物等处方由临床药师完成。同时由于不同个体的用药风险有所不同，应进行用药监测和个体化给药，因而责任十分重大[10]。调查显示，临床药师参与临床实践，可有效降低药品不良反应发生率，提高患者的治疗效果和满意率。

# 3　讨论

无论医药卫生体制改革如何进行，药品的使用和管理绕不开药师这一角色。原国家卫生与计划生育委员会（现称国家卫生健康委员会）多次发文要求医疗机构加强药事管理与药事服务功能，充分发挥药师的专业知识，管好药，用好药。各医疗机构应有计划、有组织地对药师进行培训，进一步提升专业技术水平、以适应医疗改革和药学转型工作的需要。

　　加强药品储存管理，即是按药品类别实现储存环境、温湿度、光照和效期等的标准化、规范化管理，有条件的单位可以增设自动化管理系统，如上海交通大学附属新华医院建立了冷链监控平台网络，实现了数据分析、汇总、验证及相关预警等功能[11]，将上从供应商下至临床小药柜的药品供应链管理有机地联系起来。

　　加强药品使用管理，主要在药品的有效性和安全性上下功夫，医生、护士和药师都是药物治疗团队里的重要组成部分，各成员之间必须紧密合作、互相配合、取长补短，与患者一起共同对抗疾病的困扰。医院药师必须充分发挥专业和职能优势，成为联系沟通的纽带。

　　医药学手段是帮助患者改善病理状态的一个工具，但具有一定局限性，因此引导民众认识药物治疗的局限性和风险性，培养良好的健康保健理念同样重要。

（蒋琳兰　广州军区广州总医院）

## 参考文献

[1] 史兆荣."以病人为中心"的实践之路与案例分享.中国医院管理,2014,7(34):32-34.

[2] 徐秀珍,曾祥武,许有信,等.医院药学服务转变措施及效果分析.西部中医药,2015,4(28):61-63.

[3] 袁进,赵树进,季波,等.我科通过 ISO9001 质量管理体系认证的几点体会.广东药学院学报,2005,21(1):50-52.

[4] 袁进,石磊,赵树进.Excel 在医院药品有效期管理中的应用.药学实践,2008,26(1):61-62.

[5] Food and Drug Administration. Expiration Dating of Unit-Dose Repackaged Solid Oral Dosage Form Drug Products, Guidance for Industry.［EB/OL］.(2017-08-08). http://academy. gmp-compliance. org/guidemgr/ files/UCM070278. PDF

[6] 卜一册,徐彦贵,曹文娟.天津市 10 家医疗机构病区静脉用药品储存及配置情况的调查.中国医院药学杂志,2011,31(10):860-862.

[7] 陈赵炅,郭高华.RFID 技术在医疗流程中的应用和展望.中华现代医院管理杂志,2011,9(2):1-4.

[8] 艾力江·阿木提,衣斯坎达尔·乌马尔,贾冬梅,等.临床药师在基层医院建立个体化给药服务平台的实践与经验.中国药学杂志,2015,7(50):650-652.

[9] 张伶俐,张扬,曾力楠,等.美国临床药师的工作职责或定位.中国药房,2016,27(34):4753-4756.

[10] 陈玉珍.基于供应链管理的医院药品管理流程的优化重组.财经界(学术版),2011,(06):106.

[11] 沈烽,张健,吴颖坤,等.我院药品冷链监控平台的建立与应用.中国药房,2017,28(1):91-94.

# 第 6 章
# 医院药房调剂流程管理的优化研究

《医院药学未来发展的巴塞尔共识 (2015 版)》第 7 条:
■ All prescriptions should be reviewed, interpreted, and validated by a hospital pharmacist prior to the medicine being dispensed and administered.
译: 所有的处方, 都必须由药师审核、解读和认可之后才能调配及给药。

摘 要 本章结合《巴塞尔共识》第 7 条, 通过综合国内外已发表文献及实践经验, 探讨调剂流程优化的必要性及方法, 并论证经过优化的调剂流程大大减少了患者不增值时间, 减少了医生及药师的重复劳动时间, 药师可有更多时间为患者提供增值服务。未来随着信息化的发展, 药房调剂流程有望进一步的优化改进。

## 1 前言

处方是具有技术、经济等多方面意义的法律文件, 是医生对患者做出诊断后制定用药方案, 交由药师进行后续调剂工作的依据。处方中药品的开具是否正确, 用药是否合理、安全, 与患者的治疗效果以及生命安全息息相关[1]。《巴塞尔共识》的第 7 条明确指出: 所有的处方在调配、执行前都应经过药师的审核、解读和认可。这是促进患者用药安全性、有效性和合理性的重要环节。但由于传统习惯思维的影响, 我国医院临床用药的处方权一直由临床医生单独掌握, 缺乏一套行之有效的处方监督管理机制。长期以来, 医院药剂科是医院的经济支柱, 但在业务技术上却是辅助部门, 其任务仅仅是保证药品的供应; 药师对药品的治疗结果仅负很有限的责任, 其主要任务也只是将质量合格的药品发放至患者手中[2]; 另外, 医院的业务量一般较大。在整个医院管理流程中, 相对于临床诊疗环节, 药师对处方的审核权被严重弱化, 甚至因此影响患者用药安全, 危及患者的身心健康和生命安全。

本文在现有流程的基础上, 探讨未来医院药房调剂流程的优化, 使之与医院信息系统相协调, 使药师充分行使对处方的审核、解读和认可权, 从而更好地为患者服务, 保证患者的用药安全。

## 2　药房调剂流程优化的目标

药房调剂流程管理的优化，是指在对原调剂流程充分了解分析的基础上，运用各种手段对原流程进行改善和优化，以增加患者满意度和提高药房工作效率的整个过程。对流程的优化，不论是对整体还是对其中部分环节的优化，都必须有明确的目标。改善调剂流程的目标主要包括：

（1）最大限度地实现药师对处方的审核、解释与确认的责任与义务；

（2）改善医疗效果，防范医疗事故；

（3）提高调剂效率，缩短排队等待时间；

（4）提供高质量的服务，增加患者满意度，减少医患纠纷；

（5）增强与医生、护士的协调与合作。

## 3　药房调剂流程优化的方法

常见流程优化的方法包括剔除（eliminate）、简化（simplify）、合并（combine）、重排（rearrange）和新增（increase）等（图 6-1）[3]。

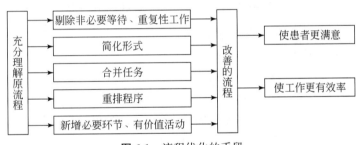

**图 6-1**　流程优化的手段

本研究主要应用重排和新增等手段进行医院药房调剂流程的优化：

（1）重排：改变原流程中各项工作的先后顺序，最终形成新的、高效的、更利于药师实现对处方的审核、解释和确认的新流程，提高整个调剂工作的效率和增加患者的满意度。

（2）新增：根据流程改善的需要，增加有价值的活动或必要的环节等，以促进整体服务效率和效益的提高。

## 4　药房处方调剂流程优化

### 4.1　现有常见药房调剂流程

现有常见医院药房处方调剂流程举例如图 6-2，从患者开始就诊到取药离开医院的过程中，就诊（增值时间 6 分钟）、处方开具（增值时间 1 分钟）、药师审方（增值时间 1 分钟）、取药（增值时间 2 分钟）等对于患者来讲有助于疾病治疗的环节的增值时间只有 10 分钟，占总时间（如果总周期时间为 46 分钟）的 21.74%；其他如划价、收费等医院必须流程所占用的时间大约 1 分钟，占总时间的 2.2%；患者的时间浪费在排队、走动、等候的时间（如图排队及不增值时间共 33 分钟）高达约 70%[4]。按现有的调剂流程，药师无法在处方开具前对处方进行审核，而在划价前的短短时间内，药师也难以对不合理处方进行有效监督。

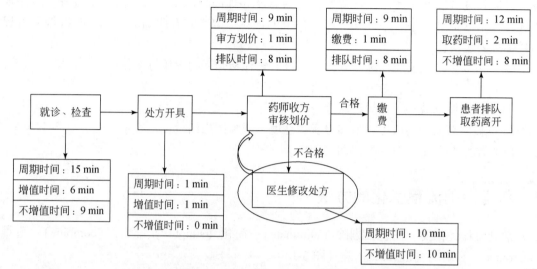

**图 6-2** 现有常见医院药房调剂流程

## 4.2 处方执行前流程优化设计

### 4.2.1 需求分析

图 6-2 显示，在常见医院药房调剂流程中，医生修改处方的环节是完全不增值和浪费时间的（椭圆框中内容），在实际诊疗过程中出现的概率并不低，既对患者就医和取药造成不便，还易引起医患纠纷。

现阶段处方中用药不合理问题主要包括：超适应证用药、临床诊断不明确、疾病并发症的用药问题、用法用量错误、重复用药、有潜在临床意义的药物相互作用等[5]。医生在临床上更多参照相关的治疗指南及医学进展开具处方，这时药师凭一纸处方很难全面、客观、科学地判断处方用药的适宜性，必须查阅相关的文献或资料，资料查询需要相应的时间，而仅利用患者排队拿药的短暂时间是远远不够的。因此，在改善的流程中，首先必须留给药师较充足的时间对处方进行审核。

### 4.2.2 处方执行前流程的优化

在对原调剂流程存在问题深刻理解的基础上，对原流程进行重排，设计出更符合患者需求，对处方审核更有利的新流程。

#### 4.2.2.1 调整药品调配工作岗位职责

国外调剂岗位分为药学技术员和药师两类。药学技术员具体负责调剂药品的操作性工作，技术含量低；药师必须经过高等药学院校的本科教育，再按准入制度才能进入这个行业，承担相关药学技术工作。借鉴国外的经验，根据科室人员专业水平以及个人意愿进行岗位的重新分配，将部分药师从繁重的重复性劳动中解放出来，专门负责处方审核、解释和确认技术性较强的工作。药房调剂工作职责见表6-1。

科室根据相关岗位职责制定相关的管理制度，包括药房工作制度、奖惩制度等，进一步完善药房的管理，最大限度地发挥药房工作人员的积极性和创造性，保证患者的用药安全。

**表 6-1　药房调剂工作职责**

| 岗位 | 工作职责 |
| --- | --- |
| 处方审核 | 审核处方的完整性、准确性和用药适应性 |
| 处方调剂 | 具体调剂工作 |
| 处方解释、确认 | 负责发药时的用药指导和解释，并对所调剂药品进行复核、发药 |
| 其他 | 负责退药的相关处理工作以及调剂错误等事件的处理和沟通 |

### 4.2.2.2　医院合理用药系统和医院处方集的应用

福建医科大学附属协和医院通过以下措施确保处方的审核与解释力度，例如使用合理用药检测系统（prescription automatic screening system，PASS）提醒医生处方药物的相互作用及配伍禁忌，在医院信息系统（HIS）设置了常见问题处方的预警提醒，临床药师定期收集问题处方与药师共同分析讨论并提出改进意见，以及建立完善门诊电子病历来提高药师的审核速度及准确度等[6]。虽然医院对 PASS 与 HIS 分别管理，未能将其融入调剂流程中，使得药师的参与相对滞后，但经验值得我们借鉴。

近几年，PASS 平台已在山东、江苏、福建、上海等地区的一些医院陆续被使用。PASS能监控临床上常见的配伍禁忌处方，并及时给出"黄色警报"。PASS 给出"黄色警报"后，药师需找出存在配伍禁忌的药物，指出配伍禁忌的原因并给医生提供合理的用药建议。应用 PASS，可提高药师审核处方的速度，减少患者的等待时间。

另外，美国、英国、日本等许多国家已实行了医院处方集系统。处方集系统管理突出的优点是：控制医院用药范围，指导临床正确处方、合理用药等，促进医务人员在合理用药中的密切合作。医院处方集最早出现在英国，伦敦 westminster 医院于 1972 年首先出版了现代医院处方集，美国于 1978 年出版了美国医院药师协会指导委员会批准的医院处方集指南（ASHOP1978）。之后，许多国家积极推行处方集管理系统。我国于 2010 年 2 月 7 日由原国家卫生部（现为国家卫生健康委员会）发布了《中国国家处方集》，是我国第一部统一的国家级权威性的处方集，目前各大医院在《中国国家处方集》的基础上，制定医院内部处方集，并不断加以更新和完善，为指导临床合理用药起到了极大推动作用。但我国在这方面的发展目前与发达国家仍有很大的差距，处方集用于临床合理用药的指导作用较弱，医生和药师的重视程度有待进一步加强。

### 4.2.2.3　改善处方执行前流程

原流程在患者交处方至窗口划价时药师才能对处方进行审核，审核时间短，极易造成处方问题的误审和漏审等。部分医院由于信息系统自动划价，往往只有等患者缴费之后药师才能看到处方，此时如有处方问题，处理起来流程更加繁琐，给患者造成不便的同时也极易引起纠纷。改善后的处方执行前的调剂流程如图6-3所示。医生开具处方后系统自动将处方反馈至药房，药师审核处方通过后，处方才能打印出来；不合格处方，则由责任药师与处方医生通过医院内部软件及时沟通，拟定最终处方，再予打印。

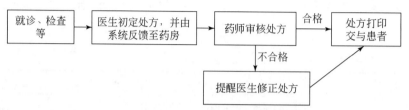

**图6-3** 改善后的处方执行前的调剂流程

通过此流程，强制药师审核，本身有法理依据，从程序角度强化药师审核职责，大幅提高药师对处方的监督力度，促进临床用药趋于合理；不合理处方，包括不规范处方与用药不适宜处方，必然绝大部分被拦截。改善后的流程还可以避免同一患者不同科室就诊造成的重复用药及药物相互作用问题。同一患者在多个科室开具了多张处方后，药师的电脑系统中会自动将该患者项下的处方进行综合，便于药师审核处方、发现问题，更好地与医生沟通。

其中，药师审核处方的流程具体如图6-4所示，进入审核页面后，药师按如下步骤操作：

（1）查看患者性别、年龄、临床诊断是否有缺项。有的医生开处方时疏忽大意，应填写的项目有缺项，会造成后续的审核工作无法开展。同时，年龄、临床诊断与用药息息相关，医生在填写的过程中也可以提醒自己注意，以免造成不合理用药。发现患者的性别、年龄、临床诊断有缺项，注明"应填写项目不全"直接退回医生处。

（2）查看临床诊断与用药是否相符。如果不符合，注明"临床诊断与用药不相符"直接退回医生处。有时，患者可能有其他并发症或慢性疾病需要用到某些药物，但医生未在处方上注明相关的临床诊断，同样按直接退回处理，强制性地要求医生填写与病患者用药相关的全部信息，便于处方的审核，也利于促进临床合理用药。

（3）参看PASS反馈的处方中是否存在药物相互作用或配伍禁忌的信息，结合药师自身专业知识进行综合判断，同时要特别注意特殊人群的用药问题。如用药合理，则通过处方；不合理，则药师和处方医生在医院内部软件上就相关问题进行讨论，达成一致意见，形成最终处方。若个别药师对原处方有疑虑，但医生仍坚持原处方时，医生需先填写处方不变更的登记表，备查，药师再通过处方审核。药师定期对此类处方信息进行综合，上报上级药师。

如患者存在多科室诊疗，则首先由系统提示医生该患者多科室就诊→医生查询患者其他科室处方→医生开具处方→进入处方审核流程。

处方审核的时间最好控制在3分钟以内，其中合格处方应在1分钟内审核完成。若审核时间过长，则患者容易滋生不耐烦情绪，不利于流程的推广。新流程对广大药师提出了更高的要求，药师肩上的担子更重，责任和压力更大。

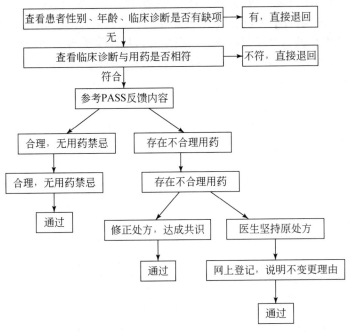

**图 6-4** 药师处方审核流程

## 4.3 处方调配中流程优化设计

### 4.3.1 需求分析

图 6-2 显示，患者在缴费后的诊疗环节为取药环节。此环节中药师调剂药品耗时非常短，患者更多的时间都花费在排队和等待上。处方调配中流程的优化设计主要着眼于尽量减少或免去患者排队和等待的时间，突出药师对处方的解释和确认作用，更好地指导患者用药。

### 4.3.2 处方调配中流程的优化

#### 4.3.2.1 优化的处方调配中流程

中山大学第六附属医院药房配备机器人机械手，由智能系统接收处方，机械手完成取药过程，基本实现了患者零排队，同时大大减轻了药师的工作强度。但机器人机械手的投入大，智能程度低，仅能拿取形状规则的药品。参考该模式，再考虑相关经济因素，下文将对处方调配中流程的优化进行探讨。

改善后的流程如图 6-5 所示，患者缴费后，处方信息将自动传送到发药系统后台。在患者由收费处走向药房的过程中，药师已有足够的时间将患者所需的药品调剂完成，患者到药房后无需等待即可拿到药品。这样，在患者到达药房时药师有更多的时间和精力对患者进行用药指导，可以达到提高患者用药安全性和依从性的作用，更好地发挥药物的疗效。

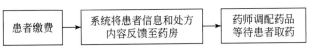

**图 6-5** 改善后的处方调配中流程

新疆石河子大学医学院第二附属医院鲁萍[7]等结合医院自动化药房的应用与实践，通过合理布局、优化调配流程、调整人员结构、自动化信息、设备配置，建立了一整套《药品调剂质量管理规范》。自动化药房环境下相应的调配模式包括：①患者所需药品全部由全自动发药机自动调配；②需要由全自动发药机、职能存取机和人工调配模式相结合；③需要全部手工调配，包括特殊管理类药品，冰箱储存和二级库中药品等。自动化药房发药流程见图6-6。

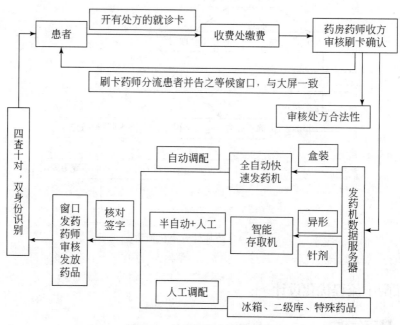

图6-6　自动化药房发药流程

### 4.3.2.2　处方调配中解释确认的标准操作规程

首先，收取患者处方和缴费单上的取药凭证。核对患者姓名及发票编号与系统中的记录是否相符。

其次，取出已配好的该患者药品，并对照系统中该患者的用药信息复核药品，内容包括药品名称、规格、剂型、药品有效期等。

再次，查对无误后，在药品包装盒上贴标签（注明用法用量），将药品发予患者或其家属，向其说明所发药品的名称和数量，并交代药品使用的注意事项、用法用量、储藏方法等，同时嘱咐其仔细阅读药品说明书，注意药品的不良反应。其中，用法用量方面，应具体告知患者服用几袋、几颗、几片或几支；液体制剂方面，应教会患者如何看量具的刻度；特殊剂型（如泡腾片）方面，应告知患者如何使用，以保证用药的安全性、合理性。婴幼儿和老年患者的使用剂量与成人相差较大，而说明书上又不是很清晰的，一定要反复交代用法用量和注意事项，以保证患者用药剂量的准确性。

## 5　讨论与建议

优化后的医院药房调剂流程是对原有调剂流程进行重排和增加反馈环节后形成的。作为一个新生事物，很难做到十全十美，其中不完善的地方需要去发现和进一步改善。但总的来说，优化后的流程强化了药师对处方的审核、解释和确认这一环节，符合《巴塞尔共识》的精神。

优化后的流程能否发挥应有的效应，主要有两大影响因素：

（1）药师专业水平：专业水平差，则审核速度慢，影响流程的流畅性，且很难发现处方问题，起不到应有的作用，临床医务人员和患者会更加质疑药师的专业性，形成恶性循环；反之，则流程更容易为医务人员和患者所认可和接受，最大限度地保证患者的利益。

（2）医院就诊量：医院患者少，处方审核工作量相对较小，药师和医生、护士容易适应整个流程的节奏，优化后的流程更易于推广；而就诊量大的医院，初期做到这一步则相对较难。对此，我们可以采取以下措施推动流程的运作：其一，选择 2 或 3 个重点科室试运行，将处方审核岗位的药师相应地分为若干小组，针对性地负责某个科室的用药审核。单个科室的用药比较有规律性，药师更容易上手，根据临床和患者的反应再逐步推广。后期必须加大药师队伍的建设，需要医院的大力支持。若要完成新流程，一个科室至少配备 1～3 个药师。一般而言，上午的 9：00—11：00 是就诊高峰期，此时药师应全部在岗。下午可安排药师轮休，以更充沛的精力完成处方审核工作。全院夜班安排 2 个药师在岗审核，基本可以满足审核要求。其二，药师进行处方审核，重点审核处方可能存在的多开药、错开药、药不对症等问题，这样给患者带来最明显的益处是药品费用的下降，这一点可以作为新流程益处宣传的重点。当患者体会到这一点后，等待处方审核所需要的时间将不再是问题。当然，医院可以提供更人性化的就诊服务环境，包括在科室安置书架，放一些报纸、刊物、配备电脑、电视等措施。这样，患者在等待的时间里，可以观看电视、上网、翻阅报刊和杂志。处方打印完毕后，导医护士将处方送至患者手中。患者心里舒服，非但不会觉得时间长，反而会感到更温馨。其三，也是最重要的一点，在新流程试行之前，应研究试运行科室的用药特点，总结以往出现过的处方问题，对药师进行培训；新流程运行期间，科室应定期召开会议（最好为每周一次），组织学习临床上处方出现的新问题，提高药师的专业技术水平，同时，科室定期抽查已发药的处方重新审核（至少每周一次），将新发现的问题汇总、整理成表格，从而督促并提高药师审方水平，为更好地完成处方审核的任务打下坚实的基础。

# 6　结论与展望

随着原国家卫生部（现为国家卫生健康委员会）《处方管理办法》的出台和医药卫生体制改革的深入，各个卫生机构对药品、处方的管理又上升了一个高度。同时，为了提升医疗质量和保证医疗保险最大限度地在医院的利用，全国各地计划全面上线医疗保险智能审核系统。我院也引进了该系统，在指导药物的合理使用方面发挥了很大作用。

本文对医院药房原调剂流程进行了优化设计，主要目的是使药师审核、解读和认可处方的作用得到充分发挥。新流程还需要时间的检验，但相信最终会提高患者满意度和医院核心竞争力，最大限度地保证患者的安全用药。

信息化管理是医院发展的必然趋势，而应用计算机来进行调剂流程管理的手段势必会成为一个最好的方法，药房调剂作为医院管理的一个子部分，也必须顺应这种潮流。后续研究中，拟开发嵌入式医院药房调剂流程管理系统，与 PASS 和智能审核系统有机结合起来，同时立足于本院特色，以期更好地为患者服务。

（胡汉昆，郑　艳　武汉大学中南医院）

## 参考文献

[1] 中华人民共和国卫生部. 中华人民共和国卫生部令（第 53 号）——处方管理办法. [2006-02-14]. http://www. moh. gov. cn/mohyzs/s3572/200804/29279. shtml

[2] 戴立东. 医院药学的现状及发展. 中医临床研究,2010,2(8):108-109.

[3] 周莉. 医疗服务机构流程管理问题研究. 天津:天津大学,2005.

[4] 赵小松,于岱暖,常陈英. 精益六西格玛的医院管理改进实证研究. 工业工程与管理,2010,8(4):46-51.

[5] 陈艳梅. 加强处方审核促进临床合理用药. 中国实用医药,2009,7(4):280.

[6] 郑斌,刘茂柏,曾晓芳. 我院利用合理用药监测软件 PASS 对用药医嘱进行监测结果分析. 海峡药学,2010,22(4):200-202.

[7] 鲁萍,崔亮,刘晓霞. 自动化药房药品调剂质量管理规范的建立与实施. 中国药业,2017,26(04):72-75.

# 第 **7** 章
# 医院药师开展药学监护的现状研究

《医院药学未来发展的巴塞尔共识（2015 版）》第 8 条：

■ Hospital pharmacists should monitor patients taking medicines to assure patient safety, appropriate medicine use, and optimal outcomes for inpatients and outpatients. When resource limitations do not permit pharmacist monitoring of all patients taking medicines, patient selection criteria should be established to guide pharmacist monitoring.

译：医院药师应对用药患者提供监护，确保住院患者和门诊患者的安全、正确使用药物，达到最佳治疗效果。如果因资源有限而致使药师无法覆盖所有患者，则应制定患者选择标准来指导药师选择监护对象。

第 9 条：

■ Hospital pharmacists should be allowed to access and document in the full patient record.

译：应给予医院药师查看完整病历并在其中书写的权限。

**摘 要** 药学监护是一种全新的药学服务模式，向我国传统药学服务提出了挑战。本章结合《巴塞尔共识》第 8、9 条，采用文献研究以及专家咨询等方法，通过比较我国和美国药学监护情况，分析我国医院药师监护患者用药的现状以及在监护实施中面临的问题，并建议从立法高度确立医院药师的法律地位和职责，加大力度改革现有的药学教育模式，继续推进临床药师培训基地建设等，为我国全面和顺利实施药学监护提供参考，以推动药学监护在我国的开展。

## 1 前言

随着社会经济的发展和人民生活水平的提高，患者已不再满足有药可用，他们要求提高治疗质量、服务质量甚至生存质量，要求提供优质、高效、低消耗的药学服务[1]。医院药学的发展，特别是临床药学的兴起，使医院药师的任务发生了根本的转变，医院药师要承担起对患者治疗全过程用药的监护责任。医院药师的药学监护与医生的治疗监护、护士的护理监护共同组成了全方位的"患者监护"过程[2]。医院药师参与临床药物治疗，监护患者用药，直接对患者负责，已成为医院药学发展的国际趋势，也使医院药师面临更高的要求和新的挑战。本文旨在思考《巴塞尔共识》中第8、9条基础上，结合对医院药师监护患者用药的现状的调查研究，为临床合理用药提供参考。

## 2 药学监护的定义

药学监护这一概念是1990年由美国学者正式提出：药学监护是提供负责的药物治疗，目的在于实现改善患者生活质量的既定结果。这些结果包括：①治愈疾病；②消除或减轻症状；③阻止或延缓疾病进程；④防治疾病或症状发生[3]。经过不断演变，1998年又提出了最新定义："药学监护是一种执业行为，其执业人员承诺满足患者药物治疗方面的各项需求，并对其承诺负责"[4]。需要强调的是，没有一项单独的专业能够提供理想的药学监护服务，药学监护是一个团队合作的过程，医院药师必须与医生、护士等医务人员共同合作，形成一个团队，建立起一套有效的工作系统，创造活跃的氛围，使团队中的人员积极参与，相互学习，自我创新，主动达成预期的目标。在这个系统中，医院药师对患者如何进行药物治疗起重要作用。

## 3 开展药学监护的必要性

药品是把双刃剑，其疗效与不良反应并存，药品的安全性已成为全球性问题。当前，药物性损害已成为主要致死疾病之一，位于心血管病、肿瘤、慢阻肺、脑卒中之后，居第五。统计表明，在发达国家，每10名患者中就有1名在接受医院治疗时受到伤害。"反应停"事件后，各国药品管理部门均加强了新药的毒理学和遗传学的审查，但自1960年后药品不良事件仍不间断，应该引起人们的警戒。重大药品不良事件的具体内容见表7-1[5]。

表7-1 1960年后全球发生的重大药品不良事件

| 时间（年） | 国家 | 药品名称 | 主要危害 | 死亡（例） |
| --- | --- | --- | --- | --- |
| 1960～1965 | 英、美、澳 | 异丙肾上腺素 | 心律失常、心力衰竭 | 3500 |
| 1963～1972 | 日本 | 氯碘喹啉 | 脊髓病变、失明 | 397 |
| 1933～1972 | 美国 | 己烯雌酚 | 阴道癌 | >300 |
| 1968～1975 | 美国 | 普拉洛尔 | 眼黏膜损害 | >2257 |
| 1969～1970 | 日本 | 氯碘羟喹 | 亚急性脊髓视神经病变 | 678 |
| 1972～1994 | 日本 | 小柴胡颗粒 | 间质性肺炎 | 22 |
| 1970～1984 | 中国 | 左旋咪唑 | 脑炎 | 20012 |
| 1984～1992 | 中国 | 乙双吗啉 | 白血病 | 140 |
| 1989～1992 | 美国 | 氟卡尼 | 传导阻滞、心搏骤停 | 50004 |
| 2002～2003 | 中国 | 关木通 | 肾损害 | 106 |

依据世界卫生组织（WHO）和美国资料分析显示：医院药师干预和加强处方审核，能

够提高用药的适宜性、合理性和安全性，可有效防治药品不良反应和药品不良事件的发生。美国一项研究结果表明，在医疗系统中配备医院药师可有效降低用药差错率[6]。另一项研究发现，为医院配备足够的临床药师可明显降低死亡率、减少患者住院时间以及降低药品不良反应发生率[7]。医院药师干预可预防药品不良事件的效果见表7-2。

表7-2　医院药师干预可预防药品不良事件的效果

| 事件性质 | 可防止（%） | 医院药师干预可防止（%） |
|---|---|---|
| 致死性 | 67 | 57 |
| 致残性 | 84 | 41 |
| 危及生命 | 28.4 | 23.8 |

## 4　药学监护中医院药师的职责

根据患者病情的轻重，药学监护可分为一级、二级、三级监护。概括起来，医院药师在药学监护实践中的主要职责是：①与医生一起决定患者是否需要进行药物治疗；②根据患者的疾病种类、性质、发病时间、以往用药史、有无药物过敏等情况，选择安全有效的药物、适当的剂型、给药途径和给药方法；③依据药动学和药效学知识决定剂量及疗程；④对医生、护士和患者进行药学指导，提供有关药物的信息咨询服务；⑤监测患者用药过程，发现和报告药物不良反应，最大限度地降低药物不良反应及有害的药物相互作用的发生，保证用药安全、有效、及时、经济、合理；⑥建立患者用药档案，并对药物治疗做出综合评价[8]。

## 5　美国药学监护应用进展

药学监护在欧美等发达国家的发展已有近半个世纪的历史，相关的教育、法规和专业人员的水平都非常成熟，临床各科室的应用也已经非常广泛。美国是临床药学的发源地，美国临床药学教育开始于20世纪40年代，目前已经发展到了一个很高的阶段，医院药师（特别是第一线的青年医院药师）几乎都是临床药师[9]。现就美国药学监护的开展情况简要地归纳总结。

### 5.1　美国医院药师提供药学监护的阶段及特点

美国医院药师参与临床和提供药学监护的经验可以归结为实践—证明—立法认可—强化证明—强化立法过程。该立法进程时间表见表7-3。

表7-3　美国医院药师参与临床提供药学监护的阶段及特点

| 时间 | 阶段特点 |
|---|---|
| 20世纪50年代 | 医院药师只在药品调配中起作用，不直接与患者接触 |
| 20世纪60年代 | 医院药师开始参与直接对患者提供服务 |

| 时间 | 阶段特点 |
|---|---|
| 20 世纪 70 年代开始 | 研究医院药师参与对患者提供服务的效果，并进行经济学比较和评价 |
| 1997 年 | ACCP 提出建立 CDTM 制度，医院药师在药学服务中的地位得到确立 |
| 2001 年至今 | >75％的州立法确认医院药师参与临床的准则，政府立法予以考虑，配套补偿措施开始逐步确立 |

ACCP，the American College of Clinical Pharmacy，美国临床药学学会；CDTM，collaborative drug therapy management，合作药物治疗管理

## 5.2 美国药学监护的开展情况

### 5.2.1 建立患者药历

2003 年 2 月美国卫生系统药师协会（American Society of Health-System Pharmacists，ASHP）明确提出，为保证患者用药的安全性和有效性，医院药师必须提供完整的用药文书记录[10]。药历的建立使医院药师能及时掌握患者资料，有助于为患者提供个体化用药方案和连贯性的药学监护，是医院药师为患者提供药学服务过程的技术档案。美国芝加哥大学伊利诺分校和阿拉巴马州大学的药学院教学中教授并沿用至今的 SOAP 模式，是一种较为规范的书写模式。它按照这四个字母的顺序（Subjective，Objective，Assessment，Plan）扼要系统地书写病历，详细记录患者完整治疗过程，以便在病情变化、再次入院或探讨药物治疗合理性时，能够迅速准确地掌握患者的情况。

### 5.2.2 查阅患者病历复核医嘱

美国医院药师复核医嘱分为以下几个步骤：①复核医嘱前要常规核对患者实际用药与电脑系统的差异。临床药师上班后首先通过电脑打印出该病区每个患者的用药情况，然后来到病区，在病区电脑上核对护士实际给患者使用的药物与临床药师输入电脑的药物信息有无差异，如药物停用和药物剂量改变的情况，都必须保持与病区电脑一致。②收集医嘱。随时收集医嘱，以备医嘱随时更新或补充。一般临床药师在病区收集并输入医嘱，但护士会同时把医嘱传至药房，以便临床药师无论在药房或病区都能及时方便地收到医嘱并输入医嘱。③复核医嘱。临床药师主要从以下几个方面进行核对：根据患者的个体特征复核医嘱，内容包括是否选用了正确的药物、剂量和给药途径。患者在入院时医生会询问其过敏史并记入病历，临床药师将该记录输入药房电脑信息系统。特别是当医生更换药品时，必须经过临床药师的审核，最大限度地发挥临床药师的作用，保障患者用药安全。④医嘱中发现一些贵重或易产生耐药的抗菌药物，医院药师首先检查是否已获得该院感染科医生小组的同意，否则医院药师只调配首剂量，并有权拒绝调配下一个剂量。化疗药必须由相当于具备国内主治医生资格的医生开具医嘱，且必须有两名医生在医嘱上签名，医院药师同样负责监督处方医生是否具备资格且双签名是否存在遗漏。⑤医院药师工作的电脑均配有药物咨询软件，可进行关于药名、剂量、规格、不良反应及相互作用等方面的查询，并可随时上网更新。先进的电脑网络为用药咨询和合理用药奠定了基础。临床药师干预用药类型的统计见表7-4[11]。

表7-4　美国临床药师用药干预类型统计分析（临床医生接受率：96%）

| 干预类型 | 干预次数 | 百分比（%） |
|---|---|---|
| 变更途径 | 528 | 2.6 |
| 口服代替注射 | 632 | 3.1 |
| 低费用等效处方替换 | 992 | 4.9 |
| 预防潜在药物不良反应 | 1057 | 5.2 |
| 终止药物治疗 | 2032 | 10.1 |
| 调整给药频率 | 2173 | 10.8 |
| 调整药物处方 | 3881 | 19.3 |
| 调整药物剂量 | 7405 | 36.8 |
| 总体干预 | 20149 | 100 |

### 5.2.3　药物咨询和患者用药教育

临床药师提供药物咨询和用药教育，帮助医生合理选择和使用药物，帮助患者正确认识和安全使用药物，可以最大限度地减少药物对患者的伤害。药物咨询和用药教育的具体内容范围很广，教育和咨询的内容应针对患者的药物治疗方案和监测计划而定，通常包括以下几个方面：①药物的基本信息资料，包括药物的名称、治疗类别和临床效果，药物的给药途径、剂型、剂量和给药方案，药物的使用方法以及预期效果与作用。②药物治疗中的潜在风险，包括预防或减少治疗过程中不良反应发生的措施以及实际发生时需要采取的措施。③药物治疗结果的评价及相关问题的处理方法，掌握药物治疗的预期效果及未奏效时的处理方法，有助于及早发现和解决问题。④药物治疗过程中需要注意的其他问题，包括药物调配、药物储存、用药途径、用药方法、药物对实验室检查的影响等，医院药师可给予一定的指导。

## 6　我国药学监护的开展现状

对于国内临床药学发展现状，已有不少学者开展了调研，如胡明等采用信函式问卷调查，选取600家样本医院、42家临床药师制试点医院进行调研，结果显示：各级医院开展的主要项目为处方点评、药物不良反应监测及药物信息咨询服务等，而临床药师制试点医院在药历书写、患者用药教育、治疗药物监测、制定个体化药学监护、合理用药等项目开展相对较好[12]。相比较杨樟卫等于2002年对55家医院临床药学工作开展情况调查结果，国内临床药学有了较明显的发展，尤其在医院药师参与临床会诊、合理用药评价、药物不良反应监测等药学监护方面发展迅速[13]。卜一珊检索中国期刊网全文数据库（2005—2009年）的206例病历中，医院药师干预内容涉及抗菌药物的选择及合理应用的80例，占总病历的38.8%，对医院药师协助医生制定药物治疗方案的病历根据医院药师干预内容进行分类见表7-5[14]。

表7-5 医院药师协助医生制定药物治疗方案中干预内容情况

| 干预内容 | 病例数 | 百分比（%） |
|---|---|---|
| 药物选择 | 139 | 43.3 |
| 不良反应防治 | 54 | 16.8 |
| 根据药动学调整给药方案 | 34 | 10.6 |
| 药物相互作用 | 22 | 6.8 |
| 给药剂量及疗程 | 17 | 5.3 |
| 合理配伍 | 13 | 4.0 |
| 适应证/禁忌证 | 10 | 3.1 |
| TDM | 10 | 3.1 |
| 用药监护 | 10 | 3.1 |
| 联合用药 | 9 | 2.8 |
| 其他 | 6 | 0.9 |

临床药师通过药学监护，不仅还医生于临床[15]，同时还能显著提高患者治疗效果，减少不必要的治疗费用和住院时间的延长，有效减少药物不良反应事件的发生率[16]。

药学监护的对象应当是所有的患者，但就我国目前临床药学的发展状况而言，还无法做到这一点。因此，当资源有限无法覆盖所有患者时，应该制定一套遴选标准以帮助医院药师选择重点监护对象[17]。

（1）特殊患者：①特殊生理患者：老年、小儿、孕妇、哺乳期妇女由于生理状况不同，药物动力学参数不同，给药方案不同；②特殊病理患者：如肝肾功能损害的患者需调整给药剂量；③过敏体质患者；④有药物不良反应史的患者；⑤病情危重的患者。

（2）可能存在用药问题的患者：①药物治疗方案复杂，同时使用多种药物，要关注药物之间的相互作用；②药物治疗效果欠佳，要及时分析查找原因；③使用的药品有严重的药物不良反应，如肿瘤化疗药物不良反应较多、较严重，需重点监护；④使用治疗窗较窄的药物，如地高辛的有效治疗浓度与中毒浓度比较接近，需监测血药浓度，以免发生中毒；⑤使用新上市药品；⑥治疗过程中更换药品。

（3）需经特殊途径给药的患者：如胃肠管鼻饲、经皮给药、雾化吸入、胸腔注射、椎管内注射、关节腔注射等，关注药物的选择、给药方法、给药剂量等重点进行监护。

（4）需联合其他治疗的患者：如血液透析或腹膜透析、抗凝、利尿、导泻、洗胃、催吐等，会影响药物的药动学和药效学，应给予重点关注。联合血透或腹透时，应结合药物的分子量、蛋白结合率、分布容积等确定给药时间和给药剂量；联合抗凝治疗，特别是口服华法林时应充分关注药物的相互作用；联合利尿、导泻、洗胃、催吐时，需考虑其对药物的药动学和药效学的影响。

# 7 讨论

## 7.1 我国药学监护实施中面临的问题

与美国等发达国家相比，我国临床药师开展药学监护在法规政策、医疗体制、药学教育、人员编制、工作规范等方面还存在不少问题，严重制约了药学监护工作的开展。

### 7.1.1　医院药师从事药学监护工作没有合法地位

《中华人民共和国药品管理法》和《中华人民共和国执业医师法》对医生、医院药师的职权范围、责任都有明确规定。目前医院药师只能在法规许可的范围内开展工作。《医疗机构药事管理规定》虽然明确了临床药师的服务内容与职责，但在医药护三位一体的医疗框架中不能凸显临床药师的作用。其根源是目前国内医疗机构对其权利、义务与法律责任不明确。没有与风险和职责相适应的工资保障，这些制度上的缺失导致临床药师的作用难以完全发挥[18]。

### 7.1.2　滞后的药学教育模式造成能够胜任药学监护工作的高素质临床药师的严重缺乏

国内高等院校药学教育一般为 4 年，主要以药理、药剂、药物化学和药物分析为主，培养出的都是"药学专业"通科人才。临床医学知识、沟通能力和技巧等欠缺，阻碍药学监护的开展。

### 7.1.3　医院领导、医疗管理部门、医护人员和患者对药学监护的认识尚需提高

由于国家医疗体制存在种种弊端，导致不少医院领导主要关注的是临床和收入，客观上对药学监护的重视程度不够。同样，医护人员和患者对医院药师的认识、需求还停留在配方发药等传统模式上。

### 7.1.4　临床药师编制不足，在临床没有开展工作所需的场所

目前药剂人员编制大多低于国家规定的 8%，临床药师数量远远不能满足实际需求。药学监护工作中的查阅病历、用药咨询、用药信息的采集等活动都要在病区内完成，这就必须在各疗区都设有临床药师的工作室[19]。

### 7.1.5　临床药师工作的量效管理不成熟

药学监护中记录文件如药历、药物咨询、患者用药教育等仅能反应临床药师的工作的数量，并不能真正反映临床药师工作的成绩，而提高医疗质量、降低医疗费用等指标在我国还没得到有效验证。

### 7.1.6　医院药学信息化程度不足

目前虽然许多自动化的医疗档案系统已经启用，但严格讲，还没有完全适合开展药学监护的计算机软件系统可供使用。

## 7.2　对我国开展药学监护工作的建议

### 7.2.1　作为医疗团队中的一员，医院药师必须具备与医护患沟通的能力和技巧

药学监护是医院药师与医生、护士、患者密切配合，共同合作的过程。医院药师同医生的合作首先应当明确以患者为中心，医、药、护各有所长，相互平等。向医生提供药物

治疗方案时，应以建议的形式提出，对于自己掌握的知识要敢于发表自己的看法和意见。医院药师应全身心地投入工作，重视学习，不断更新知识，掌握更多国内外的药学信息，具备与医护患沟通的知识和能力，以良好的职业道德和业务素质为患者提供优质的服务。

### 7.2.2　建议从立法的高度确定临床药师的法律地位和职责

长期以来，在我国医院中一直存在着"重医轻药"现象，医生采用处方权，对患者用药负全部责任，而医院药师只负责医院药品的采购、调配、保管等，对临床治疗起着辅助作用[20]。借鉴美国经验，积极推进《药师法》的实施，从法律角度明确医院药师的法律地位和工作职责，提高临床药师的准入条件。

### 7.2.3　药学监护应作为医院等级评审的必备条件之一

药学监护在国外已得到了深入普遍的发展，并日趋完善，美国已将药学监护作为开设医院的必备条件，药学监护已成为美国的重要药学教育课程，从理论到实践都有了深刻的内容。根据我国医改的要求及医院等级评审标准中的规定，三级医院必须开展临床药学工作。目前很多医院已经培养了一定数量的临床药学人员来开展临床药学工作，对临床用药进行指导。药师的工作包括参与临床治疗、进行不良反应监测、开展治疗药物监测以及开展用药咨询等。

### 7.2.4　建立有利于药学监护的医疗管理制度

为保证药学监护的顺利实施并持续发展，必须建立相应的医疗管理制度，建立新的报酬补偿制度，报酬应能体现医院药师知识和脑力劳动的价值。在建立管理制度的同时，还必须建立便于医院药师与医护人员以及患者交流的经常性组织机构，药事管理与药物治疗学委员会应下设药学监护领导小组。要为临床药学专业发展创造良好环境，设立用药咨询区及办公区，配备必备的电脑设备及软件系统，使医院药师能够方便地进行药物信息检索，并有利于在患者监护过程中采集患者病史、制订并实施监护计划，便于医院药师与临床医护人员的信息交流、医院药师对治疗结果的干预以及结果的记录。

### 7.2.5　进行绩效管理

临床药师的日常工作是从药历书写、医嘱审核、患者用药教育等来体现，这方面可以进行日常的量化考核。而反应药学监护工作成绩的关键性指标，如医疗质量的提高，医疗费用的降低等，可以定期如每年进行绩效考核，对比不同时间这些指标的变化。

## 8　对未来药学监护的展望

药学监护已经成为医院药学发展的趋势。它是一种全新的药学服务理念，它体现对人的关心和医院药师必须接受的对药物治疗结果的责任。随着我国经济的发展，人民生活水平和健康意识的不断提高，药学监护一定会被提到重要议事议程。目前，在国家各级管理机构的要求下，临床药学已经引起各医疗机构领导的重视，但仍需要加大宣传力度，面对现实，面向未来，尽快转变观念，积极创造条件付诸全面实施。药学工作人员要抓住这一契机，为早日实现《巴塞尔共识》中的目标——通过合理、安全、有效、适当和经济的用药优化患者治疗结果—而不懈努力。

（蒲艳春  哈尔滨医科大学附属第四医院）

## 参考文献

［1］刘桂红. 药师改变传统的工作方式提高药学服务质量. 中国实用医药,2007,2(35):66-67.

［2］田娟华. 药学监护在医院工作中的重要性. 中国药物与临床,2011,11(1):117-118.

［3］Hepler CD,Strand LM. Opportunities and responsibilities in pharmaceutical care. Am J Hosp Pharm,1990,47(3):533-543.

［4］Robert J. Cipolle,Linda M. Pharmaceutical Care Practice. New York:McGraw Hill,1998.

［5］张石革. 药学监护临床用药安全指南. 北京:北京科学技术出版社,2012.

［6］Bond C A,Raehl C L,Franke T. Clinical pharmacy services,hospital pharmacy staffing,and medication errors in United States hospitals. Pharmacotherapy the Journal of Human Pharmacology & Drug Therapy,2002,22(2):134.

［7］Bond C A,Raehl C L. Clinical pharmacy services,pharmacy staffing,and adverse drug reactions in United States hospitals. Pharmacotherapy,2006,26(6):735-747.

［8］高凤霞,张琳静. 药学监护. 医学信息,2010,23(4):874-876.

［9］邵宏. 美国临床药师培养模式初探. 中国新药杂志,2008,17(1):79-82.

［10］American Society of Hospital Pharmacists. ASHP guideline on documenting pharmaceutical care in patient medical records. Am J Heslth-Syst Pharm,2003,60(7):705-707.

［11］Kaboli PJ,Hoth AB,McClimon BJ,et al. Clinical pharmacists and inpatient medical care:a systematic review. Arch Intern Med,2006,166(9):955-964.

［12］胡明,蒋学华. 我国医院药学服务及临床药学开展现状调查(二)——临床药学工作开展状况调查//第九届全国青年药学工作者最新科研成果交流会论文集. 四川大学,2008:107-114.

［13］杨樟卫,王卓,季卫荣. 55 所医院开展临床药学工作现状调查. 药学服务与研究,2002,2(1):17.

［14］卜一珊,陈凡. 临床药师临床实践工作现状的文献分析. 中国医院药学杂志,2011,31(8):488-489.

［15］Hirotoshi Iihara,Masashi Ishihara,et al. Pharmacists contribute to the improved efficiency of medical practices in the outpatient cancer chemotherapy clinic. Journal of Evaluation in Clinical Practice,2012,18(4):753-760.

［16］陆铁琳. 临床药师培训开始试点,19 家知名医院入选培训基地继续医学教育. 安徽医药 2006,10(2):87.

［17］王玉琴,李玉珍,甄健存. 医院药师基本技能与实践. 北京:人民卫生出版社,2013.

［18］余自成,王宏图,张楠森. 我国药学监护实施中面临的问题及对策. 中国药学杂志,2004,39(1):67-69.

［19］王清,侯双霞. 试论药学监护. 中国煤炭工业医学杂志,2012,15(5):778-779.

［20］陈金晖. 药学监护对于医院质量管理的提高作用及实施策略. 中国现代药物应用. 2012,6(19):129-130.

# 第 8 章
# 医院药师主导的患者用药教育

《医院药学未来发展的巴塞尔共识（2015 版）》第 10 条：
- Hospital pharmacists should ensure that patients or caregivers are educated and provided written information on the appropriate use of medicines.

译：医院药师需要对患者或者监护人进行用药教育，并提供合理用药的书面材料。

**摘　要**　医院药师通过不断提升自身素质，采用合适有效的方式和手段指导患者合理用药，既可以帮助患者享受更好的医药服务，还可还医生和护士于临床，缓解医患关系，节约医疗资源。药师主导的患者或者其监护人用药教育的药学服务将是医院药学工作发展的重要部分，在防病治病过程中发挥更大作用。本文结合上海交通大学医学院附属瑞金医院药剂科的实际经验，探讨医院药师如何为患者或其监护人提供合适而有效的用药教育，确保患者安全合理地用药。

## 1　前言

　　患者用药教育（patient medication education，PME）是指通过直接与患者及其家属以及公众交流，解答其用药疑问，介绍药物和疾病知识，提供用药信息和咨询服务。PME 是确保患者安全有效药物治疗的一个重要手段，可改善医患关系，增加患者用药知识，提高用药依从性，降低用药错误的发生率，从而保证取得最好的临床疗效。医生、护士及药师均在开展 PME，相对来说，医生更注重患者对每项治疗措施的反应，通过优化治疗方案来提高临床疗效，然而随着临床医学专业化程度的提高和细化，医生对跨专业用药不是很熟悉，且新药不断研发，药物品种增多，全面掌握非其专业药物对于医生来说越来越困难；护士在临床第一线，是各种药物治疗实施者及用药过程监护者，他们更多关注的是如何保证治疗方案有效实施，通过密切的监管与护理保证患者获得正确的治疗，然而其专业决定了其药学知识不足，往往不能使患者充分地理解药物相关知识。因此，医生和护士的 PME 均存在一定局限性。而医院药师不仅贴近临床，且具有比较丰富药学知识，可提供更为专业的 PME。药师更关注药物治疗作用、不良反应等，注重药物对患者机体的影响，综合患者自身病理生理状态，全面考虑药物间相互作用，协助选择最适合患者的药物治疗方案并进行用药指导。

通过药师主导的 PME，患者对自己的用药有了很好的理解，从而提高依从性，使药物最大限度地发挥作用和减少不良反应。但目前药师主导的 PME 在实施过程中尚存在一些不足，本文旨在分析其目前存在的问题，思考未来探索、完善和深化药师主导的 PME 及发展，促进患者用药的安全性、合理性以及有效性。

# 2　患者用药教育的必要性

## 2.1　现代医院药学发展的需要

人类在生存发展的过程中不断出现疑难顽症，促使医药业不断进行科学技术研究和突破，其中现代医院药学的发展主要经历了 3 个阶段：①传统的以药品供应为中心；②参与临床用药实践，促进以合理用药为主的临床药学；③更高层次的以患者为中心，强调改善患者生命质量的药学服务。药学服务是时代赋予药师的使命，同时也是社会发展和药学技术进步的结果。2002 年原国家卫生部（现称国家卫生健康委员会）和国家中医药管理局颁布的《医疗机构药事管理暂行规定》中就指出："药学部门要建立以病人为中心的药学保健工作模式，开展以合理用药为核心的临床药学工作，参与临床药物诊断、治疗，提供药学技术服务，提高医疗质量。"医院药学工作正由传统的药品保障供应模式向以患者为中心的主动服务模式转变[1]。PME 是药学服务重要内容之一，通过提供药学信息服务和用药咨询工作，直接与患者面对面地解释与药物有关的问题，体现药师的自身价值，改变药师在患者与医护人员心中的形象，正是药学发展的需要。

## 2.2　疾病防治工作的需要

21 世纪，人口老龄化和环境污染等问题日趋凸显，各类慢性疾病的患病率逐渐上升，心血管病、代谢系统疾病等与器官衰老相关的疾病，成为常见病和多发病。我国公布的前三位死亡原因为心血管病、恶性肿瘤和脑血管病，约占总死亡原因的 2/3，这些因素导致越来越多的人群长期依赖于药物治疗。另有研究报告显示，只有 50% 左右的慢性病患者会完全遵从医嘱用药[2]，说明慢性疾病患者的用药情况更需要有效地监督，需要药师给予更多用药方面的指导。同时，社会物质文化生活水平的提高使人们对生命质量的期望愈来愈高，如何更安全、有效、经济地使用药物，成为被广泛关注的问题。

通过 PME，一方面让患者自觉参与疾病治疗过程，可提高患者的依从性，减轻患者的心理负担，增强患者对治疗的信心，更好地配合临床治疗；另一方面通过提高患者对疾病、对药物的认识，可改善医患关系，减少医疗纠纷的发生，获得患者、患者家属、朋友及病友的支持。从而保证最大限度地发挥药物的治疗作用，最大限度地降低药物对患者的可能伤害，取得最好的临床疗效[3]。

## 2.3　患者对药学服务的迫切需要

随着医药科学技术的迅速发展，药物品种越来越多，专业化越来越强，用药复杂性越来越高，用药引起的各类问题越来越多，用药错误成为医疗过失的主要方面之一。1999 年美国医学研究所的报告指出，在美国医疗过失引起的死亡人数远远超过了工伤、交通事故、乳腺癌和人类免疫缺陷病毒的死亡人数，单是用药错误造成的死亡每年就达7000例。2003年，世界卫生组织（WHO）发布的研究表明，去医院治疗的患者中32%是由于用药不合理引起的不良反应，其中药物间的相互作用是很重要的原因[4]。

在我国，患者缺乏足够的用药知识也是威胁用药安全普遍存在的问题。非处方药协会对北京、上海、广州、成都等7个城市的抽样调查结果显示，超过半数的受访者表示能读懂药品说明书中60%的内容，15%的受访者表示仅能读懂说明书中不足20%的内容，有7%的受访者表示会超剂量服药，4%的受访者会增加服药次数。致使不遵从医嘱用药的原因较多，如有些患者害怕药物的不良反应，自行减少药物剂量，导致剂量不够而达不到治疗效果；有些患者自认为药物剂量不够，或者对药品说明书一知半解，每次服用都按首次剂量加倍，擅自加大服药剂量；有些疼痛患者在医生医嘱可停药时，害怕疼痛症状再次出现而继续用药等等，都是由于患者对药物使用说明书或对药物和疾病的错误理解所导致[5]。

出于对药品使用安全性的需要，患者对药师的要求已不再满足于仅仅为他们提供安全有效的药品，还要求药师充分发挥在药物治疗、药物信息等方面的优势，提供安全有效的药物治疗和指导。

## 2.4 对指导患者用药具有重要意义

PME是药品使用的一个重要环节。药师可为患者提供合理的用药知识，确保患者正确合理地用药。如服用复方氢氧化铝片时需要嚼碎；服用肠溶片、缓释片及控释片时一般不能嚼碎；服用颗粒制剂时只需少量饮水；肾上腺皮质激素类药物，应清晨空腹服用；助消化药，应在用餐时服用；很多催眠、平喘、抗过敏、缓泻等药物，宜在睡前服用等[5]。

通过进行用药教育，药师可根据患者的具体情况对其用药进行合理化干预；同时，药师也可以从中获取患者的疾病知识和用药经验，对用药教育过程进行优化。特别是有些慢性病患者，常常患有多种疾病，同时使用多种药物治疗，有着自身用药的亲身体验并能感受到药物治疗对于他们日常生活的影响。药师既可从中总结不少经验，也可根据收集的患者反馈信息，考虑个体差异，对患者进行全面有效的用药指导。

药师可与患者进行面对面的交谈，这样既有较多的时间来解答有需求患者的各种疑问，还能保护患者的隐私，进行有效的用药指导，提高患者的满意度。Krishna等人对语言资料的干预效果进行了系统性的综述，在符合标准的19项研究中，80%表明声讯（语言）指导可以显著改善健康效果[6]。上海宝山区进行的一项试验中，社区青光眼患者接受有关健康和用药的教育后，其对青光眼知识的了解程度以及用药依从性等方面都有了很大的提高，提示给予患者规范的用药指导对患者的治疗具有重要作用[7]。

## 2.5 还医生与护士于临床

医生和护士在客观上需要药师在患者药物治疗方面给予帮助。在日本的一家医院中，药师参与医生和护士负责的门诊癌症患者的化疗，每月约进行75小时患者用药教育，使得医生能够有更多的时间诊治患者，护士有更多的时间照顾患者。该医院在药师从事这部分工作之后，就诊人数增加至以前的1.4倍，医院收入基本翻倍。可见药师分担医生和护士的工作，可以让医生和护士分出更多的时间和精力去照顾其他患者，还医生和护士于临床[8]。

# 3　目前国内患者用药教育存在的问题

## 3.1　国内患者用药教育的发展现状

随着患者就医用药意识的提高，在卫生行政部门和医院的努力推动下以及药师的积极参与下，很多医院在患者用药教育方面已有较大发展。许多医院在门诊药房设置药物咨询窗口，为孕妇及哺乳期妇女、婴幼儿及老年人等特殊人群提供用药指导，提供合理用药建议，提供药物不良反应处置建议、配伍禁忌、储存方法及效期咨询服务等等，为患者合理选择药物和正确使用药物提供必要的帮助和指导[9]。

可以说，国内的患者用药教育已经有了一定的发展。各家医院都采取了很多措施，力图通过用药教育一方面宣传和普及用药知识，指导合理用药，另一方面也希望给予患者更多的沟通与服务，缓解医患关系的压力。但是从患者得到的用药教育的范围和程度来看，并不十分理想，有待于我们结合各自情况不断探索和改进。

## 3.2　影响国内患者用药教育的因素

### 3.2.1　患者对药师的信任程度不足

目前，大多患者需要用药相关知识时首先想到的是找临床医生，他们认为药师就是为患者照方拿药。近年来，北京某家医院对 1000 例患者进行的有关药师社会形象的问卷调研结果显示：78.25% 的患者对药师的职责和任务仅"知道一点"或"根本不知道"，他们所了解的药师工作仅限于医院药房窗口配药或发药，甚至对药师的用药教育持怀疑态度。在药房窗口药师经常能碰到患者投来不信任的目光[5]。

### 3.2.2　药师进行用药教育的时间有限，专业知识不足

按照《医疗机构药事管理规定》要求，药学技术人员不得少于本机构卫生专业技术人员的 8%。但是，许多医院的药学人员紧缺，如上海各级医院的药师平均占本机构卫生专业技术人员的 5.64%，并且，医院的药房自动化设备配备不足，大多数药师从事药品的调剂，药师的大部分时间消耗于机械式的调配供应[10]；同时也可能因人员不充足、不到位，药师没有时间主动贴近患者，为患者提供交心的平台[5]，致使专业知识服务提供较少，医院药学服务工作做得不细致、不深入；再者，由于客观原因，目前不少高校的临床药学教育偏重于化学，加上在校期间掌握的知识与时代脱节[11]，缺乏与临床疾病诊断、治疗和用药相关的知识，也没有临床实践和处理药物治疗问题的训练，因而药师很难较快地被患者接受。

### 3.2.3　患者用药教育的力度和支持不够

近些年，卫生行政部门已逐渐重视临床药师的培养和发展，但是离临床和患者需求还甚远，能够接受用药教育的患者比例不理想。根据上海市临床药事管理质量控制中心 2014 年的统计结果，上海平均每家三级综合医院有临床药师 5.7 人（注：2017 年统计结果显示上海平均每家三级综合医院临床药师增加到 10 人），人员配备情况难以满足全面开展用药教育服务的需要。另一方面，医院只有在特定的时间才配备专门的临床药师在门诊接待患

者咨询，且也仅有几个病区才配有临床药师在住院患者出院时提供用药教育[12]。此外，PME 的工作没有得到足够的支持，致使工作不能很好地开展。

### 3.2.4 已有用药教育措施没有很好地被利用

很多患者同时使用多种药物时，通常不看药品详单，而直接拿着药品去询问医生，无疑增加了医生的工作量，医生也由于时间问题不能详细解释。以我院（上海交通大学医学院附属瑞金医院）为例，用药注意事项虽然在药物清单上已给予说明，但是由于患者的阅读理解能力有限或者个人没有阅读药品说明书的习惯，使得该说明的作用并没有充分发挥。

## 4 患者用药教育开展方法

患者用药教育方法很多，如语言教育方法、文字教育方法、实践教育方法、形象教育方法、电化教育方法（电化教育是指在教育教学过程中，运用投影、幻灯、录音、录像、广播、电影、电视、微信等现代教育技术，传递教育信息的方法）及上述的综合教育方法等。

采用语言教育方法时，必须在适宜的环境使用患者能听懂的语言，向患者进行尽量全面的教育。除患者外，患者家属也应是接受用药教育的对象。用药教育的内容包括：最佳服药及停药时间，正确服用药物的剂量和方法（如，用药前应保证缓控释药物的完整，一些给药装置如喷雾剂的使用方法，是否可以同时服用多种药物，漏服药物时的应对方法等），药物剂量调整的依据，药物之间的相互作用，可能出现的不良反应及其避免和应对的方法，饮食禁忌，从哪些途径关注自身变化，服用药物期间的行为禁忌（特别是不能驾驶的情况），特殊人群对自身更多的关注，出院药物使用的注意事项，药品的储存与保管方法（特别是对温度有严格要求的注射剂和生物制剂），各剂型药品变质的识别方法和使用变质药品的危害。特别要强调的是，患者应当严格按照剂量和方法服用，有疑问或出现不舒服的反应及时与药师或医生进行沟通，切不可私自更改药物或剂量[13-14]。药师应重视患者的反馈，对咨询过的问题做好原始记录，有重点地不定期进行分析和总结。属药物不良反应事件要及时收集、整理并报告。

药师可以采取尽可能多的信息途径为患者提供用药教育。例如，利用医院网站发布用药教育资料，向患者提供药品说明书、价格等信息供患者查阅。再如，医院可开设用药教育电话热线，设计和发放患者用药咨询联系卡（包括用药教育的内容和用药咨询联系方式），定期开展用药教育讲座，采取更多人性化教具进行教育。对于特殊患者（如药品的用法用量处于调整阶段、需要特别关注的患者）应加强随访，追踪用药教育的效果。

## 5 开展患者用药教育对药师的要求

为患者提供良好的用药教育要求药师利用自己独有的专业知识和技巧来保证患者的药物使用获得满意的结果，是高度专业化的服务过程。药师必须具有药学专业的教育背景，具备扎实的药学专业知识、临床医学基础知识、药事管理与法规知识，相关的实践经验和能力以及高尚的职业道德。同时，药师还应具备较高的沟通能力、书写能力，以及一定的投诉应对能力等。

## 5.1　培养良好的沟通能力

沟通是人类社会中信息的传递、接受、交流和分享，目的是为了相互了解，达成共识。随着现代临床药学的发展，沟通已经成为当今药师开展药学服务的基本技能。

### 5.1.1　沟通的意义

药师与患者之间的良好沟通是建立和保持药患关系、审核药物相关问题和治疗方案以及开展患者健康教育的基础。①沟通是了解患者心灵的窗口，药师从中可获取患者的信息、问题。②通过药师科学、专业、严谨、耐心的解答，解决患者在药物治疗过程中的问题，使患者获得有关用药的指导，提高患者用药的依从性，减少药疗事故的发生。③伴随着药师和患者沟通的深入，情感和联系的加强，药师的服务更贴近患者，患者对治疗的满意度增加。④确立药师的价值感，树立药师形象，提高公众对药师的认知度。

### 5.1.2　沟通的技巧

①认真聆听。聆听既表达尊重和礼仪，同时也表示关注和重视的程度。药师要仔细听取并分析患者表述的内容和意思，不要轻易打断对方的谈话，以免影响说话者的思路和内容的连贯性。②注意语言的表达。药师在与患者沟通时应注意使用服务语言和通俗易懂的语言，尽量避免使用专业术语，谈话时尽量使用短句子，以便于患者理解和领会。使用开放式的提问方式，比如"关于这种药医生都跟您说了什么？"而不是封闭式的提问（用"是""不是"或简单一句话就可以答复的问题），比如："医生告诉您怎么用药了吗？"开放式的提问可以使药师从患者那里获得更多、更详细的信息内容。③注意非语言的运用。人际交往必须借助一定的符号系统，通常分为语言和非语言两个符号系统。语言符号系统是应用最广泛、收效最快的符号；但非语言符号系统也占有很大的比重，如微笑、点头、目光接触、手势、体位等。药师与患者交谈时，眼睛要始终注视着对方，注意观察对方的表情变化，从中判断其对谈话的理解和接受程度。④注意掌握时间。与患者的谈话时间不宜过长，提供的信息也不宜过多，过多的信息不利于患者掌握，反而会成为沟通的障碍。解决的办法是，事先准备好一些宣传资料，咨询时发给患者，这样既可以节省谈话时间，也方便患者认真阅读、充分了解。⑤关注特殊人群。对特殊人群，如婴幼儿、老年人、少数民族和国外来宾等，需要特别详细提示服用药品的方法。老年人的视力、听力和用药依从性差，应反复交代药品的用法、禁忌证和注意事项，直至其完全明白；同时老年人的记忆力减退、反应迟钝，容易忘服或误服药品，甚至因商品名不同而导致重复用药的现象也时有发生，因此宜选择每日仅服药 1～2 次的品种，书面写清楚用法并交代清楚，有条件的话可配备单剂量药盒，并叮嘱其亲属或子女督促老年人按时、按量服用。对少数民族患者和国外来宾应尽量注明少数民族语言或英语、法语、日语等，同时注意各民族和国家的生活习惯，选择适合他们服用的药品。

## 5.2　做好知识储备和思维转换

药师应转变惯性思维，做好从药品到患者–药品的思维转换，强化学习药物的相关知识，关注药物信息的更新，重点培训特别需要进行用药教育的药物相关知识。

有研究针对2005年7项关于通过对患者教育提高用药依从性的研究的系统性回顾分析指出：患者用药教育的过程中，仅仅为患者提供用药信息是不够的；医患关系以及患者对疾病和护理的态度，对用药的安全、便利、有效和副作用等的看法与患者依从用药有更大的联系。这提示药师应当从专业知识以外的其他方面全面进行患者的用药教育[15]。因而必须理解患者的用药心理，提高与患者的沟通能力。药师的言语、举止、沟通能力和服务水平要令患者感到亲切、信服和满意。例如对于担心药品费用较高自己负担不起而不愿意使用治疗药物的患者，改变患者对药品心理上的抵制是药师应当重点解决的问题[16]。

一些研究中，对患者进行用药教育之后一段时间进行评估，患者的用药依从性并没有很明显的改善，这就需要药师进行经验性分析，找出影响用药的因素，做到对症下药，才能解决患者用药问题[17]。另外，药师进行教育时可注意使用一些技巧。例如，描述性证据（描叙完整的事件）比统计性证据更能被患者所理解与记住[18]；口头教育成果辅助书面提醒更有效[19]；对于读写能力有障碍的人群（特别是用药多的老年人），采用图片方式提醒是一种有效的方法[20]；用药的影音教育也可以有很好的短期效果[21]。

药师在上岗前应先经过系统的专业强化培训，例如知识储备和思维转换，在工作中不断提高综合专业水平。经过相当一段的工作时间后，在循序渐进中使每一位药师都能够完全胜任工作，逐步地把药师主导患者用药教育工作全面开展起来。

## 5.3 利用当前的研究成果，在用药教育时凸显重点

在意大利进行的一项影响使用者理解非处方药（over the counter, OTC）有关事项的调查结果显示，高学历的女性和年龄在44~60岁的人群能够有更好的药品知识和用药危险意识；针对老年人用药教育显得更为重要，如在家中使用的喷雾剂和吸入剂，通常需要药师示范其使用方法，确保患者能正确使用[22]。对于增加一种以上常规药物的65岁以上的出院患者比不增加药物的老年患者，通常应对前者更大程度地进行用药教育，必要时给予书面提醒；通常患者家属比患者本身对用药教育的接受力强，因而患者家属也是用药教育的重点对象。因此，药师进行PME时，应根据人群特点，特别是特殊人群的特性，采用合适的方式进行重点教育[23-24]。

年龄和治疗周期是影响用药依从性比较具有争议的因素，但有文献指出长期治疗对患者用药有消极影响。一些需要长期服用且服用时间、次数与效果对患者有较大影响的某些药物，患者（如服用高血压药物的患者，服用止痛药的偏头痛患者）在使用时的用药依从性可能下降[25]。还有证据表明，用药教育时间上的连续性也是影响患者用药依从性的重要因素，因而在治疗过程中，有序地强化用药教育，是药师应当注意的一方面[26]。

已有的用药经历会严重影响患者的持续用药，这些影响可能是积极的，如谨慎对待用药的剂量和次数，也可能是消极的，如用药没有达到预期效果而私自更换药物或不遵从医生建议[27]。因而药师应当密切关注并合理利用患者的用药经历，以求达到最好的效果[28]。

对于住院患者，在出院时的治疗方案调整通常使患者在出院后用药伤害的风险增加[29]。在一项关于出院患者的调查中，22.3%的出院患者会遇到用药剂量调整或停止使用的情况，62%的患者对新药物没有足够的了解[30]。而事实上，只有一小部分患者（49%）在出院时受到用药教育，30%的患者收到用药相关的书面信息[29]，未能接受合理、充分的用药教育

是出院患者最常遇到的问题。

关于用药信息沟通的程度和时机由药师来把控。有患者明确表示不希望药师告知有关药物不良反应方面的信息，因为这些信息通常会对他们的用药态度造成负面作用，这就需要药师和患者进行信息和用药意见的适当交流。此外，药师应当尊重患者的意见，但是也应当在不影响患者用药态度的前提下，为患者提供足够的用药信息，并告知其获取途径，确保患者想要获知此部分信息时，能够顺利找到。对于已经有全面的用药知识的患者，更多的信息只是浪费时间，此时，一张打印的用药时间安排即可满足患者的需求。总之，及时和充分的交流是做好用药教育的重要基础[31]。有研究表明，在患者出院当天的用药教育效果和出院之前进行的用药教育效果之间没有统计学差异，提示药师可以在患者出院前的 2~3 天进行用药教育，且患者对药物不良反应信息的掌握有待提高[32]。

有研究表明，药师电话随访对患者用药进行干预，对药物不良反应的预防有重要意义。在一项探究患者出院后 30 天用药干预对不良反应预防作用的试验中，通过药师对患者用药进行干预，使治疗方案调整造成的可预防性不良反应的发生率由 11% 降到 1%[33]，提示对出院患者的定期随访也是一项不可忽视的工作。

对于急诊患者，在一项调查中，有 25% 的急诊患者不理解医生对他们的诊断，约 1/3 的患者仍留有疑问，78% 的患者没有清楚地掌握后续治疗的指导说明，只有 20% 的患者意识到了其对所用药物理解的不足。该项调查中，患者不理解为何要开具止痛药，使得患者心里感到不适[34]。此调查说明对急诊患者进行用药教育势在必行。

某些中药的包装说明非常简单，患者获得的中药信息并不十分完全，这是患者使用中药需要药师指导的原因。通常，得到用药教育后，患者的满意度得到明显提高[35]，说明药师进行有关中药用药方面的教育也是很有必要的。

## 5.4　利用现有的网络资源，进行网上药物信息咨询

利用现有的网络资源，将药物的价格、规格、药理作用、药动学参数、理化性质、配伍禁忌、药物的相互作用、使用方法、剂量、不良反应、注意事项等信息在网上进行公布，为患者提供方便、快捷的查询。这不仅可减轻药师的工作量，也有利于提高药师的工作质量。

# 6　我院药师开展 PME 工作实践结果及经验

## 6.1　得力于我院高学历及高素质药师队伍不断扩大

药师是实施药学服务成功与否的关键。近 5 年，我院本科学历所占比例提高到 70%，从事提供处方或用药医嘱审核、点评、用药交代、药物咨询、药物不良反应（ADR）收集、药物信息维护等药学技术服务的临床药师数量从 2009 年的 13 位增长到 32 位，各病区的专科临床药师从 4 位增长到 13 位。2009—2017 年，选送参加国家卫生与计划生育委员会（现为国家卫生健康委员会）临床药师基地培训的药师有 7 位，参加上海市临床药师基地培训药师有 12 位。药师素质不断提高，队伍不断壮大，这为实施药学服务、不断提高药学服务水平提供了最重要的技术保障。

## 6.2　得力于我院合理用药教育工作开展形式的多样化

我院在门诊、急诊、病区、社区及公共媒体等，针对患者或者监护人开展合理用药教育，强化患者安全用药，指导患者准确用药等。

### 6.2.1　处方前合理用药宣教

（1）在门诊大厅摆放宣传合理用药知识的展示架（图8-1），门诊药房候药区域开设板报栏（如"瑞金药学之窗"，图8-2），门诊药房前安装电子显示屏滚动播出安全用药的视频资料并不断更新（图8-3），方便患者利用等待诊疗、取药等时间获取相关知识。

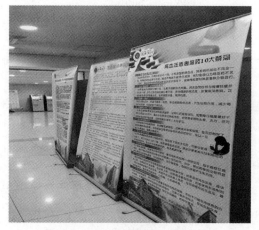

图8-1　宣传合理用药知识的展示架

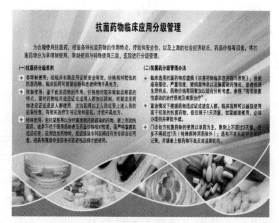

图8-2　"瑞金药学之窗"板报栏

（2）印制多种关于一些特殊药品的使用方法的合理用药宣教单并放置在取药窗口处，便于配药的患者随时取阅（图8-4）。

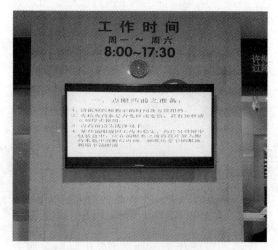

图8-3　门诊药房前的电子显示屏滚动
播出安全用药视频资料

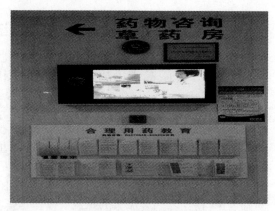

图8-4　合理用药宣教单

（3）时有药学青年志愿者在门诊大厅摆放药学服务台，解答患者问题，并指引如何获得合理用药知识（图8-5）。

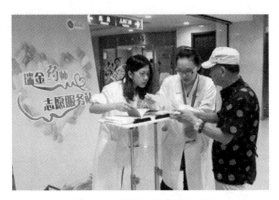

图 8-5 药学志愿者服务台

## 6.2.2 取药时合理用药宣教

（1）在发药窗口实行双屏显示，让患者及时了解自己所配药品信息（图8-6）；为患者提供详尽的药品明细单，包括药品基本信息、服用方法、药品储存条件等信息（图8-7）。

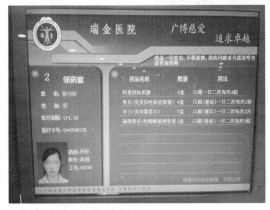

图 8-6 发药窗口双屏显示示例

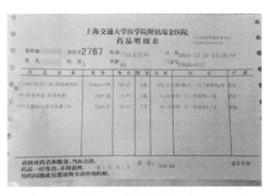

图 8-7 药品明细单示例

（2）对于有特殊存储要求的药品，粘贴各类提示标示（图8-8）、提供避光袋等。对于近效期的药品，给予患者另外的提示标示（图8-9），预先告知，保护患者的知情权和选择权。

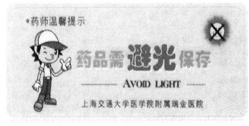

图 8-8 有特殊存储要求药品的提示标示示例

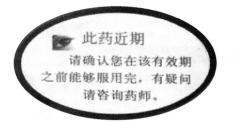

图 8-9 近效期药品的提示标示示例

（3）对拆零药品实行机器小包装，标示详细药品信息和有效期信息，方便患者用药（图8-10）。

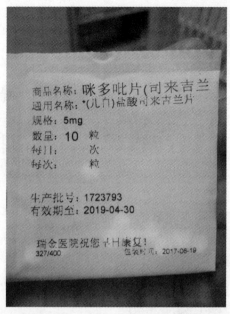

**图8-10**　拆零药品信息标示示例

### 6.2.3　取药后合理用药宣教

（1）借助信息化的高速发展，门诊药房在医院手机自助系统（APP）中加入了门诊患者的就诊取药记录查询，患者可完整查询与管理本人的药物治疗信息，便于患者对自己的药物治疗进行有效管理（图8-11）。

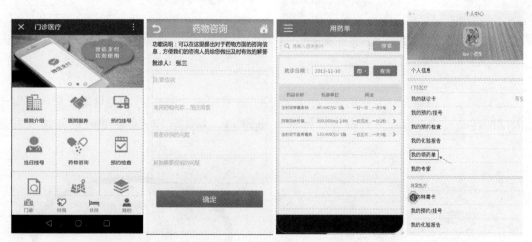

**图8-11**　医院手机自助系统（APP）就诊、取药、处方查询界面示例

（2）在门诊取药处放置针对药品使用重要信息（如用药注意事项、药品贮存等信息）的查询机，便于患者自助打印。通过自助服务，患者可以获取到药物的详细方法以及注意

事项（图 8-12）。

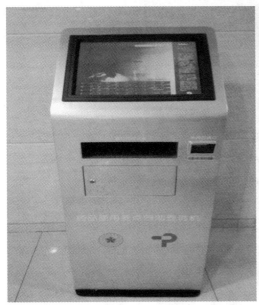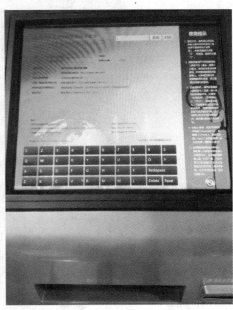

**图 8-12**　药品使用要点自助查询机

（3）瑞金医院近 3 年门诊药房窗口咨询量及电话咨询量见表 8-1。我院门诊药房的药师药物咨询窗口，周一至周六全天开放，并由中级职称以上资深的药师负责，既可进一步核查发药的正确与否，杜绝药物相关纠纷及事故的发生，也可简单解答患者的相关疑惑；印发一些健康用药小常识宣传资料，使患者按科学合理的给药方案正确用药，以达到合理用药的目的——安全、有效、经济，还带动了其他药学人员，提高专业素质，并扩大合理用药在公众中的影响。

表 8-1　瑞金医院近 3 年门诊药房咨询业务量

|  | 2014 年 | 2015 年 | 2016 年 |
|---|---|---|---|
| 窗口咨询 | 6744 | 8696 | 10172 |
| 电话咨询 | 5832 | 7304 | 8976 |

除在门诊药房设置药物咨询窗口外，我院还单独设有专职临床药师坐诊的独立药师门诊诊室（图 8-13），占地面积约 12m²，设有电脑、电话、网络等咨询必需的设备，具备较为齐全的资料，包括合理用药软件和图书资料，能够较快地获得药物相关信息。每周五天药师门诊诊室由不同专业临床药师坐诊，他们负责一对一交流，解答患者用药问题，提供全面、详实、准确的药物信息和合理用药建议。经统计，患者主要咨询问题有药物的用法用量（50.9%）、特殊病理生理状况下如何用药（15.2%）、药物不良反应（10.2%）、药物的相互作用（8.5%）、药物的作用机制（5.2%）等。尤其是对于患有多种疾病、需要同时服用多种药物的患者，对药物咨询的需求更为迫切。

瑞金医院积极开展对于门诊患者的用药咨询服务，因此被评为"中国健康促进基金会合理用药咨询示范基地""2015 年度优秀示范窗口"，也提高了患者对门诊药房的满意度。

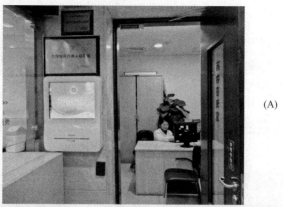

(A)

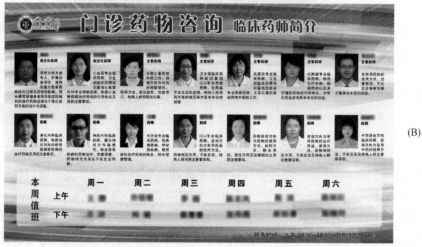

(B)

**图 8-13**　药师门诊诊室（A）及临床药师排班表（B）

（4）针对特殊药物及特定病种，制作多种形式的出院带药宣教单（例如华法林用药指导及帕金森患者出院用药指导宣教单，见图 8-14 和图 8-15），加强对住院患者的合理用药宣教工作。

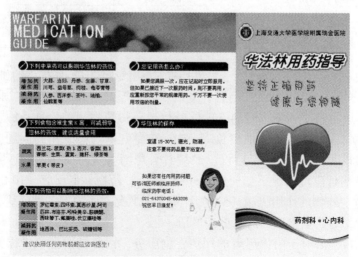

**图 8-14**　华法林用药指导

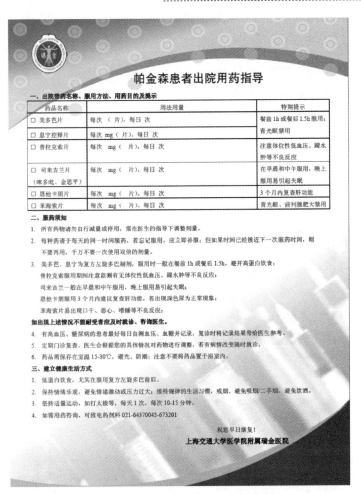

图 8-15　帕金森患者出院用药指导宣教单

（5）制作各专科通用的合理用药宣传单页，在门诊、病房及咨询活动等多种场合发放（图 8-16）。

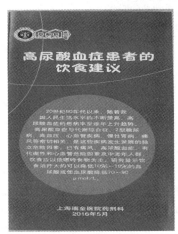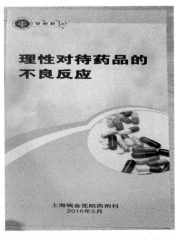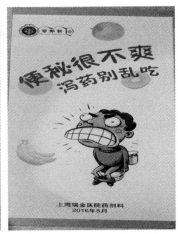

图 8-16　专科合理用药宣传单页

### 6.2.4 专题合理用药宣教

（1）将药师的用药宣教纳入门诊科普讲座等活动。例如，瑞金医院门诊科普"周周讲"活动中，药剂科针对心血管疾病的合理用药（图8-17）、抗菌药物的合理使用（图8-18）、静脉用药安全（图8-19）等主题进行过多次宣讲，得到患者的广泛好评。

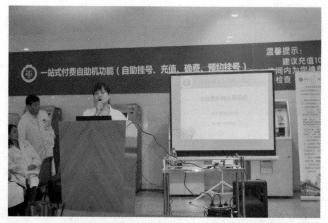

**图8-17** 心血管疾病合理用药专题讲座（图为张伟霞副主任药师）

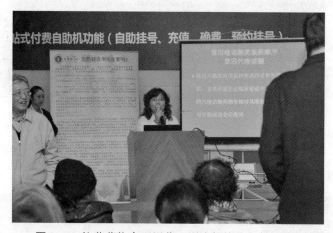

**图8-18** 抗菌药物合理用药（图为杨婉花主任药师）

（2）在医院门诊大厅开展合理用药咨询活动，为前来咨询的患者提供全方位的用药教育，包括药品用法用量、药物与食物配伍禁忌、不良反应等。通过咨询活动向患者宣传合理用药知识，解答用药相关问题，促进患者形成科学、合理用药的意识和行为习惯，拉近医院与患者之间的距离，也进一步改善患者对药师工作的认知（图8-20）。

（3）邀请患者共同参与合理用药宣传主题活动，拉近药患关系，增加药患交流，调动患者主动关注用药安全的积极性。例如，在瑞金医院宣传静脉用药安全的专题活动现场，青年药师热情邀请患者与拿着"关注输液安全，能口服不输液"口号牌的玩偶拍照，并将立拍得照片贴在画有"静脉用药安全树"展板上相应的位置，寓意为共同关注"针尖上的安全"（输液安全），践行"能口服不输液"的合理用药理念，让"静脉用药安全树"枝繁

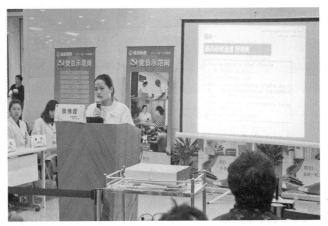

**图 8-19**　静脉用药安全专题讲座（图为张伟霞副主任药师）

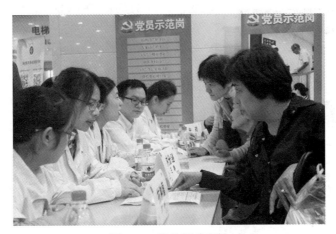

**图 8-20**　咨询活动现场

叶茂（图 8-21）。

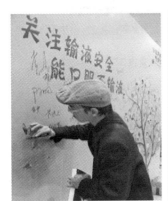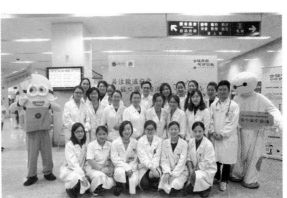

**图 8-21**　患者在展板上签名

### 6.2.5　加强医院外患者合理用药宣传

（1）建设医院药剂科官方微信公众号，定期发布合理用药相关文章，扩大合理用药活动的宣传范围，保障科普宣传的延续性（图 8-22 为"瑞金药学之窗"微信公众号推送界面）。

（2）通过媒体平台举办的健康宣教活动来宣传合理用药知识。例如，新华网与中国健康促进基金会共同主办的互联网+合理用药实践技能大赛，吸引了广大患者、医药学工作者积极参加，推送优秀的健康用药科普文章，并参与路演，获得良好效果（图 8-23 和图 8-24）。

（3）2016 年起，瑞金医院药剂科多次与打浦桥街道社区卫生服务中心、嘉定新城马陆镇卫生服务中心等共同举办及参与社区合理用药宣传活动，为社区居民提供合理用药讲座及"立体化"的用药指导，减少社区居民疾病治疗的隐患发生。现场提供家庭小药箱整理、过期药品回收、血压血糖测量等服务。活动中药师们不仅解答了居民们日常用药时的疑惑，也为居民提供了健康相关建议，加强了居民合理用药意识，促使居民在家就能安全、正确

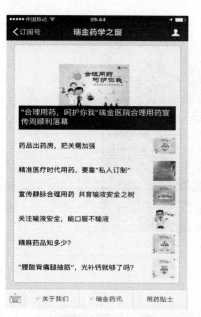

**图 8-22**　"瑞金药学之窗"微信公众号

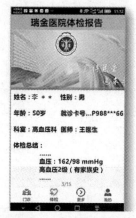

**图 8-23**　通过微信公众平台推送用药科普文章

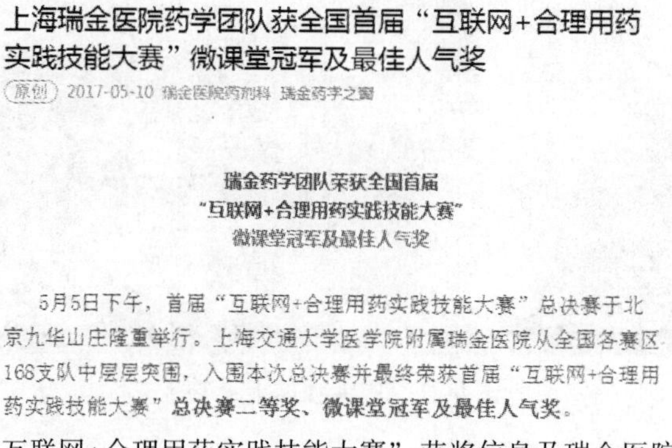

**上海瑞金医院药学团队获全国首届"互联网+合理用药实践技能大赛"微课堂冠军及最佳人气奖**

原创 2017-05-10 瑞金医院药剂科 瑞金药学之窗

瑞金药学团队荣获全国首届
"互联网+合理用药实践技能大赛"
微课堂冠军及最佳人气奖

5月5日下午，首届"互联网+合理用药实践技能大赛"总决赛于北京九华山庄隆重举行，上海交通大学医学院附属瑞金医院从全国各赛区168支队中层层突围，入围本次总决赛并最终荣获首届"互联网+合理用药实践技能大赛"总决赛二等奖、微课堂冠军及最佳人气奖。

**图 8-24**　"互联网+合理用药实践技能大赛"获奖信息及瑞金医院所获奖项

使用药物;对于居民普遍存在的用药问题,临床药师们进行用药教育,避免不规范用药及用药误区,减少和避免因为信息碎片化而造成的药源性疾病。受到社区居民热烈欢迎及好评,不断地提高了药师社会认可度。

## 6.3 得力于相关行政部门的认可和支持

药师药学服务工作以实际行动和成效不断获得行政部门的认可。在医院门诊设立慢病药学门诊,医院鼓励药师开展患者用药教育和指导,并作为药学部门的绩效考核内容之一。2016年7月我院被确定为上海市临床药学重点专科建设项目单位。

# 7 小结

总之,药师主导的PME是药学服务的重要组成部分,作为一项投资少、产出高、效益大的保健措施,是来自临床和患者合理用药的需求,是现代药学发展的需要,在医药发展中发挥了重要作用。今后,医院药师将深入开展患者用药教育,减少药品不良反应、药源性疾病的发生,提高药物治疗水平,降低医疗服务费用,更好地保障患者的用药安全性、有效性,进一步体现药师的职责,即保证患者得到最安全、有效的药物治疗。

(杨婉花,姜慧婷 上海交通大学医学院附属瑞金医院)

## 参考文献

[1] 刘壬通.开展药物咨询服务,促进临床用药安全有效.现代中西医结合杂志,2009,18(18),2227-2227.

[2] Crilly M,Esmail A. Randomized controlled trial of a hypothyroid educational booklet to improve thyroxine adherence. Br J Gen Pract,2005,55(514):362-368.

[3] 王璐.分析患者用药教育的内容和方法.中国中医药现代远程教育,2010,8(17),113-114

[4] Sabaté E. Adherence to long-term therapies:evidence for action. Geneva, Switzerland:World Health Organization,2003.(http://www.who.int/chronic_conditions/adherencereport/en/).

[5] 曹雯丽,梁胜翔,王子锐.基层药物咨询与患者用药教育不容忽视.白求恩军医学院学报,2011,9(1):67-68.

[6] Krishna S,Balas EA,Boren SA,et al. Patient acceptance of educational voice messages:a review of controlled clinical studies. Methods Inf Med,2002,41(5):360-369.

[7] CL Hu,LP Wu,PH Li. Effect analysis of health education on local medication compliance in community glaucoma patients. International Eye Science,2012.

[8] Iihara H,Ishihara M,Matsuura K,et al . Pharmacists contribute to the improved efficiency of medical practices in the outpatient cancer chemotherapy clinic. Journal of Evaluation in Clinical Practice,2012,18 (4):753-760.

[9] 王华飞,贾萍,顾倩兰.临床药师参与合理用药的实践和体会.中国药业,2011,20(10):54-55.

[10] 张弨.肾功能不全患者的药物治疗权衡.中华医学信息导报,2016,31(16):21-21.

[11] 裴泽军.临床药学服务模式的创新与研究.中华中西医杂志,2004.

[12] 刘晶晶,袁易.临床药师开展患者药物咨询和用药教育新模式探讨.临床合理用药杂志,2018(4):117-119.

[13] 陈娟,黄润生.用药咨询案例分析及改进意见.海峡药学,2016,28(12):266-268.

[14] 袁芳,邓筱华,金辉,王建,胡文娟.临床药师药物咨询记录分析.中国药师,2013,(03):473-474.

[15] Bazian Ltd. The effects of education on patient adherence to medication. Evidence-Based Healthcare & Public Health,2005,9(6):398-404.

[16] Huseyin Tugrul Atasoy, Aysun Eroglu Unal et al. Low income and education levels may cause medication overuse and chronicity in migraine patients,2005,45(1):25-31.

[17] Shu AD,Stedman MR,Polinski JM,et al. Adherence to osteoporosis medications after patient and physician brief education: post hoc analysis of a randomized controlled trial. Am J Manag Care,2009,15(7): 417-424.

[18] Mazor KM,Baril J,Dugan E,et al. Patient education about anticoagulant medication: is narrative evidence or statistical evidence more effective? Patient Educ Couns,2007,69(1-3):145-157.

[19] Lillian Liu,Chun-hing Yiu,et al. Medication education for patients with epilepsy in Taiwan. Seizure,2003,12(7):473-477.

[20] Sunil Kripalani, Rashanda Robertson, et al. Development of an illustrated medication schedule as a low-literacy patient education tool. Patient Educ Couns,2007,66(3):368-367.

[21] See Lai-Chu,Peng Pei-I,Lin Na-Ling,et al. Acceptability of an education computer multimedia on safe use of medication in patients and family members. International Journal of Risk & Safety in Medicine,2010,22(3): 137-148.

[22] Andrea S. Melani, PierAldo Canessa, et al. Inhaler mishandling is very common in patients with chronic airflow obstruction and long-term home nebuliser use. Respir Med,2012,106(5):668-676.

[23] 张香菊.强化家属健康教育对糖尿病患者治疗依从性的影响.中国医药指南,2011,(24):167-168.

[24] Calamusa A,Di Marzio A,Cristofani R,et al. Factors that influence Italian consumers' understanding of over-the-counter medicines and risk perception. Patient Educ Couns,2012,87(3):395-401

[25] Maria Saounatsou,Ourania Patsi,Georgia Fasoi. The Influence of the Hypertensive Patient's Education in Compliance with Their Medication. Public Health Nursing,2001,18(6):437-442.

[26] Sathvik BS,Mangasuli M,Narahari MG,et al. Medication knowledge of hemodialysis patients and influence ofclinical pharmacist provided education on their knowledge. Indian J Pharm Sci,2007,69(2):232239.

[27] Pound P,Britten N,Moogan M,et al. Resisting medicines: a synthesis of qualitative studies of medicine taking. Soc Sci Med,2005,61(1):133-155.

[28] Shoemaker SJ,Ramalho de Oliveira D,Alves M,et al. The medication experience: Preliminary evidence of its value for patient education and counseling on chronic medications. Patient Educ Couns,2011,83(3):443-450.

[29] Mansur N,Weiss A,Beloosesky Y. Relationship of in-hospitalmedication modifications of elderly patients to postdischargemedications,adherence,and mortality. Ann Pharmacother,2008,42(6):783-789.

[30] Ziaeian B,Araujo KLB,Van Ness PH,et al. Medication Reconciliation Accuracy and Patient Understanding of Intended Medication Changes on Hospital Discharge. J Gen Intern Med,2012,27(11):1513-1520.

[31] Borgsteede SD,Karapinar-Çarkit F,Hoffmann E,et al. Information needs about medication according to patients discharged from a general hospital. Patient Educ Couns,2011,83(1):22-28.

[32] Donihi AC,Yang E,Mark S,et al. Scheduling of Pharmacist-Provided Medication Education for Hospitalized Patients. Hospital Pharmacy,2008,43(2):121-126.

[33] Schnipper JL,Kirwin JL,Cotugno MC,et al. Role of Pharmacist Counseling in Preventing Adverse Drug Events After Hospitalization. Arch Intern Med,2006,166(5):565-571.

[34] Sandra Zavala,Carol Shaffer. Do patients understand discharge instructions? J Emerg Nurs,2011,37(2): 138-140.

[35] Chi-Hua Chen,Yi-Jing Liau,Ping-Feng Wu. Inpatient satisfaction with TCM medication counseling services provided by pharmacists. Eur J Integr Med,2012,4(3):e281-e288.

# 第 9 章
## 积极开展药学信息服务，为医务人员提供药学信息资源

《医院药学未来发展的巴塞尔共识（2015版）》第11条：

■ Hospital pharmacists should provide orientation, drug information and education to nurses, physicians, and other hospital staff regarding best practices for medicines use (a best practice is a method or technique that has consistently shown results superior to those achieved with other means, and that is used as a benchmark).

译：医院药师应为护士、医生和其他医务人员提供关于药物使用最佳实践相关的指导、药物信息和教育（最佳实践是指与其他方法相比，能持续显示出更优效果的方法或技术，且已经成为规范）。

**摘　要**　本文从医院药学信息服务的现状、如何开展医院药学信息服务以及医院药学信息服务的新展望三个方面对医院药学信息服务进行解读，阐述了医院药学信息服务的目的及意义。同时，文中所提到的开展医院药学信息服务的诸多方法，也为药师主导的医院药学信息服务提供新的思路。

## 1　前言

药学信息又称为药物信息或药品信息，其内容非常广泛。广义的药学信息包括了药学学科的所有方面信息甚至还涉及大量的医学学科的信息，如药品的研发信息、药品专利信息、药品生产和上市信息、药品价格信息、药品的监督和管理信息、药学教育信息、药学各专业学科的信息、药物使用信息、耐药性、生理病理状态、健康保健信息等，都属于药学信息[1-2]。狭义的药学信息，是指实现医院临床合理用药所需的信息，只要与药物使用的安全性、有效性、经济性有关的信息均属于药学信息，几乎包括了药物研发、生产、经营、检验、使用等全过程的每一个方面的信息，其集中表现是药品的临床使用信息[3]。

医院药学信息服务，即是通过药师对药学进行收集、保管、整理、评价、传递、提供和利用，为患者提供药学信息支持，服务患者。医院药学信息服务的方式也是多种多样，从编写药讯等文字资料到为医生提供与临床相关的用药咨询，再到利用医院信息系统（HIS）、互联网进行的更加系统化、信息化、高效化的药学信息服务，医院药学信息服务通过不同的形式已然慢慢成为临床中不可或缺的一部分。

## 2 开展医院药学信息服务的目的

药物在临床治疗中的作用举足轻重，方案的选择、给药时机、用法用量等往往决定了疾病的走向与患者最终的临床结局。药学服务即是通过为医务人员提供及时正确的药品信息，进行正确的用药指导，促进临床中的合理用药，帮助医生、护士以及其他医护人员解答临床中用药疑惑，避免临床中的用药错误，从而改善患者的临床结局。当然，系统的医院药学信息服务也能帮助医疗机构向着更加规范化和专业化的方向发展，提升医疗机构的核心竞争力。

同时，随着医学的不断进步与发展，药物的种类也越发繁多，每年都有许多新药上市。面对日新月异的新药品种和药学信息，如何收集、整理、分析并最终及时快速的应用到临床一线治疗，是对所有医务人员的挑战，也是药师为临床提供药学信息服务的良好契机。术业有专攻，相较于医生与护士，药师所掌握的药学知识更为全面，对药物药理机制的理解更为透彻。因此药师作为主导的医院药学信息服务在发挥药师自身价值的同时，也是科学高效服务临床的重要方式。

## 3 我国药学信息服务的发展状况

药学信息服务是 20 世纪中期提出和发展起来的。与美国等发达国家相比，我国的医院药学信息服务仍处于探索阶段[3]。我国的药学信息服务意识基础较弱，还未认识到药学信息服务在药学服务中的关键地位，因此许多医院的药剂科还没有将药学信息服务纳入常规工作，医护人员对于药学信息服务的了解也较少[4]。我国在药学信息服务的基础设施投入较少，许多医院都未设立药学信息服务和研究的专门岗位，相应的服务体系、模式和流程也尚未建立，相应的药学信息服务配备也尚缺乏。当然医院药学信息人才的匮乏问题也不容忽视，在建立药学信息服务意识和加强药学信息服务基础建设的同时，也应培养更多药学信息人才，迎合药学信息服务发展的必然趋势[5]。

## 4 如何开展医院药学信息服务

### 4.1 药学信息的收集

#### 4.1.1 利用权威的参考书进行查询

药典是一个国家收录记载药品规格、制剂工艺、检验标准的法典，由国家组织专门的药典编纂委员会编写，药典具有法律的约束力。作为最为权威的药学参考书，药典容纳了海量的药学信息。从药物的生产加工到药物的用法用量不良反应都有详细的记录与说明。但药典所涉及的药学信息虽然广泛但针对性差，无法高效的应用于具体的临床问题。然而，药师可以通过自身的药学知识，对要药典中的药学信息进行提取与整理，进而成为能够应用于临床的具体信息。药师通过药典等权威的参考书进行药学信息的收集可以保证药学信息的准确性和权威性，并保证临床用药的合理合法。

### 4.1.2　专业期刊是获取原始药学信息的源泉

专业期刊涵盖了与药物相关的全部信息，药物分子设计、临床前的药理学研究、临床试验以及药物上市后的在评价，药学研究人员将各自的科研结果尽数发表于相应的专业期刊之上。因此，从专业期刊中进行药学信息的收集无疑是最全面的方法。每本专业期刊都有其侧重研究的方面，不同的期刊也会着重刊登与其涉及领域相关的前沿研究，这意味着药学信息源头开始就进行了初级分类，便于药师有针对性地进行药学信息的收集。根据各类期刊文章被引用的次数以及期刊的种类与质量，期刊会被不同的机构收录以及赋予不同的影响因子，这使得药学信息在收集前就获得了初始评价，质量较低的文章几乎不会被影响力强的期刊所刊登，为药师进行药学信息的筛选提供了便利。

但另一方面，信息量越大越难以避免鱼龙混杂，不论是研究文章还是专业期刊都存在着良莠不齐的情况。如何在收集药学信息之后进行进一步的筛选和整理，将各类药学信息信息相应的质量分级，确保当药学信息服务于临床服务于患者时能够具有足够的科学性，是药师从专业期刊中获取原始药学信息后应首先考虑的问题。

### 4.1.3　利用文献检索工具是查询药学信息的有效方法

药学信息纷繁复杂，对药学信息进行准确的搜索和查询是药师进行药学信息收集关键步骤。面对具体的临床问题，选择一个合适的数据库是药师提供准确的医院药学信息服务的良好开端。药学信息服务中常用的数据库及其各自收录文献的特点见表 9-1[6]。

**表 9-1　常用数据库其收录文献特点**

| 常用数据库 | 文献收载特点 |
| --- | --- |
| **外文数据库** | |
| Pubmed/Medline | 提供包括医学、公共卫生、护理学、药学及生物医学等临床科学的文献摘要，并免费提供部分全文或指向全文的链接 |
| 荷兰医学文摘（Embase） | 与 Pubmed 收载的文献较多重复，但在药事管理等方面有许多独家文献资源 |
| 国际药学文摘（IPA） | 主要侧重药物临床和技术信息、药学实践、药学教育、药学和药物相关的法律等方面，而在药理学、临床药理学方面文献较少 |
| 美国化学文摘（CA） | 世界最大的化学文摘库，设计的领域极广泛，包括化学、化工、药学、医学、毒物学、生物学甚至物理学冶金学等诸多方面 |
| **中文数据库** | |
| 中国生物医学数据库（CBM） | 文献型数据库，提供类似 Pubmed 的主题词检索功能，文献收载覆盖最为全面，查全率和查准率较为理想 |
| 中国期刊全文数据库（CNKI） | 全文型数据库，收载标准较为严格 |
| 维普信息数据库（VIP） | 全文型数据库，以关键词检索收载数量远大于 CBM、CNKI |
| 万方数字化全文数据库 | 全文型数据库 |

### 4.1.4　参加学术会议

学术会议是比专业期刊更加前沿的科研成果集散地，在不同的药学学术论坛与会议中，最新的与药学相关的研究成果以壁报、讲座、研讨会和论文集等多种方式被展现出来[7]。参加学术会议能够帮助药师及时了解同行业人员的工作进展和方向，在收集最前沿的药学信息的同时，加强不同医院、不同地区药师间的沟通交流，为药师主导的医院药学信息服务提供更多新思路。

### 4.1.5 从生产企业的药品销售人员获得具体药品信息

当临床问题落实到具体的药品时，从生产企业的药品销售人员处获得药品信息是一个简单高效的方式。药品的生产厂家通常有自己的科研部门，针对自身生产的药品保有一手的临床数据。积极的和生产企业进行沟通，利用其提供的药学信息解决实际存在的临床问题可谓有的放矢。

### 4.1.6 临床实践

药师主导的医院药学信息服务既可以服务于临床又可以来自于临床。虽然药师相比于医生和护士具有更多的药学知识，但医生与护士在临床上的经验也是药师所不及的[7]。"物固莫不有长，莫不有短。人亦然。故善学者，假人之长以补其短。"医生与护士丰富的临床经验正是药师所短缺的，在临床实践中多与医生、护士交流，取长补短完善自身的知识结构，才能更好地将自身所长的药学知识应用于临床，为临床提供及时、合理、准确、高效的医院药学信息服务。

## 5 提供药学信息服务的方式

### 5.1 编写文字资料

编写药学信息的文字资料，是将药学信息传递给医务人员的重要方法，包括药讯、处方集和新药介绍等[8]。当今由于互联网的介入，这些文字资料不仅可以通过纸质版的方式呈现，也可以电子化、信息化，通过电脑、智能手机、平板电脑等一系列电子信息设备进行阅读。而这些电子化、信息化的药学信息不但便于随身携带，更可以通过微信、电子邮件等方式进行快速的传播，简单快捷的为更多的医务人员提供高效准确的医院药学信息服务。

### 5.2 在临床中提供咨询服务

在临床中提供药学咨询是医院药学信息服务的另一种常见形式，即医生和护士在临床实践的过程中遇到与药学有关的具体问题向药师提问，然后由药师进行解答[9]。这种类型的药学服务有别于编写文字资料，其所涉及的药学信息是具体的、临床的，甚至迫切的。因此，需要药师能够在短时间内进行问题的归类、分析，检索并整理相应的药学信息最终予以回答[10]。

在药学咨询的过程中，药师应充分考虑到临床问题时限性以及医务人员的专业背景、文化程度等诸多因素，善于对问题进行归类与分级，并通过适宜的表述对临床用药进行指导。在咨询结束后，也应对结果进行总结，在药学咨询中积累临床知识[9]。

## 5.3　特殊人群的药信息服务

相比于普通患者，特殊人群的用药更加需要药学信息服务的支持，而为特殊人群提供药学信息服务也是药师肩负的重要责任[7]。

临床是复杂而多变的，随着现代医学的发展，人们越发意识到药物使用中的个体化差异。特别是包括老年人、妊娠期、哺乳期、儿童以及危重症患者等特殊人群的用药更加错综复杂，微小的用药差别就有可能造成患者临床结局本质上的改变，因此此类人群对于药学信息服务需求是最迫切的。老年人、肝肾功能不全的患者对于药物的代谢排泄较慢，药师提供的药学信息可以有助于此类患者进行药物剂量的调整；妊娠期、哺乳期的女性患者用药时需要考虑药物对胎儿或婴儿的影响，药师提供的药学信息服务可以最大程度避免药物对下一代产生不良的影响；儿科一直是超说明书用药的"重灾区"，由于大多数药物没有儿童用药的临床数据，儿科医生与患者同时存在诸多风险，但也更需要药师基于药动学或药效学数据，提供更加合理的药学信息，可以将用药风险大幅降低。

# 6　医院药学信息服务的新展望

## 6.1　利用新媒体对医务人员进行药物信息服务

药物信息每天都在更新，庞大的信息体量无法通过纸质资料进行整理和传播，因此借助新媒体为医务人员提供药学信息服务就成为了历史发展中的必然趋势。所谓的新媒体是指利用数字技术、网络技术，通过互联网、宽带局域网、无线通信网、卫星等渠道，以及电脑、手机、数字电视机等终端，向用户提供信息和娱乐服务的传播形态，即数字化新媒体。其中微博、微信公众号、手机 APP 等是较为常见的新媒体传播形式。以微信公众号为例，目前已经有越来越多的医院开发专用微信公众号，这也是成本最低的新媒体传播方式，但大多数医院公众号仍多以患者教育为主，鲜有为医务人员提供药学信息服务的版块。考虑到这种药学信息的服务形式获取的便利性，笔者建议以各医院微信公众号为平台，设置针对医务人员更为专业的药学信息咨询服务：例如通过用户分组即可将同一公众号发布的咨询划分为患者教育与针对医务人员的药学信息服务；通过公众号的回复功能也可以在线上及时回复医生和护士提出的用药方面的问题；通过公众号的版块划分功能更可以针对不同的科室撰写对应的用药注意事项供医务人员参考。

## 6.2　向医务人员提供更加细化的药学信息服务

医院药学信息服务的提供不但需要专业化、便捷化更需要个性化，面对不同的医务人员应该提供不同的医院药学信息服务。同为医务人员，医生与护士、三级甲等医院医生与社区医生所掌握得专业知识在体量与深度上都有着本质性的差别，同一名药师同时可能需要对不同文化程度和专业背景的医务人员提供药学信息服务。因此，针对不同类型的医务人员应有更加细化的药学服务。面对专业背景相对较弱的医务人员，应进行一定程度上的药学信息设计，在收集整理药学信息的基础之上对药学信息进行概括和讲解，简明扼要的传递药学信息，从而更好地服务于临床。

## 6.3　利用医院信息系统进行系统性的药学信息服务

进入 21 世纪以来，随着一体化系统的设计成为主流，以传统财务经济管理为核心的医院管理系统逐渐向以电子病例为核心的 HIS 进行转变。在这种转变下，通过 HIS 对医务人员进行更为系统性药学信息服务已然大势所趋。HIS 能够将医生工作站、护士工作站、医学影像工作站、医学检验工作站、药学信息系统、收费与财务、病案管理、设备耗材管理等计算机管理系统有机地结合在一起，在 HIS 中一位患者具体的临床问题可以多维度的进行展现[11]。因此利用 HIS 进行药学信息服务可以将药学信息与不同的信息进行排列组合，在不同的角度下对医生与护士提供系统性的药学信息服务。

例如当医生开具限制级、特殊级抗生素的处方时，与 HIS 系统关联的药学信息系统可以自动弹出提示框，提醒医生对抗生素的适应证及用法用量进行核实，同时将这一处方自动发送至药师处进行快速核实；当医生开具不合理处方的时候（例如用法用量不适宜，适应证不适宜等），自动限制医生处方，并给出建议的替代方案；当医生所开具的药物之间具有明显的相互作用或特别的注意事项时，自动提醒医生对患者进行用药教育。

HIS 所能提供的药学信息服务远不止上述的例子，当信息化、一体化成为医院发展的必然趋势，医院药学信息服务更应跟随着这种趋势推陈出新，成为发展洪流中的“弄潮儿”。

## 6.4　提供药学信息服务要基于循证思维

循证医学意为“遵循证据的医学”，其核心思想是医疗决策（即患者的处理，治疗指南和医疗政策的制定等）应在现有的最好的临床研究依据基础上做出，同时也重视结合个人的临床经验。医院药学信息服务作为药师提供的一种服务临床的药学服务形式，面对浩如烟海的咨询和文献，也理应遵循循证思维，运用循证的方式对信息进行整合和分析。

2016 年 8 月 8 日，由中国药理学会治疗药物监测研究专业委员会牵头制定的《万古霉素治疗药物监测指南》被美国国立指南数据库（National Guideline Clearinghouse, NGC）正式收录，这是 NGC 收录的首部来自中国大陆的临床实践指南[12]。这部指南也是药学信息服务中应用循证思维的最权威的体现。

循证除了要“遵循证据”，更要“取其精华，去其糟粕”，通过证据质量分级，进行证据的合理筛选。我国的药学信息服务仍在探索阶段，建立一个完备的药学信息服务模式固然紧迫，遵循一种正确的探索思维更为重要，面对大数据的时代，循证思维是药学信息服务应对大体量信息冲击最适宜的出路。

（于之恒　北京大学第三医院）

## 参考文献

[1] 韩雪莲. 浅谈药学信息服务临床的新趋势. 当代医药论丛, 2014, 12(11): 5-6.

[2] 吕欣航, 黄浩. 基于移动设备平台的药学信息服务新模式. 科技创新导报, 2015, 12(11): 40+43.

[3] 赖琪, 包旭, 牛犇. 药学信息服务的基本概念与发展. 中国执业药师, 2008, 5(07): 26-30.

[4] 王芬, 蔡卫民, 马国. 上海市二、三级医院的医护人员对临床药学工作和临床药师认知情况的调查研究. 中国医院药学杂志, 2016, 36(02): 122-125.

［5］易涛，汤轫，张宜，等.论医院药学信息服务模式.中国药房，2004，15（6）：341-342.

［6］都丽萍，梅丹，李大魁.医院药学信息服务及其在药学实践中的应用.中国医院药学杂志，2013，33（20）：1711-1714.

［7］金剑，肖忠革，金芝贵，吴飞华.上海交通大学医学院附属第九人民医院药学信息服务的开展.药学服务与研究，2006（05）：389-391.

［8］王华飞.临床药师通过药学信息服务参与合理用药的实践和体会.中国执业药师，2010，7（6）：19-21.

［9］叶云，肖顺汉.药学信息服务的内容与方式.中国执业药师，2008，5（10）：32-34.

［10］沈健，陈友亮.为临床医护人员和患者提供药学服务的探讨.中国药房，2010，21（26）：2488-2490.

［11］黄健，杨红军，龙玉琼，等.医院药学信息系统建设的实践与体会.中国药业，2010，19（7）：42-43.

［12］翟所迪，贺蓓，王睿，等.《中国万古霉素治疗药物监测指南》解读.中国临床药理学杂志，2016，32（17）：1633-1636.

# 第 10 章

# 培养技术服务型药学人才的实践教学模式的探讨

《医院药学未来发展的巴塞尔共识（2015 版）》第 12 条：

■ Undergraduate pharmacy curricula should include hospital-relevant content, and postgraduate training programs and specializations in hospital pharmacy should be developed.

译：药学专业的本科课程中应纳入医院相关的内容，应设置医院药学毕业后教育课程和专科培训项目。

**摘　要**　通过检索 CHKD 期刊全文数据库近 10 年我国高等院校药学本科课程设置及欧美药学学科专业发展情况的相关文献，比较《巴塞尔共识》中，"医院药学实践规范"对药师知识结构的要求，为培养药学技术服务型药学人才做好知识与技能的衔接。

## 1　前言

随着社会医疗事业的发展，特别是 2002 年原国家卫生部（现为国家卫生健康委员会）和国家中医药管理局联合制定的《医疗机构药事管理暂行规定》中明确要求逐步建立临床药师制以后，医院药师已由保障药品供应型逐渐向为医、护、患提供药学技术服务型转变。2016 年 3 月，《国务院办公厅关于促进医药产业健康发展的指导意见》中明确提出"加强药学队伍建设，提升执业药师服务能力，促进安全合理用药"的要求。因此，怎样培养能为消费者提供权威、全面、科学的药学信息，有效地指导患者合理用药，用药评估，开展患者安全用药教育，肩负起为社会提供健康保障的技术服务型药师队伍，已经是高等药学院和作为实践单位的医院亟待解决的课题。

## 2　我国高等药学院校药学教育现状

### 2.1　理论课程的设置

长期以来，我国高等药学教育以培养具备药学学科基本理论、基本知识和实验技能，能在药品生产、检验、流通、使用和研究与开发领域从事鉴定、药物设计、一般药物制剂及临床合理用药等方面工作的高级科学技术人才为目标，即培养通用药学人才。在专业设置上偏重于化学学科和制药工业，主干学科为药学、化学、生物化学等，教育基本是化学模式[1]。教育内容围绕着"物（药物）"而不是"人（患者）"，以提供药品和保证药品质量为药学人才的培养目标。而在美国、英国、加拿大、澳大利亚、新西兰等国家都以药学服务型药学博士（Pharm. D）或药学硕士（Pharm. M）等专业学位作为整个药学教育的核心和主体[2]。

## 2.2　实践课程的设置

我国药学本科的实践课程，是在结束理论和实验室课程后直接进入药品生产、检验、经销、使用、监管等单位实习，实践内容由各单位自行决定。也就是说没有统一的实践课程设置，包括内容、课时、带教师资及考核标准等要求。有的则是做课题、写论文，偏离本科实践教育的核心。

## 2.3　医院药学实践内容和师资

本人对国内 12 家综合性三甲医院药学部实践教学的内容和师资进行了问卷调查（表10-1）。调查结果显示，负责操作技能培训的师资以初、中级药师为主，负责药学服务培训的师资基本由临床药师或具有高级职称的药师承担。由表 10-1 中可以看出，就算同样是在综合性三甲医院实习，实践教学的内容、带教师资都不一样，没有统一的标准可遵循。在此过程中，虽然医院药学部门有制定相应的教学计划，但于国内医院普遍存在药学人员配置不足的问题，带教老师忙于完成日常工作，很难兼顾实践内容的讲解。

表10-1　国内 12 家综合性三甲医院问卷调查结果

| 医院序号 | 教学内容 | 师资 |
|---|---|---|
| 1 | 写毕业论文 | 临床药师 |
| 2 | 药学部各部门的工作流程和药师职责等培训 | 药师以上 |
| 3 | 医院药学的相关内容 | 本科以上毕业，高年资主管药师 |
| 4 | 实验室或临床调查科研项目为主 | 中级职称以上人员，具有相关在研课题 |
| 5 | 药学部各部门的工作流程和药师职责等培训 | 中级及以上职称 |
| 6 | 各班组实习并培训法规、沟通、药学知识 | 组长或职称较高者 |
| 7 | 写毕业论文 | 副高级职称以上 |
| 8 | 各班组实习并培训医院药学日常工作流程及岗位管理规范 | 各部门骨干药师 |
| 9 | 各班组实习并培训药品管理、仓库管理、药品调剂、合理用药、药品质量监控 | 主管药师以上职称 |
| 10 | 各班组实习并培训药学理论知识、临床知识、药学实践知识及临床实践知识 | 主管药师，临床药师 |
| 11 | 临床药学为主，讲述临床药学理论，医院药学概论 | 副主任药师及以上 |
| 12 | 各班组实习并培训药品调剂的工作流程、相关的规章制度、法律法规及实验室实习 | 药品调剂带教由取得药师及以上资格的人员带教、实验室由临床药师及研究生带教。 |

# 3 对我国药学本科课程设置的建议

## 3.1 借鉴美国高等药学教育体系进行教改

在美国，各药学院系几乎都是遵循美国药学教学委员会（Accreditation Council for Pharmacy Education，ACPE）推荐标准开设药学博士（Pharm. D）专业学位核心课程。Pharm. D 学位是美国注册药师唯一的职业准入学位。日本、韩国、泰国和我国台湾地区在开展药学教育改革时，几乎都借鉴和参照 ACPE 推荐标准或者美国药学院校的 Pharm. D 专业学位核心课程设计教改方案和课程内容，设计药学生核心知识和能力要求[3]。我们也可以借鉴这些运行成熟、行之有效的模式，逐渐完善我国的药学学位课程设置，培养符合社会需求的服务型药师。

## 3.2 从制定实践课程规范入手进行改革

在全面实现教改之前，建议由教育系统和行业学会/协会共同制定实践课程标准，以在一定程度上弥补在校教育的不足。实践标准包括应有明确的培训目标，实践内容、实践时间要求、师资要求、考核标准和严格的管理。

### 3.2.1 实践培训目标的建议

为适应我国卫生事业对药师职能要求，实践培训应符合培养服务型药学人才这一核心目标。

### 3.2.2 实践培训的内容建议

围绕药师职责所需，建立医院药学知识技能培训体系。美国 ACPE 对 Pharm. D 的职责描述是：药品的调配、监护患者健康，使药品在患者体内达到最佳治疗效果、向消费者或患者培训有关处方药、非处方药的使用以及建议医师、护士或其他卫生专业人员的用药决策[4]。达到这些职责要求的相应技能就是：处方、医嘱的审核、不良反应上报及处置、用药风险患者和风险药物的识别、沟通技巧以及说明书信息的阅读等。

## 3.3 实践培训形式的建议

### 3.3.1 以综合性三甲医院药学部作为实践教学单位

建议高等药学院与综合性三甲医院药学部建立教学合作机制，由有资历的药师按一定的实践课程标准进行教学，并且进行考核，由笔试和案例分析答辩来评估成绩，成绩与学位挂钩。

### 3.3.2 建立学校模拟药房实训教学体系

美国、日本等国家实施的 6 年 Pharm. D 的职业化教育或医疗药学教育（即临床药学教育），是在校内设立模拟药房实训基地对高年级学生毕业实习前做临床药学技能培训。目前，中国药科大学药学院[5]、西安交通大学药学院[6]、福建医科大学省立临床医学院[7]等在这方面已经开始了探索。比如中国药科大学药学院初步建立了模拟医院病房实训、模拟医院药房实训、治疗药物监测（TDM）实训、药物情报服务实训、合理用药实训、药物咨询与患者用药教育实训、静脉药物配制中心实训等共 7 个实训模块[5]。

## 4　师资建设

笔者认为，将医院药学纳入高等药学教育和药学职业发展/继续教育，师资建设是瓶颈问题。这里的"资"，即有资源的意思，也是资历的意思。即面对社会对服务型药师的巨大需求，能承担培养任务的教师资源少，而且国内也没有开展能够承担医院药学相关知识授课的教师资格认证。本文只针对医院实践课程带教师资提出建议。

建议参考医师规范化培训的模式，实行带教老师资格认定。负责药物治疗相关内容教学的老师应该是临床药师或副高职称以上药师，由省级以上药学会统一组织培训，经考试合格在医院备案后负责教学。综合性三甲医院经院内培训、考核合格的中级药师，可备案成为药品调配的带教老师，培训内容可参照《北京地区医院药师培训细则》中相关内容[8]。

## 5　结语

高等药学教育的课程设置对未来药学事业发展有深远的影响，很多国家都对传统的药学教育进行了变革。职业教育已经成为国际药学教育发展的趋势，包括高等药学教育以及毕业后的继续教育，医院药学应成为其中内容。不论毕业后在何处工作都应具有能直接面向患者、面向医疗机构、面向整个社会，提供最佳药物治疗、确保患者安全的药学服务。高等药学教育在全面实现教改前，笔者认为可以先推行实践教学标准化、规范化，改变学生在医院的实习更多的是药物的调配技能培训，而药物治疗相关技能培训因缺乏师资认证、统一的培训教材和考评标准等导致的教学效果难以保证的局面，使得药学本科毕业生的实践教学在一定程度上弥补在校课程设置不足。总之，如何培养技术服务型药学人才，已是摆在我们面前亟待解决的战略性课题。

（张红雨　佛山市第一人民医院）

## 参考文献

[1] 问媛媛,杨世民,方宇.高等药学教育与执业药师(临床药师)功能衔接的研究.药学教育,2010,26(3)：57-59.

[2] 侯雪莲,罗向红,夏焕章,等.欧美药学学科专业的发展情况及借鉴.中国高等医学教育,2011,(6)：15-17.

[3] 徐敢.借鉴国外经验推动高等药学教育向服务型人才培养转型.中国药事,2017,31(8)：833-837.

[4] 陈永法.美国的药学博士教育.药学教育,2005,21(4)：61-62.

[5] 李霁,杨长青,于锋,等.模拟药房实训体系建设初探.药学教育,2016,32(1)：69-72.

[6] 冯变玲,郭增军,王晓美,等.药学功能模拟实验室的构建设想.药学教育,2016,32(2)：68-70.

[7] 陈立,陈宇星,林桦.高职药学专业开展处方调剂实训课程的探讨.中国药房,2013,36：3454-3456.

[8] 王淑洁,王育琴,甄健存,等.北京地区医院药师规范化培训体系设计与实践.中国药房,2011,22(9)：788-790.

# 第 11 章
# 以临床药学学科建设提升医院药学服务能力

《医院药学未来发展的巴塞尔共识（2015 版）》第 13 条：

■ Hospital pharmacists should actively engage in research into new methods and systems to improve the use of medicines and of human resource needs in hospital pharmacy.

译：医院药师应积极参与新方法和新体系的研究，从而优化医院药学部门的药物使用和人力资源配置。

**摘　要**　本文对国内医院药学及临床药学学科建设相关文献进行检索，通过系统分析并结合《巴塞尔共识》第 13 条，从药物治疗管理、信息化平台构建及转化医学与药学研究三个层面针对我国医院药学发展现状及工作特点进行阐述，探讨我国各级医院药师开展临床药学学科建设工作的新模式以及具有可行性的工作思路，并进行前瞻性分析，提出以临床药学学科建设提升医院药学服务能力的可行性方案。

## 1　前言

　　临床药学是医院药学发展和实践的重要组成部分，是提高合理用药水平、保证药品安全有效、提高医疗质量、减少不良反应的重要途径。目前我国医院药学工作的重心正逐步从"以药物为中心"转变为"以患者为中心"。要真正实现这一实质性的转变，必须开展临床药学这一新兴综合性交叉学科的建设。该转变的核心内容就是通过一系列药学服务工作的开展，提高药物使用水平，促进药物使用安全、有效、经济[1]。尤其是我国，要真正实现这一实质性的转变，必须着力拓展医院药学的工作范畴，在药学服务的新兴领域不断创新，研发新的工作方法，创建符合现代医院药学发展的工作系统，从而从多角度、多方位、多层面改善临床用药。临床药学（clinical pharmacy）是指药学与临床相结合，直接面向患者，以患者为中心，研究与实践临床药物治疗，提高药物治疗水平的综合性应用学科。其目的是最大限度地实现患者用药的安全、有效、经济、合理，核心是关注以患者为中心的药学研究与服务[2]，与《巴塞尔共识》第 13 条所阐释的内容相呼应。

　　目前我国不合理用药形势十分严峻，药物不良反应、药源性疾病逐渐增多，不仅造成医药资源浪费，也对公众健康构成极大的危害。因此，本文以《巴塞尔共识》作为指引，结合国外开展医院药学的先进经验及前瞻性研究，探讨国内开展临床药学学科建设的未来方向，以促进医院药学工作重心从"以药品为中心"向"以患者为中心"的转变，提升医院药学服务能力，确保临床用药安全、有效、经济，保障人民健康。

## 2　临床药学相关数据库资源检索分析

临床药学最早起源于 20 世纪 60 年代的美国，随着药剂学、药理学和治疗学等新理论、新技术发展而形成[3-8]。至 21 世纪伊始，临床药学发展正式迈入快速上升通道，尤其是国内，发展尤其迅速，其研究关注度也在快速攀升（图 11-1）。此外，合理用药作为临床药学工作的终极目的所在，其研究关注度在 2000 年后持续攀升（图 11-2）。而药学服务（pharmaceutical care，PC）作为药师"以患者为中心"工作理念转变和技术提升最重要的体现点，其研究关注度也呈现明显上升的势头，提示医院药师的工作关注中心已从最初的药品调剂逐步转移至确保临床合理用药，临床药学相关工作的重视度也得到了显著提升。

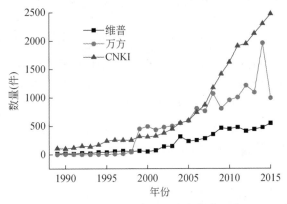

**图 11-1**　三大数据库检索结果（检索词：临床药学，截至 2015 年 12 月）

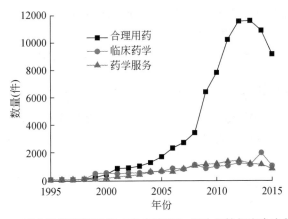

**图 11-2**　万方数据资源系统"临床药学"相关文献年度命中数分析

追溯我国临床药学的发展史，于 20 世纪 60 年代开始萌芽，至 70 年代末 80 年代初临床药学开始在我国正式扎根。1982 年，原国家卫生部（现称国家卫生健康委员会）在颁布的《全国医院工作条例及医院药剂工作条例》中，首次将临床药学内容列入其中。自 1987 年以来，我国几所高等医药院校相继开设了五年制临床药学本科专业，开始培养专业的临床药师。1991 年，原国家卫生部《医院分级管理办法（试行草案）》中规定三级医院必须开展临床药学工作。然而直至 21 世纪后，临床药学服务项目才作为一项重要工作在全国各级医院内广泛开展。2002 年 1 月，原国家卫生部与国家中医药管理局联合颁布了《医疗机构药事管理暂行规定》，首次提出在我国现有医疗机构中将逐步建立临床药师制度，并对临床药师的资质和职责做出了规定。2006 年，原国家卫生部在全国选择了 50 家医院作为培训试点基地，并在临床药师工作逐渐铺开之后，出台了临床药师制度试点工作，探索临床药师的准入标准、工作模式、岗位责任和管理制度等。2007 年 12 月，原国家卫生部医政司又确定 42 家医院作为试点单位。

近半个世纪以来，临床药学的发展主要有 3 个主要阶段[9]：①以药物动力学研究为主的实验室探索阶段；②以药学情报及病历处方用药分析为中心的信息供给阶段；③以药物治疗为中心的临床药学服务与实践阶段。虽然目前对于临床药学的发展和走向尚存在争议，但其未来发展已引起国内外药学工作者的广泛关注和重视，为临床药学开展学科建设奠定了良好的基础。

2010 年，原国家卫生部正式确定将临床药学列入重点学科建设范畴，临床药学正式成为临床专科建设的一员。2013 年，临床药学再一次被纳入到国家临床重点专科的申报范围，充分体现了临床药学学科建设的必要性和迫切性，也从另外一面表明了临床药学学科建设对国家卫生战略的发展具有重要的现实意义。2016 年 11 月 13 日，最新复旦大学版 2015 年度中国最佳医院排行榜发布，临床药学首次作为独立学科入榜，北京大学第三医院连续两年蝉联临床药学学科排名榜首，标志着临床药学作为学科建设已得到普遍认可，日趋成熟。

## 3 我国临床药学学科建设存在的问题

鉴于医院药学总体发展趋势要求，目前临床药学已作为学科建设在各大医疗机构尤其是教学医院得到重视和开展，但其工作开展还处于初级阶段且发展缓慢。经过多年的探索与实践，我国临床药学学科建设工作开展已初具规模，但与国际临床药学发展水平相比，我国在临床药学学科建设方面存在着很大的不足，具体体现在以下几点：

### 3.1 临床药学学科建设的认识深度不够

一个学科的建立和完善需要多方位资源的共同整合和互补，临床药学的学科建设也不例外。临床药学学科作为一门综合性交叉应用学科，其工作范畴既不等同于临床药师工作，亦不单纯是面向患者的临床药学服务工作。然而目前仍有部分学者对临床药学的学科建设认识停留在临床药师工作或者临床药理学研究层面，缺乏一个全面清晰的认识，对学科建设也缺乏系统的规划。

### 3.2 临床药学相关科研工作开展不够

药学科研工作是医院药学部门提升核心竞争力的关键。在临床药学发展早期，实验室研究工作就已纳入其中。但几十年来，由于各方面原因，其发展一直处于摸索阶段，未形成统一的认识，尤其是学科科研工作开展方向问题上也存在较大争议。同时，临床药学科研工作存在科技含量低，投入研究时间有限，与临床医疗结合不够紧密、相关专业研究人才匮乏等缺陷[10]，部分医疗机构药学部门对科研不够重视甚至持反对意见，也极大地限制了临床药学学科建设的发展步伐。此外，国家研究基金中较少涉及临床药学专项，申请课题较难，学科建设缺乏硬件和资金支持，也成为临床药学科研工作开展的制约因素。

### 3.3　人才结构及教育培养无法满足学科建设要求

根据学科特点，临床药学专业学科人才应包括专科临床药师、信息药师、审方药师、营养药师、药物治疗管理药师、质量管理药师以及临床药学研究药师等。而现今的高等教育体系无法系统支撑临床药学学科涉及相关人才的教育及培养，需要通过多渠道拓展专业人才培养及引进才能满足学科发展需求。同时，目前临床药学学科领域所涉及各类药学专业技术人员的教育培训尚无规范化培训教材，严重制约了药学服务人才的培养与成长。此外，缺乏顶尖级领军人物及学科带头人也成为临床药学学科建设的主要限速步骤之一。

### 3.4　相关制度法规建设不健全

长期以来，国家对临床药学制度的提出仅仅是从形式上为医疗机构临床药学的发展指明了方向，但缺乏相应的法律和制度保障。我国的《药品管理法》《执业医师法》对药师、医生的职权范围、责任都有明确的规定，但对临床药学学科建设所涉及的相关职能药师的权益并没有明确的界定。如临床药师在药物治疗团队内的工作开展中常出现无法可依的情况，其角色定位和工作实施也缺乏相应的制度保障，极大地限制了临床药学发展。近年来，经过一代代药学人的努力，相关制度法规建设取得了一定的进展，如 2011 版《医疗机构药事管理规定》明确提出要"建立临床药师制""临床药师参与查房和会诊，参与危重患者的救治和病案讨论，对药物治疗提出建议"，同时也对临床药学研究工作开展方向作了明确界定，但学科建设相关制度建设相较于其他临床职能部门仍相对落后。

## 4　以临床药学学科建设促进合理用药的工作思路

临床药学是以患者为研究对象，旨在用客观科学指标来指导患者的合理用药，因此，开展临床药学学科建设是促进合理用药的有效手段。针对目前我国各级医院临床药学学科建设存在的问题，亟待根据现有工作基础，建立一种可行性强而相对稳定的临床药学学科发展模式。因此，本文在借鉴临床药学工作的各项具体权责的基础上，分析目前我国现在临床药学学科发展现状，结合医院药学发展趋势，提出了以提升合理用药水平为核心的临床药学学科建设工作开展的重点领域，包括实施药物治疗管理、构建医院药学信息化平台以及开展以转化医学为指引的科研工作（即转化药学研究），由三者互为支撑，系统构成了临床药学学科建设的主要工作框架。

首先，药物治疗管理（MTM）[11]是指具有药学专业技术优势的药师对患者提供用药教育、咨询指导等一系列专业化服务，于 20 世纪 90 年代起在美国兴起，已获得美国政府的认可。实施 MTM 可以有效地帮助患者树立对药物治疗的正确认识，提高用药的依从性，发现和预防药物不良事件和不合理用药现象的出现。我国近年来对 MTM 的关注正逐渐增加（表11-1），但实施过程存在的问题较多，且处于起步摸索阶段，亟待在接下来的学科建设中予以强化，因此将 MTM 作为学科建设的重点发展项目。

表 11-1　药物治疗管理数据库检索结果（截至 2015 年 12 月）

| 年份 | 维普网 | 万方数据库 | CNKI |
|---|---|---|---|
| 2004 | 2 | 138 | 61 |
| 2005 | 6 | 179 | 59 |
| 2006 | 3 | 277 | 78 |
| 2007 | 7 | 242 | 118 |
| 2008 | 4 | 316 | 164 |
| 2009 | 7 | 374 | 147 |
| 2010 | 11 | 540 | 233 |
| 2011 | 16 | 586 | 246 |
| 2012 | 16 | 754 | 270 |
| 2013 | 18 | 822 | 268 |
| 2014 | 14 | 944 | 316 |
| 2015 | 18 | 1100 | 345 |
| 合计 | 122 | 6272 | 2305 |

　　其次，鉴于药学信息量大复杂，且更新速度快，依靠传统技术手段进行处理，已无法满足医院学科发展需求。而随着医院药学工作重心的转移，医药药学信息系统构建的关注点也应从最初的药品流通管理转移到药学服务标准化模块建立、药学服务过程监测及信息共享平台搭建等工作领域，以信息化平台建设来保障药学服务的标准化、全程化和同质化。但对于信息化系统建设目前尚无统一的标准，成果较少，且市场化程度低，文献报道也较少（表11-2），因此在学科建设过程中开展该项工作具有广阔的发展空间。

表 11-2　医院药学信息系统数据库检索结果（截至 2015 年 12 月）

| 年份 | 维普网 | 万方数据库 | CNKI |
|---|---|---|---|
| 2004 | 0 | 4 | 82 |
| 2005 | 0 | 15 | 74 |
| 2006 | 3 | 17 | 85 |
| 2007 | 2 | 10 | 89 |
| 2008 | 0 | 14 | 93 |
| 2009 | 1 | 10 | 106 |
| 2010 | 2 | 12 | 97 |
| 2011 | 3 | 23 | 111 |
| 2012 | 3 | 23 | 109 |
| 2013 | 0 | 25 | 99 |
| 2014 | 2 | 41 | 112 |

续表

| 年份 | 维普网 | 万方数据库 | CNKI |
|------|--------|------------|------|
| 2015 | 1 | 37 | 87 |
| 合计 | 17 | 231 | 1144 |

最后需要指出的是，2011 版《医疗机构药事管理规定》第二十二条明确了临床药学和药学研究的定位，即结合临床和药物治疗开展应用型药学研究，临床药学学科的发展必须有科学研究为基础，该项工作是医院临床药学学科建设的核心所在，是本学科人才集中、最能体现学科水平和前沿的专业方向，同时又是多学科的交叉。而本文提出的转化药学研究强调基础科学研究成果在临床应用的转化，要求以现有临床药物治疗不足或盲点为切入点，利用各类药学专业技术如分子检测技术、靶向制剂技术、循证医学技术、药物动力学分析等，开展临床药物治疗优化的转化研究，实现对现有临床药物治疗技术的提高。该项工作在国内的开展主要是在 2010 年以后，且近年来关注度得到了不断提升（表 11-3）。当然，该项工作的开展无法一蹴而就，要求医疗机构药学部门具备较高的学术研究水平、先进的技术手段和高层次的人才储备。

表 11-3 转化医学与药学研究数据库检索结果（截至 2015 年 12 月）

| 年份 | 维普网 | 万方数据库 | CNKI |
|------|--------|------------|------|
| 2005 | 0 | 0 | 4 |
| 2006 | 3 | 1 | 2 |
| 2007 | 0 | 0 | 5 |
| 2008 | 1 | 0 | 6 |
| 2009 | 0 | 0 | 9 |
| 2010 | 13 | 5 | 7 |
| 2011 | 26 | 21 | 15 |
| 2012 | 30 | 20 | 19 |
| 2013 | 6 | 4 | 24 |
| 2014 | 3 | 9 | 26 |
| 2015 | 1 | 4 | 17 |
| 合计 | 83 | 64 | 134 |

以上三项工作的具体工作思路如表 11-4 所示。在以提高合理用药水平为核心的整个学科体系建设中，开展药物治疗管理是医院药师提升药学服务水平的重要实践基础，也是我国各级医疗机构开展临床药学学科建设最广泛的工作内容；构建医院药学信息化平台，即将现代数字信息手段与药学服务工作开展进行有效衔接，是学科建设的有力助推手，也是实现信息共享和药学服务全程化所需；而以转化药学研究工作的开展，则是临床药学学科建设可持续发展的动力来源，可有效提高临床药学服务的科学性、前瞻性、创新性，也是体现学科综合实力的重要评价指标。

**表11-4　临床药学学科建设工作开展思路[12-15]**

| 项目 | 药物治疗管理 | 信息化平台构建 | 转化医学与药学研究 |
|---|---|---|---|
| 内容 | 1）开展药物治疗审查：收集特定患者信息、对治疗方案进行评价，发现与药物治疗相关的问题，根据这些问题的重要性确定需要优先处理的药物治疗问题，并制订相应的解决方案。<br>2）指导患者自主完成个人用药记录（PMR）：包括处方药、非处方药、中草药及其他膳食补充剂，鼓励患者持续更新。药师可以利用其与医生和其他的医疗服务提供者沟通，以达到最佳的治疗结果，从而确保医生与药师获得信息的一致性，以及患者获得医疗服务的连续性。<br>3）设计药物治疗行动方案（MAP）：MAP是一个以患者为中心的文件，包含一系列供患者在自我药物治疗管理时使用的措施。以患者为中心设计个性化的MAP，用于帮助自我药物治疗管理。<br>4）药学干预和咨询服务：药师为患者提供药物治疗相关问题咨询和干预服务，包括药物治疗方案的选择、处理药物治疗问题的建议、后续护理的建议等。<br>5）文件记录和随访：药师对患者接受的MTM服务都需要进行连续的记录并保存，并根据患者药物治疗的需求制定后续MTM随访的时间表。 | 1）开发电子药历平台：在建立药历数据库的基础上，研发基于电子病历的药历系统，实现电子药历与电子病历的无缝接连。<br>2）以信息化为依托，对涉及药学服务监测系统进行功能细化：建立包括重点药品（如高危药品、抗菌药物）自动监测、临床药师会诊监测及在线信息提示系统，并建立合理用药监控的技术标准和数据标准。<br>3）研发住院医嘱用药监测系统：将患者的病理、生理状况、禁忌证、过敏史与所用药品关联起来，进行全方位的用药监测。<br>4）建立疑难病种循证用药指导数据库：具体包括各专科领域中相关药物在不同基因型和疾病状态下的疗效、安全性及经济性数据库，并依托数字信息化实现特定区域范围内的信息共享。<br>5）以数字信息化为依托，建立合理用药区域审核中心：包括研发标准化医嘱审核软件，并及时进行系统更新优化，在此基础上，根据需求，进行区域覆盖。同时利用提供的网络审方服务，获取并整合所有来源的数据，进行汇总分析，持续推动软件数据更新优化。 | 1）开展创新性转化药学研究：围绕安全、有效、经济用药，以转化医学为导向，依托高校或医院的科研力量，开展创新性科研活动，如创新制剂研发、治疗方案优化的临床前验证及个体化给药方案设计相关基因多态性检测靶点的发现等，并把最新研究成果用于临床药学服务。<br>2）确定主攻方向：各医疗机构紧密围绕临床用药问题结合自身发展特色确定学科主攻方向，进行针对性的基础科学研究、循证研究及临床研究，并通过信息化平台将研究成果应用在本学科领域内进行推广和应用。<br>3）研究人才及团队建设：确立学术带头人并形成学术队伍，有学科支撑条件并具有一定的技术水平，有后备人才的培养计划和目标，有开展科学研究的能力和成果，其学科带头人及其团队在学术界应有一定的影响。 |

# 5　讨论

以临床药学学科建设为依托，在药物治疗管理、信息化平台构建以及转化医学与药学研究等领域开展新技术、新方法、新系统研究工作，提升医院药学服务能力，持续改善合理用药，是一项长期性的工程，它的建设和发展需要政府部门、医疗机构、教育机构和学术团体的共同协作，从而使其获得可持续发展。

## 5.1　政府部门：提供政策扶持，落实制度保障

这对于药物治疗管理工作开展尤其重要，首先需要推进临床药师制度的建立和施行，以政策导向为指引，明确药师在治疗团队的权责。临床药师在承担起提高临床药物治疗水平、减少毒副反应和降低医疗费用支出等社会责任的同时，势必会影响到特定群体的既得

利益，难免会在实施过程中遇到各种阻力。因此需要国家和政府应建立健全保障临床药师权益的行政法规，明确将临床药学服务相关项目纳入医疗费用体系甚至医保体系[16]，制定出准确、具体、标准的服务规范及临床药师的临床行为所应承担的经济和法律责任的相关法律条文，并在制度推行的同时，完善监督检查机制、落实跟进，这样不仅可保证临床药师制度建立的可操作性，也能够避免政策流于形式。

## 5.2  医疗机构：落实临床药学学科支持平台，为学科制度的实施提供梯度保障

首先，医疗机构要主动将临床药学学科建设纳入医院学科建设范畴。医疗机构应根据实际情况，主动为临床药学学科建设提供资金、设备、人才及制度支撑，确定临床药学学科主攻方向及建设规划。其次，各医疗机构需明确临床药学学科的具体工作制度，制定标准化的工作模式，对临床药师的工作数量和质量进行考核，制定详细的考核办法，进行临床药师工作项目和数量的记录，获取可供制订标准的基础数据，同时建议在原有的医疗制度中新增条款来规范治疗团队的医疗行为和临床药师的执业行为，促使临床药师真正融入治疗团队中，制定可行性工作管理模式。再次，建议医疗机构为合理用药相关数据库的建立及信息平台开发提供支持，如医疗信息与药学信息的对接，为今后更好地为患者提供个体化诊疗服务奠定基础。最后，根据医疗机构药学部门现有实力，鼓励临床药师开展科研活动，当然医疗机构及其药学部门要积极整合高校及科研机构相关学术优势资源，为学科建设提供扎实学术支撑平台，提高临床药学服务的科学性、前瞻性、创新性。

## 5.3  教育机构：建立学科各类人才培养体系，适应医院临床药学服务发展需求

临床药学学科未来发展的好坏取决于是否有一支高素质的人才队伍。因此，亟待建立和规范高等临床药学相关专业的教育模式，尤其是专业临床药师的培养，应尽快摆脱传统与临床脱离的模式，以具有系统的临床药学知识、药学科研能力和一定的医学知识、熟悉药物性能和作用、了解疾病治疗的原则和特点，参与合理用药方案设计为目标，培养出具有硕士或博士学位的专业临床药师[17-19]。同时，可对具有一定工作经验和实践能力的医院药师进行针对性培养，包括医嘱审核药师、管理药师、药学研究药师及营养药师等，以求快速扭转我国临床药学学科人才缺乏的局面。值得注意的是，临床药学学科建设团队成员的教育应以患者为中心而非以药物为中心，尤其是专业临床药师，药学实践和药学教育的内容应与综合性医疗服务相联系，必须接受关于疾病和健康的教育和训练[20]。此外，建议临床药学相关人才培养过程中，加强与医疗机构合作，以适应医药药学工作开展及学科发展需求。

## 5.4  学术团体：增强临床药学学科的团队凝聚力和社会影响力

首先，中国药学会医院药学专业委员会、中华医学会临床药学分会等临床药学学科相关专业学术团体可通过各种形式和途径，对临床药学学科建设工作的内容、目的及意义，根据面向群体（政府部门、医院职能部门领导、医生、护士、患者及家属）的差异，进行针对性的宣传教育，提高公众对临床药学工作及学科建设的认可度，增加学科社会影响力。其次，要发挥临床药学相关专业学会拥有的资源优势，组织各级医疗机构临床药学学科建设相关领域的工作人员定时定期进行交流，包括举办特定专业工作经验交流会、学科发展

方向研讨会等，此外也为临床药学相关专业继续教育培训提供师资和实践教学素材，通过以上各种形式活动的开展，提高临床药学学科的团队凝聚力和持续创新能力。最后，通过学会组织对国家医疗卫生制度政策决策的影响力，加快临床药学各项制度和标准规范的制定工作和推进进程，并将临床药学科研内容渗透到国家自然科学基金申请领域，提高临床药学学科的科研学术地位，也为临床药学学科科研工作的可持续发展提供资金和政策保障。

# 6 结语

开展临床药学学科建设是我国各级医疗机构，尤其是大型综合性医疗机构药学部门践行《巴塞尔共识》的有效措施。通过药物治疗管理、信息化平台构建及创新性的科研活动，开展建立一套精细化、标准化、信息化的全程药学服务体系，对医院药师的药学服务能力的可持续提升具有重要的现实意义。

（黄　萍　浙江省肿瘤医院）

## 参考文献

[1] 裴伟俭. 以人为本提高医疗质量管理水平. 中华医学信息导报,2011,26(16):18.

[2] Plagenz L S. Clinical pharmacy is "hot new trend". Mod Hosp,1968,111(5):101-103.

[3] 李焕德. 国外临床药学的现状及发展趋势. 中国处方药,2002(6):71-72.

[4] Jones T F. Clinical pharmacy: a guide to successful course implementation. Hospitals,1969,43(8):100-103.

[5] 屈建. 临床药学的回顾与展望. 中国医院药学杂志,2008,28(22):1897-1905.

[6] 屈建,刘高峰,朱珠,等. 我国医院药学学科的建设与发展(上). 中国医院药学杂志,2014,34(15):1237-1246.

[7] 屈建,刘高峰,朱珠,等. 我国医院药学学科的建设与发展(中). 中国医院药学杂志,2014,34(16):1327-1337.

[8] 屈建,刘高峰,朱珠,等. 我国医院药学学科的建设与发展(下). 中国医院药学杂志,2014,34(17):1423-1433.

[9] 石晓萍. 医院药学科研的现状及对策. 北方药学,2012,9(10):74-75.

[10] McGivney M S,MeyerS M,Duncan-Hewitt W,et al. Medication therapy management: its relationship to patient counseling,disease management,and pharmaceutical care. J Am Pharm Assoc (2003),2007,47(5):620-628.

[11] Chater R W,Moczygemba L R,Lawson K A,et al. Building the business model for medication therapy management services. J Am Pharm Assoc (2003),2008,48(1):16-22.

[12] 潘文灏. 美国实施药物治疗管理要素与对我国的借鉴意义. 中国药师,2013,(1):128-130.

[13] 杨樟卫,胡晋红,陈征宇. 基于目标管理的医院药学信息系统工程构建实证研究. 中国药房,2006,17(22):1705-1708.

[14] 王冶信,杨樟卫,胡晋红. 药学服务和信息化背景下的新观点:构建医院药学信息系统. 药学实践杂志,2007,25(3):170-173.

[15] Stubbings J,Nutescu E,Durley S F,et al. Payment for clinical pharmacy services revisited. Pharmacotherapy,2011,31(1):1-8.

[16] 邓超. 国内临床药师制度实施概况及进展. 临床合理用药杂志,2011,4(11):144-145.

［17］ Jiang J H, Liu Y, Wang Y J, et al. Clinical pharmacy education in China. Am J Pharm Educ, 2011, 75
（3）:57c.

［18］ Hadi M A, Awaisu A. Postgraduate programs in clinical pharmacy and pharmacy practice: are we heading in
the right direction?. Am J Pharm Educ, 2010, 74(4):72b.

［19］ Le M. Obtaining early clinical exposure as a pharmacy student. Am J Health Syst Pharm, 2011, 68
（23）:2220.

［20］ Zakaria S F, Awaisu A. Shared-learning experience during a clinical pharmacy practice experience. Am J
Pharm Educ, 2011, 75(4):75.

# 第 12 章
# 关注家庭医疗废弃物，药师义不容辞

《医院药学未来发展的巴塞尔共识（2015 版）》第 14 条：

■ Hospital pharmacists should take responsibility for the management and disposal of waste related to the medicine use process, and advise on disposal of human waste from patients receiving medicines.

译：医院药师应负责管理和处置与药物使用过程相关废弃物，并对因患者用药所致废弃物的处理提供指导。

**摘　要**　本文利用文献综述方法对 pubmed、中国知网（CNKI）等数据库相关文献进行检索，参考相关政府、机构网站，总结国外处理家里医疗废弃物的模式，探讨我国未来家庭医疗废弃物处理方法，以及医院药师在家庭医疗废弃物处理过程中应承担的角色。

## 1　前言

医疗废弃物，是指医疗机构在医疗、预防、保健以及其他相关活动中产生的具有直接或者间接感染性、毒性以及其他危害性的废物。依据《医疗废物分类名录》分为五类：感染性废物、病理性废物、损伤性废物、药物性废物及化学性废物，列入《国家危险废物名录》。从定义可以看出，我国目前只将在医疗机构范围内产生的医疗废弃物纳入统一管理范围，随医疗水平进步，近年来越来越多的患者可以选择在家庭中自行用药进行治疗，如糖尿病患者可自行注射胰岛素，肾衰竭患者选择在家进行腹膜透析等。而随之产生大量的医疗废弃物往往随生活垃圾一起丢弃，二次回收，为社会带来潜在并极具危害的影响。据世界卫生组织（WHO）调查报告显示，医疗卫生行为产生的废弃物约 15% 具有传染性、遗传毒性或放射活性，医疗废弃物可能携带具有生物危害的病原微生物，如乙型肝炎病毒（HBV）、丙型肝炎病毒（HCV）、人类免疫缺陷病毒（HIV）等。而健康人被携带病原体的锐器刺伤后，感染 HBV 风险约为 30%，HCV 约 1.8%，HIV 约 0.3%。一项针对法国等 6 个国家的糖尿病患者的调查问卷结果显示，1070 名被调查者中，自行在家注射胰岛素患者达 72.6%，将家庭使用注射器、针头、采血针、试纸直接丢弃于家庭垃圾桶比例高达 49.9%、46.9%、52.2% 及 67.6%[1]。据美国官方统计，平均每年约在医院场所之外约使用 9 百万支注射器进行至少 3 亿次注射[2]。据 Xu Y 等调查显示，2010 年中国糖尿病患者约 1.2 亿[3]，约 10% 2 型糖尿病患者需要注射胰岛素[4]。预计由此产生的医疗废弃物及其带来的医疗卫生问题、环境保护问题及社会问题都是非常巨大值得引起关注的。例如，一项针对警察自报告经皮被刺伤的回顾性调查显示，10 000 名警察中暴露于被刺伤危险的人数约为 38.7[5]。家庭医疗废弃物回收管理亟须统一规范化。由谁承担医疗废弃物管理过程中的责任？由谁负责指导患者医疗废弃物的处置方法？药师在医疗废弃物处置中应扮演什么角色？如何进行家庭医疗废弃物的患者宣教？以上问题应引起每一个药师极大的重视。目前我国尚未出台针对家庭医疗废弃物的行动指南。本文旨在结合发达国家已有经验的基础上讨论思考未来我国家庭医疗废弃物的处理方案。

## 2 中国现状

1998 年 1 月 4 日，原国家环境保护局、国家经济贸易委员会、国家对外贸易经济合作部、国家公安部联合颁布了《国家危险废物名录》。2003 年 6 月由国务院公布的《医疗废物管理条例》是我国第一次专门对医疗废弃物的处理提出了管理办法，指出医疗卫生机构应当根据就进击中处置的原则，及时将医疗废弃物交由医疗废弃物集中处置单位处置。2003 年 10 月 10 日原国家卫生部、原国家环境保护局制定了《医疗废物分类目录》，同年 10 月，原国家卫生部颁布了《医疗卫生机构医疗废物管理办法》，进一步明确了医疗机构对医疗废弃物管理的责任，从根本上改变了医疗废物管理上无针对性法规、条例可循的状况。然而，现行法律法规均为依托医疗卫生机构而设计，目前国内针对家庭医疗废弃物处置方面的法律法规存在空白。

目前我国各级医院内，都有分类醒目的垃圾桶，上面标有"感染性废物"的标签，提示医疗垃圾的危害。但对于家庭医疗废弃物的处置却鲜有关注。例如糖尿病患者在家中自行注射胰岛素后，用过的注射器、针头由于没有专门场所进行回收，大多被作为生活垃圾随意丢弃，不仅会污染环境，还可能传播疾病，形成严重的社会问题。2012 年高裕慧等调查居家治疗的 120 名糖尿病患者对于医疗废弃物的认识，在广泛宣传的基础上，和社区、当地基层医院建立联系，按照就近、方便的原则，利用废弃的广口硬质塑料瓶，将患者居家治疗中产生的医疗垃圾有效收集并集中处理，对按要求回收者给予一定的奖励[6]。经过 12 个月的随访调查指导，居家治疗的患者对医疗废弃物的危害、正确处理的途径等认识有了较大提高；针刺伤发生率由 63.33% 下降为 12.5%（$P<0.01$）。

## 3 美国经验

美国目前针对医疗废弃物监管的法律法规多为针对医疗卫生机构及医疗废物处理机构，但已有部分州政府颁布法律规范家庭医疗废弃物的处理，新泽西州法律 [N. J. S. A. 2C：36-6.1] 禁止任何人重复使用静脉注射用针头或注射器，或在公共及私人场合未经处理随意丢弃使用过的针头及注射器，违反者将被处以 500 美元罚款和（或）监禁。加利福尼亚州 2008 年通过法律禁止将家用医疗锐器丢弃入任何盛装家庭垃圾、可回收垃圾或绿色废弃物容器中。美国食品药品监督管理局（FDA）官网针对家庭、工作环境及旅行时安全使用锐器给出指导建议[7]。

美国国家环境保护部（U. S. Environmental Protection Agency, EPA）主导，医院、各级政府、废品回收公司组建的注射器安全回收联盟（下称联盟）于2004年成立，旨在呼吁人们主动参与到弃用针头回收的行动中来。2014年，NeedMed 作为一项医疗财政援助的国家性非盈利信息资源项目，承担了原联盟组织的信息所有权和管理责任。公众可在 Safe Needle Disposal 官网查找注射器等家庭医疗废弃物的回收项目。以下几种回收项目方便患者选择[8]：

### 3.1 指定回收盒及回收点

患者将弃用的针头、注射器等自行保存，并运送至社区卫生服务站点、医院、药店、警察局、消防局等指定回收地点进行回收。通常为免费或仅收取基本费用，对于注射器使用者最为经济实用。目前仅加利福尼亚州、佛罗里达州、马萨诸塞州等8个州适用此项项目。

### 3.2 家庭生物危害废弃物回收站点

社区成立家庭生物危害废弃物回收站点，提供注射器等锐器的回收服务，同时提供清洁剂、涂料、汽油等可能存在生物危害的材料回收服务。

### 3.3 邮件寄回

注射器使用者将使用过的注射器、针头等锐器装入特定容器中以邮件方式寄送至指定地点。根据容器体积收取一定的费用。邮件寄回服务目前在所有州均适用，邮件寄回服务对未提供家庭废弃物取回服务的偏远社区或希望保留隐私的使用者尤其适用，某些药品厂商也提供邮件寄回服务。

### 3.4 注射器以旧换新项目（Syringe Exchange Programs, SEP）

注射器使用者可以在指定地点以用过的注射器更换安全的新注射器。该项目由北美注射器交换网络（North American Syringe Exchange Network, NASEN）运行，在33个州196个城市提供194个服务站点。使用者通过购买 Start-up Kit 加入买家俱乐部，可获得使用约14 000个注射器或其他可选设备。值得注意的是，SEP 项目在美国国内一直存在分歧，反对者认为 SEP 项目可能导致非法使用静脉药物者增多，国会于1988年禁止联邦基金资助该项目，尽管多项研究已证实 SEP 项目在增加注射器安全使用同时并未增加静脉注射药物的滥用[9]。

### 3.5 住宅区特殊废弃物取回服务

注射器使用者将盛装弃用的注射器、针头等的指定容器置于门外，由专业人员进行回收。可能需要拨打服务电话或等待指定回收日进行回收。

### 3.6 家庭针头销毁服务

某些制造商提供针头销毁设备，利用高温将废弃针头短时间内熔化，可使用3000 ～

5000 次。对于需要长期进行注射的患者，此项服务更经济适用，虽然首次产生的产品费用可能较高。

## 4　澳大利亚经验

20 世纪 80 年代 HIV 病毒刚刚出现时，应用静脉毒品被确认为是 HIV 感染的高风险活动，为了应对该问题，澳大利亚第一个针具计划（Needle and Syringe Programs，NSPs）于 1986 年在悉尼试点。NSPs 向使用者分发灭菌静脉注射设备，根据使用者是否在固定站点领取、是否接受强制回收废弃注射器及针头、是否要求提供其他治疗和预防服务的不同，免费或收取基本费用。在全国范围内依托社区药店、化学制剂商店设立回收点，并在社区公园、公用卫生间等公共场所明显位置设立专门回收废弃锐器的垃圾箱便于注射器的回收。根据最新报告，澳大利亚政府于 2000—2009 年共投入约 2.43 亿美元支持该项目，据估计约 32 050 人因此免于感染 HIV，约 96 667 人免于感染 HCV，节省的直接医疗卫生费用估计在 1.28 亿美元，约获得 140 000 伤残调整寿命年（DALY）。如果计算患者/客户成本、生产力收益以及生产力损失，那么 NSPs 净现值为 58.5 亿美元；也就是说，每 1 美元投资 NSPs 节省的医疗卫生成本返还约为 27 美元[10]。

## 5　日本经验

根据日本《废弃物管理和公共清洁法》（废弃物管理法），废弃物分为工业废弃物和城市固体废弃物两大类，其中城市固体废弃物由市政负责处理。两大类废弃物进一步分为特殊管理废弃物及普通管理废弃物，家庭医疗废弃物归属于城市固体废弃物中特殊管理废弃物。2005 年，日本环境部接管原先由卫生福利部负责的废弃物管理事务，发出通知：①针头及其他锐器废弃物应由患者或其家属医疗卫生机构进行回收；②其他非锐器废弃物应由市政府按照城市固体废弃物统一收集。通知允许各市政当局和地方机构（如本地医疗协会）合作处理家庭医疗废弃物。然而，根据原国家卫生部在 2007 年的一份调查问卷结果显示，仅 31% 市政府以这种方式收集非锐器类家庭医疗废弃物。

基于此，日本医师协会（the Japan Medical Association，JMA）采取了一系列行动应对家庭医疗废弃物的处理问题，敦促地方医疗协会与市政商讨解决处理方案，制定家庭医疗废弃物处理指南。2009 年，日本医师协会联合日本工业废弃物科技中心启动一项调查，旨在推动倡导合理家庭医疗废弃物。结果显示，尽管市政针对家庭医疗废弃物的处理行动取得了一些进展，仍有 38.8% 市政当局完全未收集锐器或非锐器类家庭医疗废弃物，值得关注的是，市政府对于收集处理家庭医疗废弃物表现出强烈的心理抵触。更有 62.7% 市政府承认从未与医疗卫生专家就该问题进行商讨[11]。与之形成对比的是，与相关医疗卫生专家举办过研讨会的市政府更认可家庭医疗废弃物应由市政府进行统一处理，并认为市政府有能力采取行动统一收集处理家庭医疗废弃物。

根据 2008 年日本医师协会出版《家庭医疗废弃物处理指南》，家庭医疗废弃物种类包括：Ⅰ.非锐器废弃物（注射针除外）；Ⅱ.安全型锐器废弃物（笔型注射针）；Ⅲ.锐器废弃物（注射针、输液针）。Ⅲ类医疗废弃物医师、护士离开患者家庭时会随身带走，患者需处理的废弃物主要为Ⅰ类及Ⅱ类家庭医疗废弃物。其中，由医务人员在患者家庭中收集并带回医疗机构内的废弃物，经由医疗机构统一收集，交由指定处理站点统一处理。

患者需自行处理的家庭医疗废弃物处理方式如下：

（1）胰岛素注射针头放入指定容器，带至医疗机构或指定药店进行回收。

（2）输液瓶针头放入坚实容器带至医疗机构进行回收。

（3）持续性不卧床腹膜透析（CAPD）袋（包括药液袋、排液袋），输液袋，导管，注射筒，纱布，脱脂棉，一次性尿布放入塑料垃圾袋，封口，分类至可燃垃圾进行回收。

（4）玻璃制注射筒放入塑料垃圾袋，分类至不可燃垃圾进行回收。

用过的针头，已成为不能由城市收集的项目。用过的针头，出具医疗机构，或返回最接近用过的针头处理药房。如果患者从提供回收针头服务的药房购入胰岛素等注射器，弃用的针头可返回药店进行回收，不收取任何费用。

# 6　讨论及思考

《医疗废物管理条例》第十九条规定："医疗卫生机构应当根据就近集中处置的原则，及时将医疗废物交由医疗废物集中处置单位处置。"目的是避免可能带有感染性疾病的病原体发生间接传播，以及避免锐器等可能造成的人身伤害。而目前我国家庭医疗废弃物管理呈现空白，新闻时有报道医疗废弃物被非法回收，甚至制成饭盒、玩具等再次销售，对环境、社会造成极大危害。家庭医疗废弃物管理改革刻不容缓。结合国外经验，笔者针对如何进行家庭医疗废弃物的回收管理提出以下几点建议：

## 6.1　国家层面上

尽快出台针对家庭医疗废弃物的回收管理细则，从根本上解决家庭医疗废弃物管理无法律可依、无法规可依的状态。

## 6.2　社会层面上

结合国外经验，依托社区医院、药店成立城市家庭医疗废弃物回收站点，或城市家庭医疗废弃物回收车，在最大限度地减轻患者负担的前提下，形成家庭医疗废弃物合理回收路径。国内卢冰原等提出在政府主管部门监管下由城市各级医疗机构、医疗废弃物回收处理企业和相关物流企业参与，共同建立城市医疗废弃物管理中心的多级协作处理模式。同时利用物联网环境，实时采集、处理、共享数据，为城市医疗废弃物协作处理提供技术支撑。

## 6.3　医院层面上

（1）依托医院资源，成立对外开放的回收点，由专人负责回收管理。

（2）印刷宣传手册，尤其针对长期在家应用注射器、针头等可能产生医疗废弃物的患者进行宣传教育，呼吁患者及家属提高对家庭医疗废弃物的认知及警惕，重视医疗废弃物的分类处置。

（3）医院药师在日常工作中，针对直接接触使用家庭医疗药品、器械的患者，应主动承担家庭医疗废弃物管理过程中的责任，对患者在用药教育过程中可能产生废弃物的药品进行重点宣讲，在形成城市统一回收家庭医疗废弃物大环境之前，呼吁患者自行在家进行医疗废弃物分类回收。其中，患者教育是非常重要的环节，有研究显示，曾接受医疗废物回收宣教的患者更会关注医疗废弃物的分类及回收[12]。可从以下几点对患者进行宣教：①在家可利用空洗衣液瓶等结实器皿盛装弃用的注射器、针头，注意不要被刺伤，在瓶外粘贴"医疗废弃物""不可回收"字样，避免与普通生活垃圾混淆。②废物回收器皿平时储存于固定位置，远离家中儿童；当盛装约满 2/3 时拧紧瓶盖，胶带缠绕瓶底及瓶盖较薄弱部位，自行带至医院或社区卫生服务站点进行回收（图 12-1，图 12-2）。

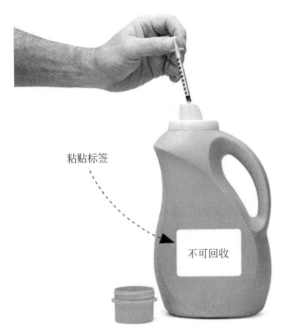

粘贴标签

不可回收

**图 12-1** 瓶外粘贴"不可回收"字样

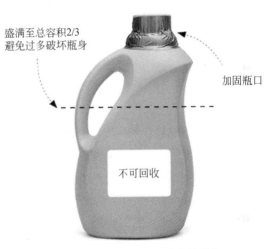

盛满至总容积2/3
避免过多破坏瓶身

加固瓶口

不可回收

**图 12-2** 盛满约 2/3 处；胶布粘贴瓶口等薄弱地方，避免破碎

（张　琪　北京大学第三医院）

## 参考文献

［1］Bouhanick B，Hadjadj S，Weekers L. What do the needles，syringes，lancets and reagent strips of diabetic patients become in the absence of a common attitude？About 1070 questionnaires in diabetic clinics. Diabetes Metab，2000，26（4）：288-93.

［2］Macalino，G. E. ，Springer，K. W. ，Rahman，Z. S. ，et al. Community-based programs for safe disposal of used needles and syringes. J Acquir Immune Defic Syndr Hum Retrovirol，1998，18，（Suppl 1）：S111-S119.

［3］Xu Y，Wang L，He J，et al. Prevalence and Control of Diabetes in Chinese Adults. JAMA，2013，310（9）：948-959.

［4］Kreider M，Gerich J，Wittlin S. Bedtime insulin in non-insulin dependent diabetes mellitus：rationale，safety，efficacy and recommendations. Diabetes Nutr Metab Clin Exp，1997，10：82-93.

［5］PaganeJ，Chanmugam A，Kirsch T，et al. New York city police officers incidence of transcutaneous expoures.

Occup Med,1996,46(4):285-288.

[6] 高裕慧,郭文娟. 居家治疗的患者家庭中医疗废弃物处理问题的探讨与研究. 中国实用医药,2012,7(29):259-260.

[7] FDA. Safely Using Sharps(Needles and Syringes)at Home,at Work and on Travel. (2016-03-03)[2017-08-15]. http://www. fda. gov/MedicalDevices/ProductsandMedicalProcedures/HomeHealthandConsumer/ConsumerProducts/Sharps/default. htm.

[8] WE Response. Disposal tips for home health care. Resíduos De Serviços De Saúde, 1993. http://www. ndhealth. gov/wm/publications/disposaltipsforhomehealthcare. pdf

[9] Islam M,Wodak A,Conigrave KM. The effectiveness and safety of syringe vending machines as a component of needle syringe programmes in community settings. Int J Drug Policy,2008,19(6):436-441.

[10] David Wilson,et al. Return on investment 2:Evaluating the cost-effectiveness of needle and syringe programs in Australia. 2009. https://www. mendeley. com/research-papers/return-investment-2-evaluating-costeffectiveness-needle-syringe-programs-australia/

[11] Yukitoshi. Investigation into the Proper Disposal of Home Medical Waste. JMAJ,2011,54(5): 271-276.

[12] McConville,D. E. &Hamilton,E. M. . Syringe disposal practices and gender differences. The Diabetes Educator,2002,28(1):91-98.

# 第 13 章
# 医院自动化药房的研究与应用

《医院药学未来发展的巴塞尔共识（2015 版）》第 15 条：

■ Hospital pharmacists should take responsibility for all aspects of selection, implementation and maintenance of technologies that support the medicine use process, including distribution devices, administration devices and other equipment.

译：医院药师应负责支持药品使用过程中各种技术的选择、使用和维护等各个环节，包括调配设备、给药装置以及其他设备。

**摘　要**　自动化设备的应用对药品数量、金额及效期可以进行统一管理，在保障药房工作质量的同时可降低药师工作强度，提高工作效率。本文结合吉林大学第一医院自动化门诊药房工作的开展情况，对现行管理模式与传统模式进行比较，分析探讨自动化设备给医院药房管理带来的改变。

## 1　前言

在我国，药房服务模式仍然停留在配方发药的初级阶段，从实际情况来看，这种模式已远远不能满足公众对药房服务质量的更高要求[1]。一方面，大多药房设备设施简陋，工作环境差，药师的工作强度高，压力大；另一方面，这种传统的给药模式使得药师不能为患者提供专业的药学服务[2]。

随着我国社会经济的不断发展和人民生活水平的不断提高，公众对健康的需求也日益提升，以患者为中心的药房服务理念得到了一致认同。自动化药房的理念逐渐被了解和接受，药房的现代化建设也逐步受到医院的重视，高效、健康、安全、专业化成为未来我国药房发展的必然趋势。

## 2　药房自动化信息化的发展历程

### 2.1　国外医院自动化信息化的发展

早在 20 世纪 60 年代，美国医疗机构就开始应用药房信息系统。过去的十几年来，信息技术的进步已使药房信息系统有了快速发展，并对临床药物使用发挥着极其重要的作用。例如，药房信息系统产生给药记录、管理药品库存、警示药物相互作用、检查剂量范围等，极大地提高了药学服务的效率和安全性。更加复杂、高级的信息系统还具有规则引擎，能够检索相关数据，并把这些数据联系起来进行分析，提供临床用药的预警和辅助决策。同时，药房信息系统还可以追踪患者用药过程中的每一相关事件的信息，包括处方者的人口统计学信息、患者的人口统计学和疾病诊断及病情信息、处方药的名称、规格、剂量、给药途径、给药地点（门诊或病区）、投药的护士和发药的药师等信息[3]。

国外医疗机构药房开发和发展信息系统的特点包括以下几个方面：

### 2.1.1　重视药房信息系统的选择与采购

信息系统的选择和采购是相当复杂的事情，例如，系统的兼容性、性价比、系统的接口、系统的适用性和可靠性，以及售后服务等问题。采用一套程序化的选择方法可以达到事半功倍的效果。它包括：①列出现行药房系统的长处与短处。②制定一个新系统所需功能和性能要求的清单。③列出可能的供应商名单。④编制投标邀请函，即"征求药房信息系统方案书"。⑤系统演示或示范。⑥合同谈判。

### 2.1.2　确保药房信息系统的实现

计划实施一个信息系统，首先要制订一个项目计划。这个项目计划应当覆盖项目的所有方面，如资源、时间轴、作用、硬件安装、软件开发和测试、人员培训和教育。成功实施信息系统的最大障碍之一是"范围蠕动（scope creep）"，即在开发过程中，不断增加未预期或未计划的功能，造成时间、资源和资金的额外增加。一个好的项目计划能使项目小组成功地抓住项目的目标，避免"范围蠕动"。

### 2.1.3　发挥药房信息系统的优势功能

（1）方便临床应用，确保用药安全。通过使用和发展药房信息系统，药房临床实践已取得令人称道的进展，今天的系统执行许多临床决策支持功能，如剂量范围检查、药物相互作用检查、食物与药物相互作用检查、实验室检验与药物相互作用检查等。毫无疑问，信息系统发挥着十分重要的作用。

（2）开发"规则引擎"，提升信息系统智能化"规则引擎"也许是发展药房信息系统最激动人心的领域。它是通过采集各种来源的信息，按照规则进行分析，来鉴别复杂的情况，并发出警报，以便及时采取预防措施，改善患者的临床结果。

（3）信息共享和利用，提高卫生服务水平。药房信息系统获得的丰富信息如何充分利用，已为医疗机构、卫生系统、零售药房、药房效益管理公司、团购组织等认识。

## 2.2　国内药房自动化设备的发展

随着信息化的不断发展，医院信息化建设逐步完善。国内很多医院都建立了自己的信息化网络。电子病例、影像归档和通信系统（Picture Archiving and Communication Systems，PACS）等的应用已经彻底改变了医院传统的运作方式[4]。信息化的建立不但提高了医院的工作效率和医疗质量，还为医院节约了资源，对医院的管理起到了极大的促进作用。但是，在医院信息化建设中，药房的信息化、自动化建设稍显落后。国内医院的一些药房，药品的库房管理已经应用了数据库管理。药品分发的医嘱也可以通过电子病例提取，但是，还有很多工作。如药品的分发、管理仍由大量的人员进行操作。

### 自动化摆药设备应用现状

自动化摆药设备即自动药品单剂量摆药机，或称自动锭剂分包机，是根据医院信息系统传送的医嘱信息，将一次药量的片剂或胶囊自动包入同一个药袋内（即单剂量药袋）的设备。该设备目前主要产自美国、日本、德国、韩国等国家，在一些发达国家的门诊或住院调剂中已广泛使用，被认为是"提高药品分发速度，减少发药差错的先进设备"。随着国内医院信息化建设逐步完善，很多大型医院都建立了自己的信息化网络，但使用该设备的医院寥寥无几。2004 年北京医院首次引进该设备，并用于住院调剂摆药[5]。近年许多三级医院，甚至二级医院也相继引进相似设备用于住院药房和门诊药房，给调剂工作带来了根本性的改变，有效地解决药品管理中存在的诸多问题，为医院提高药品的管理水平，减少事故的发生提供切实的保障[6]。

目前国际上门诊发药方式的选择通常分为：按片数袋装和整盒装分发两种方式。整盒装自动方式则多为药店非处方药销售采用，也有医院门诊采用。住院发药通常采用按片数袋装分装，袋装发药没有药品详细的使用说明书，而整盒装分发则没有这些问题。大型医院门诊患者就诊时间相对集中，要求系统以加快发药速度和缩短患者等待时间为目的。由于医院门诊是以处方形式开药，药品种类繁多，造成处方与药品包装的差异，如保证时间则需要增加片剂摆药机或整盒发药机的数量，将加大医院投资。目前该进口设备昂贵，国产设备与进口设备在性能、种类仍有差距，需要国内相关厂家加大研发力度提高产品性能，降低生产流通成本，从而把设备价格降下来，也有利于进一步推广应用。实践证明，药房自动化系统设计方案符合医院的实际需求，深化了医院药房的管理体系，建立了良好的防护机制，提高了处方准确性和发药效率，有利于提高医院的医疗质量和安全，取得了良好的社会效益。医院药房实现自动化、数字化管理也是发展的必然趋势，更好地为广大患者提供有力的保障。

## 3  自动化设备简介

### 3.1  整包装快速发药系统

整包装快速发药系统主要用于处方中包装规则的盒装药品调配。整个系统由计算机控制系统、上药系统（通过条码扫描确认药品）、储药系统（有的能储存药品大于 1000 种）、传送系统组成。可根据医院信息系统传送的门诊已收费的处方信息进行发药，对药品盘点。此系统与医院信息系统连接，对药品进行批号、效期等信息化管理。

### 3.2  药品智能存取系统

药品智能存取系统主要用于调配处方中异型包装、口服液、针剂等不能放入快速发药机的药品。以垂直旋转运动进行认址为工作原理的药房自动化系统，每台有上百个储物槽，每槽可根据包装大小、用量不同放入约 1~3 种药品。系统接收处方信息后，自动将药品送至药师面前并提示所在位置，药师按触摸式显示屏显示的该药调配数量取药。

### 3.3　特殊药品管理机

用于小针剂、瓶装片剂、药膏等小包装药品的调配，可储存上百种药品。系统接收处方信息后，自动将药品推出并提示所在位置，取药完毕后自动归位。针剂实现密封、避光存储。我院现开设 3 个门诊取药窗口，3 个窗口共用 1 台整包装快速发药系统（图 13-1）和 1 台特殊药品管理机，每个窗口配备 1 台药品智能存取系统（图 13-2）。规则的整盒包装由快速发药系统自动输送至各个窗口出药口，人工从智能存取系统和特殊药品管理机同步处理混合处方进行调剂。冷藏药品、特殊保管药品、大输液（占 2.7%）等药品则通过人工调剂。

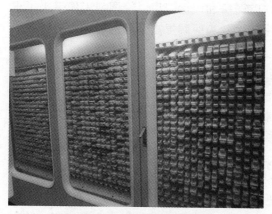

**图 13-1**　整包装快速发药系统

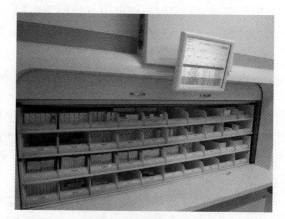

**图 13-2**　智能存取系统

## 4　我院自动化药房的创建成效

### 4.1　数字化管理，使门诊发药更人性化

根据医院门诊处方数据、所设窗口数量、门诊取药大厅环境等情况优化药房取药流程，制定不同的取药模式：例如"预配候取"模式，"刷卡叫号取药"模式，"条码发药"模式等。同时采用自行设计的窗口分配系统，由计算机自动把处方分配到各窗口，不会造成某个窗口的堆积。发票上标记出取药窗口，患者在相应窗口等待取药，不再需要盲目地观察所有窗口上的显示屏。这避免了候药患者拥挤和交叉感染，也更有利于药师清楚地向患者交代用药有关事项（图 13-3）。

### 4.2　智能发药系统，使调剂工作智慧化、准确化

智能发药系统具备智能药框自动提醒功能和打印处方标签的功能。智能药框有红灯闪烁，自动定位，解决了"人找药"的问题；标签涵盖处方正文信息，后台调配药师参照处方的临床诊断和用药信息进行初步的审核，核对设备调配的药品并贴签，减去了药师手写标签的繁琐的工作，再由前台药师审查核对后发药，实现了双重审方、双重核对，提高了

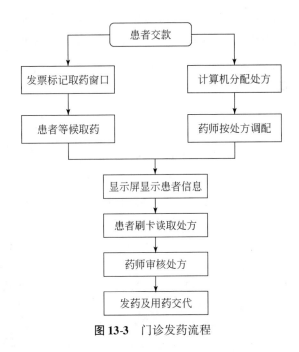

**图 13-3**　门诊发药流程

发药的准确性。

## 4.3　合理配置自动化设备，使 90% 以上调配工作自动化

国外医院实施药房自动化的根本目的是为了减少摆药的差错率和提高工作的便利性；中国医院门诊量大的特点则要求必须同时满足其对速度的要求。门诊药房自动化系统有着高效的调配速度，达到每个处方 8～15 秒的调配速度；不仅能处理盒装药品，异型包装药品（酊、水、油、膏）也能自动调配。药房自动化系统能充分满足快速、准确、便捷、价格适中的适合中国医院特色的门诊发药模式。

## 4.4　提高药房的工作效率，减少药师、护士工作量

根据门诊处方数据的分析，只含有盒装的处方比例达到 46.3%，应用 1 台快速发药系统将此类处方药品直接发送至窗口；而含有异型包装药品的处方约占处方比例 55.6%，通过 1 台快速发药系统、2 台智能存取系统同步进行调剂，同时能满足 800～1500 张/天处方量的工作需求，药品整体自动化调配发送率达到 94.1%，真正意义上减少了药师的工作量，提高了调剂效率。尽管药房的人手没减少，但人力资源总体上得到了优化。

药房实行自动化前，近 20 个病区的护士每天都要在药房耗费一个多小时等候取药，引进自动化设备后护士不用再到药房，同时住院患者口服药物的单剂量摆药也大大减轻了护士的工作量。引进自动化设备后，无论从服务的水平，还是从医院的影响力上看，都起到了比较明显的促进作用。

## 4.5　改善药房空间环境，药房布局更合理

医院药房自动化系统取代了传统药架，对药品进行密集存储，在较小的空间内存储了

大量的药品，占地 $18m^2$ 的设备可存储 2 万盒药品，可以提高空间利用率 60% 以上。内部装修设计人性化，以浅绿、浅蓝为主色调，为药师营造一个整洁、美观、安静的工作环境。

# 5 自动化药房药品管理

## 5.1 质量管理

药品在医院药剂科中的流通大致经过 4 个阶段：药品入库→药房领药→药师调剂→患者用药。药库对于药品的金额管理和数量通过医院信息系统（HIS）管理能一目了然，而从药品进入药房至发放到患者手中这个过程，往往会出现发错药、更换药、药品报损导致的账目不清等药品数量管理的盲点。运用自动发药设备可以有效地控制这一过程。自动发药设备在其运行的模块中，有一个关键环节就是药品存储，所以它的另外一个名称就是"迷你型药品自动立体仓库"。药品的这种储存形式与传统药房的药架摆放不同，其承担的职能不仅仅是存放，更重要的是药房内的每一盒药都"记录在案"。无论是药师发药、病房退药，还是药品报损，每一种情况都能将药品的品名、代号、批号很完整地记录在设备存储系统中，并同医院的 HIS 相连接，达到数据资源共享。利用自动化技术对药品数量进行管理，为药房药品的每日盘点创造了可能，标志着整个药房管理水平的显著提高。

## 5.2 效期管理

由微机系统和自动化设备对库房和药房进行药品管理，则在药品效期控制方面带来了新的突破：首先，微机系统能够根据医院现库存、库存上限、库存下限和销量制订所需的计划量，有目的性地进行少量多次的采购，加快药品在药房内的周转速度，缩短药品在药房内的积压时间；其次，微机系统中对于药品的管理进行了设定，药品处于近期失效（3 个月内失效）的情况下便给予自动报警，并且可以随时随机查阅当前库存药品的效期情况，而自动发药设备对药品效期管理的优势不仅体现在对接近效期药品的自动报警，更重要的是体现了药品自动发放时"先进先出"的原则，即先入库的（接近失效期）药品先发放，而且较人工操作控制得更加准确。

# 6 结语

随着科学技术的不断发展，各学科之间相互渗透、互为补充，也把自动化技术推向一个新阶段，自动化控制技术已深入到各个领域，在医学领域中也有广泛的应用，医院药房的自动化革新将是其新的发展方向。自动化设备作为药房的硬件投入，是实现规范化药品管理的有效手段之一。通过应用自动化设备，在提升药品质量保障的基础上，将药品的数量、金额、效期统一管理，从而保障了患者的用药安全和有效，也为医疗机构开展全程化药学服务奠定了基础。与传统的医院药房模式比较，自动化模式将使医院药房从内部管理到对外服务整体上提高到一个新层次。

当然，目前药房的自动化工作还只是处于起步阶段，如何将其更好地与目前现有的药房工作相结合，优化服务流程，完善药房的功能和管理，还有待各方专家的探讨和进一步的实践、完善。

（孙智辉 吉林大学第一医院）

## 参考文献

［1］邹晓华,冯友根.在医院计算机网络上建立药品说明书数据库及其应用.中国现代应用药学,2005,22（4）:350.

［2］张永明.医院医药信息管理系统.广东药学,2002,12（5）:53.

［3］刘丽萍,王依文,朱姗薇,等.美国医院药房数字化模式对我国药房建设的启示.药学服务与研究,2013,13（6）:410-414.

［4］Tomas R. Brown. Handbook of institutional pharmacy practice. Bethesda, Maryland：American Society of Health-System Pharmacists,2006,313.

［5］章萍,阎静,贾爽.住院药房片剂单剂量摆药工作中急需解决的问题及对策.天津药学,2007,19（1）:71-74.

［6］李成群,王伟,负超.自动化药房的现状和新进展.机器人技术与应用,2007,（5）:27-32.

# 第14章 开发临床用药辅助决策系统，促进临床合理用药

《医院药学未来发展的巴塞尔共识（2015版）》第17条：

■ Hospital pharmacists should ensure appropriate assessment, development, implementation and maintenance of clinical decision support systems and informatics that guide therapeutic decision making and improve the medicine use process.

译：医院药师应对临床决策支持系统及信息学进行合理的评估、开发、实施和维护，以指导治疗决策、优化药品使用过程。

**摘 要** 本文通过总结国内医疗机构在临床用药辅助决策系统方面的发展情况，以及结合厦门大学附属第一医院在临床用药辅助决策系统方面的探索和研究，分析国内医疗机构在临床合理用药计算机辅助决策系统方面的进展和发展趋势，希望能促进药师参与临床用药决策，推动临床用药辅助决策系统在深度和广度进一步开发和探索，与临床需求更加紧密结合，使临床用药辅助决策系统更好地服务于临床，促进合理用药。

## 1 前言

病历是指医务人员在医疗活动过程中形成的文字、符号、图表、影像、切片等资料的总和[1]，随着信息化技术的快速发展，电子病历系统应用越发广泛。电子病历系统并不仅仅是传统纸质病历的电子化，而是可提供信息采集、储存、信息处理和智能化服务功能的计算机信息系统[2]。美国医疗信息与管理系统学会（Healthcare Information and Management Systems Society, HIMSS）于2006年发布了HIMSS信息化评级，认为理想化的电子健康档案应整合应用电子医疗管理记录（Electronic Medication Administration Record, EMAR）、条码等技术与计算机医嘱录入（computerized physician order entry, CPOE）和药房系统，实现闭环管理，应用高级临床决策支持（clinical decision support system, CDSS），为所有临床工作提供基于临床指南和结果相关的提示[3]。原国家卫生部（现为国家卫生健康委员会）于2011年发布了《电子病历系统功能应用水平分级评价方法及标准（试行）》更进一步指出，达到六级、七级标准的医院应实现全流程医疗数据闭环管理、可提供高级医疗决策支持，

可对接区域卫生信息平台实现医疗机构之间及居民电子健康档案的信息交换和共享[4]。这包含了当前医疗信息技术领域的三个热点：闭环管理、临床决策支持和医疗大数据。与此相对应，这几年药学信息化建设同样围绕着这三个方向发展，国内许多医院在药学闭环管理、用药辅助决策系统、利用互联网大数据实现药师线上咨询、电子处方、区域信息交换共享、质控管理等药学信息化领域开展探索和实践。

随着信息化不断深入，对医院药师也提出了更高要求，除了参与药品调剂、提供药学技术服务、参与临床指导药物治疗决策以及药品相关管理工作以外，还要求药师具备一定的信息专业知识，参与信息系统评估、开发、实施和维护等。本文介绍厦门大学附属第一医院在临床用药辅助决策系统方面的探索和研究，并以"临床决策支持系统""计算机辅助决策系统""CDSS"等为关键词，检索中国期刊全文数据库、维普期刊、万方数据库等，分析国内医疗机构在临床合理用药及计算机辅助决策系统方面的进展和发展趋势，希望能促进药师参与临床用药决策，保障患者用药安全。

## 2　临床用药辅助决策系统

我院"临床用药辅助决策系统"，基于规则引擎，以药品说明书为主要知识库，综合利用各种数据、信息、知识、人工智能和模型技术，对数据进行分析、综合、预测未来的变化趋势，辅助决策者解决半结构化或非结构化的问题。"临床用药辅助决策系统"主要包括辅助医生避免处方错误、制订最佳给药方案，实现了所有包含执行状态的医嘱能让医生可见，医疗指令下达后就可以综合反馈信息，完善下一步诊疗计划的正向流程的全数字化，同时也具备了医嘱执行信息的反向传输，从而形成医疗用药安全的环路。

目前，该系统由九个模块组成：药品过敏模块、疾病与药物禁忌证模块、药品剂量运算模块（含累积剂量、疗程运算、极量、检验值运算）、药物饮食禁忌模块、危急值模块、输液合理性模块、不良反应模块、新药使用模块（含重点药物监测模块）、患者用 APP 药品使用模块等。其中疾病与药物禁忌证模块、根据药品说明书的使用禁忌，从系统的疾病代码库中选择添加，维护成数据库用于后续运算。药品剂量运算模块将从 HIS 系统中获取的患者信息，与用药规则库中的离散数据（诊断、特殊疾病、体重、年龄、身高、性别、实验室检查、TDM/基因检测结果、既往用药、不良反应等数据）进行映射，根据药物半衰期智能地对药物的疗程、剂量、累计用药量进行规则运算。危急值模块后台实时截取危急值和患者信息，有效地对不合理用药进行了及时的警示，包括超常规次剂量用药、超极量用药、累积剂量、跨科室连续用药剂量范围、老年人和儿童的个体化用药、肝肾功能不全患者的个体化，以及危急值用药调整等。审核药物相互作用（例如：药品–药品相互作用、过敏信息、药品–检验结果、药品–食物相互作用、药品–营养相互作用等）等的临床决策支持功能。不良反应模块建立所有在用药品主要不良反应提示和疾病关联决策预算。新药使用模块对新药和（或）高危药品等重点药物给药后安全性、有效性进行收集、汇总、监控。患者用 APP 药品使用模块主要用于管理住院患者自理药，患者利用手机APP 自行按照药学知识库的提醒，自行登记，实现患者和药师及护士及时沟通，形成记录，同时利用药学决策系统可自动回答患者提问和查询，药师和护士辅以部分人工回答并留下痕迹以供检查。

后续该系统还将增加特殊药品用药决策模块（化学治疗方案模块、抗生素决策模块等）、超说明书用药模块等。①化学治疗方案模块：与肿瘤内科协调建立15个化学治疗药物治疗方案决策支持系统。②抗生素决策模块：抗生素的使用与适应证、抗菌谱、病原检测报告、药敏试验等进行匹配控制性分析，辅助临床抗菌药物合理使用，并进行抗菌药物预防用药统计学分析、药物经济性评价等。③超说明书用药模块：医生首次使用超说明书用药时决策系统进行提醒拦截，医生再次确认临时执行及该药必备相应检查结果（缺失者，自动弹出相应检查申请），事后医生填写超说明书适应证、患者信息及结构化医嘱内容及说明书关联内容，并提交指南依据。建立相应数学模型，自动进行卡方检验和量效分析及疾病关联性回归分析，将结果提交药事委员会讨论，是否成为常规用法。

# 3 构建安全合理用药体系

我院"临床用药辅助决策系统"既可以辅助医生避免处方错误、制订最佳给药方案，也可以协助药师进行处方审核干预、处方点评、用药咨询、统计分析等，全面参与临床用药过程，形成我院的合理用药体系。

处方审核属于事前审查，医师开具处方后由药师对处方进行适宜性审核再进行调配。《处方管理办法》《医疗机构药事管理规定》《医疗机构处方审核规范》等法律法规明确要求医疗机构应对处方进行适宜性审核。我院采用"审方前置"的处方审核流程，即处方审核在医师开具处方之后患者缴费结算之前，其工作流程是"医师开具处方–临床用药辅助决策系统–药师处方审核–患者缴费取号排队–药师调配发药"。医师开具处方后决策系统进行判断并给出相应提示，并做出是否进行处方拦截或是否提交药师人工审核等决定。需要药师审核的处方定义为六级处方，此类处方会在医生开方时将不合理信息弹窗警示医生并询问医生是否坚持处方并签名，医生可以不签名返回进行修改，若医生有充分理由坚持使用处方，可以点击"是"，签名并录入其使用理由，生成的六级处方会推送到统一审方界面供药师进行审核。处方审核系统为审方药师提供处方审核干预所需的信息（处方信息、患者信息、病例链接、处方警示信息、用药史等）。

处方点评属于事后审查，《处方管理办法》《医院处方点评管理规范（试行）》等法律法规对医疗机构处方点评做出具体规范。我院处方点评的模式由最早的手工抽取纸质处方人工点评方法到借助HIS系统软件，抓取处方数据，通过excel表格，进行处方点评方式，再到应用临床用药辅助决策系统进行大数据的机器点评结合人工点评模式，每日处方点评工作量从几百张到上万张，处方点评项目由普通处方和抗菌药物处方点评增到八项点评，如门诊普通处方、急诊普通处方、门诊抗菌药处方、急诊抗菌药处方、门诊静脉抗菌药处方、急诊静脉抗菌药处方、超说明书用药处方、麻醉药品和精神药品处方及门急诊专项点评处方。

用药咨询方面，我院采用线上线下结合的方式。随着物联网和移动互联网在医疗卫生领域的广泛应用，医疗卫生信息的数字化程度大幅度提高[5]。2016年4月我院推出了互联网医院，患者可以在线上与医生进行沟通，其中药学咨询板块可为患者提供线上药学咨询服务。当然，这只是互联网医疗中的一个初步尝试，由于法律政策方面的限制，我们尚未实现线上处方，随着互联网医疗的发展我们也将在这方面进行持续的探索和尝试。

2015 年 12 月，浙江大学医学院附属第二医院心血管专家王建安开出了全国首张互联网在线处方，标志着全国首家互联网医院实现在线诊疗全流程应用并引发了热议[6]。同样由于法律政策和监管方面的限制，电子处方并没有在全国迅速推广起来，但还是对传统医疗模式产生深远影响。2017 年 9 月，厦门市卫生与计划生育委员会和医疗保障局联合推出了"线上续方"，以慢性病管理为突破口，由家庭签约医生对签约患者的健康情况做出诊断界定后确认续方，患者获得处方续药、线上医疗保险（医保）支付结算及送药上门等服务。"线上续方"实现了电子处方开具、医保结算、药品配送的闭环。然而医院药师在"三师共管""线上续方"中的缺位不能不说是一种遗憾，医院药师不应该成为旁观者，药品闭环管理、合理用药审查在互联网医疗中同样不能缺位，利用临床用药辅助决策系统开发由药师参与的线上处方审核平台势在必行。

## 4　国内临床用药辅助决策系统发展情况

通过分析总结，发现国内常见的临床决策支持系统包括基于 CDSS 的临床诊疗知识库和利用数据挖掘技术构建临床决策支持系统。前者以患者诊断、主诉、症状、检验、检查、药品信息、指南和病例报告为基础，通过整合设计，关联知识点，为医生临床诊断提供决策支持以及决策依据，同时方便医生查找相关知识及病例报告，辅助医生临床诊断[7]。后者利用数据挖掘技术挖掘分析积累的海量医疗信息，为临床医生提供决策支持[8]。中国医院药物警戒系统（CHPS）的 ADR 信号挖掘方法便是基于"真实世界大数据"，大量利用 EMR 进行数据挖掘，产生 ADR 信号，实现药物不良反应智能搜索和主动上报。

决策理论大师赫伯·西蒙提出"基于案例的决策"，强调利用过去相似问题的解决方案解决新出现的问题。陈全福等利用该理论提出了构建基于案例库的中医临床决策支持系统，该系统选择四诊信息完全、疗效明确的案例按疾病或者症状建立案例库，系统可与新患者进行匹配输出匹配度供临床医生参考，提供临床决策支持[9]。另外，我院儿科联合 7 所院校及 7 家企业联合开发的儿科临床辅助决策系统，在完成汉字的自然语义分析、电子病历标注及归一化后，利用已形成的 80 万份儿科门急诊电子病历进行机器学习，开发儿科智能辅助诊断系统，该系统作为医生 HIS 工作站上电子病历中的医生小助手针对我院儿科门急诊中常见的 246 种疾病可实时给出诊断并做出危重症的识别。

## 5　分析总结

无论采用哪种方式构建临床用药辅助决策系统，其关键是该系统可提供高质量循证医学证据的决策服务。因此，建立或引入基于高质量证据的循证医学知识库是构建建临床用药辅助决策系统的关键。Cochrane Wiley、EBSCO、BMJ 等公司研发的循证临床决策支持的网络资源，可提供决策支持信息，可进行证据检索、提取、分级、推荐意见及分析等，是目前国际主流的循证医学数据库[10]。中国循证医学中心建立了中国最早的循证医学知识库，开展系统评价、卫生技术评估和临床指南研究，可以为临床用药决策提供高质量证据。

以药品说明书为主要知识库整合建立的临床用药辅助决策系统信息时效性较差，面临着以下挑战：

（1）药品说明书内容相对滞后，更新缓慢，因此临床用药辅助决策系统应应充分利用现有的循证医学知识库为临床决策提供高质量循证医学证据。另外，赵勇刚[11]提出了作用对象模型，该图解式数据模型以产品特征概要（summary of product characteristic，SPC）"作用对象"为中心，与CDSS进行对接，包括CDSS功能需要的所有的SPC数据（如禁忌证）的搜索，具有6大作用对象，包括：禁忌证和警告、适应证、不良反应、药物–药物相互作用、剂量及药代动力学。SPC数据到数据库驱动"作用对象"结构的转换允许CDSS的功能和不同的基础数据源之间建立联系。

（2）提供的决策服务与临床需求不匹配。我院目前的决策系统提供的警示信息以用药安全为主且针对全院临床，与专科医生的临床需求不匹配。下一步计划开展的化学治疗方案模块、抗生素决策模块、造影剂使用模块，有望为临床医生做出更加符合临床需求的决策服务。

（3）过多的警示信息和干预信息，医生疲于应付。目前，我院临床用药辅助决策系统门诊每天生成警示信息近6000条，其中需要医生进行干预处理的警示信息约150条。由于系统上采用强制执行警示信息处理，有些医生以"病情需要，请求继续使用"甚至简要的英文或数字代替。

目前，决策支持系统正经历着智能化和集成化的发展过程，并由信息服务和信息管理功能向知识服务和决策支持功能方向发展[12]。临床用药辅助决策系统应在深度和广度进行进一步开发和探索，并在管理、临床需求和信息技术上更加紧密结合，使临床用药辅助决策系统更好地服务于临床，促进临床合理用药。

（孙洲亮，郑解元　厦门大学附属第一医院）

## 参考文献

[1] 中华人民共和国卫生部. 病历书写基本规范[Z]. 2010-01-22.

[2] 国家卫生计生委办公厅. 国家中医药管理局办公室. 电子病历应用管理规范(试行)[Z]. 2017-02-15.

[3] 美国医疗信息与管理系统学会. HIMSS Analytics 7 评级[Z]. 2015.

[4] 中华人民共和国卫生部办公厅.《电子病历系统功能应用水平分级评价方法及标准(试行)》[Z]. 2011-10-24.

[5] 万达信息股份有限公司. 基于大数据的临床决策支持系统初探. 中国信息界-e 医疗,2014(6):58-59.

[6] 张越. 第一张互联网医院电子处方引发的讨论. 中国信息化,2015-12-10.

[7] 井立强,王艳萍,焦敬义,等. 基于 CDSS 临床知识库应用与实践. 中国卫生信息管理,2015,4(12):176-182.

[8] 陈全福,叶焕文,杨荣源,等. 基于数据仓库的临床决策支持系统在我院的应用. 广州中医药大学学报,2016,7(33):585-587.

[9] 赵妍,王颖,闫国涛,等. 基于案例库构建中医临床决策支持系统. 中国医疗设备,2016,31(07):95-97.

[10] 耿劲松,陈亚兰,吴辉群,等. 循证临床决策支持的网络资源研究. 中国数字医学,2015,10(10):17-19.

[11] 赵勇刚. 作用对象模型在安全用药与临床决策的应用. 临床医药文献杂志,2014,11(1):1863-1864

[12] 李新伟,代涛,胡红濮. 美国卫生决策支持系统建设与应用. 中国循证医学杂志,2012,12(3):251-255.

# 第15章
# 医院药品采购模式优化及短缺药品的管理

《医院药学未来发展的巴塞尔共识（2015版）》第18条：

■ Each pharmacy should have contingency plans for medicine shortages and emergencies.

译：每个药学部门都应建立药品短缺和突发事件的应急预案。

**摘　要**　加强医院药品采购模式的规范化，在降低医院药品库存成本的同时也能保证整个医药药品供应体系的长期、稳定、快速的发展。本章结合《巴塞尔共识》第18条，分析医院库存现状和短缺药品现状及产生的原因、影响因素，探讨药品采购的管理以及优化库存的方式，最终提出医院在短缺药品和应急药品的应对策略。

## 1　前言

医院药品供应担负着对本院各临床科室所需药品的供应任务。药品库房在药品供应中承担药品的采购、储存、养护等一系列药品管理活动，其中库存量的控制管理是药库工作中最重要的部分之一。其管理的根本宗旨是：在库存成本合理的范围内达到满意的临床药品供应水平。而库存量的控制就是合理确定采购数量和采购时机。库存量大，会影响医院资金周转且易造成药品的积压、失效；库存量小则不能满足临床需要，造成药品的供应不足。虽然药品销售属于随机运行，不能人为控制，但仍有一定规律可循。根据销售规律，平衡资金与库存量的关系，这样不仅能保障临床药品供应，而且使资金达到最合理化应用，从而提高经济效益。在整个药品采购中应注意以下三个方面：规范药品采购制度，优化库存，以及加强药品短缺和突发事件应急预案的建立。本文将从这三个方面逐一进行论述。

## 2　规范药品采购制度

### 2.1　建立完善的药品采购制度

建立严格、完善的药品采购制度，不仅能规范医疗机构的药品采购活动，提高效率，杜绝部门之间相互推诿，还能预防药品采购人员的不良行为。长期以来，医疗机构在药品采购方面的制度建设较为薄弱，权限不够明确，随意性强，部门之间缺乏相互制约的机制。有关人员仍习惯于计划体制下的工作，未能真正适应市场需要，观念也未能从根本上转变，老的模式、作法仍在沿用。建立科学完整的药品采购程序，使药品采购工作有章可循，已成为当务之急。

对于大型医疗机构而言，应成立专门的药品采购部门。采购办公室的主要职能是：优化新药引进程序，完善药品采购工作中的制度管理、环节管理和流程管理等。采购办公室在采购中应把握好 2 个环节：①品种和数量控制。根据医院药事管理和治疗委员会制定的药品供应目录确定采购品种，按照门诊和住院患者的临床需求确定采购数量，避免造成药品的过量积压和失效、浪费。②采购渠道的控制。严格按照有关规定对生产和经营单位进行资格审查与认定，优先选择既通过药品经营质量管理规范（Good Supply Practice, GSP）（商家）和药品生产质量管理规范（Good Manufacturing Practice, GMP）（厂家）认证，又具有信誉高、质量好、价格低等优势的企业。采购渠道的控制主要包括以下 5 个方面：①必须是通过 GMP 和 GSP 认证的制药公司或药品供应商。②制药公司或供应商具有一定规模，经营良好，有急救、紧缺药品供应能力。③具有良好的配送能力，包括 24 小时供应能力。④信誉良好，有良好的服务质量和服务态度。⑤医疗机构认为其他的合理原因。

## 2.2　完善的药品供应商评估制度

医疗机构在对药品供应商的选择上，应避免单一药品货源给医疗机构带来的风险，应选择几家信誉良好的药品供应商。在选择药品供应商时，要考虑以下因素：①供应商信誉，包括 GSP 认证情况、管理质量、信用程度、经济实力等。②药品供应价格，在保证药品质量的同时，药品供应价格直接关系到医院经济效益。此因素一般用折扣率、加成率、差价率表示，而总折扣率较为直观。③供货品种数，以供应商的实际供货品种数为准。④到货时间，指订货到入库时间。⑤资金给付，指货到后货款拨给对方的时间。一般来说，推迟拨款可提高医院资金利用率和周转率。⑥紧缺品种解决能力，指对较难采购药品供应的解决能力。

药品供应商在确定之后并不是一成不变的，而是要对他们实行动态管理，完善药品供应商评估制度，具体方法是：结合药品供应商供货业绩进行持续性评价，建立优胜劣汰、有序竞争的机制。对于已建立供货关系的合格药品供应商，医疗机构根据供应商的产品质量、服务质量、供货响应速度等指标进行综合评定，并将综合评定情况报告药品采购部门，该部门会同有关部门的相关人员每年进行一次年度综合评价，对于年度综合评价"不合格"者，取消其确认供应商资格。对合格药品供应商重新评价的要点是：提供药品质量评价、服务质量评价、基本经营资质变更情况、技术质量保证能力评价等内容，必要时对药品供应商进行现场评价。年度综合评价结果报采购医院药事管理与药物治疗学委员会批准后，更新"资质认证确认药品供应商名单"，并以此作为下一年度各药品供应商供货量的分配依据。据此对药品供应商实施梯级管理、动态控制、末位淘汰、择优递进，既保证了药品供应商队伍的稳定，又在他们之间营造了一种良性的、持久有效的竞争状态，充分调动了药品供应商主动提高质量、降低成本、优化服务的积极性。

## 2.3 药品采购价格的确定

药品采购实行规范化管理，药品采购包括中草药、中成药、西药及制剂用原辅料等。近几年来，各地都积极推行医疗机构药品集中采购，所有中标药品必须通过药品招标采购平台集中网上采购、定期采购，其药品名称、规格、生产商、供货渠道应按相应的规定执行；非中标药品（仅限新上市药品、低价短缺药品）通过电话采购。低价、短缺药品在采购过程中因出现断货而需变更生产厂家时，应选择无不良记录的生产商的产品，并征得相应主管领导的审批同意后方可变更生产厂家，应定期将变更情况通报医院药事管理与药物治疗学委员会主任委员。中药饮片和制剂用原辅料、包装材料应通过医院集中招标采购，由医院规定中标公司（厂家）采购。中药饮片的采购目前尚不在集中招标采购范围，应由医院组织集中医药学专家、财务处、审计处、监察处，由三家以上的中药饮片供货公司投标议价并确定供货价格。对于中药饮片的涨价、质量问题、缺货、断货或供货不及时需调整供货商时，将在现有其他供货商中进行询货及比价。供应商需提供样品（100 g）、质检报告、报价单，当供应商多于 2 个企业时，通过单盲法组织相关的中药学专家集体对中药饮片的质量及价格进行综合打分，并最终确定供货渠道。应定期将变更情况通报药事委员会主任委员。现在很多医院采取由单独一家中药饮片公司供应的方式，无法全面地评估饮片的质量、等级和价格，这种方式并不可取。

# 3 优化库存

在进行药品实际采购中，需要对药品需求进行分析预测。若要做好药品需求分析预测，首先要了解药品需求特性，然后采用多种标准化方法进行需求分析预测。医院药品按需求的紧迫程度分为急救药品、非急救药品，按采购方式分为常规采购品种、特购品种，按使用频率可分为常备药品、非常备药品和罕用药品等。急救药品要求药房不计成本、不间断地保证临床的用药需求。虽然急救药品在某些临床科室可能具有时间波动规律，但总需求量是稳定的，可以利用医院药品管理系统设定进货时间以保证急救药品供应。常备药品用量与患者数量、病种分布、患者购买力密切相关。可先对患者数量进行预测，再据此推断出常备药品用量。也可以从大量历史数据中归纳出各种外部因素（如门诊人次、住院人数、季节、病种分布等）对常备药品需求的影响，并依照影响因素实时参数来调整药品库存数量，按需求量、库存量选择采购时间，使其更好地与实际需求相适应，以降低药品库存，减少购药成本，获得规模效益。罕用药品需求量小，属于不规律需求，较难预测，一般不必有较大库存量，可采用临时采购的方法。

目前大多数医院采用的是经验药品采购模式，根据经验设定药品库存的临界报警线。一旦库存降到警戒线，便开始进行药品采购。这种做法缺乏具体的数据支持，而且主观因素很大，无法真正达到最优库存。为了应对采购间隔期内的突发事件，往往需要保持较高的库存水平。目前医院尝试优化药库的方式有以下几种：

## 3.1 零库存模式

零库存模式指商品在提高资本增值率、降低积压风险前提下，以少量库存形式存在，大部分则处于周转状态。其优点在于：可减少库存占用的较多资金，加快资金周转速度，降低管理成本，规避市场变化所致产品积压风险。其缺点在于：必须是在相对稳定的时间和地点，向相对稳定的对象提供相对稳定的产品。零库存为了尽量降低药品的库存量以及满足临床的用药需求，对药品的采购必须采取少量多次方式，这样就提高了药品采购成本，采购次数过于频繁，管理成本增加，并且遇到突发事件难以应对，零库存便会不堪一击。

## 3.2 "ABC"分析法

"ABC"分析法，即将管理资源集中在重要"少数"药品而不是非重要的"多数"药品。比如对A类药品（品种约占库存总数的15%、成本占库存总数70%~80%的贵重药品，也可包括麻醉药品、精神药品等特殊药品，比例可调节）可进行每天盘点，严格控制库存量；B类药品（品种约占库存总数的30%，成本占库存总数的15%~25%）及C类药品（品种约占库存总数的55%，成本约占库存总数的5%）库存量则可以放宽，以减少每次购药品种。而对于那些处于新、老品种交替时期使用量骤升骤降的品种，要特别注意控制。对周转率大于30天（以货款回笼30天为例）的药品确保合理库存量是减少医院资金积压的重要手段，同时合理库存量也是减少降价损失的重要方法。

## 3.3 关键因素分析管理法

关键因素分析（Critical Value Analysis, CVA）管理法将所有药品按优先级别分为四类：①最高优先级——关键药品，不能缺货。此类药品的库存管理宜选用连续库存模型，以药品的安全系数（自定）和单位时间需求量的标准差为参数，根据需求量和购运时间的变化与否通过公式计算出来。该计算方法比较繁琐，在实际工作中对于采用连续库存模型进行管理的药品，一般以单位用量为最低库存。②较高优先级——基础性药品，允许偶尔缺货，包括大输液药品等。此类药品采购的次数少而规模大，适用于选择补充库存模型，即定期检查库存，低于采购点则采购。此类药品采购点的确定一般采用平均日用量与采购期的乘积。③中等优先级——比较重要的药品，允许合理范围内缺货，包括临床常用注射剂、无替代品的口服药品等。④较低优先级——可替代性高的药品，允许缺货，包括同类品种较多的口服剂型等。中等优先级和较低优先级两类药品可采用定期库存模型，即每采购期采购一次。

# 4 加强短缺药品的管理

## 4.1 常见的药品短缺原因

### 4.1.1 美国药品短缺原因分析

Fox ER等报道，自1996—2002年有224种短缺药品被追溯，在2001年的119种短缺药品中有70种（59%）持续到2002年6月才得以解决[1]。药品短缺最常见的原因中，厂家问题占28%，供应停止占2%；其中短缺率发生较高的药品中枢神经系统用药占24%，血清、类毒素和疫苗类占17%。

美国卫生系统药师协会（American Society of Hospital Pharmacists, ASHP）在《药品短缺管理指南》中明确药品短缺涉及供应链中从原料供应、厂家生产、流通环节到终端用户等多个环节，可能是一种或几种因素造成供应链的断裂，主要有：①原辅料短缺；②厂家因药品生产质量管理规范（GMP）不达标而被迫停产；③自动召回，特别是仅有唯一厂家产品时；④生产厂家临时或长期地削减某种药品产量或因利润低做出停止生产的决定；⑤罕用药；⑥厂家限制特殊药品的生产或将产量有限的药品仅供应与其有协议的供应商和终端用户而引发假性短缺；⑦市场变化或需求的意外增长超出了生产能力；⑧当自然灾害影响生产设备，特别是影响某一种或某一类药品的唯一来源的生产厂家的设备时，会引起药品短缺[2]。

### 4.1.2　我国药品短缺的原因分析

目前我国很多药品短缺是由于在现有药品市场机制下，生产、流通、使用等环节因得不到足够高的利润而不愿意生产或使用某药品而造成的短缺。从医药生产环节分析，我国医药市场目前的竞争状况非常激烈，药品生产厂商为了扩大市场占有率，不得不采用高额回扣政策来开展市场推广。为了给药品流通各环节留足让利空间，医药厂商通常依赖于虚高定价。因此，出于利润追求，制药企业不愿继续生产利润空间小的廉价药品，由此导致了厂商对很多利润较低的经典药品或销量不大的治疗罕见病的药品缺乏生产热情，使这些药品在市场上出现短缺。从医药流通环节方面分析，价格高的药品利润高、折扣多，流通企业愿意经营销售，而廉价药品由于利润空间小而很少有公司愿意经销。同时，应用量较小的药品生产量低，故上游厂家往往设置较高的药品进价，但流通企业因为药品应用量小而有较大的库存压力和药品过期风险，因此其对低价或用量少的药品的经营积极性较低。对于那些用量较少的药品，医疗机构出于对库存成本的考虑，也不愿意长期存储大量药品，由此产生药品短缺的潜在危险。由于现阶段我国医保目录选择和药品招标倾向于选择低价药品，厂商出于市场竞争的考虑以压低价格的方式来力求进入医保或招标，但进入后却因利润过低不愿意进行经营，使这些药品不能在市场上顺利流通，产生短缺。很多国家基本药品目录中的品种，也经常出现由于价格低廉、利润空间小导致市场上无人生产、无人经营，因而造成市场短缺的情况[3-5]。

赵志刚等对全国 11 个省 42 家医院药品短缺现状的调研分析结果表明：药品价格低、盈利低甚至亏损是造成我国药品短缺的直接原因[6]。调研统计的短缺药品共 409 种，其中 146 种（35.7%）有明确原因，经分析其主要原因依次为生产亏损导致供应减少（70 种，占 48%）、生产周期长导致供应减少（25 种，占 17%）、成本高及利润低（24 种，占 16%）、原料不足或原料更换（13 种，占 9%）、因相关疾病发病率低导致用量少或不常用（8 种，占 5%）、没有中标（3 种，占 2%）、管制（3 种，占 2%）。

杨巧等对某些廉价国家基本药物供应不足的原因及对策分析的研究表明，廉价药品短缺原因包括：①本身特性导致廉价药品市场规模不断缩小；②"以药养医"体制促使廉价药品使用量下降；③缺少国家基本药物制度支持；④药品储备制度不完善；⑤现行药品集中招标采购存在缺陷，不利于保障廉价药品供应；⑥国家政策调整缺乏相关配套措施，在一定程度上影响药品的生产和供应；⑦药品生产、流通企业组织结构不合理[7]。

## 4.2　国外经验对我国应对药品短缺的启示

### 4.2.1　借鉴国外短缺药品管理的经验

如借鉴美国食品药品监督管理局（Food and Drug Administration, FDA）经验，政府设置相应部门协调和解决医疗必需药品的短缺，建立信息平台，进行申报、登记和信息反馈；组织审核和评价短缺药品；指导和督促药品生产企业投入或恢复短缺药品的生产；组织流通企业对短缺药品的调拨和配送，从而有效协调和解决临床必须药品的短缺问题。借鉴ASHP经验，由相应的专业性学会建立药品短缺的信息共享平台，促进沟通。

### 4.2.2 完善配套政策解决药品短缺问题

主要采取以下措施[8]：①改革医疗机构补偿机制，建立正常的市场竞争机制。②建立和完善国家基本药物制度，保障廉价药、医疗必需药品与罕用药的供应和使用。③完善国家药品储备制度，将需求不稳定、产需信息严重不对称的廉价药品纳入国家储备范围，满足用药需求。④深化药品价格形成机制改革，及时合理制定药品价格，发挥价格杠杆对药品生产、供应和使用的重要调节作用。⑤完善药品集中招标采购，对廉价药品可考虑免于招标，由医疗机构直接采购，避免廉价药品竞争过度，避免挫伤企业生产积极性，避免"中标无货"等情况引发药品短缺。

### 4.2.3 国家要加强基本药物的管理

①建立企业基本药物停产报告制度。②建立药品生产流通企业、医疗机构、药品监管及价格管理等部门之间的工作协调机制和快速反应机制。一旦发生药品短缺，能在最短的时间内组织药品供应，必要时实行政府补贴采购或定点生产和统一配送，切实保障人民群众的基本用药。

## 4.3 医疗机构应建立药品短缺管理的应急机制

药学部门在管理药品短缺的过程中是处于首要地位的。可参照ASHP《药品短缺管理指南》并结合本单位情况制定短缺药品管理的应急预案。药学部门要通过制订和实施适当的策略使替代药物的安全性和有效性最大化，并制订预防药品短缺的计划，为可能出现的药品短缺做好准备工作，尽管不能预期何时会出现药品短缺，但是提前制订适当预防计划可以使患者的风险和医疗成本支出最小化，防止药品短缺进一步恶化。

《药品短缺管理指南》建议将处理药品短缺的过程分为识别评估阶段、准备阶段和应急阶段三个阶段，进而针对每一个阶段的特点采取不同的措施。识别评估阶段要求对药品短缺的品种、短缺现状、药品短缺对卫生保健组织造成的潜在影响及短缺发生的原因、生产厂商预计供应日期等进行评估。准备阶段将重点集中在短缺的实际效应完全展现之前执行的各种行动上。应急阶段的内容主要涉及具体的操作过程和在准备阶段的工作由于信息不完全、资金限制或其他超出卫生保健机构控制范围而受到限制的情况下采取相应的措施[4]。下文将分别对这三个阶段进行详细阐述。

### 4.3.1 识别和评估

药学部门的药品供应部门通常是识别药品短缺信号的第一部门。药品采购负责人应该对药品供应链的异常变化非常清晰，当发现药品短缺信号时应该对该信号的潜在影响进行评估。首先，应该分析发生短缺的原因，是供应链中的哪个环节出现了问题，例如原材料-生产商或者生产商-批发商等，因为不同环节出现问题造成药品短缺的结果和持续时间都是不同的。其次，要清点现有的库存，包括短缺药品现有的数量以及所有可以替代的药品的数量。基于现有的库存数量估计短缺可能的持续时间。最后根据短缺持续时间、现有库存、临床必要性以及替代品的来源等对其潜在影响进行分析。评估要求对目前的形势和短缺的潜在影响进行系统的评价，一个有效的评估包括短缺原因分析、短缺时间估计以及对内部和外部供应的可及性进行评价。

### 4.3.2　准备阶段

准备阶段是指在短缺正式发生之前的各种准备工作。要密切关注医院的库存情况，确保当获得相应的药品短缺信息时，在该药品用尽之前通常还有一部分的领先时间，并需要为所有使用该药品的患者找到合适的替代药品。因为很多药品并没有合适的替代品，如果出现短缺，将对患者和医疗成本产生非常大的影响。首先，寻找其他可替代的治疗策略。医院应该在考虑医师、药师、护士等代表的基础上选择合适的替代治疗策略，确保替代药品的充足供应。其次，要将该短缺药品、替代药品、临时的治疗策略以及实施计划等信息通过最有效的方式告知临床相关人员。有效地沟通这些信息对确保患者安全、预防用药差错尤其重要。最后，要根据实际情况将患者进行排序，当还有可能获得少量短缺的药品，并且一些特殊的患者又没有合适的替代药物，那么这些患者应该优先使用短缺药品。各医院应该根据自身的药品处方和使用情况，设定患者的优先标准，这对于药品长期短缺的情况来说是十分重要的。

### 4.3.3　突发药品短缺应对阶段

突发药品短缺应对阶段是指由于没有获得全面的信息、资金受限或者该情况超出了医院的控制而导致无法做好准备工作的情况。

首先，在药品短缺阶段很常见的情况就是患者认为自己没有得到适当的治疗，或者认为由于药品延迟、患者优先排序、使用替代药品等导致自己忍受了没有预期的不良反应。这种情况通常是在没有合适的替代药物情况下发生，所以各医院应该尽可能利用所有可以获得短缺药品和替代药品的渠道。其次，当药品只能够从非传统渠道获得时，要估计增加的医疗支出。使用其他替代药品也可能会增加支出，因此要做好预算和开支记录。最后，和患者或其家属及时进行有效的沟通，尤其是那些对短缺药品十分依赖而替代药品的效果也不是很好的患者，让患者确切地了解药品短缺的事实现状。除此之外，还需要加强与媒体、国家专业机构、患者组织、政府机构的沟通，提高药品短缺及其潜在后果的知晓程度，以促使其他厂家生产，并通过共同努力来发展替代治疗，尤其是替代品的安全和有效使用计划[9]。

## 4.4　医院应对药品短缺的处理措施

### 4.4.1　明确药品供应相关工作人员的职责

药品采购人员应熟悉所在医院的临床药品供应目录，掌握医院药品的储备情况，每日应关注各种药品信息，将市场信息及医药公司提供的各种信息及时反馈给药品采购部门负责人、药品仓库管理人员。当发现某些品种市场供应紧张时，应及时协调，充分备货；发现一些品种断货，应及时与供应商沟通，确定缺货原因及缺货持续时间，并分析缺货品种的当前库存、历史用药情况、是否为临床必须品种等，预测下次供货时间，估算是否会出现断档等，这有助于短期和长期对策的制订。

同时医院药事管理部门应赋予药品采购部门一定的权利，如对低价短缺、临床必须使用的抢救治疗药品的生产厂家、规格、剂型的变更。当临床使用上述药品在采购过程中缺货时，经请示药品采购部门负责人，药品采购人员可以更换药品供应商，必要时可更改药品的生产厂家、规格、剂型，及时保证临床供应，但采购人员应将变更情况记录，定期向医院药事委员会汇报。

药品仓库管理人员也应对照采购计划，了解掌握药品到货、短缺情况，若发现药品采购计划清单中有药品未到货，应及时反馈给药品采购人员，以便药品采购人员及时与药品供应商沟通，了解缺货原因及预期到货时间；发现临床用药异常或突发事件使药品用量骤增时，应立即与药品采购人员联系，以便药品采购人员及时通知药品供应商备货，保证医院药品供应。

药品供应商应将当前药品市场供应情况反馈给医院药品采购人员，在执行医院药品计划清单时，掌握库存情况，发现断货或储备库存不足时应及时告知医院药品采购人员，以便医院药品采购人员及时采取相应措施，如选择其他合乎标准的药品供应商、更换生产厂家、寻找同类替代品种等，以保证药品持续、稳定的供应。

### 4.4.2 明确临床必需的、不可断货的药品种类

在日常工作中，药品采购部门应明确临床必需的、不可断货的药品种类，急救临床必需的药品通常是医院的必备药品，用于预防或治疗严重的或威胁生命的疾病，除了该药品外，基本上没有可替代药品或替代治疗可以使用。笔者统计近几年我院存在供应问题的必备抢救药品（表15-1），对这部分药品，如果是抢救药品则必须保证充足的库存量，而如果是解毒药品则要保证适当人份，但表中其他治疗用药短缺也会给患者造成很多麻烦，如诊断用药荧光素钠、碘化油注射液的短缺会影响疾病的确诊。

表 15-1 常见的易发生短缺的临床必需的、不可断货的药品

| 序号 | 产品名称 | 药理作用 | 替代药物 |
| --- | --- | --- | --- |
| 1 | 盐酸多巴胺注射液 | 抗休克血管活性药物 | 注射用盐酸多巴胺（冻干）* |
| 2 | 重酒石酸去甲肾上腺素注射液 | 抗休克血管活性药物 | |
| 3 | 重酒石酸间羟胺注射液 | 抗休克血管活性药物 | |
| 4 | 盐酸肾上腺素注射液 | 抗休克血管活性药物 | |
| 5 | 盐酸多巴酚丁胺注射液 | 抗休克血管活性药物 | |
| 7 | 呋塞米注射液 | 利尿药 | 注射用呋塞米（冻干）* |
| 8 | 去乙酰毛花苷注射液 | 强心药物 | |
| 9 | 消旋山莨菪碱片 | 胃肠解痉药 | |
| 10 | 盐酸消旋山莨菪碱注射液 | 胃肠解痉药 | 氢溴酸山莨菪碱注射液 |

续表

| 序号 | 产品名称 | 药理作用 | 替代药物 |
|---|---|---|---|
| 11 | 硫酸阿托品注射液 | 胃肠解痉药/解毒药 | 2 个规格（大剂量用于有机磷中毒解毒药） |
| 12 | 维生素 $K_1$ 注射液 | 止血药 | |
| 13 | 甘露醇注射液 | 脱水药 | |
| 14 | 硫酸鱼精蛋白注射液 | 止血药 | |
| 15 | 静脉注射用人免疫球蛋白（pH 4） | 生物反应调节药 | |
| 16 | 酚磺乙胺注射液 | 止血药 | |
| 17 | 盐酸甲氧氯普胺注射液 | 止吐药 | |
| 18 | 盐酸利多卡因注射液 | 麻醉辅助药 | |
| 19 | 盐酸普鲁卡因注射液 | 麻醉辅助药 | |
| 20 | 硫酸镁注射液 | 降血压、抗癫痫和抗惊厥药 | |
| 21 | 盐酸异丙嗪注射液 | 抗组胺药 | |
| 22 | 盐酸苯海拉明注射液 | 抗组胺药 | |
| 23 | 氯化钾注射液 | 调节电解质 | |
| 24 | 浓氯化钠注射液 | 调节电解质 | |
| 25 | 缩宫素注射液 | 子宫收缩及引产药 | |
| 26 | 垂体后叶注射液 | 子宫收缩及引产药 | |
| 27 | 乳酸依沙吖啶注射液 | 子宫收缩及引产药 | |
| 28 | 盐酸洛贝林注射液 | 中枢兴奋药物 | |
| 29 | 氨甲环酸注射液 | 止血药 | 氨基己酸注射液、氨甲苯酸注射液 |
| 30 | 人血白蛋白 | 扩充血容量并补充蛋白质 | |
| 31 | 人凝血酶原复合物 | 止血药 | |
| 32 | 注射用重组人凝血因子Ⅶa | 止血药 | |
| 33 | 人纤维蛋白原 | 止血药 | |
| 34 | 氨茶碱注射液 | 平喘药物 | 多索茶碱注射液 |
| 35 | 氟哌啶醇注射液 | 抗精神病 | |
| 36 | 注射用丙戊酸钠 | 抗癫痫与抗惊厥药 | |
| 37 | 注射用盐酸纳洛酮 | 解毒药物 | |
| 38 | 氯解磷定注射液 | 解毒药物 | 碘解磷定注射液 |
| 39 | 注射用硫代硫酸钠 | 解毒药物 | |
| 40 | 亚甲蓝注射液 | 解毒药物 | |
| 41 | 盐酸纳洛酮注射液 | 解毒药物 | |
| 42 | 二巯丙磺钠注射液 | 解毒药物 | |
| 43 | 注射用盐酸拉贝洛尔 | 降血压药 | |
| 44 | 酒石酸美托洛尔注射液 | 降血压药 | |
| 45 | 氯化琥珀胆碱注射液 | 骨骼肌松弛药 | |

| 序号 | 产品名称 | 药理作用 | 替代药物 |
|---|---|---|---|
| 46 | 注射用吲哚菁绿 | 诊断用药 | |
| 47 | 碘化油注射液 | 诊断用药 | |
| 48 | 卡莫司汀注射液 | 细胞毒药物 | |
| 49 | 注射用甲氨蝶呤 | 细胞毒药物 | |
| 50 | 注射用放线菌素 D | 细胞毒药物 | |
| 51 | 注射用硫酸长春新碱 | 细胞毒药物 | |
| 52 | 卡介菌纯蛋白衍生物 | 诊断用药 | |
| 53 | 破伤风抗毒素 | 用于治疗的生物制品 | 破伤风人免疫球蛋白 |
| 54 | 甲氧氯普胺片 | 止吐药 | |
| 55 | 复方甘草片 | 镇咳药 | |
| 56 | 地高辛片 | 强心药物 | |
| 57 | 硫唑嘌呤片 | 免疫抑制剂 | |
| 58 | 呋塞米片 | 利尿药 | |
| 59 | 硝酸甘油片 | 抗心绞痛药 | |
| 60 | 盐酸普萘洛尔片 | 抗高血压药 | |
| 61 | 苯妥英钠片 | 抗癫痫药及抗惊厥药 | |
| 62 | 左甲状腺素钠片 | 抗甲状腺药 | 甲状腺片 |
| 63 | 丙硫氧嘧啶片 | 抗甲状腺药 | 甲硫氧嘧啶片、碘化油咀嚼片 |
| 64 | 甲巯咪唑片 | 抗甲状腺药 | |
| 65 | 溴吡斯的明片 | 胆碱能神经系统药物 | |
| 66 | 注射用绒促性素 | 促性腺激素 | |
| 67 | 注射用尿促性素 | 促性腺激素 | |
| 68 | 十一酸睾酮软胶囊 | 雄激素 | |
| 69 | 人凝血因子Ⅷ | 止血药 | 血友病患者，可用注射用重组人凝血因子Ⅷ替代，价格昂贵 |
| 70 | 注射用重组人凝血因子Ⅸ | 止血药 | 血友病患者 |

注：*冻干粉针不易溶解

### 4.4.3　医院应建立短缺药品预警制度

（1）一旦获悉某种药品可能短缺，就应及时报告药品供应主管领导，计算现有库存量及既往使用情况，通过积极寻找货源、院际间调剂和控制院内有效使用等措施实现开源节流，尽可能满足必须治疗的患者。

（2）及时与临床沟通，有效控制医疗风险。如硫酸鱼精蛋白是曾经出现短缺的临床常用药品，是心脏病手术的常用药，药剂科不仅应告知医生其短缺现状，还应与临床达成共识，控制部分手术避开药品短缺期，对急需手术的患者进行审批程序供应，我国应急药品目录示例见表15-2。

表 15-2　应急药品目录示例

| 分类 | 药品名称 | 规格/包装 |
|---|---|---|
| （一）抗菌药物 | 注射用青霉素钠 | 160 万 IU/支 |
| | 青霉素皮试剂 | 2500 IU/支 |
| | 注射用头孢唑林钠 | 0.5 g |
| | 头孢拉定胶囊 | 0.25 g×24 粒/盒 |
| | 阿莫西林胶囊 | 0.5 g×16 粒/盒 |
| | 硫酸阿米卡星注射液 | 0.2 g×10 支 |
| | 阿奇霉素片 | 0.25 g×4 片/盒 |
| | 注射用阿奇霉素 | 每瓶含阿奇霉素 0.5 g |
| | 联磺甲氧苄啶片 | 磺胺甲噁唑 0.2 g，磺胺嘧啶 0.2 g，甲氧苄啶 80 mg×12 片/袋 |
| | 复方磺胺甲噁唑片 | co×100 片 |
| | 甲磺酸左氧氟沙星片 | 0.1 g×12 片 |
| | 甲磺酸左氧氟沙星注射液 | 100 ml：0.2 g×1/袋 |
| | 甲硝唑片 | 0.2 g×21 片/袋 |
| | 注射用甲硝唑 | 100 mg/支 |
| | 氟康唑注射液 | 0.2 g：100 ml/支 |
| | 注射用两性霉素 B | 25 mg/支 |
| | 盐酸小檗碱片 | 0.1 g×100 片/瓶 |
| （二）解热镇痛药和镇痛药 | 对乙酰氨基酚片 | 0.5 g/片 |
| | 盐酸吗啡注射液 | 10 mg：1 ml/支 |
| | 硫酸吗啡缓释片 | 10 mg×10 片/盒 |
| （三）麻醉药及其辅助药物 | 盐酸普鲁卡因注射液 | 40 mg：2 ml/支 |
| | 盐酸利多卡因注射液 | 0.2 g：10 ml/支 |
| | 盐酸布比卡因注射液 | 37.5 mg：5 ml/支 |
| | 芬太尼注射液 | 0.1 mg：2 ml/支 |
| | 盐酸氯胺酮注射液 | 0.1 g：2 ml/支 |
| | 盐酸纳洛酮注射液 | 0.4 mg：1 ml/支 |
| | 氯化琥珀胆碱注射液 | 0.1 g：2 ml/支 |
| | 甲硫酸新斯的明注射液 | 1 mg：2 ml/支 |
| （四）镇静和抗过敏药 | 苯巴比妥钠注射液 | 0.1 g：1 ml/支 |
| | 地西泮片 | 2.5 mg×20 片/盒 |
| | 地西泮注射液 | 10 mg：2 ml/支 |
| | 盐酸异丙嗪注射液 | 25 mg/支 |
| | 马来酸氯苯那敏片 | 4 mg×100 片/瓶 |
| | 茶苯海明片 | 50 mg×20 片/瓶 |
| | 氯雷他定片 | 10 mg×6 片/盒 |

| 分类 | 药品名称 | 规格/包装 |
|---|---|---|
| | 地高辛片 | 0.25 mg×100 片/瓶 |
| | 去乙酰毛花苷注射液 | 0.4 mg：2 ml/支 |
| | 盐酸胺碘酮注射液 | 150 mg：3 ml/支 |
| | 盐酸利多卡因注射液 | 0.2 g：10 ml/支 |
| | 硝酸甘油片 | 0.5 mg×48 片/瓶 |
| | 硝酸异山梨酯片 | 5 mg×100 片/瓶 |
| | 酒石酸美托洛尔片 | 25 mg×20 片/板 |
| | 注射用硝普钠 | 50 mg/支 |
| | 硝苯地平控释片 | 30 mg×7 片/盒 |
| | 盐酸维拉帕米注射液 | 5 mg：2 ml/支 |
| （五）心血管系统和抢救药 | 复方利血平氨苯蝶啶片 | 复方×30 片/盒 |
| | 盐酸肾上腺素注射液 | 1 mg：1 ml/支 |
| | 盐酸异丙肾上腺素注射液 | 1 mg：2 ml/支 |
| | 重酒石酸去甲肾上腺素注射液 | 2 mg：1 ml/支 |
| | 重酒石酸间羟胺注射液 | 10 mg：1 ml/支 |
| | 盐酸多巴胺注射液 | 20 mg：2 ml/支 |
| | 盐酸多巴酚丁胺注射液 | 20 mg：2 ml/支 |
| | 尼可刹米注射液 | 375 mg：2 ml/支 |
| | 盐酸洛贝林注射液 | 3 mg：1 ml/支 |
| | 盐酸麻黄碱注射液 | 30 mg/支 |
| | 硫酸阿托品注射液 | 0.5 mg：1 ml/支 |
| | 氢溴酸东莨菪碱注射液 | 0.3 mg：1 ml/支 |
| | 复方甘草片 | co×100 片/瓶 |
| | 氨茶碱片 | 100 mg×100 片/瓶 |
| （六）呼吸系统药物 | 氨茶碱注射液 | 0.25 g：10 ml/支 |
| | 磷酸可待因片 | 30 mg×20 片/盒 |
| | 硫酸沙丁胺醇吸入气雾剂 | 100 μg/揿 |
| | 盐酸雷尼替丁胶囊 | 150 mg×30 粒/瓶 |
| | 注射用奥美拉唑钠 | 40 mg/支 |
| | 氢溴酸山莨菪碱片 | 5 mg×100 片/瓶 |
| | 甲氧氯普胺片 | 5 mg×100 片/瓶 |
| （七）消化系统药物 | 盐酸甲氧氯普胺注射液 | 10 mg：1 ml/支 |
| | 多潘立酮片 | 10 mg×42 片/盒 |
| | 酚酞片 | 100 mg×100 片/瓶 |
| | 蒙脱石散 | 3 g×10 袋/盒 |
| | 硫糖铝口服混悬液 | 120 ml：24 g/瓶 |

| 分类 | 药品名称 | 规格/包装 |
|---|---|---|
| （八）泌尿系统药物 | 呋塞米注射液 | 20 mg：2 ml/支 |
| | 氢氯噻嗪片 | 25 mg×100 片/瓶 |
| | 甘露醇注射液 | 50 g：250 ml/瓶 |
| （九）血液系统药 | 氨甲环酸注射液 | 5 ml：0.25 g |
| | 凝血酶冻干粉 | 500 IU/支 |
| | 肝素钠注射液 | 1.25 万 U/支 |
| （十）激素及调节内分泌功能药物 | 地塞米松磷酸钠注射液 | 5 mg/支 |
| | 醋酸地塞米松片 | 0.75 mg×100 片/瓶 |
| | 注射用甲泼尼龙琥珀酸钠 | 40 mg/支 |
| | 注射用甲泼尼龙琥珀酸钠 | 500 mg/支 |
| | 垂体后叶素注射液 | 6 IU：1 ml/支 |
| | 缩宫素注射液 | 10 IU：1 ml/支 |
| | 胰岛素注射液 | 10 ml：400 IU×1/支 |
| （十一）维生素 | 维生素 B1 片 | 10 mg×100 片/瓶 |
| | 维生素 B2 片 | 5 mg×100 片/瓶 |
| | 维生素 B6 片 | 10 mg×100 片/瓶 |
| | 维生素 C 片 | 100 mg×100 片/盒 |
| | 维生素 C 注射液 | 1 g：2.5 ml/支 |
| （十二）调节水、电解质平衡用药 | 灭菌注射用水 | 10 ml/支 |
| | 氯化钠注射液 | 10 ml/支 |
| | 氯化钠注射液 | 100 ml/瓶 |
| | 氯化钠注射液 | 250 ml/瓶 |
| | 氯化钠注射液 | 500 ml/瓶 |
| | 浓氯化钠注射液 | 1 g：10 ml/支 |
| | 氯化钾注射液 | 1.5 g：10 ml/支 |
| | 口服补液盐 II | 13.95 g/袋 |
| | 葡萄糖注射液 | 5%：100 ml/瓶 |
| | 葡萄糖注射液 | 5%：250 ml/瓶 |
| | 葡萄糖注射液 | 10%：500 ml/瓶 |
| | 葡萄糖注射液 | 50%：20 ml/支 |
| | 葡萄糖氯化钠注射液 | 5%：500 ml/瓶 |
| | 碳酸氢钠注射液 | 0.5 g：10 ml/支 |
| | 碳酸氢钠注射液 | 12.5 g：250 ml/瓶 |
| | 乳酸钠林格注射液 | 500 ml/瓶 |
| | 羟乙基淀粉200/0.5 氯化钠注射液 | 500 ml：羟乙基淀粉（200/0.5）30 g 与氯化钠4.5 g/袋 |

| 分类 | 药品名称 | 规格/包装 |
|---|---|---|
| （十三）专科用药 | 皮炎平软膏 | 20 g/支 |
| | 盐酸左氧氟沙星滴眼液 | 5 ml：15 mg×1/支 |
| | 阿昔洛韦滴眼液 | 8 mg：8 ml/支 |
| | 妥布霉素地塞米松滴眼液 | 5 ml/支 |
| | 红霉素眼膏剂 | 10 mg：2 g/支 |
| | 硝酸咪康唑阴道软胶囊 | 1.2 g枚/盒 |
| | 双氯芬酸二乙胺乳胶剂 | 20 g/支 |
| | 苯扎氯铵贴 | 100 贴/盒 |
| （十四）解毒药物 | 亚甲蓝注射液 | 20 mg：2 ml/支 |
| | 药用炭片 | 0.3 g×100 片/盒 |
| | 氟马西尼注射液 | 0.5 mg：5 ml/支 |
| | 碘解磷定注射液 | 20 ml：0.5 g/支 |
| | 青霉胺片 | 125 mg×100 片/盒 |
| | 依地酸钙钠注射液 | 5 ml：1 g/支 |
| | 维生素 $K_1$ 注射液 | 10 mg：1 ml/支 |
| | 盐酸纳洛酮注射液 | 0.4 mg：1 ml/支 |
| （十五）消毒、杀虫、灭鼠药 | 碘伏消毒剂 | 500 ml/瓶 |
| | 高锰酸钾外用片 | 0.1 g×48 片/盒 |
| | 75% 酒精消毒液 | 100 ml/瓶 |
| | 过氧化氢溶液 | 500 ml/瓶 |
| | 健之素牌消毒剂 | 0.65 g×100 片 |

（3）规范临床治疗指南，促进短缺药品的合理使用。如人血白蛋白，通过医院药事管理与药物治疗学委员会制定使用指标，填写申请单，科主任签字，促使其合理使用。

（4）通过医院局域网、手机短信平台，及时发布各种药物信息，以保证与临床及时沟通药品短缺及使用情况。为应对药品短缺引发的可能风险，在短缺发生时，临床药师到病房时告知患者或家属，或通过门诊咨询窗口告知患者，及时与患者、医生或护士沟通。药剂科也可通过咨询电话，应答来自患者、医生或护士的咨询，及时告知药品短缺的现状。

### 4.4.4　积极与药品管理及监管部门沟通解决

随着国家对短缺药品的重视，北京市的药品采购平台已建立短缺药品上报途径，医院药品采购人员可通过信息平台进行申报、登记。政府设置相应部门协调和解决医疗必需药品的短缺，建立信息平台，并进行信息反馈；组织审核和评价短缺药品；指导和督促药品生产企业投入或恢复短缺药品的生产；组织流通企业对短缺药品的调拨和配送，从而有效协调和解决临床必须药品的短缺问题。如 2014 年用于甲状腺功能亢进（甲亢）治疗的甲巯咪唑片因利润小而曾面临断货，后原国家卫生与计划生育委员会联合多部门联合发布通知，要求各地相关部门做好甲巯咪唑生产供应工作，协调解决药品短缺困局。

### 4.5　突发应急事件中医院应急药品处理措施

突发应急事件是指自然灾害、事故灾难、公共卫生、社会安全事件等突发公共事件，发生突发应急事件后，为保障医疗救护工作的顺利完成，各医院应结合灾害事件种类、规模等实际情况，制订应急药品保障方案。

（1）根据医院制定的治疗指南或专家组意见，各个医院自己的制定《应急药品目录》，示例见表 15-2，内容包括：药品名称、规格/包装。各医院根据情况在此表中补充各个药品的储备数量、供应商名称、联系人、联系电话。目录的制定应充分考虑药物治疗方案之间的相互替代性，在采购过程中保证紧缺药品的供应。

（2）药品采购员应从多渠道获取药品信息，进行市场信息的追踪；在采购过程中保证紧缺药品供应。掌握《应急药品目录》所列药品供应商、联系人、联系电话等信息，保持采购渠道随时畅通。根据采购计划和药品库存情况及时与药品供应商联系，采购足量的应需药品。对确因生产企业或其他因素导致的药品短缺无法采购，应及时上报药品供应室主任，经保障小组讨论通过后，对《应急药品目录》及时修订、更新。

（3）药库管理人员应对《应急药品目录》中所列应急药品在货位上设明显标识、定期重点养护、及时根据药品消耗情况制订领药计划，保证应急药品及时足量储备。

（4）药品采购员应掌握与各药品供应商、兄弟医院、药品监管部门、疾病控制中心的联系方式（包括联系电话，联系人），并制定联系单保证应急药品采购渠道畅通。中毒、水灾、地震、火灾等抢救药品，可能不属于医院常备药品，但药品采购员必须掌握制药企业生产信息及其供应渠道信息。

## 5　结论

随着我国医药卫生体制改革的推进，药品零加成时代的来临，运行效率和效益逐渐成为医院关注的目标，降低成本是医院进一步发展和提升竞争力的关键。药品是医院流动资产的重要组成部分。因此，在实际工作中，加强医院药品的管理，优化药品的库存管理，加强短缺药品的管理和应急突发事件的药品供应，对于提高医疗质量、促进医院健康、稳定的发展具有重要意义，这也是一个漫长而又艰巨的任务，需要在未来的实际工作不断总结经验，提高管理水平。

（刘　蕾　北京医院）

## 参考文献

［1］Fox ER, Tyler LS. Managing drug shortages: seven years' experience at one health system. Am J Health Syst Pharm,2003,60(3):245-253.

［2］Fox ER, Birt A, James KB, et al. ASHP Guidelines on Managing Drug Product Shortages in Hospitals and Health Systems. Am J Health Syst Pharm,2009,66(15):1399-1406.

［3］赵殿龙.以省为单位医院药品集中网上竞价采购的实践与思考.中国医院管理,2007,27(10):9-11.

［4］潘木善.医疗机构参与药品集中招标采购的思考.海峡药学,2008,20(3):162-163.

［5］刘宝.药品降价政策之弊:廉价基本药物短缺的经济学分析.中国药房,2007,18(32):2481-2483.

［6］赵志刚,朱乐婷,王莉文.全国 11 省市 42 家医院临床应用药品供应短缺现状调查分析.中国医院药学杂志,2008,28(1):65-66.

［7］杨巧,陈玉文.某些廉价国家基本药物供应不足的原因及对策分析.中国药事,2013,27(8):802-804.

［8］杨悦,黄果,初智铭,等.美国处理药品短缺问题的经验及其对我国的启示.中国药房,2008,19(28):2173-2176.

［9］张翠莲,梅丹,李大魁.我国应对部分药品短缺的策略初探.中国药房,2009,20(25):1933-1936.

第 2 部分

医院药师与采购

# 第 16 章
# 我国公立医院药品采购管理

《医院药学未来发展的巴塞尔共识（2015 版）》第 20 条：

■ Hospital pharmacists should be involved in the complex process of procurement of medicines and health products, promoting equity and access. They should ensure transparent procurement processes are in place in line with best practice and national legislation, are free from conflict of interest, and are based on the principles of safety, quality and efficacy.

译：医院药师应参与到药品和医疗用品的采购过程中，以促进公平性和可及性。药师应遵循安全、优质和有效的原则，确保采购流程公开透明，符合最佳实践和国家法律，并且没有利益冲突。

**摘　要**　本文通过阐述当前国内外药品采购管理的历史及现状，在理论上说明构建高效、透明、专业、规范的现代采购模式的必要性；在介绍药品采购模式的相关概念、工作流程和优缺点的基础上，重点阐述了集中招标采购对我国医药行业带来的影响，剖析了在此制度下医药行业所面临的挑战和未来努力的方向；对我国各地正在进行的各类采购模式改革进行分析，探讨通过不断完善药品采购途径，实现在集中招标基础上的药品采购全过程信息化供应链模式，通过完善各种机制和采购模式，以期进一步规范药品采购，推动医疗机构药品采购管理水平的进一步提高。

## 1　前言

　　医药卫生体制改革（简称"医改"）是社会保障的重要组成部分，在构建和谐社会进程中，医疗体制的完善有重要的作用和意义。就个体而言，医药卫生体制改革是牵涉到千家万户的一件大事，可以说人人关心。在医药卫生体制改革过程中，各种关系错综复杂，就其实质来看，在不同利益方存在利益冲突的前提下，如何降低医疗费用，解决看病难、看病贵的问题，这就需要对症下药。药品招标采购是我国医改进程中药品流通体制改革的一项重要内容，有利于降低药价。我国自实行药品招标采购制度以来，取得了一些成效，但目前依然存在诸多问题。问题的根源在于我国的药品流通领域隐含着许多计划经济下的政企不分、政事不分的痕迹。改革的重点就是在强制性管制的前提下，积极探索和研究我国医药卫生行业药品采购管理的宏观发展政策和方针。

为此，本文对我国药品招标采购制度进行剖析，并以相关理论为依据和指导，借鉴国外成功经验，对国家和宏观政策层面如何更好地改进药品招标采购制度、对医院的微观层面如何更好地落实药品招标采购制度分别进行了初步探讨，从而为进一步完善药品采购管理提供参考和依据。通过收集和查阅大量国外和国内各省市有关药品采购方面的法规、政策性文件、统计资料和工作材料等，分析我国现行药品采购管理的政策、制度、方式及有关数据，运用分类分析和类比分析法对资料进行深层次研究分析，对药品采购管理实践的起因、历程、具体做法和主要效果进行历史上与现行政策的比较，不同国家管理模式的比较，找出问题的内涵，拓宽解决问题的思路。旨在结合我国医药卫生体制的国情，找出药品采购管理的最合理模式。

## 2　行业发展现状

改革开放近 40 年来，我国医药产业高速发展，解决了药品短缺的问题，但同时也产生了药品生产企业数量过多、产业集中度低下、生产能力相对过剩、产品结构失调等现象，以及药品批发企业过多、规模普遍不大、盈利能力不高、竞争力不强等问题。药品购销体系中存在着地方性分隔，医疗机构"以药养医"机制引发"利益驱动"，以及市场发育不健全、不规范等原因，导致药品价格虚高，不合理医药费用负担过重，严重损害了广大患者的切身利益。为了解决这个突出的问题，国家采取了种种措施并取得了一定成果。其中推行药品集中招标采购制度就被认为是解决上述问题的一剂良药。

我国从 2000 年开始普遍实行的公益型医疗机构医药采购招标制度，其出发点是为了改善药品流通领域中的不合理机制，这是一项利国利民的政策，也是国际化的发展趋势，在规范医疗机构药品采购行为，平抑药价方面起到了积极作用。但随着时间的推移，市场环境以及各参与方的行为方式均已发生变化，加之制度设计方面的缺陷愈发明显，药品集中招标采购面临着变革的巨大压力，国内很多省市已经开始探索和寻找更为合理的药品采购模式。

## 3　国外采购模式

### 3.1　集团采购组织的概念及运行模式

20 世纪早期，美国的集团采购组织（group purchasing organization，GPO）开始出现，其采取的是通过市场化竞争，让中介组织或电子商务服务商将订单集成，再竞争进行采购的模式。在医疗领域，这类组织通过整合医疗机构的药品和医疗器材的需求，形成具有号召力的订单，从而使医疗机构能够从药品生产企业或分销商那里获得更低的价格和更为优厚的产品服务交易条款。

GPO 一般情况下都隶属于医疗机构，为医疗机构服务，只是在规模和采购范围上有所不同。它们是通过接受多家医疗机构的委托形成较大的药品采购订单后，代替其所属的医疗机构会员同药品生产商或批发商谈判，从而获得比医疗机构分散采购更低的价格，并签订采购协议。之后，通过该 GPO 采购的医疗机构，就会根据协议价格直接向生产商购买其所需物品。然后由商业组织承担物流配送服务。

同时，GPO 的运行主要依靠向生产商收取管理费来维持，管理费用是根据医疗机构采购量的一定比例收取。生产商之所以愿意向 GPO 交纳管理费用，主要原因是 GPO 可以承担交易管理作用，生产商可以通过 GPO 向相关医疗机构销售其产品，并且通过协议等方式保障交易数额。而且 GPO 向生产商收取管理费用也是美国医疗保险法律所允许的，美国的社会保障法中明确规定 GPO 收取的管理费用不能高于采购额的 3%。如果不固定比例则需要明确收取管理费用的固定金额或最大金额。GPO 收取的管理费用，除了用于其组织的正常运转外，经其董事会同意，可将部分剩余的费用分配给成员医院，这也是一种对医院的激励机制，即根据医院签署协议购买的情况，向医院返还一部分其所收取的管理费。结余的管理费用也可用于投资新的业务，如发展电子商务等。

## 3.2 GPO 的优势与弊端

美国的 GPO 采购模式发展经历了较长时间，市场运作也趋于成熟和规范。其优点是通过 GPO 的专业化操作，明确分工责任：医疗机构只是集中精力完成医疗服务，而不必陷入复杂而具体的物品采购事务中[1]。通过 GPO 的采购，医疗机构可获得较低的产品价格以及缩小医疗机构的采购部门规模以节省开支。供应商只需和 GPO 谈判，即可获得销售订单，不需与众多医院一一商谈，节省了交易费用、合同费用及产品的营销费用等。政府只需要监管 GPO 的行为，防止市场垄断，维护公平竞争即可，不需要介入具体的价格、采购等细节事务中。

但是，通过 GPO 采购的价格并不能确保都低于医院直接向生产商或代理商购买的价格。一般而言，中小型医院通过 GPO 采购获得价格，比其直接从生产商获得的价格要低，但规模大的医院直接从生产商获得的价格，有时会比通过 GPO 采购还低。较低价格的获得和 GPO 的规模没有太大的关系。医院通过规模较大的 GPO（如采购能力在 60 亿美元以上的）采购也未必肯定能获得比通过规模较小的 GPO 采购更低的价格。这种不能保证恒定的获得低价格的现状导致了不能完全寄希望于通过和规模较大的 GPO 签订协议而获得低的采购价格。另外，由于管理费用一般是根据交易金额的比例确定的，因此，GPO 也并不是全心全意地追寻最低价格。由于依赖于收取的管理费来进行机构运作，一些生产商会进一步建议 GPO 成为他们的代理商或帮助他们去限制竞争。当然，因为医院加入某个 GPO 是完全自愿的，因此，GPO 之间也是有竞争的。为了吸引医院加入，他们在选择供应商、谈判价格时，也必须切实考虑医院的利益和需要。

# 4 我国药品采购管理制度的历史发展[2-10]：

## 4.1 保障供应型的采购管理制度

我国医疗机构原有的药品采购制度是在长期计划经济体制下形成的，它以分散采购为主要特征，以保障供应为主要任务。这种采购方式，在短缺经济时期曾有效地保障了医疗机构的临床用药需求。但随着我国经济体制改革的不断深入，这一采购制度的种种缺陷日益凸显出来，越来越不能适应市场经济条件下医疗机构的改革和发展。20 世纪末，"看病贵"成为社会长时期关注的热点问题。"看病贵"主要体现在药品费用高，而药品费用高的主要原因是同品种药品经不同厂家重复生产、虚高定价、地方保护主义等。就医疗机构自身来说，还有不合理的"以药养医"机制，群众对这种药品采购透明度不高、医生开药拿"回扣"的现象深恶痛绝。为此，近年来纠正医药购销中的不正之风一直是反腐败工作的重点。

## 4.2　药品集中招标采购试点

为推进我国的城镇医药卫生体制改革进程，遏制药品购销中的不正之风，控制医药费用的不合理增长，确保药品质量和临床用药安全、有效、经济，自 20 世纪 90 年代初开始，各地开始不断摸索医药购销制度的改革方法。到 20 世纪 90 年代后期，药品招标的基本思路出现。1998 年 8 月，国务院经济体制改革办公室（简称国务院体改办，现为国家经济体制改革委员会）提交了《关于药品招投标采购问题的情况报告》，1999 年 11 月，原国家经济贸易委员会（简称国家经贸委）下发了《深化医药流通体制改革的指导意见》。

2000—2001 年，药品集中采购试点。2000 年初，国务院体改办等 8 个部门联合制定并出台了《关于城镇医药卫生体制改革的指导意见》，要求推进药品流通体制改革，整顿药品流通秩序，明确提出了"规范医疗购药行为，进行药品集中招标采购工作试点"的要求。

《关于城镇医药卫生体制改革的指导意见》明确提出，根据《中华人民共和国招投标法》有关规定，进行医疗机构药品集中招标采购试点。2000 年 4 月，原国家卫生部（现为国家卫生健康委员会）发布了《关于加强医疗机构药品集中招标采购试点管理工作的通知》。为规范药品集中采购试点，2000 年 7 月，原国家卫生部等 5 个部门又印发了《医疗机构药品集中招标采购试点工作若干规定》，进一步规范了医疗机构药品集中招标采购工作。

## 4.3　药品集中招标采购全面推行

2002—2006 年，药品集中采购全面推行。2001 年 11 月，国家相关部门在海南召开"全国推行药品集中招标采购会"，药品招投标制度由此从试点走向全国，药品流通体制改革迈出了关键一步。2004 年，原国家卫生部颁布《关于进一步规范医疗机构药品集中招标采购的若干规定》。该阶段的特点是以地级市为单位，县级以上的公立医院除部分特殊药品外，绝大多数药品都采用集中采购方式。药品集中招标采购制度由于难以平衡药品生产企业与医疗机构之间的利益，从实施开始就争议不断。药品生产企业抱怨药品招标次数太多、机构太多，为了参加投标企业不得不各地奔波，加重了企业负担。

## 4.4　药品集中招标采购全面深化

2007 年初，原国家卫生部提出了医药卫生体制改革的政策框架，要求各地坚决推行政府主导、以省为单位的药品网上集中采购，以减少药品生产企业的交易成本。

由上可以看出，药品集中招标采购经历了由试点到推广、由分散到集中、由探索到规范三个过程。

## 4.5　近年来中央及地方在药品采购方面的新举措

### 4.5.1　推行"两票制"[11-12]

为了深化医药卫生体制改革、促进医药产业健康发展，2017 年 1 月，国务院医改办等 8 部委发布《关于在公立医疗机构药品采购中推行"两票制"的实施意见（试行）》（以下简称《意见》），要求公立医疗机构药品采购中逐步推行"两票制"，鼓励其他医疗机构药品采购中推行"两票制"。综合医改试点省（区、市）和公立医院改革试点城市要率先推行"两票制"，鼓励其他地区执行"两票制"，争取到 2018 年在全国全面推开。

所谓"两票制"，是指药品生产企业到流通企业开一次发票，流通企业到医疗机构开一次发票。《意见》要求公立医疗机构在药品验收入库时必须验明票、货、账三者一致方可入库、使用。公立医疗机构不仅要向配送药品的流通企业索要、验证发票，还应当要求流通企业出具由生产企业提供的进货发票的证据，以便互相印证。鼓励有条件的地区使用电子发票，通过信息化的手段验证"两票制"。

我国传统药品供应链有着多节点、多链条和多层级的特点。这就造成了许多问题：药品质量无法保证、药品价格居高不下、物流成本难以压低、供应链中各环节间消息闭塞、监管追溯难度大。"两票制"通过对传统药品供应链的重塑及整合，规范了药品流通秩序、压缩了流通环节、降低了虚高药价，是净化流通环境、打击"过票洗钱"、强化医药市场监督管理的有效手段，是保障城乡居民用药安全、维护人民健康的必然要求。

在全国推行药品采购"两票制"的过程中会造成部分地区、部分药品的暂时短缺及价格上涨，这就需要政府循序渐进、分类别、分地区、分阶段地推行"两票制"，将相关工作具体化、合理化，在政府监管的同时发挥市场调节作用。

### 4.5.2　实行阳光采购[13-14]

药品阳光采购是指在药品购销过程中，市场主导价格的形成，从"质量优先、价格合理"出发，采购信息客观公开，交易过程透明公平，采购行为规范公正，政府综合监督调控，是一种阳光下的采购行为。阳光采购通过合理的议价、竞价、谈判，达到保证药品质量、降低采购成本、提高采购效率、避免暗箱操作等腐败现象的目的。

2014 年 12 月北京市人民政府办公厅印发了《关于建立和完善公立医疗机构医药产品阳光采购工作的指导意见》。经过半年的调研与筹划，2015 年 6 月，北京市卫生与计划生育委员会（北京市卫计委）发布了《关于我市公立医疗机构医药产品阳光采购工作实施方案》，在 7 月份正式启动阳光采购工作。以下是相关措施及实施：

（1）阳光采购明确了公立医疗机构的主体地位，并要求全市公立医疗机构必须参加药品阳光采购，列入阳光采购范围的产品实行全品种网上采购。鼓励供需双方通过谈判，形成市场主导的价格机制。转变了政府的管理方式，强化政府有关部门在药品购销环节的管理和服务职能，制定政策措施，逐步完成从参与市场运行向规范市场秩序、从直接操作向监督评价的转变。

（2）根据方案，建立了北京市医药集中采购服务中心，采购中心负责编制《北京市医疗机构药品采购目录》，分类分批开展阳光采购工作。该目录排除《国家谈判药品目录》

《短缺药品目录》《低价药品目录》后将其余品种全部列入《北京市医疗机构竞价谈判药品目录》。

（3）利用信息化技术建立了北京市阳光采购平台，该平台整合了数据系统、资审系统、遴选系统、交易系统、监管系统。该平台建立了《药品基础数据库》和《药品配送企业数据库》，并在平台明确委托关系，推动采购编码标准化，实现信息互联互通、资源共享；完善了申报审核功能，简化了申报备案流程；建立了《药品价格数据库》，收集全国各省药品中标价格并动态联动，实时显示北京市各医疗机构药品成交价格和价格变化情况，开通对具体产品采购成交价格水平的实时预警功能，帮助购销双方理性选择，引导形成市场合理价格；为医疗机构、医院集团等提供独立或联合方式的网上招标、"双信封"评审、竞价议价等服务；提供评审专家库建立、维护和抽取功能；提供产品订购、成交价格、采购数量、到货验收等采购全过程记录；提高统计分析处理能力，提供采购订单信息、采购价格分析、异常数据监测、药品供应评价等各维度统计汇总结果，为政府等相关部门和社会各界监督药品采购提供信息支持；该平台同时引入社会监督，建立北京市生产经营企业阳光采购诚信记录和信用评价体系，营造了公开透明、公平竞争的市场环境，促进医药市场健康发展。

（4）鼓励医院管理部门、医保经办机构等各方参与药品采购价格谈判。在推进医保基金总额预付等改革措施框架下，调动公立医疗机构控制成本费用和价格的积极性，支持以隶属关系、区域合作、各种医联体等组成的采购共同体参加医药产品采购，发挥批量采购优势，实现量价挂钩，切实降低采购成本。

（5）强化综合监督管理。完善医药产品采购、使用过程中的监测预警机制，重点跟踪监控公立医疗机构超常规使用的药品。落实处方点评制度，开展合理用药研究，逐步建立本市临床用药综合评价指标，并纳入公立医院绩效评价体系。坚决制止购销双方网下采购，预防和遏制医药产品购销领域的商业贿赂。

自2017年4月北京市阳光采购平台正式公开，上线之初平台数据库中近3000家生产企业的4万多个产品，较医院可采购产品数量增加了40%多，满足了北京市多样化的医疗救治需求。北京市阳光采购行动大幅降低了整体药品采购价格。

### 4.5.3　联合议价采购

近年来医疗机构在日常工作中经常遇到部分药品采购困难、议价难的问题，使患者用药需求无法得到满足。2015年国务院办公厅下发《关于完善公立医院药品集中采购工作的指导意见》（以下简称《指导意见》），鼓励省际跨区域、专科医院等联合采购。根据《指导意见》，全国多地公立医院开始尝试联合议价。医院联合体一般能纳入几十家公立医院同药品流通企业联合议价，这种联合议价方式能够发挥批量采购优势、实现量价挂钩、提高采购效率、降低交易成本，减少群众用药负担。

2018年4月山东省成立济南、青岛公立医院药品采购联合体，该跨区域联合体负责确定联合议价目录、组建专家组联合议价、统一执行议价结果。2018年5月开展了第一批药品联合议价采购，该次采购品种主要为单个医院议价采购比较困难的急抢救药品，临床必需、但用量小、供货渠道相对单一的普通药品等。此次联合议价采购成交了71个产品，协议价格较省挂网价格平均下降18.8%，最大降价幅度较省挂网价格下降83.3%，真正实现了"以量换价""跨区同价"。

### 4.5.4　未来我国药品采购可能的发展模式

截至 2017 年 12 月，我国网民规模已达 7.72 亿，全年共计新增网民 4074 万人。互联网普及率为 55.8%，其中网购用户达到了 5.33 亿，较 2016 年增长 14.3%，占网民总体的 69.1%。与此同时，网络零售继续保持高速增长，全年交易额达到 71 751 亿元，同比增长 32.2%。仅在 2017 年"双十一"当天（11 月 11 日），全网销售额达到 2540 亿元；淘宝网、天猫网的销售额达到了 1682 亿元，是 2017 年零售巨头沃尔玛在华销售额的两倍多。在互联网和电子商务高速发展的今天，我们有理由相信在不久的将来，药品采购模式将会发生革命性的变化。一种基于信息化、电子商务技术和集中采购理念的全新药品采购模式必将会出现。我们应向以淘宝为代表的优秀的电商学习，改革药品采购、交易的体制和机制，政府从参与交易的主体，退回到规则的制定者和监督者的角色。开放药品采购的市场管制，甚至邀请淘宝这样规模较大的电商进入药品采购领域，搭建制药企业、药品配送商和医院之间的电子商务交易平台。真正实现商流、信息流、物流、资金流的一体化、实时流动。通过网络信息共享，实现交易价格动态、实时更新，使所有的交易主体平等竞争、透明交易。通过搭建一体化、信息化的交易平台，实现全国范围内的集中招标采购。通过借鉴"支付宝"的付款方式，可以有效规范交易各方按照规则行事，减少利益寻租的空间。如果能够实现这一全新的药品采购模式，将有利于最大限度地降低药价和交易成本，减少权力寻租空间，实现政府、患者、医疗机构、药品生产企业、配送企业、电商企业多赢的局面。

## 5　保证采购活动符合《巴塞尔共识》的其他需探讨的问题

### 5.1　充分发挥医院药事管理与药物治疗学委员会的作用

必须发挥医院药事管理与药物治疗学委员会对药品采购活动的领导、决策、监督、制约和调整作用。医院应健全药事管理与药物治疗学委员会的组织架构、议事规则、决议落实监督等事宜。确保院长、法人切实履行主任委员的职责。药事管理与药物治疗学委员会应制定处方集和基本用药目录并定期更新。确保药品采购遵循处方集和基本用药目录。药事管理与药物治疗学委员会还应制定特殊情况下使用处方集外的临时用药的制度和程序。药事管理与药物治疗学委员会应制定可行的药品引进和更新机制，确保新药的引进必须通过药事管理与药物治疗学委员会集体表决通过，确保药品的采购活动始终置于药事管理与药物治疗学委员会的监督之下进行。

根据权利与义务对等的原则，医院的法人作为药事管理与药物治疗学委员会的主任委员拥有对药品采购的决策、监督等多项权利，同时也应该有对等的对违规采购等问题承担相应责任的义务。

### 5.2　在药品采购部门内部形成互相监督和制约的机制

应将信息系统能够自动完成的工作完全由信息系统完成，这样能最大限度地减少人为因素的干扰和误差，确保采购活动的透明。在药品采购部门内部，对于必须由人工完成的工作（例如药品计划、采购、验收入库等职能）应尽量分散，确保一种药品的采购、入库经过多个不同职责的工作人员，这样也有利于促进药品采购活动的透明和公正。

# 6　小结与讨论

医疗机构药品采购模式的改革是医改的重要组成部分，并且由于其非常复杂，涉及所有权与经营权、专业采购与非专业采购等核心问题，还涉及利益方的多方博弈等问题，因此改革起来阻力较大。但是，随着社会的进步和人民群众需求的不断提高，药品采购的改革是大势所趋。专业和合理的药品采购模式至少应符合以下4条原则：一是适量采购最符合价格–效果比的药品，二是挑选可信赖的供应商，三是确保及时配送，四是可能实现的最低总成本[15-17]。从美国的GPO采购模式来看，医疗机构药品采购是非商业性活动，不以盈利为目的，但其过程也必须按照市场规则进行市场化运作。美国的药品采购市场化程度比较高，并且市场中介组织在药品采购过程当中扮演了非常重要的角色，医疗机构无需分散太多的精力在药品采购上，政府的干预也较少。相比之下，我国近几年各省推出的药品采购新模式，中介组织的作用似乎在逐步弱化和淡出，而政府的主导地位则越来越明显和强势，似有包办中介组织原有职责的趋势。例如禁止医疗机构二次议价、指定供应商等。这种政府参与过多的"越位"行动直接导致了医疗机构对药品采购管理政策灵活的微观调节能力无法发挥。从而最终影响药品在终端环节的使用。比如部分集中招标药品价格仍然虚高、部分罕见药和低价药短缺等。建议政府应退回到监督者的角色，致力于建立能够保证优良采购活动的机制和加强对采购活动的监管。具体包括尽快出台相关的配套政策，完善相关的辅助法律条文，明确利益各方的法律责任和地位，搭建药品集中采购的交易平台，建立监控地方采购活动的网络平台，加速药品集中采购过程的市场化。

药品供应链采购模式的发展，使医疗机构与供应商建立供应链合作关系，使医疗机构内部供应链与外部供应链实现"无缝连接"，从而达到稳定供应、降低采购成本、缩短响应时间等目标。药品直接配送到药房的举措，极大地提高了药品在院内的周转效率，减轻了药库和药房的工作量，也避免了因药品积压或调价而给医院造成损失。但是，在药品供应链采购模式的发展过程中，借助现代科学技术的力量，如何变得更加透明、高效、专业，以及更加符合《巴塞尔共识》的要求，也是一个值得探究的方向。在电子商务技术飞速发展的今天，国家有关部门针对药品流通领域的电子商务化提出了新的要求。在新形势下，综合运用网上采购和医院信息化管理手段，实现高效、准确的库存控制和采购管理，是药品采购模式的一个新突破。基于集中招标采购模式上的全过程信息化供应链药品采购模式应运而生。

在药品采购管理模式不断变化的今天，医院可以做的工作有很多。例如发挥医院药事管理与药物治疗学委员会的作用，由药事管理与药物治疗学委员会制定本院基本用药目录，建立药品的遴选和淘汰机制，保证药品采购的公正性；进一步将采购的职能和权力分散（例如前文中提到的将计划和验收入库职能分离等，这些改变会使采购系统变得专业、负责任、高效）；在药品集中招标采购的基础上，由于多数药品的供货渠道基本固定，供货价格明了而具体，可取消专职药品采购员；同时引入竞争机制使各医药公司的服务质量和信誉更加可靠；药品计划根据信息技术提供的药品消耗量、发病模式、季节因素、患者人数进行合理制订；充分利用电子信息的发展，使网络成为代步、代言的工具，将药品采购信息在网上发布后，可受社会各界的监督和检举，保证药品采购的透明化。

（荆凡波　青岛大学附属医院）

## 参考文献

［1］ Leenders MR，Fearon HE，Flynn A，et al. Purchasing and Supply Management. 12th ed. New York：McGraw-Hill Education，2001.

［2］ 马海英，由健，杨悦. 美国药品流通模式分析与启示. 沈阳药科大学学报，2006，23（5）：324-327.

［3］ 王岳. 为"三方不满意"的医疗机构药品集中招标采购开张"药方". 中国药房，2004，15（7）:388-390.

［4］ 刘学理，田豫萍，李淑华. 药品采购实行招标好. 中国药事，2000，14（4）:230-232.

［5］ 许妈银. 关于当前药品集中招标采购存在问题及对策研究. 国际医药卫生导报，2003（23）：97-106.

［6］ 刘爱娟，吴金宪，李学军. 济南市药品集中招标采购的做法与思考. 中国卫生事业管理，2002（10）：630-631.

［7］ 尤志强. 引入竞争机制，降低药品虚高价格——厦门市医疗机构药品集中招标采购模式浅析. 价格理论与实践，2001（1）：35-36.

［8］ 李献忠，杨超. 湖南省/部厅直18家医疗机构五年来用量较大的部分药品采购与销售价格分析. 中国现代药物应用，2008，2（2）:101-103.

［9］ 郭丽珍，简华杰，王元梁，等. 对药品集中招标采购的思考与建议. 海峡药学，2005，17（6）:217-220.

［10］ 兰树敏，郗芳，肖林添. 医疗机构药品集中招标采购问题探讨. 中国药房，2005，16（3）：164-166.

［11］ 国务院医改办. 印发关于在公立医疗机构药品采购中推行"两票制"的实施意见（试行）的通知. 国医改办发〔2016〕4 号.（2016-12-26）［2017-01-09］. http://www. nhfpc. gov. cn/tigs/s2906/201701/b64ca4c3d5c64a4c860316437d6eb787. shtml.

［12］ 张帆，王帆，侯艳红. "两票制"下药品供应链的重塑和发展. 卫生经济研究，2017（4）:11-15.

［13］ 北京市人民政府办公厅. 关于建立和完善公立医疗机构医药产品阳光采购工作的指导意见. 京政办发〔2014〕63 号.（2014-12-12）［2015-03-26］. http://www. bjah. gov. cn/ypcg/zcfg/201503/t20150326_108387. htm.

［14］ 北京市卫计委. 关于北京市公立医疗机构医药产品阳光采购工作实施方案.（京卫药械〔2015〕40 号）.（2017-03-14）. http://www. bjchfp. gov. cn/zwgk/fgwj/wjwfw/201703/t20170323_212523. htm.

［15］ 南京辉，张亮，张翔. 药品集中招标采购存在问题研究. 医学与社会，2005，18（5）:49-51.

［16］ 沈钧. 医院药品招标采购中存在的问题及对策探讨. 中国药业，2000，9（12）:9.

［17］ 华平，温志兴. 药品招投标采购中存在问题的探讨. 中国卫生事业管理，2005（10）:604-605.

# 第 17 章
# 药品采购过程中运行模式的探讨

《医院药学未来发展的巴塞尔共识（2015 版）》第 20 条：

■ Hospital pharmacists should be involved in the complex process of procurement of medicines and health products, promoting equity and access. They should ensure transparent procurement processes are in place in line with best practice and national legislation, are free from conflict of interest, and are based on the principles of safety, quality and efficacy.

译：医院药师应参与到药品和医疗用品的采购过程中，以促进公平性和可及性。药师应遵循安全、优质和有效的原则，确保采购流程公开透明，符合最佳实践和国家法律，并且没有利益冲突。

第 21 条：

■ Procurement practices must be supported by strong quality assurance principles, regularly reviewed and adapted to fit different settings and emerging needs in the most appropriate and cost effective way.

译：采购过程必须有可靠的质量保证体系作为支持，并进行定期审查和调整，使其满足不同医疗场所或突发事件的需求，并保持最为适当与最佳成本效益比。

**摘　要**　药品安全是一个综合概念，包括药品生产质量安全、药品流通安全以及药品使用安全等，这些安全体系贯穿了药品的整个生命周期。药品的采购管理是医院成本管理的重要组成部分，是耗用资金最多的一个环节，也是成本管理中普遍失控的环节。怎样做好药品采购管理，是需要被正视并亟须解决的问题。采购药师要根据工作经验积累、药品电子信息系统、患者的收治情况及季节变化预测制订适宜的药品采购计划。本文就医院药品的安全采购、药品的安全贮存以及药品的供应安全三方面来阐述医院药品的安全问题。

## 1　前言

药品是医院为开展正常医疗活动而储存的，用于预防、诊断、治疗疾病的特殊商品，具有品种多、数量大、价格不一、变动频繁、领用频繁、占医院各种物资消耗的比重最大等特点，是提高医疗服务工作中必不可少的物质条件和重要手段。药品的储备和周转是医院流动资金的重要组成部分，在医院资金运动中占有举足轻重的位置[1]。加强医院药品管理，不仅可以合理组织供应，保证患者用药，满足医疗需要，还可以防止药品的损失、浪费，加速流动资金周转，提高资金的使用率，提高医院经济效益，增强医院在医疗市场的竞争力。

药品安全问题关系国计民生，近年来受到了广泛的关注。药品安全管理是一项严肃的科学工作和系统工程，直接关系到亿万人民的健康与生命安全[2]。本文针对药品安全存在的问题，运用供应链管理理论，结合药品生产和流通过程中的实际情况，提出建立基于药品安全的供应链管理。

# 2　药品采购行业发展现状

## 2.1　药品安全采购概念

药品是一种特殊商品，与其他商品相比有明显的特征，即生命关联性、高质量性、公共福利性、高度专业性等[2-3]。药品的特征也决定了药品安全的重要性。药品安全是一个综合概念，包括药品生产质量安全、药品流通安全以及药品使用安全等，这些安全体系贯穿了药品的整个生命周期。因此，从新药研发、原料药采购，到生产、流通以及使用，药品生命周期的每一个环节都会影响到药品安全。但是，当前随着药品领域市场化改革的深入，药品安全形势日益严峻，表现为：药品原料质量得不到有效控制、药品生产工艺随意改变、多级仓库的设立影响药品质量、药品运输过程的不确定性易使药品变质，药品的过量使用对药品患者的危害以及药品的二次流入市场等[4-6]。药品的安全问题，不仅考验着国人对药品的信心，也考验着药品行业的生存与发展。因此，对药品生命周期的安全问题实施全面的管理势在必行。

由政府主导的药品集中采购对规范医药市场发挥了一定的作用。从世界范围来看，从分散采购走向集中采购也是符合药品采购制度总体发展方向的[7]。但药品采购是一项非常专业的事务，从长远来看，行政主导不利于实现采购的专业化和采购效率的提高，有碍于市场机制积极作用的发挥，也与当前大多数国家的做法不一致[8]。因此，从长远来看，除了基本药品继续由政府集中采购外，我国的药品集中采购制度应该与国际通行做法接轨，也就是建立专业化、社会化和信息化的药品集中采购制度，形成医院自愿联合，专业采购组织具体组织，政府监管采购行为的基本采购模式[9-11]。但是，药品生产流通秩序需要规范，改革和完善药品集中采购制度需要分近期和中长期两个阶段来规划。近期（5~10 年的时间）基本保持现有的组织模式不变，今后会逐步向主要由市场主体自发组织，政府重点发挥监管和促进作用的专业化、社会化的药品集中采购制度过渡[12-14]。取消零差价以后，药品是医院的成本而不是投资，药品集中采购的内在激励机制发生重大变化，药品集中采购的组织方式也有可能随之出现变化。

## 2.2　药品采购应实行安全化管理

药品采购应以本院药品目录为依据，严格执行国家招标采购政策，保持合理的库存，保证临床工作正常需要。采购药师要根据工作经验积累、药品电子信息系统，以及患者的收治情况加上季节变化预测制定适宜的药品采购计划[15]。由于目前工作制度的要求，药库采购岗位经常轮换，采购人员在业务熟悉、经验积累方面需要时间，加上招标采购药品市场的变化和患者疾病谱的变化，要想满足临床需要还有不少差距。药品积压、药品供应不足或药品过期报损现象经常出现，造成药品资源浪费。

## 2.3 我国药品采购遵循基本药物安全采购制度

建立国家基本药物制度是惠及民生的重大制度创新，旨在保障群众基本用药。这项制度自启动实施以来，取得了明显进展和初步成效。但也出现了一些新情况、新问题，突出表现在基本药物集中招标采购不规范，药品价格虚高问题没有得到有效合理解决，一些地区部分药品出现了断供、缺货等情况，影响到基本药物制度的实施效果和群众的受益程度[16]。2010年，按照国务院深化医药卫生体制改革领导小组（简称国务院医改领导小组）的指示精神，国务院医改领导小组办公室会同有关部门对基本药物招标采购的关键环节和存在的突出问题进行了深入分析，并积极借鉴国内外药品集中采购的成功经验，认真听取有关方面及国内外专家的意见和建议，提出了有针对性的措施，经国务院医改领导小组办公室全体会议讨论后，提交国务院医改领导小组全体会议审议通过并正式印发了《采购机制》。一是明确采购责任主体，由省级卫生行政部门确定的采购机构作为采购主体负责基本药品采购，与政府办基层医疗卫生机构签订授权或委托协议，与药品供应商签订购销合同并负责合同执行。二是坚持量价挂钩，通过编制采购计划，明确采购数量（暂无法确定数量的采用单一货源承诺方式），实现一次完成采购全过程，签订购销合同，并严格付款时间，充分发挥批量采购的优势。三是质量优先，价格合理。坚持把质量放在首位，采取"双信封"招标方式，确保信誉高、质量好、供货能力强的企业参与竞争。同时，对基本药物市场实际购销价格进行全面调查，原则上集中采购价格不得高于市场实际购销价格，确保采购价格合理。四是严格诚信记录和信息公开制度，对违反合同、出现质量不达标、不按时供货等违规企业一律记录在案，并向社会公布，实行严格的市场清退制度，逾期不改的，两年内不得参与全国任何药品招标采购。通过网上采购平台，提高交易透明度，基本药品采购价格、数量和中标企业等要及时向社会公布，接受社会监督，从制度和机制上营造公开、公平和公正的采购环境。

## 2.4 药品采购必须由可信的信息系统支持

近年来，计算机和信息技术在国内医院药学领域的应用十分活跃，已成为医院药学管理和发展研究的热点。面向电子商务的药品采购、单剂量化自动分包装、条码化扫描复核的临床药物配置和门诊处方调配联机自动系统、临床用药辅助决策支持系统以及基于互联网的家庭药学服务平台等新兴技术和领域的应用需求日益明显[17]。

药品采购人员必须严格遵守《中华人民共和国药品管理法》及省级医疗机构药品集中招标采购相关的法律法规，按照参加省级医疗机构药品集中招标采购的年度中标目录采购药品，严格执行中标购进价和零售价，按照上级招标负责部门的要求及时在医院醒目位置以电子显示屏的形式向患者公布年度省级医疗机构药品集中招标最新中标执行价格，执行的结果接受上级监管部门和社会监督。

目前对于供应链跟踪管理的研究比较少，多数是从实际应用的角度探讨如何实现供应链内的跟踪管理，尤其是先进信息技术在医药物流方面的应用[18-21]。有研究指出射频识别技术（Radio Frequency Identification，RFID，又称电子标签）在医药物流中的应用能有效提高供应链的效率以及解决药品假冒伪劣问题，将是打击药品造假和提高公众卫生安全的重要工具。通过 RFID 技术建立对药品从生产商至药房的全程中的跟踪能力来增进消费者所获得的药物的安全性，可以有效杜绝假冒伪劣药品带来的危害，还可以防止过期药品流入市场[22]。而目前的问题在于从何开始以及怎样更好地在复杂的供应链中应用 RFID 技术。朱金宝等[23]指出如何实现 RFID 在药品物流管理入库作业、出库作业和养护运输管理中的应用，分析了跟踪与追溯系统的设计需求，总结了分布式和集中式两种基于 RFID 的跟踪与追溯系统模型，详细介绍了目前国际主流的分布式 RFID 跟踪与追溯系统——EPC（产品电子代码）系统的结构和构成要素，对 EPC 系统的安全和隐私问题进行了研究，并提出了一些解决方案。

# 3　药品安全采购全过程探讨

## 3.1　药品安全采购系统的建立及其实施

### 3.1.1　药品安全采购流程

药品安全采购流程见图 17-1。

### 3.1.2　药品安全采购的实施

医院药剂科在医院药事管理与药物治疗学委员会的领导下负责药品采购供应工作，除特殊规定外，其他科室不得自行购入药品。属集中招标的药品按照有关部门的规定进行招标采购。药品采购人员应为药学专业技术人员，有药师以上技术职称，具备良好的思想政治素质和专业技术知识。购进药品必须从具有合法证照的供货单位进货。由采购人员索取供货方的材料，应所取的供货方材料包括：①加盖企业红色印章的药品生产或经营执照复印件；②药品生产或经营企业的 GMP、GSP 认证证书复印件；③药品销售人员的单位授权委托书、身份证复印件；④药品质量保证协议。

药库管理人员每月根据医院医疗科研需求制定药品采购月计划，由药剂科主任审批后依照药品集中招标采购目录进行采购。新进品种必须由临床科室申请，药剂科初审，主管院长批准后方可购进。购入进口药品要有加盖供货单位原印章的《进口药品注册证》或《医药产品注册证》和《进口药品检验报告书》复印件随货同行。购进药品要有合法的票据，并附有随货同行单。票据交由财务部门入账存档备查。定期对进货情况进行质量评审，认真总结进货过程中出现的质量问题，加以分析和改进。

## 3.2　药品安全采购追溯系统的建立及实施

### 3.2.1　药品安全采购追溯系统的含义及原理

系统主要功能包括：①批次管理：根据零件、材料或特种工艺过程分别组成批次，记

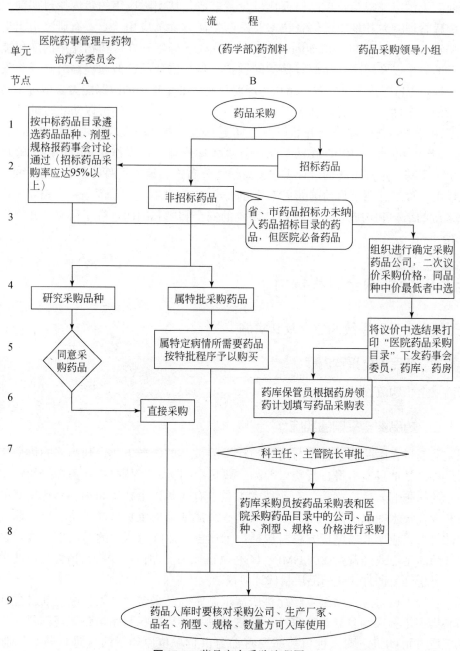

| 单元 | 医院药事管理与药物治疗学委员会 | (药学部)药剂科 | 药品采购领导小组 |
|---|---|---|---|
| 节点 | A | B | C |

**图 17-1　药品安全采购流程图**

录批次号或序号，以及相应的生产制造过程状态。在加工和组装过程中，要将批次号逐步依次传递或存档到系统中，实现将来的数据查询存储。②日期管理：对于生产厂或制造商品的产能不高的产品，或者对于连续性生产过程、工艺稳定、价格较低的产品，可采用记录生产日期来进行编码的生成，并在生产过程中逐一记录，完成质量追溯的采集过程。③续序号管理：对每一个单独销售的产品最小包装可进行唯一的序列增长的编码方式，根据续序号追溯产品的质量档案。

### 3.2.2 建立药品安全采购追溯系统的意义

质量追溯与生产执行系统以帮助企业更实时、高效、准确、可靠地实现生产过程和质量管理为目的，结合最新的条码自动识别技术、序列号管理、条码设备（条码打印机、条码阅读器、数据采集器等）有效收集管理对象在生产和物流作业环节的相关信息数据，跟踪管理对象在其生命周期中流转运动的全过程，使企业能够实现对采、销、生产中物资的追踪监控、产品质量追溯、销售审货追踪、仓库自动化管理、生产现场管理和质量管理等目标，向客户提供的一套全新的信息化管理系统[24]。

采用本系统后，工作更简单、方便、准确和快捷。通过数据的采集、管理、检索、存档和统计实时化，质量信息和动态地反映生产现状使生产管理者能及时、准确、全面地了解生产情况。产品的自我辨别也是企业保护自己的一种方式，可以防止假冒产品损坏企业声誉。

生产线采用条码管理系统后，大大提高了质量及管理水平，这将为企业的决策、管理带来显著的效果。

## 3.3 医院药品安全采购管理模式及未来发展方向

### 供应链安全采购管理模型

供应链的结构模型大体可分为四种：静态链状型、动态链状型、网链状模型和石墨模型。目前药品行业较为普遍存在的是网链状模型（图17-2）。该模型强调核心企业的作用。

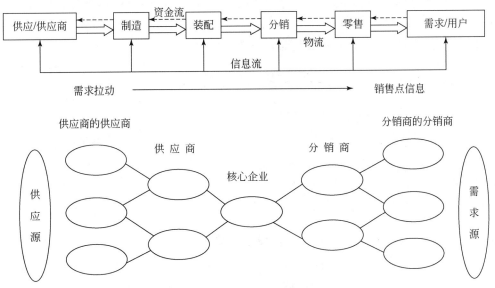

**图17-2** 供应链的网链状模型

供应链中核心企业除了能创造特殊价值，长期控制比竞争对手更擅长的关键业务外，还能协调好整个链中各个节点企业的关系。为了管理好整个供应链，核心企业必然要成为信息中心、管理控制中心和物流中心[25-29]。核心企业要把供应链看作一个不可分割的整体，打破存在与采购、分销和销售之间的障碍，做到整体的和谐统一。所以供应链的构建应当围绕核心企业来进行。

## 3.4　小结

采购必须遵循的原则是为安全而采购。必须有优良品质保证原则支持采购以确保品质差的药品不会被采购或被允许进入系统内。储存药品时，适当的强制性规范可确保药品在整个供应过程中维持良好品质。

# 4　建议与展望

## 4.1　药品供应链跟踪系统的实现

首先，药品在供应链内有唯一的编码。这个编码是药品生命周期唯一的编码。这个编码应该是固定的，记录药品的固有属性，比如药品的类型、药品的规格、药品生产的日期等等。编码记录信息越多，反映药品真实情况越多。这个编码将写入贴在药品包装上的电子标签内。这个电子标签不仅要贴在药品外包装上，还要贴在药品最小的包装上。这样有利于药品的拆包配送流程。其次，构建编码信息转换系统。当阅读器通过读取电子标签里存储的编码后，上传到编码信息转换系统，由编码信息转换系统将编码转换为药品供应链信息系统能够识别的信息。最后，转换后的信息由药品供应链信息系统记录并传递到供应链内每个节点以供查询使用。药品每经过供应链上一个环节，电子标签内的编码信息就被阅读一次，并转换上传到药品供应链信息系统。药品供应链根据阅读编码信息的时间、地点的不同来判断药品在供应链中所处的位置。可见，构建药品跟踪系统是以 RFID 技术为核心，以编码信息转换技术以及供应链信息系统为重要组成部分。

## 4.2　药品跟踪系统在供应链管理中应用的几个关键点

### 4.2.1　在药品生产过程中应注意物料的编码

药品生产过程是物质转化过程，在这个过程中，原有的原料形态发生转变，新的物质不断产生，比如药品中间体。因此如何处理好新旧物料之间的编码关系至关重要。新物质的编码要体现其原料的来源。也就是说，最终成品——药品的编码不仅能表征其特征等相关信息，还要表征其原料的相关信息。

### 4.2.2　在药品物流过程中电子标签增加信息的记录

药品（物料）在存储和运输过程中的质量保证问题，一直困扰药品生产或流通企业。因为仓库和运输车内的温湿度随环境变化而变化，难以控制，尤其是在一些极端的天气条件下，这也是药品生产质量管理规范（GMP）、药品经营质量管理规范（GSP）难以规范管理的问题，药品跟踪系统为这个问题的解决提供了思路。

# 5　结论

药品安全问题关系国计民生，近年来受到了广泛的关注。药品安全管理是一项严肃的科学工作和系统工程问题，直接关系到亿万人民的健康与生命安全。对药品安全的管理不能"头疼医头、脚疼医脚"，而应该从药品供应链整体出发，实施动态管理；加强供应链上下游信息交流，使管理透明化；同时提高全民药品安全意识，增强社会的监督管理作用。本文针对药品安全存在的问题，运用供应链管理理论，结合药品生产和流通过程中的实际情况，提出建立基于药品安全的供应链管理。文中提出在药品供应链中运用质量链管理与药品跟踪管理，是对药品安全问题的有意探索，也有助于有效解决药品生命周期的安全问题。在整个探讨过程中，由于本文的研究对象涉及面较广，研究内容较多，因此在研究的深度尚显不足。文中引用的数据较少，没有从量化的角度来探讨药品安全问题，这是本文的不足之处。

（王　刚　杭州市第一人民医院；王志宇，浙江大学医学院附属第二医院）

## 参考文献

[1] 刘霞,韩淼.浅谈药品采购供应工作.医药前沿,2011,01(24):39-40.

[2] 许亚农,陈青青.做好医疗机构的药品采购工作.海峡药学,2005,(05):222-224.

[3] 吴蓬.药事管理学.北京:人民卫生出版社,2003.

[4] 郑强,梁荆芬.招标采购中的药品质量控制之我见.中国药业,2002,11(2):62-63.

[5] 谢华.医院药库如何把好药品质量关.中国药业,2008,17(20):51-51.

[6] Christopher M. Logistics and Supply Chain Management. Fourth Edition. London：Prentice Hall Publishing,2011.

[7] Ellram LM. Supply Chain Management：the industrial organization perspective . International Journal of Physical Distribution and Logistics Management,1991,21(1):13-22.

[8] Pinnock AK. Direct product profitability：applications and development. In：Lewis R. (eds) I. T. in Retailing. Dordrecht：Springer,1989.

[9] 曹荣桂,陈洁.医院管理学(经营管理分册).北京:人民卫生出版社,2005.

[10] 陈韬,徐隆玖.浅论制造业供应链质量管理.物流技术,2006,(02):23-24+54.

[11] 王丽,汤子孝,白杨.我院中药房现代管理的体会.中国药房,2008,(21):1671-1673.

[12] 唐蕾,卢荣枝,符冰,等.我院药品零库存管理的实践.中国医院药学杂志,2010,30(7):602-604.

[13] 辛奇-利维等著.供应链设计与管理.3 版.北京:中国人民大学出版社,2010.

[14] 路洪泉.我国医药行业中的供应链管理实证研究与对策分析.硕士学位论文,北京航空航天大学,2004.

[15] 马士华,林勇,陈志祥.供应链管理.3 版.北京:机械工业出版社,2010.

[16] 沈凯,李从东.供应链视角下的中国药品安全问题研究.北京理工大学学报(社会科学版),2008,(3):82-85.

[17] 宋远方,宋华.医药物流与医疗供应链管理.北京:北京大学医学出版社,2005.

[18] 苏尼尔·乔普拉,陈荣秋.供应链管理.5 版.北京:中国人民大学出版社,2013.

[19] 徐翔,王黎霞.医药分业存在的问题与对策.中华医院管理杂志,2005,(1):62-63.

[20] 张成海.供应链管理技术与方法.第 1 版.北京:清华大学出版社,2002.

[21] 张余文.中国药品流通体系的现状和发展前景.经济理论与经济管理,2005,(3):34-38.

[22] 梁毅,朱金宝.浅析 RFID 在药品物流管理中应用.医药工程设计,2006,27(6):12-14.

[23] 田志发.提高药品标准管理的思路与对策.中国民族民间医药,2009,18(3):4-5.

[24] 凌明,周远大.加强药库管理,保障用药安全.中国药业,2007,16(16):47-48.

[25] 徐凤琴,叶枫,张灿嫦,等.898 例抗生素使用的调查分析.中华医院感染学杂志,2001,11(3):224-225.

[26] 杨锦玲.医院感染管理在基层医院的开展.遵义医学院学报,2005,28(6):597-599.

[27] 袁玉华,同俏静,赵凯,等.JCI 医院评审中医院感染的预防与控制标准的执行与体会.中华护理杂志,2008,43(2):175-177.

[28] 李六亿,郭燕红,赵艳春,等.全国医院感染管理专业设置的调查.中华医院感染学杂志,2005,15(3):309-311.

[29] 吴影秋,刘月秀,吴旭琴,等.医院感染预防控制与监测管理.中华医院感染学杂志,2005,15(3):315-317.

# 第 18 章

# 医院药品采购过程的质量保证体系

《医院药学未来发展的巴塞尔共识（2015 版）》第 21 条：

■ Procurement practices must be supported by strong quality assurance principles, regularly reviewed and adapted to fit different settings and emerging needs in the most appropriate and cost effective way.

译：采购过程必须有可靠的质量保证体系作为支持，并进行定期审查和调整，使其满足不同医疗场所或突发事件的需求，并保持最为适当与最佳成本效益比。

摘 要 目的：对医院药品采购过程的质量保证体系进行分析，探索优良药品采购管理模式。方法：参照相关法律法规、文献并结合工作实际，对医院药品采购过程的质量保证体系进行探讨。结论：药品采购过程的质量保证体系包括选择可靠的优质药品供应商；采取有效制度；建立产品缺陷报告程序；执行有目标的药品质量检验等。

## 1 前言

药品采购涉及主体包括医疗机构、代理机构、政府部门和制造厂商，采购过程包括许多步骤。世界卫生组织（World Health Organization，WHO）在药品采购管理规范（Good Pharmaceutical Procurement Practices，GPPP）操作原则中认为药品采购管理战略目标包括：采购数量适当、成本效果最佳的药品；选择可靠的优质产品供应商；保证按时交货；尽可能达到最低总成本。药品采购过程的质量保证体系由四部分组成：选择可靠的优质药品供应商；采用有效制度保证采购药品质量；建立产品缺陷报告程序；执行有目标的药品质量检验[1]。本文参照相关法律、法规和文献并结合工作实际，对医院药品采购过程的质量保证体系进行分析和探讨，以期探索优良药品采购管理模式，推动医疗机构药品管理水平的进一步提高。

## 2 选择可靠的优质药品供应商

目前药品的流通已完全不同于设备等其他物资，医院很少直接与药品的生产厂家联系，取而代之是药品供应商。药品供应商负责组织超多品种、数量的药品，然后分别配送至各医疗机构。目前，我国药品市场的现状是：药品经营企业多而不精，药企间倾向单纯的价格竞争、不当的回扣竞争，而不是科技含量的竞争。因此，药品供应商的选择问题是一个多指标决策问题，也是最复杂的问题，科学地选择供应商能降低采购成本和风险，对药品供应商的资质、信誉、业绩审核是提高药品采购安全距离的最基本措施。药品供应商选择的一般原则是：药品质量好，价格合理，供应商资金力量较强。但这种只侧重成本的短期行为，将导致组建的供应链的稳定性和可靠性大大降低。医院还应注重交货可靠性、售后服务等其他经济指标，与供应商建立长期合作伙伴关系[2]。由于历史原因，国内药品经营和生产企业数量过多，质量良莠不齐。如何科学、合理地选择药品供应商一直是困扰医院药品采购工作的难题。现在许多医院采取药事管理与药物治疗学委员会（或药品采购组）集体讨论，即群体决策的办法，来确定药品供应商。群体决策在一定意义上可以避免个人决策存在的片面性、盲目性。沈小庆等将决策分析中多属性效用理论（multi-attribute utility theory，MAUT）用于药品供应商的选择，旨在以量化的方法来科学、合理地选择药品供应商，对群体决策起到指导与帮助作用[3]。彭海莹等实施供货公司评价，药库每季度对供货公司的供货率、药检报告提供率、执行合同约定品种、执行合同价格情况、退药满意率、售后服务、包装情况等进行量化评价，每年底将评价结果进行汇总分析并作为年底筛选供货公司的重要指标[4]。该项评价由药库采购、库管人员、入账员共同参与完成，每季度进行一次。评价结果经药学部领导审核后，在药库通知栏上张榜公示，使得每个供货公司对当季度所得分数和排名情况一目了然，促进供应商之间竞争的公平度和透明度。

# 3　采取有效制度，保证药品质量

近年来，我国药品安全问题频发，药品质量风险发生率较高。"齐二药事件""石四药事件""鱼腥草事件""欣弗事件""佰易事件""华联事件""博雅球蛋白事件""刺五加事件"，接二连三的药品安全问题不断触动公众脆弱的神经。对涉案医院来说，造成这种状况的主要原因是对药品质量风险的认识不到位，措施不力。如何保证采购药品的质量，成为医疗机构的重要工作。药品质量控制主要可以通过如下措施得到保证：

## 3.1　明确药品质量风险控制的第一责任人

明确医院院长或药剂科主任为药品质量风险控制的第一责任人，严格实施药品安全行政领导责任制和责任追究制。一旦医院发生由药品质量导致的药品安全事件，应组织协调有关部门积极应对，有效处置，消除危害；正确引导舆论，稳定群众情绪，防止事态蔓延。对于因管理不力、疏于监管导致发生重大药品安全事件的科室主任和具体责任人，要依法依纪追究其责任。

## 3.2　完善各项制度，规范药品采购行为

药品库房应结合日常工作，建立药品库房质量保证体系，建立可操作的制度，将药库各环节的质量管理职能严密地组织起来，形成一个完整的药品质量管理体系。如药品采购制度、药品入库验收制度、药品储存养护管理制度、药品出库管理制度、药品退货制度、

药品调价制度、差错事故登记及报告处理制度等，通过建立一系列制度，规范药品在药品库房流通过程中的一系列进程与行为，达到全面控制医院使用药品质量的目标，保障医疗安全[5]。

## 3.3　提高药品质量风险意识，加强高警示药品管理

强化药品质量风险控制意识，加强与药品监管部门技术支撑体系的联系。理论上讲，任何药品采购进医院前都应制订风险管理计划，以评价药品的风险效益比，分析药品风险关联因素，制定相应措施。尤其要强化对高警示药品的风险控制措施，将假冒伪劣药品拒于医院大门之外。医疗机构应当确定专门人员负责高风险药品的购进验收、储存养护及使用管理；医疗机构购进化学药品大容量注射剂、中药注射剂、多组分生化注射剂、血液制品、生物制品、疫苗时，必须填写《高警示药品购进备案表》；医疗机构药学技术人员及相关用药科室的医护人员必须对高警示药品有充分的了解与认知，要求掌握其生产厂家、供货企业、使用后不良反应情况等信息，进行重点监控，搞好药品不良反应监测，推进临床合理用药，以消除和降低药害隐患，提高药品质量风险控制水平[6]。

## 3.4　合理分层，量化药物质量考核

2015 年 2 月，国务院办公厅印发了《国务院办公厅关于完善公立医院药品集中采购工作的指导意见》（以下简称《意见》），提出"实行药品分类采购"，并明确了药品采购过程中的诸多问题。不同类别的（如专利药和非专利药）药品存在较大差异，对所有药品实施相同的采购方式一直以来就备受争议。《意见》也明确提出"实行药品分类采购"即采取招标采购、谈判采购、医院直接采购、定点生产、特殊药品采购等不同方式。此外，对于实行招标采购的非专利药物，建议根据药物质量进行合理分层，量化对药物质量的考核依据和办法，进一步提高质量在药品采购中的权重[7]。

## 3.5　加强药品验收、贮存、效期监控等关键环节的管理

### 3.5.1　药品验收

药品入库前应进行严格的质量验收：应按发票对照药品逐条验收，包括药品名称、规格、数量、外观形状、批号、有效期，须冷藏保存的药品是否符合冷藏运输条件。进口药品要查验是否配有《进口药品注册证》和《进口药品检验报告书》复印件。验收时对药品的有效期应有一定的控制，除特殊情况外，有效期≤6 个月的药品应拒绝验收入库。在验收时药品的外观检查非常重要，如包装有无破损、渗漏；注射剂是否有结晶或沉淀，药品颜色是否正常等，对有问题或疑问的药品应坚决拒收，及时与供货单位联系，并做好完整的记录。麻醉药品要做到双人验收，验收到最小单位。验收记录应真实、完整、规范，每月装订成册，以备查验。

### 3.5.2　药库位置分区管理

根据使用功能不同将药库划分为三种色区：黄色区为药品待验区，未经验收的药品在此处进行验收。绿色区为质量安全区，验收合格的药品在此区内根据性质分类摆放，内服

药与外用药分开，贵重药品与普通药品分开；麻醉药品、精神药品、高危药品单独存放；麻醉药品应执行五专管理，即专人、专账、专柜双锁、专用账册、专册登记的管理方法；保存温度要求 2~10℃ 或以下的冷藏药品应放入冷藏库或冰箱保存。红色区为不合格药品区，药品出现质量问题或有疑问的放在此区，红色区的药品禁止发放。

### 3.5.3　药库的温湿度管理

GSP 要求常温库温度应在 20~30℃ 左右，阴凉库温度 20℃ 以下，湿度要在 35%~75% 之间，配备加湿器及除湿机等设施以便调整湿度。工作人员每天要对药库的温、湿度进行检查并记录。存放冷藏药品的冷藏库或冰箱应保证在 2~10℃ 之间，上、下午各检测一次温度并做好记录。

### 3.5.4　药品效期管理

设立效期药品一览表，每月对药品有效期进行一次全面检查，有效期在 6 个月以内的药品公布在一览表上，提醒加快药房内部调剂使用，或联系经销商更换，避免药品失效而给医院造成经济损失。药品的摆放也应遵循"先进先放，近期先放"的原则，避免发药时留陈出新，人为造成药品过期。对于 3 个月以上没有使用的滞销药品，应报告药剂科主任并与使用科室进行沟通，滞销 6 个月的药品应做退货处理[8]。以笔者所在医院为例，药库药品质量与安全管理现场检查记录表见表 18-1。

**表 18-1　药库药品质量与安全管理现场检查记录表**

时间：　年　　月　　日　　　　　　　　药库负责人：　　　　　　　检查人：

| 序号 | 检查内容项目 | 检查情况 | | 分值 | 得分 |
| --- | --- | --- | --- | --- | --- |
| | | 合格 | 不合格 | | |
| 1. 设备要求（11 分） | | | | | |
| 1.1 | 有防盗、控温、通风和排水防火设施。使用正常。 | | | 3 | |
| 1.2 常温库 | 有控温、控湿设备，温度控制在 20~30℃、湿度控制在 35%~75%，每天有完整记录，符合规定。 | | | 2 | |
| 1.3 阴凉库 | 有控温、控湿设备，使温度不超过 20℃，湿度控制在 35%~75%，每天有完整记录，符合规定。 | | | 2 | |
| 1.4 冷库 | 温度控制在 2~10℃ 之间，无超温控情况，每天有完整记录，符合规定。 | | | 2 | |
| 1.5 中药饮片库 | 有控温、控湿设备，使温度控制在 20~30℃、湿度控制在 35%~60%，每天有完整记录，符合规定。 | | | 2 | |
| 整改及措施 | | | | | |
| 2. 药库管理要求（6 分） | | | | | |
| 2.1 | 非本药库人员不得进入药库，其他人员经允许后进入要登记，有记录本记录。 | | | 3 | |
| 2.2 | 药库整洁卫生。 | | | 3 | |

续表

| 序号 | 检查内容项目 | 检查情况 | | 分值 | 得分 |
|---|---|---|---|---|---|
| | | 合格 | 不合格 | | |
| 整改及措施 | | | | | |
| **3. 药品储存要求（18 分）** | | | | | |
| 3.1 | 化学药品、中成药分开存放；口服药、注射药、外用药之间应分开存（摆）放；需冷藏药品应分开存（摆）放；毒性药物、麻醉药、精神类药品、危险品要分区存放。加药时要核对药架、药柜、药名无误后，方可加药。 | | | 3 | |
| 3.2 | 药品按储存条件存放。 | | | 3 | |
| 3.3 | 有防潮、霉、虫、鼠措施，使药品无积尘、无受潮、无发霉、无虫蛀、无鼠咬、无鼠迹。 | | | 3 | |
| 3.4 | 药品存放、堆垛情况：药品放置平稳、安全，药品摆放"五距"（顶距、灯距、墙距、柱距和堆距）合理，药品摆放整齐，药架整洁度好。 | | | 3 | |
| 3.5 | 库区按功能分区管理：待验品、退货药品——放黄色库区；合格品——放绿色库区（存放、发药区）；不合格品——放红色库区。 | | | 3 | |
| 3.6 | 药架上的药品有标签及药品的通用名。 | | | 3 | |
| 整改及措施 | | | | | |
| **4. 特殊药品与特殊管理药品的管理（20 分）** | | | | | |
| 4.1 | 高浓度电解质按管理规定存放，有警示标识。 | | | 3 | |
| 4.2 | 易混淆药品按管理规定储存，有警示标识。 | | | 3 | |
| 4.3 | 高危药品有目录，储存有标识。 | | | 3 | |
| 4.4 | 毒性、麻醉类药品、第一类精神药品按其制度进行管理。 | | | 5 | |
| 4.5 | 第二类精神药品按其制度进行管理。 | | | 4 | |
| 4.6 | 危险品有危险品目录，按其管理制度管理。 | | | 2 | |
| 整改及措施 | | | | | |
| **5. 药库质量管理要求（20 分）** | | | | | |
| 5.1 | 对在库药品应根据流转情况定期进行养护和检查，有药品养护记录本记录。 | | | 3 | |
| 5.2 | 发现质量问题，应立即移库并悬挂明显标志，暂停使用，且尽快通知药库负责人予以处理，同时通知质量安全管理小组。 | | | 2 | |
| 5.3 | 每月至少进行 1 次药品有效期检查。记录效期在 6 个月以内的药品及采取管理的方法、措施。有记录存档。 | | | 3 | |
| 5.4 | 按药品效期管理制度执行："先进先出""近效期先出"。对近效期药品有调换先用的记录。 | | | 2 | |
| 5.5 | 对近效期药品、破损药品退换货要有记录，同时记录退换货原因。 | | | 3 | |
| 5.6 | 对过期、变质、破损药品要有报销、销毁手续记录。 | | | 2 | |

| 序号 | 检查内容项目 | 检查情况 | | 分值 | 得分 |
| --- | --- | --- | --- | --- | --- |
| | | 合格 | 不合格 | | |
| 5.7 | 不合格药品应存放在相应固定位置，并有明显标志。 | | | 3 | |
| 5.8 | 抽查药品质量，进行外观判断。 | | | 2 | |
| 整改及措施 | | | | | |
| 6. 药品出库要求（10分） | | | | | |
| 6.1 | 药品核对无误后方可出库。 | | | 5 | |
| 6.2 | 发出药品质量100%合格。 | | | 5 | |
| 6.3 | 院内感染管理情况（5分） | | | | |
| 6.3.1 | 有本组医院感染管理组织、有本部门医院感染管理方案。 | | | 2 | |
| 6.3.2 | 妥善保管与医院感染管理的有关文件、简报、检查记录。 | | | 2 | |
| 6.3.3 | 建本组医院感染管理文档，是否记录医院感染管理相关知识培训；医院、本组的考核记录（上交）。 | | | 1 | |
| 6.4 | 安全生产管理情况（5分） | | | | |
| 6.4.1 | 安全生产管理每月有记录。 | | | 2 | |
| 6.4.2 | 安全生产管理每月记录上交与否。 | | | 3 | |
| 7. 其他 | | | | | |
| 总结与分析： | | | | | |

# 4 建立产品缺陷报告程序

《中华人民共和国产品质量法》将产品缺陷定义为：产品存在危及人身、他人财产安全的不合理危险，产品有保障人体健康、人身、财产安全的国家标准、行业标准的，不符合该标准视为存在缺陷。《中华人民共和国侵权责任法》将药品缺陷侵权责任纳入产品责任或医疗损害责任，药品缺陷侵权责任构成要件为：药品存在缺陷、有损害事实、药品缺陷与损害事实存在因果关系。药品的缺陷是指合法药品存在危及人身、财产安全不合理的危险，以及假劣药品所致的人身、财产安全损害。药品生产企业、药品经营企业、医疗机构依义务对所生产、经营、使用的药品安全性和疗效进行观察，负有向药品管理部门上报药品不良反应、药品不良事件的责任，药品生产企业、药品经营企业还负有召回缺陷药品的义务[9]。

医疗机构中有下列情况发生的必须召回药品：①药品调配、发放错误；②已证实或高度怀疑药品被污染；③制剂、分装不合格或分装差错；④药品使用过程中发现或患者投诉并证实为不合格药品；⑤药品监督管理部门公告的质量不合格药品、假药、劣药、召回药品；⑥已过期失效的药品；⑦生产商、供应商主动召回的药品[10]。

召回的药品应填报药品召回记录，并由专人妥善保管于指定场所。质量管理员可根据不同情况与医疗卫生行政部门、地方食品药品监督管理部门、质量检验部门、生产商或供应商联系，按程序处理药品。

## 5 执行有目标的药品质量检验

现行的采购模式下，医院不需要对收到的每一批和每一种药品进行质量检验，只需要厂家提供产品合格的检验报告。但是有需要的时候医院会请求药品质量检验部门对有疑问的药品进行检验。香港医院管理局在采购中要求投标者在参加竞标时，提交药品原包装状态下的样品并委托独立认可的实验室对样品测试，或要求投标者在自己内部实验室或在指定的实验室进行质量保证测试，医管局可指定测试报告的内容，并要求投标者提供相关分析的参考标准。以此来确保药品的采购质量[11]。这种招标前的检验测试值得借鉴。

## 6 结语

医院的药品采购是集药学、政策和管理为一体的工作。随着医药市场的繁荣与医药卫生体制改革的深入，传统药品采购模式已满足不了新形势的需要。因此探索政府主导的药品集中招标采购基础上的优良药品采购模式，在高效透明的管理、药品的选择和采购定量、资金筹集、供应商的选择和质量保证等方面加强医疗机构自身的管理，才能使药品采购更具准确性、可控性、科学性。

（刘滔滔 广西医科大学第一附属医院）

## 参考文献

[1] 药品采购管理规范（GPPP）操作原则.//唐镜波.合理用药国际网络通讯.中国年鉴2002-2003.北京:中国科学技术出版社,2003:159-170.

[2] 臧运华.多源供应商的选择和最优采购的一种方法.技术经济与管理研究,2009,(2):12-13.

[3] 沈小庆,邵裕坤,王珏,等.多属性效用理论在药品采购供应单位选择中的应用.中国医院药学杂志,2003,23(6):374-375.

[4] 彭海莹,胡丽辉,吴新荣.医院药库实施供货公司评价的意义及其模式探讨.中国药房,2008,19(34):2672-2673.

[5] 刘砚韬,许群芬,林芸竹,等.基于JCI标准管理医院药品库房的探讨.中国药房,2010,21(5):426-428.

[6] 郭小平.医院药品采购风险控制探讨.内蒙古中医药,2009,28(6):43-44.

[7] 李倩,官海静,董国卿,等.英国药品采购供应机制研究及对中国的启示.中国新药杂志,2016,25(2):129-133.

[8] 吴燕,宋洪涛.做好药库管理,保障临床用药.中国药业,2006,15(15):6-7.

[9] 宋民宪,赵因,李婷,等.药品缺陷概念研究.医学与哲学(A),2012,33(9):45-47.

[10] 汤光,李大魁,袁锁中.优良药房工作规范（2005年版）（续二）.中国医院药学杂志,2006,26(6):643-650.

[11] 朱莉莎,侯立丽,李鹏飞,等.香港采购药品的质量控制与质量保证经验与启示.药学研究,2017,36(6):365-368.

# 我国药品采购制度分析及药物采购中的信息系统支持

《医院药学未来发展的巴塞尔共识（2015版）》第22条：

- Procurement should not occur in isolation, but rather be guided by the formulary selection process. This includes the procurement of standard concentrations of high-risk medicines including electrolytes.

译：药品采购不应单独进行，而应受处方集遴选程序指导，包括标准浓度的高危药品的采购（如电解质溶液）。

第23条：

- Procurement must be supported by a reliable information system that provides accurate, timely, and accessible information.

译：药品采购必须有可靠的信息系统支持，以获得准确、及时和便捷的信息。

**摘　要**　药物集中采购是药品采购的主要形式，信息技术帮助实现了药品采购与供应的信息化过程和管理。本文结合《巴塞尔共识》第22、23条，通过查阅文献，综述我国目前的药品采购制度及药物采购中应用的信息技术，分析了药物集中采购制度及目前药品采购中使用的信息管理系统的特点和作用，并探讨如何实施以医院为主体的药物集中采购，以及信息技术如何在药品采购中发挥重要作用。

## 1　前言

药品是医院为了保证医疗活动正常开展而储存的必不可少的特殊商品，药品质量的优质，直接关系到患者的身体健康乃至生命安全，也影响到医院的经济效益及健康发展。加强药品的采购管理，规范药品的采购行为，是保证药品质量安全有效的前提[1-3]。

药品采购必须按照相关的法律法规规范执行。2011年3月1日，原国家卫生部颁布的《医疗机构药事管理规定》第二十三条明确规定，"医疗机构应当根据《国家基本药物目录》《处方管理办法》《中国国家处方集》《药品采购供应质量管理规范》等制订本机构《药品处方集》和《基本用药供应目录》，编制药品采购计划，按规定购入药品。"2012年8月1日，原国家卫生部颁布的《抗菌药物临床应用管理办法》第十六条也对医院抗菌药物的品规有明确规定，"医疗机构应当按照省级卫生行政部门制定的抗菌药物分级管理目录，制定本机构抗菌药物供应目录，并向核发其《医疗机构执业许可证》的卫生行政部门备案。医疗机构抗菌药物供应目录包括采购抗菌药物的品种、品规。未经备案的抗菌药物品种、品规，医疗机构不得采购。"《巴塞尔共识》第 22 条明确指出，采购不是一个孤立的过程，而应受处方集遴选程序指导，包括标准浓度的高危药品的采购（如电解质溶液）。药品采购工作是一项预测性较强的工作[4]。2015 年国务院办公厅发布《国务院办公厅关于完善公立医院药品集中采购工作的指导意见》中明确指出，"各地可根据疾病防治需要，经过药物经济学和循证医学评价，另行组织以省（区、市）为单位的集中采购。"

## 2　欧美国家药品采购发展现状

目前，欧美发达国家药品的采购范围主要是依据医疗机构制定的处方集进行采购。处方集是医疗机构用于诊疗活动的药品目录，包含药物的重要临床应用信息，主要用于医疗机构药品采购控制和药物临床使用时重要信息的提供，处方集应体现安全、有效、经济的药物治疗原则。美国卫生系统药师协会（American Society of Health-System Pharmacists, ASHP）认为处方集是一部不断修订再版的药品汇编（附有重要的补充资料），它反映了医疗单位对当前所用药品的临床评价，同时也是医疗机构药品采购和库存控制系统的基础。处方集是由医疗机构的药事管理与药物治疗学委员会制定的，其收录的品种是临床有效、能满足患者治疗所需且价格较低的品种。美国医疗保险十分发达，为满足患者不同层次的需求，第三方的处方药供应商还为门诊患者制定了特殊的处方集，因此，库存系统需要不断调整，以满足门诊患者的需求。

## 3　我国药品采购发展现状

为了贯彻和实施国家药物政策中的国家基本药物遴选和合理用药，在吸取国际经验和结合我国实际情况的基础上，我国先后颁布了《国家基本药物临床应用指南》《国家基本药物处方集》以及《中国国家处方集》[5]。刘庆婧在对我国药品集中采购存在的问题及原因进行深入分析之后，认为我国药品采购应结合国外成熟的集中采购经验，抓住重点，区分集中采购的不同目标；发展中介机构，推行电子商务；建立统一的质量层次评价体系[6]。

《巴塞尔共识》第 23 条明确指出药品采购必须有可靠的信息系统支持，以获得准确、及时和便捷的信息。目前，一些医院在与供应商进行药品采购与供应过程的对外业务时，药品信息和数据交换模式仍然是传统纸质单据手工传递，存在诸多弊端，其主要原因为医药药品信息系统并未延伸到药品采购供应的对外业务流程中，而单独依靠医院药品信息系统无法实现与供应商的信息沟通，因此，医院药品采购亟须可信的信息系统支持，以获得准确、及时和便捷的信息。

# 4 对于现行药品采购现状思考及建议

## 4.1 文献检索结果及述评我国基本药物政策

基本药物的供应体系包括生产、采购、配送等几个环节。每一个环节都是组成一个良好的供应体系不可或缺的重要部分。2010 年初，药物的集中采购已在我国部分省市开始试点，新医改中强调要贯彻执行集中采购制度。管晓东等对我国基本药品采购进行了调查研究，指出集中采购是药品采购的重要采购方式[7]。2015 年，国务院办公厅印发《关于完善公立医院药品集中采购工作的指导意见》中指出，"药品集中采购要有利于破除以药补医机制，加快公立医院特别是县级公立医院改革；有利于降低药品虚高价格，减轻人民群众用药负担；有利于预防和遏制药品购销领域腐败行为，抵制商业贿赂；有利于推动药品生产流通企业整合重组、公平竞争，促进医药产业健康发展。"针对我国目前的采购制度，笔者整合文献检索结果提出如下的几点建议：

### 4.1.1 保证药品质量和价格合理，整治不正之风

当前在我国实行药品集中采购的最根本目标就是要利用规模优势达到价格优势，同时，在我国医药卫生体制改革的早期阶段，要强抓药品质量问题，保证提供给人民质量经得起考验的药品，这也是我国药品集中采购早期的首要目标。在实行药品集中采购的过程中，注意整治相关商业贿赂及不正之风，这也是集中采购的重要目标之一。

实行以省为单位的药品集中采购，提高了药品采购的采购透明度，有助于扫清全社会对于医疗机构药品采购的认识误区，在保护药品采购人员和医疗卫生技术人员的同时降低权力寻租风险，防止腐败滋生，从源头上遏制和消减了药品流通领域不良事件的发生。规范集中采购行为必然是个长期的任务，不可能在短期就获得效果，也需要其他政策的配合才能搞好。因此，在医改的不同阶段，工作重点应该根据首要目标的不同进行转换。

### 4.1.2 发展中介机构，推行电子商务

在近期的集中采购中，建议以医疗保险部门作为药品采购的主导部门；而在我国医药卫生体制改革未来发展比较成熟的中长期阶段，可引入多元化的采购主体。不仅可以允许医疗机构委托的相关机构进行药品采购或联合采购，也不排斥相关社会团体（例如商业保险公司、药品物流公司、病友会、医保部门等）在自愿联合的基础上采购药品。

通过建立量价挂钩的药品采购机制，由交易中心收集各级各类医疗机构每种药品采购数量，采用集中谈判形式确定中标药品生产企业、采购价格，也可由医院（或联合体）与药品生产企业直接网上谈判确定采购价格。不管是在改革的近期还是中长期，中介机构作为市场经济发展的必然结果，是一种趋势。建议国家大力培植、发展药品购销领域专业化的中介机构，特别是以电子商务为主营业务的第三方中介机构，由此推动集中采购的电子化发展。

### 4.1.3 建立统一的质量层次评价体系

建议采用临床评价指标更科学地对药品质量进行鉴别，取消各地自主划分的不同的药

品质量层次，由国家建立统一的药品质量鉴定评价方法的标准，并细化其中每个标准的评估准则，将不同质量等级的药品区分开，使质价相符。现阶段仿制药一致性评价工作的开展对质量层次划分工作有推动作用[8]。仿制药作为临床用药的重要组成部分，其质量关系到广大人民群众用药的安全性和有效性。采用达到一致性的仿制药，不仅可以节约医疗费用，还能够保证公众用药安全有效[9]。

不管是何种质量鉴别指标，都必须有确凿详实的依据来做支撑。要证明该企业的药品优于其他企业所生产的同种药品，必须要提供该药品真实的数据作为证据。而这些数据的选择也必须是公正客观有依据的。药品采购作为中国对药品价格和质量控制的防线之一，有必要在采购过程中引入质量评价体系。应鼓励有条件的药企与国内高校、科研机构、咨询机构等合作，对药品的成本和效果进行评估[10]。药物经济学针对药品研究其成本效果，为科学地制定药品评价指标提供了可能，因此应加大药物经济学的应用力度，按照其评价指标（包括生化指标和疾病指标等多个产出指标）构建科学的评价体系。

### 4.1.4　保证集中采购药品的供应

药品集中采购应注意特殊人群的使用情况，如儿科、精神科等科室的患者中易出现用药剂量过大的情况。此外广大患者对于药品品牌的认知度和接受度也是我们在药品集中采购过程中不能忽视的问题。

在基本药物市场整体发展态势良好的情况下，部分用量小、临床必需的基本药物还存在供应不足的现象，不能满足患者用药需求。因此国家对基本药物中紧缺的药品进行国家定点生产，以期解决供给不足的现实矛盾。在实施过程中，定点供应也容易产生一定的问题和风险，例如配送效率较低，有产品垄断和弱化价格信号的风险。因此，为了促进药品市场和公众健康水平的共同发展，应提高政府监管服务水平和定点产品的流通效率，加大定点企业的激励政策，不断完善基本药物中紧缺药品国家定点生产制度[11]。

## 4.2　药品采购的信息化系统的建设

医疗机构和药品供应商之间在药品采购和供应过程中涉及大量的信息传递和交换，实现双方药品数据的自动交互和信息共享是大多数医疗机构和供应商的共识和需求。随着信息技术的迅猛发展，建立一套完善的信息管理系统，可以实现医疗机构和医药企业双方之间的信息共享，以及药品相关数据的实时传递[9]。

针对当前药品流通领域中存在的问题和发展趋势，建议运用具有实际应用价值的药品流通信息化管理系统，实现在药品采购供应过程中的信息化操作和管理。满足医院在新形势下的需要。

### 4.2.1　药品采购与供应管理系统组成

基于计算机网络及数据库技术，以电子商务为载体，通过开发和应用相应的管理软件，建设药品采购与供应信息系统，实现相关功能。整个管理系统主要由医院药品管理信息系统、数字药库系统、在线交易系统等部分构成（图 19-1）。笔者以所在医院为例，介绍医院药品信息管理系统的基本运行模式[12]。

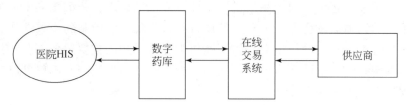

**图 19-1**　药品采购与供应信息管理系统组成

#### 4.2.1.1　医院药品信息管理系统的基本功能

目前大部分医院运用的医院信息系统（Hospital Information System,HIS）已经覆盖医院内部药品流通和管理所有业务流程，包括药库、药房、临床各科室、财务等部门，实现了药品编码、计划、入库、发放、在库管理、月末盘点等作业流程的计算机自动处理等基础功能，在药品采购中提供采购需求和相关数据，包括采购需求信息的采集、接受并处理药品供应信息、生成入库单等（图 19-2）。

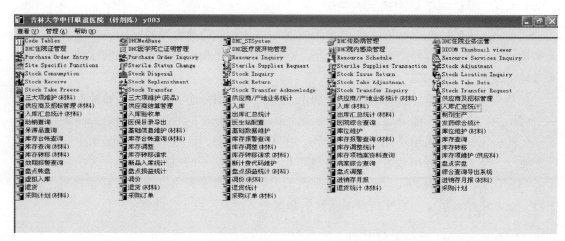

**图 19-2**　笔者所在医院计算机信息网络系统界面

#### 4.2.1.2　数字药库系统

数字药库系统属于电子商务软件，实现医院药品管理信息系统进行数据交换，包括接受由 HIS 导出的药品采购计划，发送至在线交易系统；以及接收由在线交易系统回传的供应商药品供应信息，导入至医院药品管理信息系统。同时对采购合同、订单进行全面管理，对用户所采购的药品按供应商自动进行分类（图 19-3）。

#### 4.2.1.3　药品在线交易系统

药品在线交易系统属于电子商务应用软件，是一个建立在互联网上的药品电子交易场，供应商可以在网上登录药品在线交易系统，接受医院药品采购计划信息，提供并确认药品供应信息（图 19-4）。

### 4.2.2　零库存信息系统的建立

药品采购管理新模式下的零库存药品信息系统，主要由三大模块组成：HIS-数字药库模

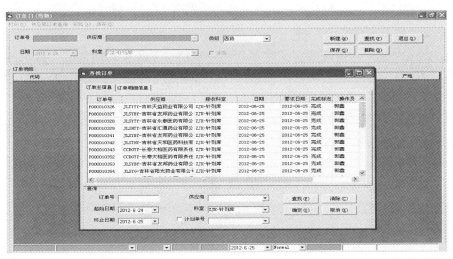

**图 19-3**　笔者所在医院数字药库系统界面

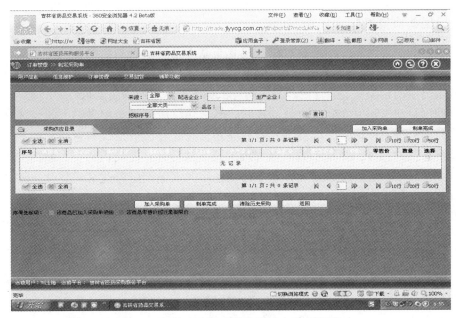

**图 19-4**　笔者所在医院药品在线交易系统界面

块、药品在线交易模块和网络结算模块[13]。

### 4.2.2.1　HIS-数字药库模块

　　数字药库的功能大致可分为入库登记、药品出库、库存盘点、库存明细、成本核算、药品信息维护和查询、报表生成和打印，以及采购计划的自动生成每天各病区及药库的用药情况等。HIS 实时将药品信息及使用清单传递到数字药库，数字药库在收到这些数据以后，首先盘点相应药品的库存，并自动生成药品明细表格，同时根据药品的出入库时间及使用量，分析医院对药品的需求，并结合设定的库存限量，定期生成采购计划，通过接口发送到药品在线交易模块。另外系统还会根据药库发药情况，核对药品出入情况，进行相应的账务管理和成本核算，触发药品结算事件并提供结算的依据条件。

#### 4.2.2.2 药品在线交易模块

药品在线交易模块在医院原有的内部药品管理信息系统管理功能的基础上改进完成，实现以下功能：①自动更新药品需求信息，查看供应商药品信息；②基于库存预警的采购计划和订货合同自动生成；③采购计划自动分配；④供应商供货情况及时查看；⑤通过手工、联机或销售点终端（point of sales，POS）系统多种方式自动传输出库/入库药品信息。

#### 4.2.2.3 网络结算模块

网络结算系统由账务子系统、支付子系统和管理子系统三个子系统构成。其中账务子系统用于记录和查看交易各方及代理机构的账务记录；支付子系统用于交易各方及第三方代理机构间进行资金的划拨；管理子系统用于各种系统设置及保障业务正常运转的支持性措施。

## 5 我国现行药品采购现状总结及未来发展方向展望

### 5.1 药品采购应遵循基本药物制度

政府制定和完善国家基本药物政策，建立与基本药物政策相协调的法律法规，从微观层面，从基本药物选择、储备、生产、流通、价格、管制和组织各个环节制定了有利于基本药物政策落实的相关规定，促使药品采购应依据国家基本药物制度执行。

结合我国目前医药卫生体制改革的现状，笔者建议应该把集中采购的重点放在保证药品质量和价格合理上；此外，应继续开发和完善信息化建设。建议国家建立统一的药品质量鉴定评价方法的标准，并将不同质量等级的药品区分开，使质价相符。增加关于基本药物制度的立法条款，从法律层面上将基本药物的采购等制度定性化和具体化，加大执法力度，保证基本药物集中采购制度在推行过程中真正具有政策和法律约束。在执行层面上，应使采购各个环节的人员适应集中采购管理模式的变革，保证基本药品采购制度有效执行。

### 5.2 药品采购与供应管理系统的建立

药品采购与供应管理系统作为一套完善的信息管理系统，可实现医疗机构和医药企业双方之间的信息共享，以及药品相关数据的实时传递。药品流通信息化管理系统具有实现在药品采购供应过程中的信息化操作和管理的功能，可满足医院在新形势下的需要。建议药品供应管理系统支持医院批量信息的导入和零星药品信息的手工编辑；支持医院电子发票的导入；支持总分院模式，多采购点，多点配货，多点收货；支持订单、发票等信息全程状态跟踪。在消除重复性工作和许多中间环节、节约人力成本的同时，运行费用也将降低，并且能提高整体工作效率。应该避免药品在流通环节由于手工操作导致出错、复制、丢失，以及计算错误的发生，从而提高整体工作质量。

药品采购与供应系统的应用，可实现医院和供应商药品数据的实时交换，缩短反应时间，医院可以实现药品采购频次的提高和采购数量的降低，药品库存将大幅减少，库房的空间资源扩大，资金占用降低，药品周转率得到提高。通过信息化手段的应用，医院、药品供应商以及相关主管部门可实时动态监管药品采购和供应情况，从而加强对药品的监管。

信息技术是药品采购与供应系统发展的重要能源供给，在发展的同时也应着力于药学信息专业人才的培养和引进，使药品采购信息化变得可更加操作化、日常化和专业化。

## 5.3 "零库存"管理信息系统

药品"零库存"管理是以临床需求为导向制订的药品采购计划，其特点是少量、多次，药品周转速率明显提高，极大地盘活了医院的流动资金。药品"零库存"管理信息系统具有其应用价值。建议加强"零库存"管理信息系统的技术支持，如杀毒软件、定时备份、密码安全、授权机制等，确保数据安全，保证 HIS 的正常运行。

### 5.3.1 提升药库药品管理能力、降低管理成本

实现医院药品采购计划的科学计算和生成，自动生成医院补货计划；建议在保证药品供应的前提下，合理地降低药品库存成本；提高药库空间利用率，提高药库存储能力；采用条码扫描，取代手工纸张识别和人工输入系统的工作方式，提高工作效率。

### 5.3.2 扩展和补充 HIS 管理范畴和功能

建议增加药库和药房管理功能；扩展 HIS 数据分析能力，提供各种分析报表；与药品配送企业进行信息交互，确保医院药品供应。

## 6 结语

可靠的信息系统是药品采购的必要支持。通过将药品采购环节信息化，不仅可以保证准确、及时和便捷地传递信息，还有利于建设数字化医院，在提高药品采购的工作效率和工作质量的同时，实现更高的经济效益。此外，政府应适时地不断推出新政策以助力医疗信息化的发展，以单独试点作为起步，阶段性地推进，以调动医疗机构信息化创新的积极性，促使药品采购在"互联网+"的浪潮中得到更有力的信息支持。

（刘玉梅　马海明　王书航　吉林大学中日联谊医院）

## 参考文献

［1］张伶俐,李枢.药品采购与使用中新管理模式的建立与应用.中医药管理杂志,2011,19（1）:61-62.

［2］Xiaodong Guan,Huigang Liang,Yajiong Xue,et al. An analysis of China's national essential medicines policy. Journal of Public Healteh Policy,2011,32（3）:305-319.

［3］Peng L,Guo J,Chen D. Effects of Essential Drug System on Primary Medical Institutions. China Pharmacy, 2010,8（32）:2981-2982.

［4］陈静,陈盛新.医疗机构药品采购与库存控制.药学实践杂志,2008,26（6）:476-479.

［5］金有豫.国家处方集的意义和作用.药品评价,2010,7（9）:2-6.

［6］刘庆婧.我国基本药物集中采购制度分析.天津:天津大学,2010.

［7］管晓东,郭志刚,信枭雄,等.中国各省基本药物集中招标采购方式比较分析.中国卫生政策研究,2014,7（11）:19-23.

[8] 关思秒.吉林省公立医疗机构药品采购管理模式研究.长春:吉林大学,2015.

[9] 许明哲,牛剑钊,陈华,等.浅谈仿制药质量一致性评价过程管理的原则及政策依托.中国新药杂志,2013,
(21):2475-2478.

[10] 李倩,官海静,董国卿,等.英国药品采购供应机制研究及对中国的启示.中国新药杂志,2016,(02):
129-133.

[11] 李力,宁博,李士雪,等.对基本药物定点生产制度的思考与建议.中国卫生经济,2013,(06):24-26.

[12] 徐珽,吴逢波,樊新星,等.药品采购与供应信息管理系统建立.预防医学情报杂志,2008,24(5):
370-372.

[13] 吴斌,李征,郑舟凯.药品采购及零库存管理信息系统的建立及其应用价值.中国卫生信息管理杂志,
2011,24(1):39-40.

# 第 20 章
## 论基于医药行业供应链平台的药品采购模式再造

《医院药学未来发展的巴塞尔共识（2015 版）》第 23 条：

■ Procurement must be supported by a reliable information system that provides accurate, timely, and accessible information.

译：药品采购必须有可靠的信息系统支持，以获得准确、及时和便捷的信息。

**摘 要** 随着对医药行业供应链管理需求的增多，采购管理的增值能力也越来越为人们所重视。采购作为供应链不可缺少的重要部分，贯穿于整个供应链，药品采购导入医药电子商务是医疗机构药品采购的发展趋势。本文分析了当前国内医疗机构药品采购现状，阐述了医药行业供应链采购模式与传统采购模式在管理理念、采购性质以及采购理念等方面的主要区别，明确了规范医疗机构药品采购管理，实现药品采购模式再造的必要性和重要性，提出了在医药行业供应链平台基础上，集成整合药品信息资源，搭建国家医药行业供应链网，以第三方医药电子商务系统为载体，实施准时制（just in time, JIT）采购，优化医院供应链流程，实施药品采购全过程信息化；建立现代化的药品委托代理采购体系（第三方采购），将医院和药品生产经营企业通过第三方代理机构连接起来，实现网络和信息资源的共享，确保医药电子商务系统与医疗机构 HIS 系统的无缝连接，使得数据实现实时共享，从而降低信息化投入，减少中间环节，提高工作效率，降低交易成本，为医疗机构提供快速实时、公开透明、质量可靠、价格合理的药品采购服务。通过对药品采购全过程的远程、即时、在线的监管，规范药品购销行为，遏制行业不正之风，以适应我国当前新医药卫生体制改革和行业发展的需要。

## 1 前言

目前，我国正处在新医药卫生体制改革的关键时期，"医药分开"和"取消以药补医"这两项医改措施，将从政策层面着手，降低药价，以缓解看病贵的难题。药品采购作为医疗机构开展卫生服务的必要组成部分，也是医药行业供应链中的重要环节。我国从 2000 年开始普遍实行医疗机构医药采购招标制度，其出发点是为了改善药品流通领域中的不合理机制，在规范医疗机构药品采购行为、平抑药价、减轻患者的医药费用负担等方面起到了一定的积极作用。但随着时间的推移，集中招标采购暴露出来的药价虚高和"暗箱操作"等弊端也越来越明显，导致"三方不满意"——医疗机构不满意、企业不满意、患者不满意。药品集中招标采购面临着变革的巨大压力。为了摆脱药品集中招标采购的僵局，促使药品集中招标走向统一、规范、简捷和高效，近几年来，国内很多省市已经在探索并开始寻找适合医疗机构药品采购的模式，如云南宣威的"隔离墙模式"、四川的"挂网限价模式"、广东的"挂网模式"、河南的"有标底招标模式"等等，但由于目前网上采购的程序、方法和规则不健全，这些网上采购方式只是一种手段，尚未真正形成一种科学的、合理的网上采购模式。

随着现代信息网络技术的迅猛发展，药品集中采购和医药电子商务早已成为发达国家医疗机构药品采购管理的主流模式。在美国医疗机构采购的药品中，有72%是委托药品采购组织（Group Purchasing Organization, GPO）进行采购。GPO通过接受多家医疗机构的委托，形成较大的药品采购订单后，代替其所属的医疗机构同药品生产商或批发商谈判，从而获得比医疗机构分散采购更低的价格。而且，集团化采购还把医疗机构从繁琐的采购事务中解放出来，降低了医疗机构的运行成本[1]。

《巴塞尔共识》第23条要求，药品采购必须有可靠的信息系统支持，以获得准确、及时和便捷的信息。《医疗机构药品集中招标采购工作规范》第六条强调："要积极利用现代信息网络技术，在政府有关部门的监督管理下建立和完善医药商品电子商务系统，减少中间环节，提高工作效率，降低交易成本。"因此，医疗机构药品采购导入医药电子商务是药品采购发展的必然趋势。

我国医药电子商务从20世纪90年代末起步以来，发展缓慢，真正的医药电子商务在我国还没有建立起来，也影响着药品供应链的现代化进程。因此，如何在药品集中招标采购管理中真正有效地实施全过程信息化，尽快建立和完善医药行业供应链新模式，正越来越被国家和地方政府、社会各界，尤其是业内人士所关注。根据国务院办公厅发布的《建立和规范政府办基层医疗卫生机构基本药品采购机制的指导意见》，2011年4月1日起，各省不得采购未入药品电子监管网及未使用基本药物信息条形码统一标识的企业供应的基本药物，并且各省的基本药品采购电子交易平台也开始上线运行，医药电子商务产业有望迎来拐点。

## 2 医药行业供应链采购模式

医药行业供应链是在为患者提供医药产品或医疗服务的共同目标下，由对整体药品质量和医疗服务水平有关键影响的若干药品原材料供应商、制药厂商、医药物流服务商、医药商业公司、医院和药店、患者等组成，并在政府相关部门监管之下的动态增值网链状模式[2]。

### 2.1 医药行业供应链管理理念

医药行业供应链管理是以提高药品质量、医疗服务水平以及医药行业供应链整体效益为目标，把整条供应链看作一个集成组织，"链"上的各个企业都看作合作伙伴，通过对采购过程、制造过程、交付过程、分销过程和返回过程中的物流、信息流和资金流进行计划、组织、协调和控制，来提高供应链中各成员的效率和效益，以求共同发展，从而达到双赢的目标。由此可见，供应链管理理念完全不同于传统理念，它遵循内外兼顾、纵横联合、战略合作、流畅沟通、信息透明、风险共担与利益共享原则，即达到双方的合作共赢。而在传统采购和招标采购中，采购商与供应商之间一般都是短期竞争性的对立关系，毫无合作意识可言，双方都追求自身利益的最大化，常常导致两败俱伤。

## 2.2　供应链采购模式与传统采购模式的区别

### 2.2.1　采购性质不同

传统采购是由需求方的采购部门来完成的，以填充库存为目的；而供应链采购是一种基于需求的采购，是供应商主动型采购，是合作型采购。

### 2.2.2　采购理念不同

（1）从基于库存采购到准时制采购的转变。传统药品采购模式是基于库存驱动，采购的目的是为了补充库存、保证供应。准时制（Just-in-Time，JIT）采购模式是基于患者需求，其目的是为了追求"零库存"[3]，实现准时制采购，即做到"五个准确"（数量准确、时间准确、地点准确、价格准确和来源准确），不仅可及时满足用户需求，还可以大大减少采购费用，降低采购成本[4]。

（2）从内部资源管理向外部资源管理转变。供应链采购模式下，从内部资源管理转向对外部资源及对供应商和市场的管理，增加了与供应商的信息沟通和市场的分析，实现了超前控制、供需双方合作双赢的局面。

（3）从一般买卖关系向长期合作伙伴关系甚至到战略协作伙伴关系的转变。在供应链采购模式下，与供应商建立长期合作伙伴关系甚至到战略协作伙伴关系，共享库存和需求信息，把相互合作和双赢关系提高到全局性、战略性的高度。

## 2.3　药品采购导入医药电子商务是医疗机构药品采购发展的必然趋势

药品集中招标采购是现代信息网络技术的产物，没有药品电子商务的广泛推广应用，是无法规范集中招标采购活动的。中国的医药行业急需建立自己的医药电子商务系统，完善供应链管理，提高运转效率。电子商务作为电子技术、网络技术、数据处理技术在药品流通领域的应用，在信息处理和传递方面具有其他传统信息处理手段所无法比拟的优势，解决了药品采购中的信息处理难题。因此，电子商务应用于医药流通领域成为我国医药卫生体制改革的必然。

医药电子商务可以通过建立一个具有强大信息收集、加工处理能力的数据中心，以及分布全国各地交易网站，形成一个虚拟的、构架覆盖全国的标准化医药网络交易平台，建立完善的药品编码、条码、组织机构代码等数据交换技术标准体系，确保在全行业范围内实现信息资源共享、药品交易信息对称性要求[5]。各种市场信息在这里汇流，变得十分透明和公开，信息流的价值在这里得到体现，这种通过信息流带动物流和资金流的运作方式，将从根本上改变传统医药流通模式。在这个模式中，医药电子商务平台将最终成为医药流通价值链的核心环节，履行着市场中心和信息中心的双重职能，使药品流通中间环节的多层次、多渠道、秩序混乱、不正当竞争盛行、不良成本严重堆积的问题得以解决，从而形成公开透明、充分竞争、规范有序的市场环境。

由此可见，传统的医药购销方式终将被新的电子商务模式所代替，这是大势所趋。只有这样，药品采购才能够真正变成"阳光下的交易"，医、患、购、销四方的合理利益也能够更有保证。

# 3 药品采购模式再造

## 3.1 基于医药行业供应链的药品电子商务采购模式

建立医药行业供应链新模式的核心就是建立电子商务平台，进行药品网上采购。医药电子商务平台（虚拟的电子商务市场），具备与电子政务、医药企业信息系统和医院信息系统整合的功能。真正意义上的医药电子商务是以电子商务平台提供商为桥梁，运用信息技术搭建合理的扁平化组织结构，实施采购数据（药品数据、供应商数据和采购价格数据）管理，建立对采购数据的唯一性录入、动态更新和维护机制[6]，几年来的招标和网上竞价，极大地促进了我国医药电子商务及供应链的发展。如何设置标底、明确采购数量、结算货款等问题现在都有了较为成熟的、符合市场规则和国际标准的解决方案。与传统商业流通渠道相比，医药电子商务实现了信息流、物流和资金流的三流合一，是低费用、高效率的供应链通道（图 20-1 和图 20-2）。

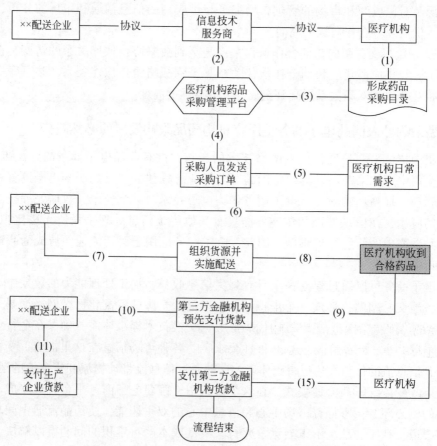

**图 20-1** 药品供应链信息化管理商务平台实施流程图

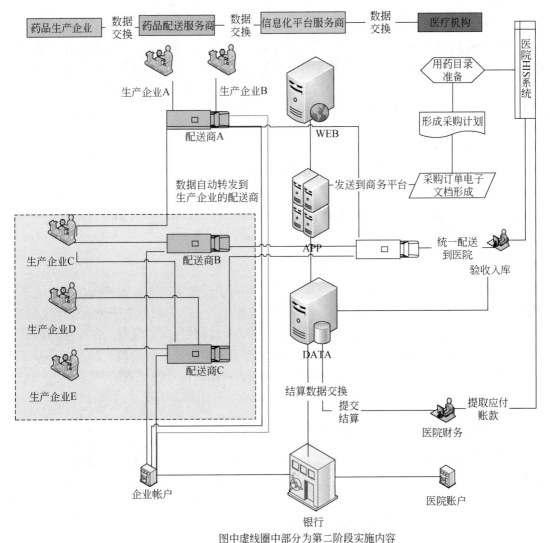

**图 20-2**　药品供应链商务平台信息化业务流程图

## 3.2　药品电子商务采购基本流程

　　医院通过特定的计算机网络平台，运用合适的软件系统将医院药剂科与药品销售企业联系起来，通过药品电子交易平台进行药品网上采购交易，其流程可简单概括为：设置用户账号和密码→通过采购员的账号和密码进入系统，制订采购计划→通过药剂科主任的账号和密码进入系统，对所制订的采购计划进行审核、补充和删改→发送采购计划，实行数据同步→药品到货后，通过采购员的账号和密码进入系统，对采购计划中采购的药品进行到货确认→药库主管根据到货后的发票在 HIS 系统上进行入库处理。至此药品的采购流程结束[6]。

### 3.3　搭建药品集中采购交易平台，促进药品集中采购过程的市场化

借鉴美国 GPO 的成功经验，利用现代信息网络技术，将电子商务技术与集中采购理念充分融合，搭建药品集中采购的交易平台，发挥互联网无处不在的优势，形成集中采购供应链成员之间协同合作的机制，促进商流、资金流、物流与信息流的一体化流动，为医疗机构提供快速实时、公开透明、质量可靠、价格合理的集中采购服务[7]。通过建立大型医药交易所，创建"统一规范有序、集中公开采购、网上交易结算、高效物流配流、系统跟踪监管"的药品流通新模式。重庆医药交易所的挂牌交易为尽快建成全国性的药品交易市场与信息中心、药品配送中心进行了开拓性的探索[8]。

## 4　药品采购流程再造的现实意义

### 4.1　使药品管理工作规范化、科学化

电子商务促使了药品采购管理模式的再造，有利于实现采购业务程序标准化。电子商务将传统的药品采购手工流程电子化、数字化、柔性化[6]。一方面以电子流代替了实物流，大量减少人力、物力，降低了成本；另一方面突破了时间和空间的限制，使得交易活动可以在任何时间、任何地点进行，从而大大提高了效率，缩短了采购周期。其次，药品零库存可使原来占用的大量库存药品资金得以周转利用，将给医院带来可观的经济效益。第三，可以解放用于管理药品的大量人力。

### 4.2　使采购管理向供应链管理转变

医疗机构的药品采购管理模式将得以彻底转变。采购决策方式将由分散转变为集中，实现医疗机构药品采购决策的专业化；逐步实现药品采购职能的社会化；交易过程将由人对人转换为人机对话，实现药品采购过程的信息化；参与采购的供需双方进入供应链，从以往的"输赢关系"变为"双赢关系"，实现采购管理向供应链管理的转变。

## 5　建议与对策

### 5.1　规范和完善现行采购制度，健全相关法律法规体系

基于医药行业供应链平台的药品采购模式具有全局性、综合性、整体性与复杂性等特点，它改变了医院传统的药品采购体系和"以药养医"的机制，改变了原有的利益分配方式，它的发展必须依靠健全的法律法规体系。应针对供应链活动过程的各个环节制定完善的法律法规，加强采购全过程的监督管理，以解决出现在各个环节中的有效性、安全性和相关方权益保护等方面的问题，确保药品采购工作公正、公平、合理、有效。同时应不断完善社会认同的技术规范或标准，尽快建立国家权威的药品身份认证系统，提供统一、规范的药品身份认证服务，停止对证明文件的重复提交和重复认证[7]。

## 5.2　集成整合药品相关信息资源，搭建国家医药行业供应链网

目前整个医院企业信息系统缺乏系统规划与设计，基药采购、非基药采购、药品电子监管、供应链管理等多个信息化系统归属权不同，每个部门都建立了自己的信息化平台，交叉重叠，系统不兼容，数据无法合并，导致业务流程脱节，使药品供应链的运转效率大打折扣。可以国家药品监督管理局［原国家食品药品监督管理总局（CFDA）］数据库以及国家和地方各级基础医药信息数据库为依托，集成整合药品生产企业、经营企业及医疗机构与零售商的技术力量和全国乃至全球各类药品相关信息资源，搭建国家医药行业供应链网，以市场化运营为手段，实现药品生产企业从离线提供药品相关数据到在线提供信息服务的根本性改变；以门户网站和服务接口两种形式为用户提供服务。对于企业、专业部门而言，经过授权后，可以利用"国家医药行业供应链网"提供的二次开发接口自由调用"国家医药行业供应链网"的信息服务资源，并将其嵌入已有的应用系统或利用"国家医药行业供应链网"提供的应用程序编程接口（API）搭建新的应用系统。这种"一体化"数据体系应该成为我国医药行业供应链的未来发展方向[9]。实际上，基本医疗保障制度已经对药品物流公司的供应链管理提出了新的挑战。

## 5.3　实现医药电子商务系统与医疗机构医院信息系统（HIS）的无缝连接

相对于医药企业硬件技术造成的信息流动不畅，供应链中各个环节间的信息不对称导致医药行业供应链信息流阻塞，造成信息流效率低下。信息流动不畅体现在多个方面：医院同消费者之间、医院同医药制造商之间、医药批发商同医药制造商之间、医药企业（包括医药制造商、批发商及零售商）与消费者之间以及政府部门同医药制造商之间的信息不对称等等。

伴随不同的药品招标采购模式快速成长起来的以海虹药业为代表的第三方医药电子商务交易平台和以政府主管部门构建的医药信息平台不断得到改进和完善。实现医药电子商务系统与医疗机构 HIS 的无缝连接，使得数据实现实时共享，不仅可解决医疗机构上网采购重复录入的问题，还可解决中标药品网上采购、非中标药品网下采购的双轨制问题[7]。

## 6　结语

医药电子商务采购是一种适应时代发展的先进采购模式，为药品采购提供了一个全天候、全透明、超时空的采购环境，促使了药品采购管理模式的再造，有利于实现采购信息的公开化，采购业务程序的标准化，能够有效地避免采购过程中的腐败和风险，提高采购效率。电子商务采购模式使参与采购的供需双方进入供应链，采购交易双方易于形成战略伙伴关系，从以往的"输赢关系"变为"双赢关系"，通过实现准时化采购和生产，降低了整个供应链的总成本，实现了从采购管理向供应链管理的转变。

由医药电子商务平台、数字药库系统和零库存目标管理系统等组成的药品供应链系统，构建医药企业信息系统-数据接口-电子商务平台-数字药库-HIS 中的"零库存"目标管理系统等模块所组成的国家医药行业供应链信息系统，将为实施药品流通领域信息化，解决药品流通领域层次多、渠道多、乱秩序、价格虚的难题提供整体解决方案[10]。

医药行业供应链与电子商务的有机结合、药品采购全过程信息化以及第三方采购模式的不断成熟完善,将使医疗机构药品采购乃至整个药品流通领域发生革命性变化,从而真正实现药品采购规范、高效、统一、简化的目标。

(安 晔 沈阳军区总医院)

## 参考文献

[1] 栾潇潇,陈盛新.医疗机构药品采购模式的比较及影响因素分析.药学实践杂志,2008,26(6):414-416.

[2] 沈凯,李从东.基于供应链的中国制药企业研发能力的研究.电子科技大学学报(社科版),2008,10(05):51-54+84.

[3] 刘卫红,崔振霞.新医改背景下医院JIT药品采购管理模式的探讨.中国市场,2009,(10):124-125.

[4] 姜海莲.供应链模式下降低物资采购风险的对策.中国石化,2005,11:47-48.

[5] 王建平,项迎春,蔡捷.药品招标与医药电子商务.医药导报,2003,22(3):197-198.

[6] 朱丰根,徐新隆,严志汉.论信息技术优化医院药品管理流程.中国医院管理,2007,27(06):10-12.

[7] 王岳.为药品集中招标采购开个药方.医院管理论坛,2005,11(109):9-14.

[8] 宿晓.对完善我国医药供应链的几点思考——基于构建医药电子交易市场平台的成本控制.价格理论与实践,2010,(7):61-62.

[9] 杨樟卫.基于目标管理的医院药学信息系统工程构建实证研究.上海:第二军医大学,2006.

[10] 胡晋红,罗天翔,杨樟卫,等.药品供应链管理系统开发和应用.中国药房,2005,16(2):106-109.

第 3 部分

# 医院药师对处方的影响

# 第21章
# 国内处方集现状研究及改进措施探讨

《医院药学未来发展的巴塞尔共识（2015版）》第24条：

■ Hospitals should utilize a medicine formulary system (local, regional, and/or national) linked to standard treatment guidelines, protocols, and treatment pathways based on the best available evidence.

译：医院应使用与标准治疗指南、方案和治疗路径相符，且具有最优证据的药品处方集系统［地方性、地区性和（或）全国性的］。

**摘　要**　本文结合《巴塞尔共识》第24条，对国内处方集的现状进行研究，通过搜索期刊数据库中有关处方集的文献，阅读并归纳其内容，以及制定调查问卷派发至各个医院，汇总问卷结果并分析。参与处方集制定的人员主要为医院药师和医生，处方集主要包括药物应用的基本原则，具体的临床常见病治疗原则和规范化处方，药物简介，管理规定等内容，部分处方集未参照最优治疗指南等信息源。处方集对用药的合理性起到了一定指导作用，一定程度地降低了患者的医疗费用。国内对处方集的重视程度逐渐提高。处方集初步体现出其在指导用药合理性、降低医疗费用方面的重要作用。县级以下医院及社区、乡镇医院尚未普及。处方集内容不够完整，处方集的信息源循证性有待提高。

## 1　前言

关于处方集的定义，世界卫生组织认为处方集（formulation）是一本包含所选药物的重要临床应用信息，为医生和医院药师提供药物治疗及药品管理相关信息的药学手册；美国卫生系统药师协会（ASHP）认为处方集是一部不断修订再版的药品汇编，它反映了医疗单位对当前所用药品的临床评价[1]。

处方集作为合理用药的专业指导性文件，在规范处方行为、提高诊疗水平、保障用药安全方面具有重要作用。每个医院都应该有一部适合各自医院实际的处方集。医院处方集是医院在遵循相关法律法规及标准规范的情况下，参照《国家处方集》的内容，根据医院自身状况，自行修订的适合本院并仅在本院范围内使用的处方集。

处方集在国外出现得较早。早在19世纪初，美国的很多生物医药学专家就开始不断探讨医药质量控制和标准化方案。1888 年，由药师独立编辑的美国国家处方集首次出版，名称为《非正式制剂的国家处方集》，自 1916 年第 4 版起，正式更名为《国家处方集》，目前已更新至第 39 版；《英国国家处方集》（*British National Formulary*，*BFN*）于 1949 年产生，*BNF* 第 1 版修订版产生于 1981 年，目前每年更新两版[2]。美国、英国的国家处方集对处方质量和降低处方药物治疗费用起到积极的影响，并为其医疗机构制定各自的处方集起到了指导和规范作用。

　　我国处方集起步稍晚，直到 2007 年原国家卫生部（现为国家卫生健康委员会，下同）颁布的《处方管理办法》第十五条中规定："医疗机构应当根据本机构性质、功能、任务，编制药品处方集，以提高处方质量和合理用药水平"，方才引起大家对处方集的重视。随后一些医疗机构开始探讨应如何编制处方集。迷茫之中，原国家卫生部医政司于 2007 年 9 月委托中国医院协会组织编写了《中国国家处方集》，并在 2010 年正式颁布（现已更新至 2015 版），至此各医疗机构制定各自的处方集有了国家标准参考[3]。处方集的作用和意义才逐渐被国家卫生主管部门、医疗机构以及临床医生、医院药师所认同和重视。

　　本文采用文献综述法，在中国期刊全文数据库中检索 2007—2012 年以"处方集"为关键词的文献。了解医院处方集的普及程度、受重视程度，分析处方集的制定者、内容、信息源，处方集的使用情况，总结处方集现在所处的发展阶段。为了更全面地了解和统计处方集的有关内容，特制定一份调查问卷，用电子邮件的方式派发至各个医院。调查问卷内容涉及医院处方集现状、处方集内容、处方集信息来源、处方集制定的目的和作用、处方集的使用情况、推行处方集的情况、制定处方集的机构和人员、处方集的更新情况等内容（见本章附页）。

## 2　文献综述及问卷调查基本情况

　　文献涉及主要内容包括处方集发展历史与现状、处方集内容介绍、处方集信息源、处方集制定的目的和作用、处方集的使用、与处方集有关的新闻、处方集编写经验、处方集与医保的关系、各类疾病的处方集等（图 21-1）。

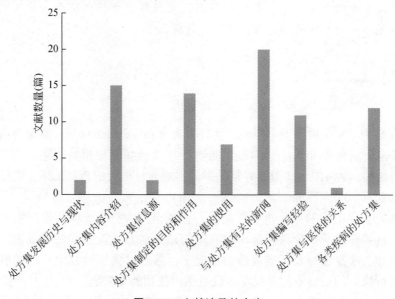

图 21-1　文献涉及的内容

共收回 55 家医院的有效问卷。参与调查的医院中，省级及卫生部直属医院占 64.2%，市级医院占 32.1%，县级及县级以下医院占 3.8%；90.6% 为三级甲等医院，9.4% 为二甲医院。

# 3　文献综述及问卷调查结果汇总

## 3.1　处方集普及率及出现时间

问卷调查结果显示，有处方集的医院共 50 家，占参与调查医院的 90.9%，其处方集开始推行的时间分布见表 21-1。有 7 成以上医院的处方集是 5 年内开始推行的。

表 21-1　各家医院处方集开始推行的时间分布

| 处方集开始推行的时间 | 医院占比（%） |
| --- | --- |
| <2 年 | 36.5 |
| 2~5 年 | 42.3 |
| 5~8 年 | 13.5 |
| 8~10 年 | 3.8 |
| >10 年 | 3.8 |

## 3.2　处方集的制定者

文献中提到的处方集制定部门主要有医院药事管理与药物治疗学委员会、处方集委员会、药物与治疗委员会[2,4-11]；处方集的制定人员包括药学人员、各临床专业医生、其他卫生保健方面的专家[2,7,12]。

问卷调查所得各医院处方集的编写部门和人员组成见图 21-2 和图 21-3。68.6% 的医院是由药学部负责制定处方集，药事管理和治疗学委员会负责的占 29.4%，另有 2.0% 的医院由医务部门负责制定处方。人员方面，由医生独立制定处方集的占 2.0%，由医院药师独立制定的占 70.5%，医院药师和医生合作制定的占 25.5%，医院药师、医生、护士合作制定的占 2.0%。

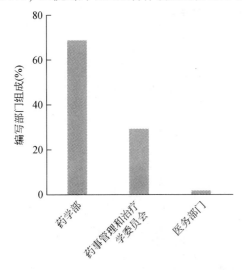

图 21-2　处方集的编写部门

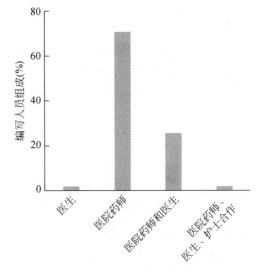

图 21-3　处方集的编写者

## 3.3　处方集的内容

文献报道指出，医院根据各自情况制定的处方集，分为前言、处方集总论、处方集各论、处方集附录等部分。处方集内容主要包括药物应用的基本原则、具体的临床常见病治疗原则和规范化处方、药物简介、相关法规等[1,4-6,12-20]。

调查所得各医院处方集的内容组成见表21-2。问卷显示处方集内容包括：药物治疗基本原则、各类疾病的治疗原则、各类药品的适应证和用法用量以及管理规定和相关法规四个方面内容。调查结果显示包含四个方面内容的处方集仅占15.4%，其余均有不同程度缺项。

表21-2　问卷调查结果显示处方集的各部分内容组成及比例

| 处方集内容组成* | 比例（%） |
|---|---|
| 3 | 30.8 |
| 1+2 | 1.9 |
| 1+3 | 5.8 |
| 3+4 | 11.5 |
| 1+2+3 | 17.3 |
| 1+3+4 | 17.3 |
| 1+2+3+4 | 15.4 |

*1. 药物治疗基本原则；2. 各类疾病的治疗原则；3. 药品的适应证和用法用量；4. 管理规定和相关法规

## 3.4　处方集的信息源

国内文献在阐述处方集的制定时，大多数没有指出其信息源以及是否与最优的治疗指南、治疗方案相连，仅有一篇文献提到处方集信息源中包括《默克诊疗手册（第17版)》[14]等公认的高质量信息源。调查所得各医院在编制处方集时采用的信息源组成见表21-3。处方集信息源包括药品说明书的医院占98.0%，包括标准治疗指南的占52.9%，包括有A级循证医学证据支撑但说明书中没有的新适应证的占13.8%，包括专家意见及医务工作者长期工作经验的占11.7%。

表21-3　问卷调查结果显示处方集的信息源组成及比例

| 处方集内容组成* | 比例（%） |
|---|---|
| 4 | 41.2 |
| 1+4 | 3.9 |
| 2+3 | 2.0 |
| 2+4 | 35.3 |
| 3+4 | 2.0 |
| 1+2+4 | 5.8 |
| 2+3+4 | 7.8 |
| 1+2+3+4 | 2.0 |

*1. 专家意见；2. 标准治疗指南；3. 有A级循证医学证据支撑但说明书中没有的新适应证；4. 药品说明书

## 3.5 处方集使用的效果

处方集对用药的合理性起到了指导作用。处方集中收载的药物为医疗机构的基本用药目录，经过严格的筛选，按照安全、有效、经济、方便、循证的原则筛选处方集药物[6]。处方集限制医生使用处方集外药品，可有效改善用药的合理性，减少药物不良反应的发生。调查问卷显示，38.9%的医院认为处方集对临床用药很有帮助，55.6%的医院认为处方集对临床用药有帮助但是帮助不大，5.5%的医院认为处方集对临床用药没有帮助。

# 4 讨论

国内处方集经过几年的发展，得到了越来越多的重视，逐渐形成了包括处方集药品目录、药物治疗指南及指导原则、药物不良反应报告制度、药品使用规定等内容的框架，对药物使用的安全、有效、经济、适当起到了一定的作用。但是处方集的普及程度、其信息源的权威性以及处方集的执行程度需要进一步提高和改善。

## 4.1 已有经验及成效

### 4.1.1 国内对处方集逐渐重视

与欧美相比，国内的处方集发展起步较晚，差距明显，但从国家到医院，都越来越看到处方集在医疗工作中起到的重要而广泛的作用，逐渐对处方集重视起来。2010 年 2 月 7日，《中国国家处方集》出版，新一版目前正在修订中；近年来，医院根据各自的实际情况，逐渐制定起适合本院情况的处方集，指导院内的日常医疗工作。调查问卷的结果显示，被调查医院有处方集的占 90.9%，其中 78.8%的医院的处方集是 5 年内开始推行的。

### 4.1.2 处方集使用效果初现

由文献综述结果可以看出，处方集要求医生开处方不能超出处方集的范围，从而避免了一些疗效不确切或不良反应较大的药物的使用，患者医药费用降低，让一些高效低价的药品得以惠及患者。调查问卷显示，94.4%的医院表示处方集对医院的工作起到了或大或小的积极作用，其中 38.9%的医院认为处方集对临床工作的帮助很大。处方集的使用在促进合理用药、减少患者医药费用方面等的效果初步显现出来，尤其是广泛采用高质量信息源的处方集对临床工作的帮助更大。本次调研中，以被调查医院"处方集信息源是否包括标准治疗指南"作为影响因素，对"处方集对临床工作的帮助程度"做卡方检验，得出信息源包括标准治疗指南的处方集对临床工作的帮助程度明显高于信息源不包括标准治疗指南的处方集（$P<0.01$）。

## 4.2 不足之处及改进措施

### 4.2.1 处方集的普及程度不足

调查问卷显示 90.9%的医院有处方集，普及程度较高，但此次问卷调查的对象绝大多数为市级及以上医院，期刊数据库中搜索得到的有关处方集的文献作者的单位全部为市级以上医院，没有搜索到县级及以下医院及社区、乡镇医院对处方集的研究。处方集对每一家医院都有重要的作用，但处方集是需要多部门、多专业人员联合制定的专业性很强的工具，而社区、乡镇医院等基层医疗机构往往不具备这样的条件。《中国国家处方集》的出现为没有能力制定处方集的医疗机构提供了很好的参考，建议基层医疗机构使用或以《中国国家处方集》为模板，根据自身情况修订后使用。

### 4.2.2　处方集制定者来自的领域较窄

调查问卷显示大部分医院的处方集由药学部负责制定，制定人员中的 70.5% 仅由医院药师组成，其他科室人员参与较少，仅有 27.5% 的医院处方集是不同部门合作制定。人员的过于单一，不同专业人员之间缺乏交流，不利于更全面、更专业地制定处方集。处方集应由药学专业人员牵头，由各临床专业组配合。医院药事管理与药物治疗学委员会应当主持处方集的制定与更新工作，广泛吸收不同部门、不同专业的各方意见，使处方集的内容更全面，更专业。医院各职能部门应密切联系和交流，明确分工，共同完成处方集的制定和更新工作。

### 4.2.3　制定的处方集内容不够完整

现有的处方集内容应覆盖临床常见疾病的症状、治疗原则和规范化处方，此外，处方集还应包括药物使用的基本原则、特殊人群的药物使用原则、药物临床使用的管理、临床工作的制度和法规等。例如《中国国家处方集（儿童卷）》为了突出儿科特点，在妊娠期及哺乳期妇女用药相关章节中强调了对胎儿和婴儿有影响的药物，重点阐述儿童用药的特点[21]。但调查问卷中显示并非所有医院都能做到全面、完整地编写处方集。关于医院处方集内容，98.1% 的处方集包括各种药品的适应证和用法用量，57.7% 的处方集包括药物治疗的基本原则，34.6% 的处方集包括各类疾病的治疗原则，44.2% 的处方集包括管理规定和相关法规。其中，30.8% 的医院处方集仅包含各类药品的适应证和用法用量，相当于药品说明书汇总，内容单一。从上述结果中可以看出，医院对药品适应证、用法用量等实用性的内容表现出足够的重视，但对其他指导性的内容的重视程度欠缺。

### 4.2.4　与具有最优证据的标准治疗指南、方案和治疗途径的相连性不高

医院在制定处方集时，有与具有最优证据的标准治疗指南和治疗方案相连性不强的现象，市级及以下的医院其相连性更差。以"医院行政等级是否为省级"为影响因素，对"处方集信息源是否包括标准治疗指南"作卡方检验，市级及以下医院将标准治疗指南作为处方集信息源的比例明显低于省级医院（$P<0.05$）。本次调研中，部分医院对有最优证据支撑的治疗指南、方案等不够重视，41.2% 的医院制定处方集时将药品说明书作为处方集唯一的信息源，仅有 54.9% 的医院将标准治疗指南和（或）有 A 级循证医学证据，但说明书中没有的新适应证作为处方集信息源。有 11.8% 的医院编制处方集时采用专家意见和个人长期工作的经验等低循证医学等级的信息源，降低了处方集的专业性、实验性。信息源的质量是处方集质量的保证。应广泛搜集信息，尽量选用具有循证医学 A 级或 B 级证据的信息作为编写处方集的依据，保证处方集有足够的高质量数据作支撑。

### 4.2.5 违反处方集用药情况较多，缺乏监控机制

尽管一些市级及以上的医院制定了处方集，但仍有不执行处方集规定的情况。调查显示，医院违反处方集用药平均频率介于"一般"和"比较普遍"之间。在临床工作中，各医院普遍倾向于参考除了处方集之外的其他资料。调研中发现，进行临床药物治疗决策时，使用各种参考资料的频率，将处方集排在第一位的问卷仅占1.9%，77.4%的问卷将处方集排在最后一位。目前医院仅要求医生按照处方集规定进行诊疗活动，而很少有监控处方集使用的机制，仅有27.5%的医院对违反处方集规定用药的行为有处理办法，处方集的强制性不能完全体现出来。

## 5 结语

近年来处方集在市级以上医院快速普及，处方集的使用效果初现；但处方集在广大县级以下及社区医院尚未普及，制定处方集的人员和部门较为单一，处方集内容不够完整，与标准治疗指南和治疗方案相连性不强，对违反处方集的医疗行为监管不力。综上不难看出，处方集在我国处于成长期的初级阶段。今后各级医院特别是各县级以下及社区应加大处方集普及力度；处方集尽量多部门、多专业联合制定；各级医院应采用权威的、专业的信息源来进一步完善处方集的内容；加大处方集的执行和监管力度。

（任 斌 中山大学附属第一医院）

## 参考文献

[1] 王德志,梅丹,李大魁,等.国外处方集及处方集系统介绍.中国药房,2008,19(16):1209-1211.

[2] 闫峻峰.国外处方集发展现状.中国执业药师,2014,11(01):52-56.

[3] 张石革.《中国国家处方集》解读.中国药房,2010,21(8):679-681.

[4] 张乃菊,陈天平,武超,等.编制医院药物处方集的经验体会.淮海医药,2012,30(5):447-448.

[5] 钱军.处方集与合理用药.华西医学,2009,24(5):1254-1256.

[6] 张旭鹏,白仲梅,马体润.基层医院《药品处方集》的编制要切合实际.中国药事,2010,24(9):921-922.

[7] 黄敬群,杨娟.构建医院药品处方集系统的意义和原则.卫生经济研究,2008,9:7-8.

[8] 黄敬群,杨娟.处方集对医院抗生素合理使用的影响.军医进修学院学报,2009,30(2):218-220.

[9] 黄敬群,杨娟,姜伟.国外医院抗菌药物处方集制定介绍.中国医院药学杂志,2009,29(10):845-847.

[10] 孟锐,张跃,张晓磊.基于《WHO示范处方集》制定《国家处方集》,保障公众基本用药.中国药事,2009,23(1):45-47.

[11] 黄敬群,杨娟.浅谈如何制定医院药品处方集.淮海医药,2009,27(3):250-251.

[12] 黄敬群,杨娟,李晓静.编制医院抗感染药物处方集的经验体会.医药导报,2009,28(12):1651-1652.

[13] 范红春,殷卫清,唐叶秋,等.电子版《药品处方集》的设计与应用.中国医院药学杂志,2008,28(23):2036-2038.

[14] 陈勇.电子网络版处方集的开发与实施.中国现代药物应用,2010,4(16):256-257.

[15] 陈坚.国家处方集对临床药学工作的指导作用.中国药事,2011,25(5):453-455.

[16] 胡克勤,高玲.利用药品处方集为医院用药服务.中国医院药学杂志,2007,27(12):1760-1761.

［17］周明霞,于靖,杨永嘉,等.美国药典(第 32 版)-国家处方集(第 27 版)简介.中国兽药杂志,2010,44
　　　(9):35-37.

［18］曾大勇,王长连.医疗机构药品处方集的制定与应用.海峡药学,2008,20(11):164-165.

［19］曹玮.医院处方集的基本概念和建立方法.中国执业药师,2009,6(2):27-29,42.

［20］黄敬群,杨娟.医院药品处方集的编写与临床药师的作用.华北煤炭医学院学报,2008,10(6):858-859.

［21］全国合理用药监测办公室.《中国国家处方集(儿童卷)》简介.中国执业药师,2011,8(7):18-19.

# 附：

## 医院处方集现状调查问卷

您好，谢谢您参加我们的调查！本次调查只需要占用您几分钟的时间。为了保证调查结果的准确性，请您如实回答所有问题。您的回答对于我们得出正确的结论很重要，希望能得到您的配合和支持，谢谢！

1. 贵院医务人员对处方集的了解程度：

A　非常了解　　　　　B　比较了解　　　　C　一般　　　　　　D　不了解

E　非常不了解

2. 贵院医务人员是从何处了解到处方集的？

A　与国外医院交流　　　　　　　　　B　与国内医院交流

C　国家政策或行业规范　　　　　　　D　文献或报道

E　其他

3. 您觉得贵院有无需要推行处方集？

A　非常需要　　　　　B　需要　　　　　C　不需要

4. 贵院是否有处方集？

A　有　　　　　　　　　　　　　　　B　没有

5. 贵院何时开始推行处方集

A　<2 年　　　　　　B　2～5 年　　　　C　5～8 年　　　　D　8～10 年

E　>10 年

6. 贵院因何推行处方集？

A　政策规定　　　　　　　　　　　　B　行业发展趋势

C　院内业务发展需要　　　　　　　　D　其他

7. 贵院有没有处方集的专项经费？

A　有　　　　　　　　　　　　　　　B　没有

8. 贵院负责制定处方集的机构是什么？

A　药事管理和治疗学委员会　　　　　B　药学部

C　医务部门　　　　　　　　　　　　D　其他

9. 贵院参与处方集编写的人员包括（可多选）：

A　医师　　　　　B　药师　　　　　C　护士　　　　　D　其他

10. 贵院现有处方集的内容包括（可多选）：

A　药物治疗的基本原则　　　　　　　B　各类疾病的治疗原则

C　各类药品的适应证和用法用量　　　D　管理规定与相关法规

E　其他

11. 贵院的处方集的信息源包括（可多选）：

A　专家意见及医务工作者长期工作的经验

B　标准治疗指南

C　有 A 级循证医学证据支撑但药品说明书中没有的新适应证

D　药品说明书

E　其他

12. 您认为能可靠地作为处方集编写参考的信息源有（可多选）：

A　药品说明书

B　标准治疗指南

C　有 A 级循证医学证据支撑但药品说明书中没有的新适应证

D　期刊数据库中的论文

E　专家意见及医务工作者长期工作的经验

F　其他

13. 贵院有没有建立处方集的更新机制？

A　有　　　　　　　　　　　　　　B　没有

14. 贵院的处方集多久更新一次？

A　每半年以下　　　B　每半年到 1 年　　　C　每 1~2 年　　　D　每 2~3 年

E　每 3 年以上

15. 贵院的处方集资料使用形式是（可多选）：

A　纸质文件　　　　B　电子文档　　　C　数据库信息系统　D　其他

16. 贵院处方集的发放方式是（可多选）：

A　医务人员人手一份纸质材料　　　　　B　以科室为单位发放

C　内部电子平台共享　　　　　　　　　D　其他

17. 您认为贵院的处方集对临床用药是否有帮助？

A　很有帮助　　　　B　帮助不大　　　C　几乎没有帮助

18. 贵院医生在进行临床药物治疗决策时，使用各种参考资料的频率，由高到低排列为：

A　药品说明书　　　B　临床专业书籍　　C　处方集　　　D　其他

19. 如果不经常使用处方集，其原因可能是什么（可多选）？

A　更新太慢

B　内容太单一，仅仅是个说明书汇总，还不如查说明书

C　内容过于陈旧

D　查阅不方便

E　其他

20. 促进处方集使用，您认为需要采取哪些措施？

21. 处方集中有无收录超出说明书范围的适应证和用法用量

A　有　　　　　　　　　　　　　　B　没有

22. 处方集中收录超出说明书范围的适应证和用法用量，其依据是：

A　标准治疗指南　　B　权威专家意见　　C　其他

23. 您认为处方集中收录超出说明书范围的适应证和用法用量是否可以使医生规避法律风险？

A　可以　　　　　　　　　　　　　　B　不可以

24. 贵院在使用处方集过程中，超出处方集规定范围用药的情况为：

A　非常普遍　　　　B　比较普遍　　　　C　一般　　　　D　比较少

E　非常少

25. 贵院违反处方集规定用药的情况都有哪些？

A　不按适应证用药　　　　　　　　　B　不按用法用量用药

C　不按疗程用药　　　　　　　　　　D　其他

26. 您认为贵院超出处方集规定范围用药的原因都有哪些？



27. 贵院对违反处方集用药的人员有没有处理办法？

A　有　　　　　　　　　　　　　　　B　没有

28. 贵院对违反处方集用药的人员处理办法是：



单位基本信息：

1. 您所在的工作单位是：＿＿＿＿＿＿

2. 贵院属于什么行政级别的医院？

A　省级或卫生部直属　　　　　　　　B　市级

C　县级　　　　　　　　　　　　　　D　县级以下

3. 贵院的等级是：

A　三级甲、乙、丙等　　　　　　　　B　二级甲、乙、丙等

C　一级甲、乙、丙等　　　　　　　　D　其他＿＿＿＿＿＿

4. 贵院床位数是＿＿＿＿＿＿张

5. 贵院年平均门诊量是＿＿＿＿＿＿人次

对于您能在百忙之中填写此问卷再次表示感谢，祝您工作愉快！

# 第 22 章
# 对超说明书用药问题的思考

《医院药学未来发展的巴塞尔共识（2015 版）》第 25 条：

■ Hospital pharmacists should be key members of pharmacy and therapeutics committees to oversee all medicines management policies and procedures, including those related to off-label use and investigational medicines.

译：医院药师应作为药事管理与药物治疗委员会的核心成员，负责审查所有药品管理政策和规定，包括超说明书用药和临床试验用药方面。

**摘　要**　本文在回顾我国超说明书用药现状的基础上，力图剖析正确认识与处理医疗领域日常存在的超说明书用药问题的方法，阐述与超说明书用药相关的主体应该在规范超说明书用药中担负哪些职责，思考并建议未来我国超说明书用药的管理办法，为我国规范超说明书用药献计献策。

## 1　前言

随着我国医药卫生体制改革（医改）的深入，医药领域中各种深层次的矛盾更加突显，表现为各种医疗纠纷事件不断上升，医患关系的紧张程度一直得不到缓解。而在一些医疗纠纷的案例中，超说明书用药问题往往成为医方的软肋。一方面，目前我国对于超说明书用药问题暂未出台针对性强的、明确的法规；另一方面，即使是写入治疗指南的超说明书用法，在我国目前的相关医疗法律体系下，如果出现医疗纠纷，医务工作者是否能够免责仍然是一个不确定的因素，这也是广大医务工作者困扰所在。我们应该认识到，超说明用药问题，是在一定范围的医疗领域中长期存在、与法律法规密切相关，较为复杂并较难以解决的矛盾之一。而在目前我国现状下，医院药师深入开展处方点评是规范超说明书用药问题的前提与基础，并具有不可替代的作用。

## 2　超说明书用药的现状

### 2.1　超说明书用药问题引起多方广泛关注的原因

目前，在临床诊疗过程中，超说明书使用的情况得到各方面人员越来越多的关注，原因有几个方面：一是在医疗纠纷的处理和判决中，药品说明书的法律地位被过分地强调。患者凭借药品说明书投诉，医疗事故鉴定以药品说明书为准，法院依照药品说明书判案，存在着极大的问题。药品说明书似乎已经成为鉴定是否存在药物使用不当问题的主要标准。二是随着原国家卫生部（现称国家卫生健康委员会）《处方管理办法》的颁布，各级医院处方点评工作的深入开展，药师在处方点评过程中经常会碰到和发现超说明书用药问题，如何评价超说明用药的合理性也是药师处方点评工作中主要工作内容之一，药师成为关注超说明书用药问题的主要群体之一。三是媒体经常报道一些企业超说明书用药非法推广问题，引起民众对药品说明书的广泛关注。四是民众本身知识水平的提高，安全用药的意识的加强，服用药物之前会详细参阅药品说明书。

## 2.2　超说明书用药定义

美国对超说明书用药是指药品使用的适应证、剂量、患者群体和给药途径等不在药监部门批准的说明书范围之内，属于药品说明书之外的用法，又称为药品未注册用法（unlabeled uses，off-label uses，out-of-label usage，outside of labeling），包括给药剂量、给药时间、适应人群、适应证、给药途径等与药品说明书中的规定用法不同[1]。其定义倾向于超说明书用药中的合理用药部分，是指已经有文献研究支持的超说明书用法。而我国目前对于超说明书用法还没有一个准确的定义。超说明书用法广义上来说是指超出说明书规定的所有不符合说明书指示或要求的治疗方法。根据原国家卫生部《医院处方点评管理规范（试行）》规定，超说明书用药分为"有正当理由超说明书用药"与"无正当理由超说明书用药"。但是对于哪些可以归因于正当理由并没有补充说明，对于如何鉴定用药理由的正当与否尚无统一标准。

## 2.3　国内外超说明用药现状

由于药品注册时临床研究资料的局限性，药物治疗中超说明书用药的现象是非常普遍存在的。2014 年法国一项研究发现，一天内在儿科就诊的 989 名患者中，有 56% 患者的处方包含至少一种超说明书用药[2]。国内张伶俐等报道，2010 年四川大学华西第二医院儿科门诊患儿超说明书用药情况普遍，并呈增长趋势[3]。按用药医嘱统计，超说明书用药比例为 40.88%。超说明书用药类型主要包括未提及儿童用药信息（35.57%）、适应证（25.44%）和剂量（25.31%）3 种。目前在一些罕见病治疗、特殊人群的用药、抗肿瘤用药及一些专科用药是超说明书用药发生率较高的领域，存在研究资料少、没有现成有效治疗方法或剂型等原因，临床治疗中往往不得不推荐使用超说明书用药治疗方法[4]。

# 3　超说明书用药存在原因分析

## 3.1　药品审批环节窗口期的存在

目前药品审批的流程时间比较长，假设已上市药品在申请增加新适应证审批期间，临床试验数据结果证明试验药物有效，且当时临床上又没有其他可选的药物治疗方法，作为临床试验的医生，既了解和掌握了最新药物治疗信息，又容易获得药品，此时肯定会考虑推荐患者用该种药物进行治疗。

## 3.2　国内外药品上市的时间差

　　药物在国内市场上市后，当在国外获批新的适应证而国内暂未获批时，医生可能会考虑建议患者超说明书用药。

## 3.3　临床试验设计的局限性

　　人类对一种药物的认识是渐进的，审批的药物适应证往往是药理作用方面最主要的适应证，随着临床实践过程中治疗经验的不断积累，往往还会发现药物新的药理作用，这是由药物的基本属性决定的。新药临床试验是很有局限性的，在病种选择、入组人群选择、并存疾病等等都有严格的纳排标准。Conroy 等在一项针对欧洲 5 国儿科病房的调查中发现，46% 的处方中存在超说明书适应证用药的情况[5]。由于伦理学方面的因素和家长对于儿童的保护，涉及儿童的相关临床试验很难获得知情同意，直接影响了儿童用药实验数据的获得，导致标示有儿童用药信息的药品种类非常有限[6]。大多数新药上市时，都没有小儿用药的资料，由于可供小儿用药的品种少，新药在儿科的临床应用很多会超药品说明书用药[7]。

## 3.4　药品说明书的局限性

　　尽管目前药品说明书在我国解决医疗纠纷案件中的法律地位很高，但是在医学界，药品说明书的权威性不足。目前我国药品说明书的质量已经有了很大改进，但是跟国外药品说明书相比，总体水平还是有一定差距。相比较于基于循证的各类药物指南来讲，说明书内容相对滞后，有些甚至是错误的，并不能真正指导临床用药，如果要求医生完全按照说明书来用药，也是不切实际的，最后会损害到患者的利益，也会阻碍医学的发展。

## 3.5　药品生产企业之间利益博弈

　　对于一些存在超说明书用法的"老药"，由于早已过了专利保护期，药品生产企业众多，从药品生产企业角度来看，如果其中某一厂家去申报新的适应证，即使申报下来，获得专利保护，由于医师对患者个体的治疗行为并不受到专利法的制约，因此只要是为了患者的利益考虑，得到患者知情同意后，临床上只要使用相同通用名的其他企业生产的药品，理论上在治疗相同适应证时也具有类似的疗效及安全性，对于申报的药品生产企业来说申报过程既花费了人力、财力，又不能保证其独享开发的利益，因此老药增加适应证的工作在实际工作中难以开展。

## 3.6　超说明书用药的监管难题

　　药监部门对于药品的监管，往往止步于药品本身，如果一个药品生产厂家生产的药品，其所标明的适应证或者功能主治超出规定范围，按照《药品管理法》第四十八条的规定，此药品按假药论处。但是，药品进入医院临床的实际使用阶段，监管就没有这么严格了。根据《医院处方点评管理规范（试行）》规定，无适应证处方以及无正当理由超说明书用药都属于超常处方。按照《处方管理办法》的规定，对于无正当理由连续开立超常处方五次的医生就要被取消处方权，但是在实际执行过程中，却鲜有医生因此被罚。从《医院处点评管理规范（试行）》来看，目前在药师处方点评环节上来说对于有正当理由的超说明书用法是认可的。

# 4　临床超说明书用药的分类

## 4.1　实验性超说明书用法

实验性用法又包括两种类型，一种是已经上市药品增加适应证的药物临床试验，是经过国家食品药品监督管理局批准的，是在临床试验期间按照药物临床试验进行管理的药物；另一种指在临床开展的课题研究中的超说明书用法。根据《执业医师法》中二十六条规定，医生在采用实验性治疗时，应经医院伦理委员会批准及征得患者及家属同意。实验性超说明用法是以临床试验为主，临床治疗为辅，临床的有效性及安全性没有得到认证。

## 4.2　临床治疗性超说明书用法

临床治疗性超说明书用药是根据医学治疗指南、诊疗规范、循证医学结论及文献报道中有效治疗方法。目前我国法规对于临床治疗性超说明书用法的合法性还没有明确规定，也是存在争议最多的地方。临床治疗性超说明书用法以临床治疗为主，不以实验为主要目的，在临床使用过程中没有实验方案设计，也没有特殊的记录不良事件，不对疗效做系统分析及记录，也不会对患者治疗过程的配合给予相应补偿。但是实际临床执行过程中，有些临床治疗性超说明书用法，由于没有足够的循证依据，实际应属于实验性超说明书用药，而在临床上被当作临床治疗性超说明书用药在执行，这样就将风险转移至患者身上，这也是临床上容易引起医患纠纷与矛盾的原因，是目前需要解决的超说明书用法中的主要问题症结所在。

# 5　规范超说明书用药的管理对策

## 5.1　建立药品超说明书用药的监测机制

医疗机构应对本单位超说明书用药进行梳理，经医院药事管理与药物治疗学委员会备案批准。在临床工作中，应用相关的合理用药软件对超说明书用药进行监测，在临床医生开具处方时进行提示。

## 5.2　发挥专业委员会作用

对于应用范围广泛的超说明书用药可以邀请新药审评或循证组专家收集相关资料开展评价。应发挥专业委员会的作用，建立起超说明书用药的循证指南。

处置超说明书用法的根本还是合理用药问题。在处理超说明书用药的问题上，应参照药物临床试验管理规范制定的原则，坚持科学与伦理，保障患者用药的安全性、有效性，避免患者用药时冒不必要的风险。2010 年 3 月，广东省药学会印发了《药品未注册用法专家共识》，成为我国第一部由专业协会发布的超说明书用药规范，但由学会发布的专家共识不具备法律效力，更偏向于学术探讨，是一次有益的尝试[8]。

## 5.3　药师在超说明书用药管理中不可替代的作用

药师作为临床用药团队的重要专业人员,对超说明书用药最为关注。在工作实践中,从处方审核到处方点评都会涉及超说明书用药问题,因此药师群体对于超说明书用药的规范管理的呼声也是最强的。目前对于超说明书用药管理不力的最重要因素是对超说明书用药监管的缺失,临床大量存在的超说明书用药的情况,如果不发生医疗纠纷的情况,现实中是存在"不告不纠"的状态,这是不争的事实。芦小燕等调查发现,临床药师参与门诊药品超说明书用药监管后,利用合理用药软件设置,可大幅降低监管前超说明书用药比例[9]。

# 6　结语

目前,全球有与药品超说明书使用相关立法的国家共7个,它们是美国、德国、意大利、荷兰、新西兰、印度和日本。除印度禁止超说明书用药外,其余6国均允许合理的超说明书用药,说明超说明书用药存在是有合理理由的[10]。但是超说明用药是存在风险的,所有药物治疗过程都存在风险,但是超说明书用药没有得到正规审批流程的认证与批准,因此具有更大的风险。管理超说明书用药的根本是平衡患者的风险与收益比,让超说明书用药风险在控制的范围内,或者是避免让患者冒不必要的风险,这是包括医院药师在内的医务人员需要共同努力的方向。

(孙　渊　浙江省台州医院)

## 参考文献

[1] Gazarian M,Kelly M,McPhee JR,etal. Off-label use of medicines:consensus recommendations for evaluating appropriateness. Med J Aust,2006,185(10):544-548.

[2] Chalumeau M,Tréluyer JM,Salanave B,et al. Off label and unlicensed drug use among French office based paediatricians. Arch Dis Child,2000,83(6):502-505.

[3] 张伶俐,李幼平,胡蝶,等. 四川大学华西第二医院2010年儿科住院患儿超说明书用药情况调查. 中国循证医学杂志,2012,12(2):161-167.

[4] Dooms Marc,Killick James. Off-label use of medicines:The need for good practice guidelines. Int J Risk Saf Med,2017,29(1-2):17-23.

[5] Conroy S,Choonara I,Impicciatore P,et al. Survey of unlicensed and off label drug use in paediatric wards in Europeancountries. BMJ,2000,320(7227):79-82.

[6] 张清华. 重庆地区医患双方对儿童临床试验的认识、态度及影响因素研究. 重庆:重庆医科大学,2016.

[7] 倪韶青,寿洪初,王珏. 关于儿童用药的问题和建议. 中国医学药学杂志,2007,27(6):815.

[8] 广东省药学会. 关于印发《药品未注册用法专家共识》的通知. 今日药学,2010,20(4):1-3.

[9] 芦小燕,戴幼琴,龚燕波,等.临床药师干预门诊超说明书用药现象效果分析.中国现代应用药学,2014,31(12):1529-1532.

[10] 张伶俐,李幼平,曾力楠,等.15国超说明书用药政策的循证评价.中国循证医学杂志,2012,12(4):426-435.

# 第 23 章

# 发挥药师自身优势，协助临床合理用药

《医院药学未来发展的巴塞尔共识（2015 版）》第 26 条：

■ Hospital pharmacists should have a key role in educating prescribers at all levels of training on the access to and evidence for responsible use of medicines, including the required monitoring parameters and subsequent prescribing adjustments.

译：医院药师应在各个层级的培训中对处方者的教育方面发挥关键作用，使他们掌握药物尽责使用的原则和证据，包括必要的指标监测和相应的处方调整。

**摘　要**　本文结合《巴塞尔共识》第 26 条，通过检索国内数据库 CNKI、万方和维普，以及国外数据库 PubMed、EMbase、Springer 上的相关文献，进行文献综述、分析与讨论，以探讨医院药学服务过程中药师与医生的合作途径与具体方法。我国当前阶段对药学服务需求巨大，让实践经验丰富的药师协助和指导医生用药，是有效、可行并应大力发展的措施。药师通过协助医生循证选药、监测相关参数、调整处方并合理优化给药方案，可将临床治疗工作进一步系统化，概括化。药师应抓住机会提高自身素质，推动医院药学工作转型，同时将合理的安全的用药信息正确传递给医生，协助临床治疗，最终提高患者治疗效果与医院整体合理用药水平。

药物治疗是疾病临床治疗的重要手段之一，临床上如何正确地选用药物，并保障用药的安全性及有效性，是影响治疗结果的关键。在疾病谱不断发展变化的当下，越来越多的新药被开发，"老药"被赋予新的适应证，药物与疾病或药物与药物之间的相互作用变得更复杂，从而导致临床用药面临新挑战。药师作为药学专业人士，是连接患者、医生与药物的重要桥梁。在新时代的用药挑战面前，药师应当主动参与到临床治疗团队中，发挥自身专业特长，通过用药干预与药学监护，协助和指导医生科学合理地使用药物，保障患者用药的安全性及有效性，并对此责无旁贷。

## 1　临床用药面临的挑战由药师和医生共同完成

### 1.1　临床用药面临巨大挑战

据世界卫生组织提供的资料，全球有 1/3 的患者处于用药不当，有 1/7 病死者的死因是不合理用药。美国医学研究所在 1999 年就曾出版《犯错人皆难免：构建更安全的医疗卫生系统》一书，其研究结果令人震惊：美国每年因医疗差错致命的人数在 44000 ~ 98000 人，在除疾病外的各种死因中排名第一，用药差错（Medication error，ME）是医疗差错的主要原因之一[1]。自此，用药安全引起了世界各国的重视。美国 1997 年后的相关研究表明，药师与医生一起对高风险患者监护可减少处方药使用，每位患者因此节省的平均费用是 600 美元，医院由于提供药学服务用药错误率下降了 65%，1000 家医院中的药师提供药学服务挽救了 400 例患者生命，节约费用约 51 亿美元[2]。另据国内一项对医护人员的问卷调查显示，73.9% 的医生认为应该展开药学服务，不应将药师的工作局限于窗口发药；89.1% 的医生表示认可药师发挥的作用[3]。笔者也曾就医生对药师参与临床工作的态度在本院做过内部调查，大部分医生认为药师参与临床工作是有必要的。我国当前正处于医药卫生体制改革深化与转型时期，为应对国人日益增长的医疗服务需求，国家出台了分级诊疗制度，以达到患者受益最大化和医疗资源最优化的目的。在此政策引导下，药师如何充分发挥自身在医疗服务环节中的作用，将药物信息正确地传递给医生，并协助医生循证地选用药物和优化治疗方案，亦是新时期我国药师职能面临的挑战。

### 1.2　药师与医生协作共同面对临床用药挑战

纵观全球临床用药情况，如何改善临床安全用药问题，目前有两种主流途径：其一是药师学习并强化临床医学知识以协助和指导医生合理用药，其二是医生学习并强化药学知识以达到更合理选药和用药目的。不管上述哪一种途径，都需要药师与医生密切协作。在欧美发达国家，药师普遍具备较强的医学知识且人员配置相对充足，可通过运用自身医药学知识协助和指导医生用药。但在现今我国药学教育体制下，同时具备医学和药学知识背景并能将其转化为实践应用的药师很少，难以满足临床的需求。且在我国医疗体制中，医生在临床上拥有绝对权威，药师发挥的作用有限，因此通过被医生认可的药师以适当的方式传递安全合理用药信息与用药见解，笔者认为该举措是有效、可行并应大力发展的。以笔者所在医院为例，目前一些长驻临床部门的药师在参与临床治疗过程中逐步建立起自己的专业优势和强项，并获得医生的认可。近两年来我院药师以专题讲座或院内药讯的方式，通过临床案例用药分析这种医生容易接受的形式，介绍自己的临床用药经验和传递药物信息，受到医生的广泛好评。在此过程中，医生和药师相互学习，药师不断总结经验的同时也间接或直接协助医生选药、用药，从而达到提高医院整体合理用药水平和药师与医生共同提升专业素质的双赢目的。

## 2　如何应对临床用药面临的挑战

协助医生循证选药、监测相关参数、调整处方并合理优化给药方案涉及用药的各个环节，笔者认为通过"选""监测""调整优化"，可将以往临床药学零散、纷杂的药学服务工作进一步系统化、概括化。优化给药方案是临床药学服务的主要内容之一，而循证选药、监测相关参数并调整处方则涉及药学服务模式的内容深化，还需不断努力去实现。从循证选药、监测相关参数、调整处方并合理优化给药方案三个方面去提高药学服务水平，有助于药师建立起自己的专业优势，有助于应对临床上出现的越来越多的用药挑战。

## 2.1　协助医生循证选药

循证研究经过多年发展现已成为推动现代医学不断进步的动力，随着精准医疗的倡导，循证药学的理念逐渐被提及。循证药学是将当前最佳研究证据、药师的专业技能、经验与患者的意愿三者完美结合，是适应和促进医院药学发展需求的实践模式[4]。此外，由于药物在临床治疗中占有重要地位，循证药学理念始终贯穿临床合理用药的各方面，因此循证选药具有十分重要的价值和意义。循证选药要求针对临床治疗过程中的涉及药物的问题，建立一条以循证药学原则为基础，以药物安全性和有效性评价为核心，以合理用药与提高疗效为主要目标的综合管理评价体系[5]。在这当中，药师应该扮演重要的角色。然而，传统观念认为选药、用药是医生的职责与权力，药师是否有必要参与到其中呢？笔者认为答案是肯定的，原因如下：

### 2.1.1　是药学服务模式转变的客观需要

随着社会大众对医疗服务质量需求的增长，药师的药学服务不应仅仅局限于药房窗口的用药安全，而应转变为以患者为中心的深入临床的药学服务。因此客观上要求药师必须积极参与到临床用药决策中，与医生共同制订、调整用药方案。

### 2.1.2　是医院发展的客观需要

人类疾病谱在不断地变化，临床实践中发现越来越多疾病涉及多个器官、系统，专科医生也面临更多非本专科问题，专科医生使用非本专科药物时出现选药不当的概率明显增加。为了让医生能更专注于疾病的诊治，提高医生用药的准确性，最大化发挥药物疗效，减少不良反应的发生，客观要求药师具备循证选药的能力，协助医生寻找最优治疗药物和方案。

### 2.1.3　是药师培养自身专业特长的客观需要

药师不仅要具备医生的思维去选药，更重要的是利用自身药学专业基础，发挥在专科药物治疗方案上的优势，培养专业特长，更好地协助治疗过程。通过查阅相关文献，学习最新临床治疗指南，并将其应用于临床实践，是提高药师用药水平、建立自身专业特长的有效途径。

## 2.2　监测相关参数

临床药学中的相关参数监测，从狭义上讲是指血药浓度（也可以为尿液或唾液等液体中的药物浓度），广义上讲则应包括与药物使用有关的症状、体征和各项实验室指标。临床上由于个体差异（如患者遗传特性和个人病理特征等），常规治疗中一些药物可能会导致人体出现严重的不良反应或达不到治疗的有效浓度，这时就需要调整治疗剂量和方案。尽管遗传药理学理论建议根据患者基因分型来制定个体用药方案，以减少个人遗传特性方面的差异，但临床上这种因个体差异导致的用药不确定性仍普遍存在。为了全面、真实地掌握患者病情和治疗效果，药师应当从药房和实验室走出来，如同医生那样，综合患者实际病情，结合自身专业特长，协助医生为患者选择最适宜的药物和最优的治疗方案。药师应在临床中建立起自己的专业优势，并获得治疗团队的认同，可通过药学监护作为切入口，在实践中体现并证明自身在临床治疗团队中的价值。

## 2.3 调整处方并合理优化给药方案

审核医嘱、合理优化给药方案是医院药学部门普遍开展的一项临床药学服务工作，也是药师参与临床治疗的主要途径。调整处方并合理优化给药方案应包括针对适应证、禁忌证、药物选择、给药方法、用药疗程、潜在药物相互作用和不良反应相关问题等方面的调整与优化。中国人民解放军总医院利用半智能化的医嘱审核模式，方便药师在临床中实现调整处方并合理优化给药方案，从而及时发现问题、提出建议，填写医嘱审核登记表并调整治疗方案[6]。此外，为了能对医嘱进行及时监测，一些医院建立了与医院信息系统（hospital information system，HIS）相连接的处方审核系统（prescription automatic screen system，PASS），对医生开具的医嘱进行审核，将用药错误情况进行归纳总结，便于药师和医生在日后工作中提高警惕。也有学者提出应该加强高警示药品（High-Alert Medications，原称"高危药品"，2015 年中国药学会医院药学专业委员会用药安全专家组建议更名为"高警示药品"，下同）的管理，张波等提出高警示药品管理和风险防范措施[7]，李娟等探讨了医疗机构中高警示药品用药安全管理实践[8]。这些研究均表明能够显著降低药品差错发生率、改善处方行为、降低可预防的或严重的药品不良事件等。

## 3 结语

综上所述，协助医生循证选药、监测相关参数、调整处方并合理优化给药方案这三者是紧密联系的，一方面"选""监测"和"调整优化"是一个循序渐进的动态过程，另一方面循证理念和共赢思想又贯穿于整个药物治疗过程。协助医生循证选药、监测相关参数、调整处方并合理优化给药方案涉及合理安全用药的各个环节，是对医生和药师专业素质的客观要求，亦是药师职业价值的重要体现。药师通过传递安全合理用药信息，协助和指导医生科学、循证地用药，调整并优化临床药物治疗方案，在使药物治疗作用和患者获益最大化的同时，达到提高医院安全合理用药水平的目的。

（魏 理 广州医科大学附属第一医院）

## 参考文献

[1] Linda T. Kohn. To Err Is Human：Building a Safer Health System. Washington DC：National Academy Press，2000.

[2] 卢熠，杨悦.美国临床药师开展药学服务的经验与启示.医药导报，2006，25(4)：379-380.

[3] 张淑慧，张咏梅，孙颖光.医护患不同群体对医院药学服务认知程度的调查分析.中国医院药学杂志，2010，30(19)：1690-1692.

[4] 张伶俐，梁毅，胡蝶，等.循证药学定义和文献的系统评价.中国循证医学杂志，2011，11(1)：7-13.

[5] 梅昕，蒋云根，黄大江.以循证药学为基础构建医院合理用药体系.中国医院，2015，19(9)：74-76.

[6] 王伟兰,朱曼,裴斐,等.临床药师对优化治疗方案的作用分析.中国药物警戒,2010,7(6):340-342.

[7] 张波,梅丹.医院高危药物管理和风险防范.中国药学杂志,2009,44(1):3-6.

[8] 李娟,魏安华,刘璇,等.医疗机构中高危药品用药安全管理实践.中国医院药学杂志,2013,33(9): 735-736.

第 **24** 章

# 充分发挥医院药师在 MDT 诊疗模式中的作用

《医院药学未来发展的巴塞尔共识 (2015 版)》第 27 条:

■ Hospital pharmacists should be an integral part of the multidisciplinary team responsible for therapeutic decision making in all patient care areas.

译: 医院药师应在所有患者关怀领域中都成为多学科治疗决策团队的必要成员。

**摘　要**　本文围绕《巴塞尔共识》第 27 条, 结合目前备受瞩目的多学科协作 (multidisciplinary team, MDT) 诊疗模式, 研究临床药师在 MDT 团队中的作用。结合临床药师参与临床中患者诊疗的具体工作模式, 阐述临床药师作为多学科治疗决策的必要成员的重要意义。

临床药师作为医院药师的专业药学代表积极参与 MDT 诊疗, 能为患者的药物治疗提供有效保障。为了给予临床药师更大的权限参与到临床治疗过程中, 提供专业的药物治疗建议, 提升临床药师在患者治疗中的地位,《巴塞尔共识》第 27 条提出 "医院药师应在所有患者关怀领域中都成为多学科治疗决策团队的必要成员"。当前综合医院的临床专科划分越来越细, 专业范围越来越窄。医生对于专科外疾病治疗可能会存在偏差, 影响治疗效果。实施多学科协作 (multidisciplinary team, MDT) 诊疗模式, 可以避免单一学科在疾病诊疗过程中的片面性[1]。本文针对《巴塞尔共识》第 27 条, 查阅近年有关 MDT、临床药学发展、临床药师培训与管理等相关文献并进行文献综述, 总结归纳临床药学与 MDT 的关系, 就临床药师在多学科治疗团队中必要成员的意义和作用进行探讨, 研究如何建设、健全临床药学培训体系以及如何通过参与 MDT 而提高临床药师地位。

## 1　多学科协作诊疗模式与临床药学

### 1.1　MDT 发展历史及现状

20 世纪末, 许多医学专家针对恶性肿瘤治疗提出了多学科诊疗的原则, 即 MDT 诊疗。它是根据患者的机体情况、肿瘤的病理类型、侵犯范围和发展趋势, 结合分子生物学的改变, 有计划地、合理地应用已有的多学科各种有效手段, 以最适当的经济费用, 取得最好的治疗效果, 同时最大限度地改善患者的生存质量。2009 年, 美国临床肿瘤学年会提出

"肿瘤医疗个体化"理念，即通过 MDT 诊疗模式，将以患者为中心和以多学科专家组为依托的诊疗模式有机结合，保障患者得到最规范的诊疗方案。2014 年在北京召开的第八届肿瘤内科大会暨第三届中国肿瘤医师大会及中国抗癌协会肿瘤临床化疗专业委员会上，专家们再次强调了 MDT 诊疗模式。

MDT 作为一种新型医学模式，其优势在于可合理、有效地利用医疗资源，最大限度地发挥各专业技术人员的优势，提高患者的被救治成效。MDT 还有利于推动诊疗过程的规范化及多学科交叉发展。目前，MDT 诊疗模式不仅局限于肿瘤治疗，其已经发展到重症医学、呼吸、神经、内分泌和感染等相关疾病的治疗，尤其针对疑难杂症，MDT 是最有效的医疗路径。

临床药师在充分参与医疗诊治的过程中，成为保障患者安全、有效、经济、合理用药的不可忽视的力量。因此，临床药师在 MDT 诊疗过程中是不可缺少的一部分。《巴塞尔共识》第 1 条中指出，医院药师的终极目标是通过协作、跨领域和尽责地使用药物及医疗器械来最优化患者的治疗结果。临床药师可以通过查看患者完整病历，进一步了解患者的基本情况、并存疾病、治疗目标等相关信息，运用自己掌握的药学专业知识，协助医生制订药物治疗方案，指导患者合理用药，提高疾病的治疗效果及患者的救治率。

## 1.2　临床药学发展现状

随着我国医改的深入推进，药品"零加成"政策的实施，医院药师也从单纯的药品供应和发放，逐步转变为保障药物使用全过程的合理用药服务。2011 年 1 月修订公布的《医疗机构药事管理规定》中提到："医院药学部门应开展以患者为中心，以合理用药为核心的临床药学工作，组织临床药师参与临床药物治疗，提供药学专业技术服务"；"医疗机构应当建立由医生、临床药师和护士组成临床治疗团队，开展临床合理用药工作。"该规定还明确要求医疗机构必须配备专职临床药师，专职临床药师的工作任务主要是参与临床药物治疗过程，对患者进行用药教育。目前，临床药师队伍建设仍处于初级阶段，医疗机构的临床药师配备仍欠缺，在国家政策支持和临床需要双重条件下，临床药师培养工作正在逐步推进。然而，在临床药师培养过程中的专业知识结构合理性仍有待进一步改善，应更加注重实践能力的培养，同时还需要相关政策支持和规范临床药师的培养。

# 2　临床药师在 MDT 中的作用

药物治疗作为疾病治疗的重要组成部分，选择药物是否适宜、给药方法是否正确、药物的使用是否存在特殊注意事项、药物相互作用及配伍禁忌等因素可直接影响患者的治疗效果。同时，疾病与药物之间的相互影响、患者间的个体差异等问题也可直接影响患者的治疗效果。例如：药物不良反应的发生可影响患者的依从性，药物代谢的基因多态性可影响患者的治疗效果。临床药师参与到 MDT 团队中的主要目的是从药学角度出发，运用药学专业知识结合患者的实际情况给予最佳治疗方案，对患者药物治疗进行全程干预，这样不仅可以优化治疗方案，提高患者的依从性，也能降低不良反应的发生，减少或避免用药差错，改善患者的治疗结果。实际工作中，临床缺少的是同一患者应用多种药物时，是否存在药物相互作用，药物配伍是否存在禁忌等知识。另外护士执行过程中，常忽略滴速、给药时机等。因此导致的治疗失败或不良反应发生，常常可见。另外监测血药浓度也是临床常常疏忽的。

## 2.1　参与个体化治疗方案的制订，保障临床用药安全、有效、经济

《巴塞尔共识》第 9 条中提出应给予医院药师查看完整病历并在其中书写的权限，肯定了临床药师在治疗过程中的重要性并赋予临床药师参与治疗方案制订的权限。临床药师通过查看患者完整病历，进一步了解患者的基本情况、并存疾病、治疗目标等相关信息，查看患者既往不良反应史、既往疾病用药史、并发症用药情况、给药执行情况等以便于协助医生制订药物治疗方案。临床药师作为 MDT 团队的成员，应充分应用所掌握的药学专业知识，协助医生为患者制订最佳治疗方案，促进合理用药。一项关于临床药师参加制定化疗方案的研究发现，临床药师与医生、护士共同参与制订的治疗方案中，化疗药物的剂量、用法、周期等要素更加全面、标准、可操作性强，也可以明显降低医疗过程中用药差错发生率[2]。临床药师参与到 MDT 团队中，可根据每位患者的具体情况，帮助选择最佳治疗药物，给出适宜的药物剂量和给药方法，还可有效降低用药差错的发生，保障患者用药安全。同时在药物不良反应发生与疾病进展进行鉴别方面，临床药师也能发挥更专业的作用。如一例不明原因发热患者的 MDT 诊疗过程中，临床药师进行充分鉴别后考虑为药物热，建议停用可疑药物，停药后患者发热症状好转。

## 2.2　进行药学监护，最大限度地优化治疗方案

疾病的治疗是一个动态变化的过程，临床药师需要对患者的整个治疗过程进行动态监护和评估，监护内容应包括药物、疾病、药物与疾病的相互影响等内容，以便于及时获取一手的临床信息，与医生协商制定适用于患者的最佳治疗方案。同时，积极开展患者的用药教育，提高患者的用药依从性。Valgus 等报道，以临床药师为主导的 MDT 团队，由临床药师负责对肿瘤患者的支持治疗进行管理，针对患者疼痛、恶心、呕吐、便秘、抑郁和谵妄等不良反应进行评分、记录及干预[3]。经过一年半的药学服务，临床药师监护的 89 名肿瘤患者上述不良反应均有不同程度的减轻或缓解。临床药师在患者治疗过程中的动态药学监护，可有效减轻药物不良反应给患者带来的痛苦。此外，在药物治疗过程中，及时发现药物不良反应并调整治疗方案，也有助于提高患者的依从性和治疗信心，改善患者的治疗结局。另有数据表明[4]，临床药师参与药物治疗过程，对缩短平均住院日、降低药物使用费用、控制疾病进展、减少药物风险等方面均有一定促进作用。同时临床药师参与药物治疗执行监护，例如对住院患者静脉用药的滴速、药液浓度、给药时机、给药顺序等，皮下给药的操作、透皮制剂给药部位及皮肤准备、雾化/吸入制剂给药等药物的执行监护与药学服务，以避免不恰当的使用方法影响药物疗效。

## 2.3　开展药学信息服务，加强医护人员对药物的认知

医护人员是药物治疗的实施者，临床药师作为 MDT 团队一员，给予医护人员全方位的药物信息，有助于治疗方案的顺利实施。例如注射剂与其他剂型相比较，其配置、保存、溶媒、输注时间、先后顺序等环节都可能存在特殊要求。这些要求和关注点背后都是很专业的药学知识。如：肺癌患者使用紫杉醇与顺铂联合化疗方案（TP 方案）时应先使用紫杉

醇，后使用顺铂，原因是顺铂可影响紫杉醇的清除，从而加重骨髓抑制；同时还应注意顺铂需用生理盐水配置，这和奥沙利铂等可以使用葡萄糖配置是有区别的。帮助医护人员提升药学知识积累，可以提高药物治疗效果，还可以有效减少药物治疗过程中不良事件（包括不良反应）的发生。临床药师可通过多种形式开展药学信息服务，如药学宣教材料、科室课程培训等对医护人员进行药学宣教，为医护人员提供医药动态，药物治疗学、药代动力学、药物相互作用、配伍禁忌、不良反应等方面的最新信息，促进医护人员药学知识的更新。

## 2.4　对患者进行用药教育，提高患者用药依从性

患者是药物的直接使用者，其对药物和疾病的认知也直接影响治疗效果。对患者进行用药教育是临床药师的基本职责之一。临床药师应当从药学角度出发，讲解药物使用方法、使用剂量、注意事项以及可能出现的不良反应及处理措施，指导患者正确认识药物不良反应，消除患者对所使用药物的顾虑，增加对治疗目标的信心，提升患者对药物治疗方案选择的知情度和治疗的依从性。同时，还应提醒患者对影响疾病及药物相关指标进行监测，避免影响药物体内过程食物的使用，使患者真正做到安全、有效、合理、经济地使用药物。全程参与 MDT 诊疗过程，正是临床药师全面了解患者具体情况、针对该患者进行个体化用药教育的重要切入点。

此外，临床药学在我国公众认知度不高，提到医院药师，患者更多联想到的是调剂药师，临床药师本应作为药学体系中与患者联系最密切的人员，却未被大众所熟知。临床药师应参与到 MDT 团队，与医护人员共同为患者服务，通过不断与患者沟通，为患者提供用药建议，让患者逐步认知并认可临床药师。

## 3　加强临床药学体系建设，最大化临床药师在 MDT 中的作用

我国临床药学起步较晚，近年来在社会需求及国家相关政策的推进下发展迅速，但目前仍面临专职临床药师配备不足、临床认可度有待提高、临床药师培养缺乏经验的尴尬处境。

### 3.1　临床药学专业高等教育体系

早在 2008 年我国教育部就批准高等院校设置"临床药学专业"。发展至今，作为一个新兴专业，其培养体系还在持续探索阶段，各个院校课程设置差异大，学生培养质量参差不齐。我国现有临床药学专业培养过程中，课程教育远大于临床实践，而临床药师最迫切需要的是临床实践经验的积累。有学者建议各大高等院校可借鉴美国临床实践与专业课程教学相结合，开展大量的初级和高级药学实践（introductory and advanced pharmacy practice experiences,IPPE 和 APPE）的培养方式[5]。只有通过大量的临床实践，才能把课程知识与具体患者药学监护融会贯通，提升临床药学专业人员的职业素养。

### 3.2　临床药师培训基地培养体系

目前国内陆续有学会组织牵头建设临床药师培训基地培养体系，临床药师在这些培训

基地经过规范化培训，经考核合格后，可以获得主办方颁发的临床药师执业资格。临床药师培训的相关工作为我国临床药师职业化道路引领和发展起到了重大推动作用。经过几年的探索和实践，相关学会对培养过程中的主要环节的内容和标准进行了细化，特别是逐步强调和引导学员融入 MDT 团队的策略，逐步探索出一个适宜当下国情的培训体系。当然受制于高等教育基础培训制约和政府相关部门对于临床药师职业定位及配套责、权利政策落地的滞后，临床药师培训体系仍需不断改进。

### 3.3  临床药师继续教育体系

临床药师需要具备扎实的专业知识、极强的临床思维能力和丰富的临床实践经验。在前期规范化培训过程中，除系统药学知识外，学员还需要学习临床医学知识、临床沟通技巧等，更需要把所学知识运用到临床实践中。短短一年时间的学习，许多完成培训的临床药师仍无法立即独立承担 MDT 诊疗工作。医疗机构应通过医院内部和外部的继续教育项目，加强临床药师的在岗培训。临床药师自身也应注重专业技术的提高，积极主动学习，及时更新临床及药学知识并服务于临床，服务于患者。临床药师应主动融入临床，在增加临床实践经验的同时，还可收集、整理、反馈药物信息，以在临床实践中的碰到实际问题为切入点深入学习。只有全方位提升临床药师专业素养，才能进一步提高临床药师的价值，得到患者和医护人员的认可，保障患者的用药安全，促进合理用药工作的开展。

# 4  讨论

《巴塞尔共识》第 27 条指明了临床药学的未来发展方向。临床药师参与到 MDT 诊疗中，不仅有利于药物治疗方案的顺利进行，也可通过 MDT 诊疗过程促进临床药师实践技能的提高。对于临床药学发展而言，临床药师参与到 MDT 团队中，可以促进医院相关专业协同发展，并为临床药学领域积累更多的临床和药物资料，发表相关循证学术论文，为开展高水平的科研工作奠定基础。

（贺建昌　中国人民解放军昆明总医院）

## 参考文献

[1] 狄建忠,李昆,任庆贵,等.多学科团队诊疗模式在临床应用的研究进展.中国医院,2016,20(1):79-80.

[2] Chung C,Collin A,Cui N. Development and implementation of an interdisciplinary oncology program in a community hospital. Am J Health Syst Pharm,2011,68(18):1740-1747.

[3] Valgus J,Jarr S,Schwartz R,et al. Pharmacist-led,interdisciplinary model for delivery of supportive care in the ambulatory cancer clinic setting. J Oncol Pract,2010,6(6):1-4.

[4] 吴永佩.我国临床药学建设与发展趋势(下篇).中国执业药师,2012,09(11):3-7.

[5] 张伶俐,曾力楠,归茹.美国临床药学教育与实践.中国药房,2016,(2):145-149.

# 第 **25** 章
# 公立医院药学服务连续性的落实状况调查

《医院药学未来发展的巴塞尔共识（2015版）》第28条：

■ Hospital pharmacists should promote seamless care by contributing to the transfer of information about medicines whenever patients move between and within health care settings.

译：无论患者在不同医疗机构之间或在同一医疗机构内部转移时，医院药师都应该及时交接患者用药信息，促进患者获得无缝的关怀。

**摘　要**　目前，我国在临床药学工作领域尚缺少相关的院级制度和具体措施，部分医院尚未通过对患者的药物治疗信息传递来保证病区转换后的药学服务连续性，未来相关制度及软硬件建设仍待发展。本文结合《巴塞尔共识》第28条，通过文献检索和调查问卷的方式，对国内公立医院药学服务连续性落实状况进行调查和分析，以期为国内未来有药师参与的连续性医疗照护的发展提供思考。

## 1　前言

"看病难、看病贵"实际上是"看好病难、看好病贵"，这是我国医疗现状，其根由是卫生资源投入失衡，医疗市场需求与供应错位，医疗成本与卫生投入不匹配，医学技术高速发展而管理模式落后。表现为城市三级甲等大型医院就医者数量庞大，医院医疗容量超负荷；医疗管理水平专业化程度低，服务精细化不够，医疗运行不畅，成本高昂；临床药学工作认识不到位，岗位配置缺失、缺口严重；社会对药师承认度不够，认识偏差，服务无偿化，价值不符合实际。种种情况导致患者得不到综合、连续的医疗服务[1-2]。

用药信息是临床医疗活动中的重要内容，药物信息传递是保证药物治疗连续性的技术基础，能保证患者在不同的治疗区域获得持续有效的治疗照护。医学照护的连续性可有效降低医疗成本、减少医疗利用，台湾 Chen CC 等对台湾医保体系的糖尿病患者进行了为期7年的研究，发现更好地照护连续性可减少卫生保健利用、降低医保费用，改善照护连续性可以使糖尿病患者受益[3]。

专科临床药师是开展临床药学服务的中坚力量，在临床药物治疗实施和管理中起着重要作用，但在我国临床药师力量不足、服务技术能力、经验和水平局限的状况下，医疗机构中的临床药学服务现状究竟如何、是否在技术上和资源上开展了全过程的临床药学服务？病患治疗病区间转科主要依靠医师间的医疗交接，没有药学嘱托，未能提供必需的连续药学服务，对患者获得医疗服务的质量影响很大，作为我国医疗卫生的中坚力量的大型公立医院，其药学服务状况如何？为探讨了解上述问题，本文进行了初步非系统性研究。

## 2　研究方法及解决方案

### 2.1　文献检索

笔者以"药物治疗信息传递""医院药师""药学照护连续性"关键词在 CNKI 数据库中检索文献，检索时间为自建库时起至 2013 年 12 月，对检索文献进行逐篇阅读筛选，将与本文主题相符的文献纳入统计分析。

### 2.2　问卷调查

笔者就医院临床药学服务内容制作问卷，于 2013 年向国内 22 所医院药剂科负责人发放问卷收集各医院相关信息。调查问卷内容见表 25-1。

表 25-1　医院药学服务问题针对性调研表

调研医院名称：　　　　　　　　　　填表人：　　　　　　　　填表时间：　年　月　日

| 序号 | 问题 | 您的回答 |
| --- | --- | --- |
| 1 | 请译成中文 "Hospital pharmacists should provide continuity of care by transferring patient medicines information as patients move between sectors of care." | |
| 2 | 贵院在院级规章制度中有涉及药师服务的要求吗？ | |
| 3 | 贵院药学科室有药师提供药学服务的技术规范（职业规范）及标准操作规程（SOP）吗？ | |
| 4 | 贵院对药师向患者提供药学服务的连续性有无要求？［贵院药师服务的要求中有无重点提出保持药学服务的连续性？比如通过药物整合（medication reconciliation）或出院用药教育等］，其要求是哪种层面？（制度层面/技术规范层面/实践经验层面/其他）是否仅针对住院患者？ | |
| 5 | 对住院患者，贵院药师除了调配药剂外是否提供了进一步的药学监护服务？ | |
| 6 | 贵院有几位临床药师？临床药师方向都是哪些？每天写几份药历？审核几份病历？ | |
| 7 | 临床医师查房依据临床药师的药历吗？临床药师的干预意见写入临床病历吗？ | |
| 8 | 临床药师是否通过医院信息系统（HIS）检索到患者完整的药物治疗信息？临床药师通过什么渠道［比如医院 HIS/个人信息管理系统（PIMS），患者的自带药等］获取患者入院前的完整用药信息？ | |
| 9 | 住院患者转换科室或治疗区域［如从重症监护病房（ICU）转入普通病房］时，贵科有无专门的临床药师跟踪传递该患者用药信息（贵院的临床药师是否会进行药物整合，用什么方式）？ | |
| 10 | 贵科有无您认为较为特色的药学服务（pharmaceutical care）项目？ | |

关于问卷调查结果，对问题 1 按照翻译准确程度统计，对问题 2~9 根据已开展所提问工作项、部分开展所提问工作项、未开展所提问工作项或无填写项三个层次按医院占比统计，对问题 10 根据医院特色项目绘制鱼骨图。

# 3　结果

## 3.1　文献检索结果分析

共检索到 123 篇文献，阅读全文后纳入 4 篇与药学服务连续性相关的文献。其中 1 篇为药学方面，2 篇为护理方面，1 篇为医疗宏观管理方面。李春晓介绍了其院临床药师结合临床实践并利用专业药学知识，为患者提供个体化的出院用药指导单，进行持续的用药管理与监测，不仅可提高患者在住院后药物治疗的安全系数，而且对出院患者自身参与院外治疗可起到积极作用，提高药物治疗质量[4]。

## 3.2　医院临床药学服务状况调查

根据问题 1 翻译准确程度统计，22 份问卷中有 54.55% 对《巴塞尔共识》第 28 条释义翻译及理解较准确。针对问题 2、3，结果显示受调查者中 68.18%（15/22）的医院将药学服务纳入了院级制度中，40.91%（9/22）医院制定了药学服务技术规范和标准操作规程（SOP），31.82%（7/22）医院有工作规范但未制定 SOP。针对问题 4，结果显示 31.82%（7/22）的医院在制度和规范上要求药师为患者提供主要为患者用药教育和咨询的连续性药学服务，但尚无医院开展药物整合。针对问题 7，结果表明大部分医院常规开展药历书写、医嘱审核等工作，但药历和临床药师的干预意见并未被医师查房采纳或写入临床大病历。针对问题 8，结果显示 68.18% 的医院中临床药师通过医院信息系统（HIS）可检索到患者完整的药物治疗信息，31.82% 的医院临床药师通过病历、患者自诉获得入院前的完整用药信息（图 25-1）。针对问题 9，结果表明在我国医院现行专科药学服务中，患者转换病房或治疗区域（从 ICU 转入普通病房）时，未见医院开展药物整合传递患者药物治疗信息以保持药学照护的连续性，有 18.18% 的医院对于重点患者或特殊疾病有追踪持续服务。

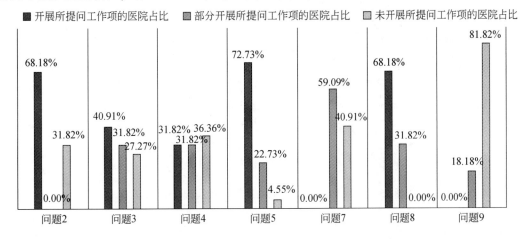

**图 25-1**　22 所医院临床药学服务及落实《巴塞尔共识》第 28 条状况调查

对于医院临床药师的配备,《医疗机构药事管理规定》第三十四条指出,"医疗机构应当根据本机构性质、任务、规模配备适当数量的临床药师,三级医院临床药师不少于 5 名,二级医院临床药师不少于 3 名。"图 25-2 调查结果显示,所有医院都设有临床药学专业和临床药师,但配置差异较大。

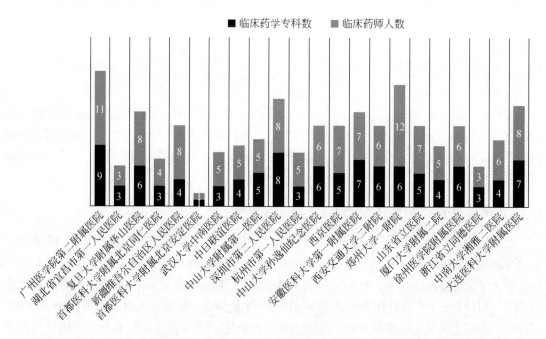

**图 25-2**　22 所医院临床药学监护力量状况

有 5 家医院(5/22)对临床药师从事药历书写和病历审核未做回答,其余医院全部对开展此项工作予以明确肯定。

对于 22 所医院所开展临床药学服务的特色,13 所医院列举出项目具体名称,详见图 25-3。由此可见各医院在药学技术服务上各有所长,集合起来即形成医院开展药学服务的理想模式。

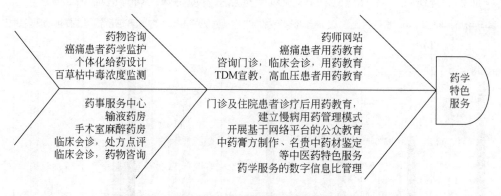

**图 25-3**　22 所医院开展临床药学服务特色项目鱼骨图

## 4 结论

临床药师在医院药学服务中注重并规范开展药物治疗信息传递以保证药学照护的连续性，在国内文献中报道较少，说明这方面尚未引起足够重视；问卷调查结果显示，所调查的各医院都落实了临床药师制，并适时开展了多样的临床药学服务工作，但规模、内容和水平相差明显；无论其临床药学力量强弱，各个医院均未通过对患者的药物治疗信息传递来保证病区转换后的药学服务连续性；国内大型公立医院对临床药学工作重视不够，体现在管理层和临床科室认识不够，院级制度、措施不到位，临床药师配备严重短缺，药学服务水平局限，所以从制度和技术两方面都难以支持医院药师通过患者药物治疗信息传递保证药学服务的连续性。

## 5 建议

在现有临床药学工作基础上，利用医院药事管理与药物治疗学委员会的平台，发挥药学人员在药事管理中的主导作用，主动补充和完善对医院药物治疗干预和评价的院级组织和药事制度，从医院层面推进临床药学服务的规章制度和技术规范；加强医院间学术交流和药学学术团体的协调沟通，组织专业人员开展研究和制定具体的行业技术指南、规范和标准操作规程等，针对具体技术环节达成专家共识，提高临床药学技术水平和工作能力。重视临床药师的劳动价值，一是要为临床解决实实在在的药学技术问题，让医师、患者承认药学服务价值存在；二是要明确服务项目，实行有偿服务，让医院管理者看到药学服务价值；再次强调"以患者为中心"的临床药学服务，要体现在每个具体患者所享有的全面、连续、适宜的药学服务上，开展治疗药物整合利用信息化手段传递药物治疗信息以保证患者转换病区后的药学照护连续性。这不仅可降低成本、提高治疗效率，更是"以患者为中心"服务理念的体现。

（张相林　中日友好医院）

## 参考文献

［1］刘海涛,乌正赉.我国城市社区卫生服务研究现状.中国全科医学,2006,9(1):75-77.

［2］梁万年,王亚东,杨兴华,等.全国社区卫生服务现状调查.中国全科医学,2005,8(9):705-708.

［3］Chen CC,Chen SH. Better continuity of care reduces costs for diabetic patients. Am J Manag Care,2011,17(6):420-427.

［4］李春晓.临床药师参与脑血管病患者出院用药指导的思考.中国现代药物应用,2012,6(7):129-130.

# 第 26 章
# 医院药学服务对医院药师专业要求的探讨

《医院药学未来发展的巴塞尔共识（2015 版）》第 29 条：

■ Appropriately trained and credentialed hospital pharmacists should participate in collaborative prescribing.

译：接受过相应培训并获得相关资质的药师应参与到合作处方活动中。

第 65 条：

■ Postgraduate clinical courses should be developed to prepare hospital pharmacists for collaborative prescribing of medicines, including instruction in legal and professional accountability.

译：应设置毕业后临床教育课程来培养医院药师合作处方的能力，包括法律及专业责任方面的课程。

**摘　要**　目前我国快速发展的医院药学服务模式对医院药师专业素质提出了新的要求，药学服务提供者的临床医学知识缺乏必须引起高度重视。本文结合《巴塞尔共识》第 29、65 条，对我国医院药师的专业状况、药学服务的现状和发展趋势进行分析，重新审视和理解医院药师在药学服务中的专业要求，并探讨医院药师如何通过学习临床课程以达到医院药学服务发展需要。

## 1　前言

2011 年，原国家卫生部颁布《医疗机构药事管理规定》，对医院用药管理和药学服务提出新要求，其中第十七条规定："医疗机构应当建立由医师、临床药师和护士组成的临床治疗团队，开展临床合理用药工作。"该规定从法理上明确了医院药师的地位与作用，也明确了我国医院药学服务发展的方向。随着医药卫生体制改革的深入，我国医院药学服务已正式进入医院药师参与临床治疗服务的工作模式。如何确保药师能够适应医院药学服务模式的转变并确保有能力胜任实施医院药学工作，是应对医药卫生体制改革值得思考的问题。鉴于此，本文结合国内外医院药学发展过程及现状，查阅针对国内医院药学服务的调查报告等相关文献并进行综合分析，明确在医院药学服务发展过程中药师应具备的素质，并探讨医院药师如何提高专业素质以促进国内医院药学服务的发展。

## 2　国外医院药学服务及医院药师专业要求概况

美国自 1965 年已开始逐步建立临床药师服务体系，药师与医生一起在医院为患者提供医疗服务，药师的职能是帮助医生提供合理用药建议，与护士合作对患者进行关爱，最大限度地减少用药错误。经过四十多年的不断完善和发展，美国的医院药学服务处于全球领先的地位。在美国，临床药师须经过 6 年临床药学专业的培训，注重临床药师的专业培养和与临床实践相结合，在前 4 年的专业培训中约有三分之一的时间在药房、医院配方、医院保健、救护等机构实习；毕业后经一年的医院各部门轮转实习后，才可上岗为多种药师岗位工作，也就是普通医院药师岗位；若要成为专业临床药师，还要选择某一专业性项目再实习一年，才能成为临床专科药师。同时，美国针对医院临床药师有一套完善的临床药师评估考核制度，从品质、创新思维、服务意识、药物安全性、责任感、诚信、对患者关爱、药学研究、药物管理等四个等级对临床药师进行评估[1]。

美国的医院药学服务管理代表了国外较为成熟的管理模式，虽然短期内该模式在我国还不可能完全适用，但在重视临床实践、医院药师专业细分以及建立完善考核评估制度等方面值得我们借鉴和学习[2-4]。

## 3　国内药学服务现状及药师专业素质和知识结构问题

### 3.1　国内药学服务现状

吴美珠等对广东省地级、县级、镇级等 80 家医院的药剂科负责人、药房负责人等技术骨干进行电话访谈或座谈，共收取了 144 份调查问卷[5]。关于医院药房专业人员的知识结构要求，调查的结果见表 26-1。

表 26-1　医院药房技术骨干对专业知识要求问卷调查项的认同率（%）

| 选项 | 重要 | 比较重要 | 一般 | 不需要 |
| --- | --- | --- | --- | --- |
| 药学知识 | 85 | 15 | 0 | 0 |
| 医学知识 | 45 | 40 | 15 | 0 |
| 化学知识 | 0 | 35 | 35 | 30 |
| 中医药学基础知识 | 72 | 25 | 0 | 3 |
| 财税知识 | 0 | 0 | 0 | 100 |
| 心理学知识 | 0 | 0 | 35 | 65 |
| 营销知识 | 0 | 0 | 20 | 80 |
| 管理学知识 | 0 | 0 | 35 | 65 |
| 法律知识 | 0 | 36 | 64 | 0 |

该调查数据显示，医院药学专业人员认为在医院药学服务模式逐步形成的过程中，医院药学服务已不只是停留在药品供应调剂方面，不合理用药的监控、防止药源性疾病和药疗事故的发生已逐步成为医院药师的主要任务，其中临床知识在药学服务中具有相当重要

的地位。相对于地级、县级、镇级医院的情况，省市三级甲等医院的药学服务起步更早，起点更高，对药师专业素质要求也相对更高，临床知识不足所暴露的问题也更明显。

## 3.2 国内药学服务人员的专业素质与知识结构及问题

2009 年，胡明等报告：在 310 家被调查医院药学部门中共有药剂人员 14124 名，其中药学专业人员 12070 名，其他专业人员 833 名，非专业人员 1097 名。从事调剂业务的药学人员共 7796 人，其中药学专业人员 7129 人，非药学专业人员 667 人[6]。

310 家医院药学部门的药学专业人员中，硕士以上学历占 4.5%，本科学历者占 26.6%，大专学历者占 35.4%，中专学历者占 33.5%，反映我国医院药剂人员仍以大专及中专为主。

从报告中可以看到，我国医院药学在医院的医疗管理中处于一种从属地位。医院管理者和患者对医院药学服务普遍认识不足，医院药师专业知识和学历不足，加上在从事医院药学专业工作过程中均要处理全院临床用药，造成医院药师专业知识和技能多而不专，而且大部分医院药师脱离临床和患者，缺乏临床实践，专业素质难以提高。医院药师中，存在普遍学历偏低、教育背景与临床不适应、知识结构不合理，以及专业素质难以适应医院药学服务新的发展需要等问题。存在的问题主要体现在下列几方面：

### 3.2.1 药学专业人才培养课程设置滞后，导致医院药师临床知识存在缺陷

药学专业高等学校专业课教学水平跟不上临床工作发展的需要，药学专业本科生的毕业实习仍停留在传统的药品供应和配方工作，不但没有临床实践经历，就连给患者提供药品知识咨询等简单的医院药学服务工作都难以接触。即使是医院资深药师，在开展医院药学服务工作中大多只能以药品说明书和药物研究结果等知识作为处理临床用药的主要依据，明显暴露了欠缺临床应用知识不足的问题。甚至医院药师在药学服务中所应该掌握的、与临床用药治疗相关的临床医学、生命科学、病理诊断学、药物治疗学、流行病学等医学知识几乎为空白，不能正确了解患者的诊断、既往病史及各项检查结果，在与医生沟通时在思维方式和医学知识储备上存在差异，以致对医生提出的各种问题难以给予良性回应，缺乏共同语言，这些都对目前医院药学服务工作的发展造成不利的影响[7]。

临床医疗知识的学习和实践在医院药师早期培养和在职教育中均被严重忽视，这是造成目前医院药师的知识结构不合理的根本原因。大部分临床药师初始学历为 4 年制药学专业，课程设置以化学为主，即使是近年临床药学专业毕业的药师，仍然存在临床诊断、药物治疗学、临床医学知识缺乏的问题，因而造成药师与医患之间信任与沟通困难[8]。

### 3.2.2 临床药师专业人才培养及在职（岗前）培训系统性管理仍需探索和完善

我国临床药师制度与真正建立规范性和系统性的管理仍有一定差距。首先是由于药学高等教育的调整尚未完成，临床药学专业教育的规模和课程设置等方面还难以适应临床药师知识结构。为解决当前临床药师知识结构问题，各地区、各医院都在探索和实践自己培养临床药师的道路，以适应临床工作的需要。目前国内临床药师的主要培养途径是继续教育，总体上有以下几个方面[9]：①卫生主管部门与药学委员会联合培养，②依托医药院校培养，③医院各科室联合培养，④原国家卫生与计划生育委员会（现为国家卫生健康委员

会）成立"临床药师培训中心"和专家委员会组织集中培训。目前培养质量较有保证的"临床药师培训中心"通过审核取得临床药师培训基地资格的已超过 200 家，均为医疗水平比较高的三级甲等教学医院，为临床药师提供 1 年的培训。近年来已建立的临床药师培训基地仍处在培训方法与形式进行试点和探索的阶段，在培训内容设计方面，特别针对了"药学专业"毕业的药师缺乏相应的医学知识和临床工作经历这方面的缺陷，设置了临床医学基本知识和技能的培训内容，已做到着重要求医院药师初步掌握临床医学知识，调整与充实药师本身的知识结构，同时培养了药师的临床思维，从提高医院药师专业素质出发构建起与临床医生沟通的平台。但在培训方式以及课程安排方面，这离系统化和规范化还有一定的距离[10]。

## 4　国内药学专业人员教育培养模式分析

### 4.1　院校培养模式

在国家教育部门的支持下，一些药学院校设置了临床药学专业，增设了诊断和治疗学方面的课程，但课时较少，教材也不统一，普遍存在缺乏临床药物治疗的实践，未能适应临床药师的专业需要等问题。要解决这一问题首先要建立与医院药学服务相适应的、系统规范的课程设置，将药学理论与临床治疗紧密结合，培养出药学医疗专业人员；其次，在安排医院药学专业实习时应加强临床治疗实践，让学生的从思维方式上由药学理论模式转变为临床治疗思维模式，增强医院药师的临床专业意识。目前，我国药学硕士研究生教育以培养学术型人才为主，而学术型人才并不适合临床药学专业的要求。因此，应稳妥地推动我国药学研究生教育从"以培养学术人才为主"逐步向"以培养应用型人才为主"的战略性转变。建议增加临床药学专业学位研究生的招生规模，并对专业学位研究生人才培养方案进行深入研究[11]，同时在药学科学学位研究生教育中，也应当增加临床科学教育的内容，并对教育效果进行研究和评价。

### 4.2　继续教育（在职）模式

医院药师从事药学服务职能的转变，突显了医院药师对临床疾病诊断和临床治疗用药知识的不足，开展医院药师继续教育（在职）培训是能够加快达到目前国内医院药学服务的可行方式。目前较为系统和规范的在职培训项目是中国医院协会启动的临床药师培训试点，针对目前药学专业毕业的药师缺乏医学知识和临床工作经历不足的问题，开设了 10 个培训专业，初步形成包括培训目标、培训对象、培训方式、培训科目设置、专业培训指南、培训考核方法等在内的较完整的培训方案。其培训内容包含了临床医学基本知识和技能，运用现场讨论、临床场景模拟、互动教学等模式，并结合严格的考核机制。通过参与临床用药的强化培训，药师能基本掌握临床医学基础知识，学会用药以及查房和会诊，形成临床思维[12]。此外，通过参加短期培训班、学术会议和自学等多种方式，利用已有的人力资源对医院药师进行培训；委派已具备一定工作经验和实践能力的医院药师到医院药学服务开展较好、临床药师制度较为完备的医疗机构进行学习交流，把医院药学服务模式和经验予以推广，也可有效地促进和提高我国医院药学服务水平。

## 4.3　学习国外培养模式

要尽快确立医院药师特别是临床药师在医院药学服务的地位和作用，关键是提高医院药师的专业素质，这就要求首先要建立完善、规范的医院药师培训、考评和激励体系。当前，选派国内优秀医院药师到国外培训，以受训人员为骨干，对建立起我国医院药学服务的完整体系将有较大的促进作用。

# 5　国内药学专业教育存在问题的解决方法探讨

## 5.1　尽快转变药学院校教育模式

目前高等药学教育课程内容不尽合理，应调整专业设置、调整教学内容和课程设置，改变偏重于化学学科的专业设置和教学内容，将药学教育与生物医学教育相结合，药学教育服务的方向应从以研究和生产为主逐渐转向研究生产与药学服务并重[6]。建立临床药学教研室，设立临床药学、执业药学专业，大力培养临床药师和执业药师，更好地执行药学服务任务。新专业需要新的学科支撑，这方面，国际药学联合会（FIP）提出，作为实施药学服务的合格药师，应该具有丰富的知识和技能，包括药品知识、临床知识、对患者的资料收集与判断能力、交流与沟通能力等，培养医院药师至少要设置生物医学、药学、行为及社会科学等几大类课程。

## 5.2　完善医院药师继续教育（在职教育）体系

可以借鉴住院医生培训计划，形成临床药师培训计划，建立完善医院药师继续教育体系，制定客观的临床药师衡量标准，使药师在工作之余及时地更新知识、了解新进展，不断地提高专业工作能力和业务水平。当务之急就是加强对现有医院药师在相关医学知识、临床药物治疗及药学服务等方面的知识与技能的继续教育和培训，药学学术组织可以通过强化这方面的继续教育，定期举办临床药学专题讲座和药学服务知识教育，向药师传达新知识、新动向，传授新技术、新方法。

医院药师除加强知识更新和充实外，还应致力于临床指导用药实践能力的提高。医院药剂科虽是药学人才集中的地方，大多数是医药院校毕业生，但基础理论知识扎实不等于在临床用药实践方面就没有问题，应重视和鼓励药师下临床，锻炼和培养药师的临床实践能力，使医院药师尽快适应现代医疗合作职能的需要。面对"新医改"所带来的市场竞争和药学服务模式的改变，医院药师应清晰地认识到提高自身素质的重要性，尤其重视对临床指导用药能力的培养和提高，以具备新时代医院药师所必备的执业素质和技能[8]：

（1）医院药学部应制订药师的培训计划，"积极组织各级药师参加规范化培训和继续教育"，正确协调工作和学习之间的关系，给予时间与经费上的保证。

（2）医院药学部应积极引导药师根据自己分管的工作撰写科研论文，参加全国有价值的学术会议，了解本专业学科发展前沿，参加学术会议的药师返院后向全科药师进行传达学习，使在岗人员也掌握新的学科发展动态。

（3）低学历的药师要系统地学习专业知识，以不断提高药师的学历水平。例如专科学历的药师可考虑进行专升本的函授学习，本科毕业生可参与研究生复习和考试等，以不断提高药师的学历水平。

（4）坚持继续教育（在职教育）学习。医院药学部定期安排高年资的药师分专题组织相关药学前沿知识和相关新增药政法规的学习；安排取得执业药师资格的药师对需要参加执业药师考试的药师进行辅导，使每位药师的药学专业水平均有所提高。

（5）利用电脑和网络，进行在线教育学习、查阅药学相关资料及学科动态。

## 5.3 重视职业道德教育和社会人文教育

职业道德教育和社会人文教育也应成为药学教育的重要组成部分。医院药师在努力学习药学知识和实践技能的同时，还应具备强烈的社会责任感和良好的职业道德，对本职工作认真负责，承担起广大人民群众安全用药的责任，使药品资源得到最有效的利用。良好的职业道德教育和社会人文教育有助于药师与患者更好的沟通。树立良好的职业道德风范，充分体现了医院药师应有的社会价值。《巴塞尔共识》第 65 条强调了毕业后的临床教育课程（包括法律及专业责任方面的课程）的重要性，说明临床药学服务不仅仅是专业技能的体现，更是一种责任感的体现，是一种"以患者为中心"的人文服务。

（郭学良　广州医科大学附属第二医院）

## 参考文献

[1] 祝静. 美国临床药师制度概况. 北京中医药,2008,27(6):469-470.

[2] Litzinger A,Rohde-Boehler R. Patient-oriented pharmacy on a special ward:result s of a pilot project in Germany Pharm World Sci,1997,19(2):101-104.

[3] van Mil JW,Tromp DF,McElnay JC,et al. Development of pharmaceutical care in the Netherlands:pharmacy's contemporary focus on the patient. J Am Pharm Assoc,1999,39(3):395-401.

[4] 黎曙霞. 法国药学纵览. 中国处方药,2002,10(8):77-79.

[5] 吴美珠,周本宏. 药房工作任务和药学专业人才的知识、能力与态度要求调研. 中国药房,2011,22(36):3371-3373.

[6] 胡明,蒋学华,吴永佩,等. 我国医院药学服务及临床药学开展现状调查（一）. 中国药房,2009,20(1):72-74.

[7] 刘跃林. 试论医院药学人才的知识结构. 中国药事,2000,14(4):239-240.

[8] 吕立勋,孙志明,王旭. 我院药学服务现状调查. 中国药事,2010,24(7):720-721.

[9] 吴永佩,颜青. 药学教育改革与医院药学发展趋势分析报告（上）. 中国药房,2004,15(8):456-459.

[10] 舒丽芯,和蕾,周东. 药学研究生教育面临的挑战及对策分析. 药学实践杂志,2010,28(3):232-234.

[11] 郎万吉,程丽波. 医院临床药师应具备的知识结构. 中国医药报道,2009,6(6):110-111.

[12] 黄仲义. 上海市静安区中心医院临床药师培训计划. 中国药师,2002,5(1):26.

# 第4部分

# 医院药师与药品配制和配送

# 第27章
# 医院药品的合理储存

《医院药学未来发展的巴塞尔共识（2015 版）》第 30 条：

■ Hospital pharmacists should assume responsibility for storage, preparation, dispensing, and distribution of all medicines, including investigational medicines.

译：医院药师应负责所有药品、包括临床试验用药品的贮存、配制、调剂和发放。

**摘　要**　科学规范合理的储存与养护药品对保证药品质量和临床用药安全具有重要作用。本文结合《巴塞尔共识》第 30 条，探讨药师在药品的科学储存与养护管理的作用。通过搜集归纳相关文献，结合医疗机构实际工作经验，归纳药品合理储存的方法与对策。

## 1　前言

药品是用于救死扶伤，保障人民健康的特殊商品。药品质量是否合格直接关系到患者的康复与生命安全。保证药品质量，就必然要求对药品采用特殊管理方法进行妥善保管和储存。做好医院药品储存工作，保证药品质量安全的需求是一个系统工程，包括适宜的储存条件、药品储存管理办法、药品养护措施、人员岗位责任制等。医院药师有责任确保所有医院使用的药品都有适当的储存方式。目前我国医院药品的储存情况参差不齐。曾有多篇文献报道基层医疗机构的药房药品的储存与养护存在不足现象[1-4]。我国《医疗机构药事管理规定》中对医院药品储存条件进行了具体规定，要求医疗机构应当制定和执行药品保管制度，定期对库存药品进行养护和质量检查。药品的仓储条件和管理应符合《药品采购供应质量管理规范》的有关规定。《医疗机构药品质量监督管理办法（试行）》对药品购进与储存管理明确规定，药品的存放应当符合药品说明书标明的条件。我国目前医院药品储存存在问题的主要原因在于医院"重医轻药"，管理上制度上不完善，硬件设备投入不足，药学人员本身习惯现状、不求改善等。而要改变这一现状就要求医院药师有高度的责任心，制定完善的制度，全面掌握药品的理化性质及其变质的原因，积极创造条件，选择科学的储存养护方法，防止药品变质。

## 2 影响药品质量的因素分析

药品在上市前，要求长期稳定性试验来确认质量影响因素，通过加速试验来明确药品在偏离正常储藏条件下的降解情况、确定长期留样试验的条件、了解药品稳定性的变化情况，综合长期稳定性试验和加速试验的结果，进行适当的统计分析，确定药品的有效期，确保药品质量。应在外包装上明确标明储存条件和要求。药品如果不按照规定储存，不仅会失效，还可能产生杂质。例如，温度过高将促进药物产生降解杂质；对于某些生物制剂，若温度过低，还可能产生聚合物杂质；有的药物长时间暴露在强光线下，会产生光解产物的杂质；有的药物由于长时间暴露在空气中，将产生氧化、吸潮之类的杂质。产生的各类杂质，有可能是过敏物质或者是毒性物质。因此医院药品储存的客观条件是在药品储存过程中变质的主要因素，主要包括湿度、温度、空气、光线等。《中华人民共和国药品管理法》第二十八条明确规定：医疗机构必须制定和执行药品保管制度，采取必要的冷藏、防冻、防潮、防虫、防鼠等措施，保证药品质量。《医药商品质量管理实施指南》也指出：企业应具备与经营业务相适应、符合商品性能要求的各类仓间和设备。冷库温度保持在 2 ~ 10℃；阴凉库温度不高于20℃；常温库温度保持在 0 ~ 30℃[5]。

### 2.1 湿度

湿度过低或过高都会对药品质量产生很大影响。湿度过高，药品会出现稀释、潮解、水解、结块甚至发霉等情况。如阿司匹林泡腾片，遇湿气即缓缓水解生成水杨酸和醋酸，酸性增大，易对胃肠道产生更强烈的刺激；复方甘草片吸潮后会结块；丙戊酸钠缓释片吸潮后片剂变形；胶囊剂吸潮后胶囊发生粘连、破裂；因此这类药品在储存过程中要保持内包装的完整性，防止药品的水解。然而，湿度过低也对某些剂型的药物储存产生不良影响可使胶囊脆碎、栓剂干裂、明矾失去结晶水等[2]。由于各个医院库房所处地域环境、气候温度不同，药品的储存条件不能一概而论，医院库房应该增设加湿器或除湿器，人为地调整湿度的变化，确保药品储存的最佳湿度为45% ~ 75%。

### 2.2 温度

温度对储存中的药品质量有重要影响，而且湿度过大时温度对药品质量的影响更大。高温度条件下，微生物对药品储存的影响十分明显，对中成药片剂和颗粒剂的影响尤为突出[5]。例如，中成药颗粒剂中，对杂菌的检验指标是 1000 个/g，在储存温度、湿度符合要求的情况下，细菌的生长是缓慢的。正常条件下，如果生产厂家基于合格标准，检验时每克细菌在 300 ~ 500 个或只要在合格范围内即放行，但是如果在炎夏高温、高湿度的条件下，很容易造成细菌指数超标，此时应把细菌严控在 10 个/g 以下。如生物制品、血液制品在常温下就易变质失效；脏器或酶类针剂低温保存能增加其稳定性，但温度过低也会使其冻结变性而降低药效，如催产素、胰岛素等，需要 2 ~ 8℃冷藏。这部分药品需要保存在冰箱或者冷库中[6]。同时应建立自动监测系统，实现三级报警。如无自动监测，根据有关规定对于冷藏药品的冰箱要每天进行温度监测并登记在册，同时特别注意频繁开关冰箱造成的水雾浸湿药品或产生冰块将药品冷冻而影响药品质量，可能会缩短其有效期，使药品效价降低或变质，影响药品疗效甚至出现毒性反应，引发相关医疗事故，如 2010 年"山西问题疫苗事件"。冷藏药品的院内输送采用温控箱，并由专人进行运输。医务人员从药房领取冷藏药品到病房或是从病房退药到药房过程中，尽量避免用手直接握取，同时注意此过程的快速性和时效性。温度过高可加快药品变质，但不是所有药品都适宜低温保存，例如过饱和溶液甘露醇在低温时会出现结晶析出，影响临床的正常使用，需要在常温库中储存。因此根据药品的成分、剂型的不同，保持其适宜的储存温度，才能保证药品的用药安全。库房应该分别设立常温库、低温库、冷库，以满足不同储存条件的药品的储存需求。

## 2.3　光线

日光中的紫外线对药品的化学变化起着催化作用，能加速药品的氧化、分解等。因此对光敏感的药品，要密闭于阴凉、避光处并用深颜色的包装容器储存，或者在包装外用黑色纸遮盖，如硝普钠、造影用的碘普罗胺等。有部分药物经光线照射会发生颜色变化，如地西泮注射液变黄色，肾上腺素注射液变玫瑰红色，维生素 $B_{12}$ 注射液变暗紫色，银、碘、酚、汞的制剂与光发生作用也常发生变色现象。因此，在药品发放以及回收时要保持密封包装的完整性，以保证药品的质量。大部分注射剂都应避免日光照射，因为照射能加速药品氧化分解过程。糖浆剂对热、光照会产生霉变和沉淀，因此应存放于阴凉库，避免阳光直射[7]。

## 2.4　空气

空气中的氧和二氧化碳是空气影响药品质量的主要因素，许多药品如维生素 C、维生素 AD 胶丸等都可被空气中的氧所氧化变质；空气中的二氧化碳可使某些药品变质，如氨茶碱可因吸收空气中的二氧化碳而析出茶碱而失效。

在受到外界如阳光、空气、湿度、温度和微生物的影响下，药品本身的理化性质会发生改变，这些因素往往互相促进和影响，不是孤立的，通常是有 2 个或多个因素同时作用于药物，最终加速药品变质和失效，药品的储存质量是受储存环境和药品性状的制约和影响[7]。

## 2.5　需特殊储存条件的药品

常见需特殊储存条件的药品见表 27-1[8]。

表 27-1　常见需特殊储存条件的药品

| 储存条件 | 药品 |
| --- | --- |
| 冷藏（2~8 ℃） | 双歧杆菌乳杆菌三联活菌片，重组人胰岛素注射液，精蛋白人胰岛素注射液，30/70 混合重组人胰岛素注射液，凝血酶，胰岛素针剂，卡介菌，破伤风抗毒素注射液，鲑鱼降钙素注射液，鲑鱼降钙素喷鼻剂，鲑鱼降钙素注射液，多烯磷酰胆碱酯酶，人血白蛋白，注射用醋酸卡泊芬净，注射用重组人白介素-Ⅱ，重组人干扰素 α-2a 注射液，重组人干扰素 α-2a 注射液，注射用鼠神经生长因子，苯丁酸氮芥薄膜衣片，前列地尔注射液，注射用头孢硫脒，重组牛碱性成纤维细胞生长因子滴眼液，注射用重组人促红素，酒石酸长春瑞滨注射液，垂体后叶素，重组人血小板生成素注射液，注射用硫酸长春地辛，鸦胆子油乳注射液，醋酸奥曲肽注射液 |

续表

| 储存条件 | 药品 |
| --- | --- |
| 阴凉处（20℃以下） | 注射用磷酸肌酸钠粉针剂，米索前列醇片，注射用美罗培南粉针剂，莫西沙星氯化钠注射液，头孢地尼胶囊，蒲地蓝消炎口服液，注射用泮托拉唑钠，小牛血去蛋白提取物注射液，七氟烷吸入剂，（进口）阿法骨化醇软胶囊，热毒宁注射液，进口头孢地尼胶囊，卡博平阿卡波糖片，腺苷三磷酸二钠注射液，瑞舒伐他汀钙片，羟苯磺酸钙胶囊，双清合剂，盐酸纳美芬注射液，替硝唑氯化钠注射液，头孢地尼胶囊，地氯雷他定分散片，头孢克洛干混悬剂，（国产）硝苯地平控释片，头孢克洛缓释片，阿托伐他汀钙胶囊，头孢克洛胶囊，阿莫西林/克拉维酸钾颗粒，头孢克肟胶囊，艾迪注射液，头孢克肟颗粒，桉柠蒎肠溶胶囊，维A酸乳膏，奥拉西坦胶囊，戊四硝酯片，喜炎平注射液，奥拉西坦注射液，硝酸甘油片，八宝丹，注射用脂溶性维生素Ⅱ，注射用绒促性素，硫酸鱼精蛋白注射液，肝素钠 |

# 3　实行药品库房规范化管理

## 3.1　库存药品应分类储存

库存药品应按药品理化性质分类，按区、排、号进行分类储存，做到以下几点：①"六分开"：处方药与非处方药分开，基本医疗保险药品目录的药品与其他药品分开，内用药与外用药分开，性能相互影响、容易串味的品种与其他药品分开，新药、贵重药品与其他药品分开，院内配置的制剂与外购药品分开。②麻醉药品、一类精神药品、毒性药品、放射性药品专库或专柜存放。③危险性药品、易燃、易爆物专库存放。④准备退货药品、过期、霉变等不合格药品单独存放[9]。

## 3.2　药品的码放高度

药品的码放高度对药品储存的影响[5]。大批量药品在储存时，对码放高度是有严格规定的，码高的规定数量是根据药品包装箱所承受的压力强度而规定的。在通常的药品储存中最适宜的码放高度不应超过2米。

## 3.3　色标管理

库房按照《药品经营质量管理规范》（GSP）要求，对在库房药品实行色标管理。各色标辅以文字说明表示，防止出现色标混乱。红色为不合格药品库，黄色为待检药品或退货药品库，绿色为合格药品库[10]。图27-1～图27-4为笔者所在医院库房药品色标管理。

规范院内护理部门、抢救车等地点的药品存放，使用统一特制的标签，注射药、内服药与外用药严格分开放置，高警示药品应规范管理、有醒目标识，如高浓度电解质制剂、肌肉松弛药、细胞毒化药。标签模糊不清时，应及时更换[11]。加强相似药品储存的标识管理，国外曾有报道[12]，由于标签的相似，导致氢吗啡酮与吗啡调配使用差错，即使在6周内护士交班人为清点药品时也没有发现此错误。因此应将看似、听似、一品多规的药品分开放置，加警示标识，规范存储，定期对相关医务人员进行培训，杜绝差错隐患。

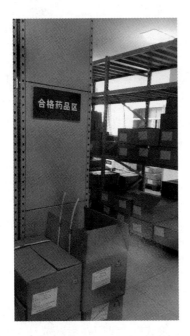

图 27-1　合格药品区

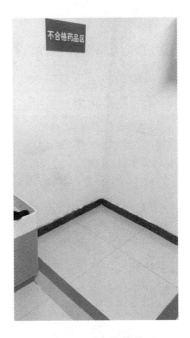

图 27-2　不合格药品区

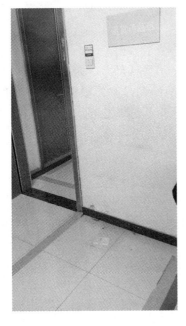

图 27-3　退货药品区

图 27-4　待验药品区

# 4　完善药品养护管理制度

药品养护是指根据药品的储存特性及要求，采用科学、合理、经济、有效的手段和方法，对药品的储存条件进行控制、调节，定期进行药品质量检查和维护，检查药品储存的质量，对发现的问题及时采取有效处理措施[13]。

## 4.1 库房温湿度及药品储存条件监控

库存药品应根据药品说明书标示的贮藏条件及温、湿度要求进行储存。生物制品或利用生物制剂技术生产的药品中以疫苗类制品、血液制品、用于血源筛查的体外生物诊断试剂等居多。这类药品大多要求在 2~8℃ 的冷藏条件下保存。现阶段医疗部门冷链管理中存在的主要问题是，冷链管理理念落后，只注重仓储温、湿度变化，忽视了导致温、湿度变化的直接、间接因素（如制冷机、库门、冷凝器、电源等）的监管。根据冷藏药品的特性，应重视基础设施设备的建设，设置冷库、阴凉库、常温库、冷藏车、冷藏箱、双路电源（或备用发电机组）等，严格遵守温度要求，确保冷藏药品仓储和运输的安全。对于涉及冷链管理的温、湿度监测系统、温、湿度调控系统、数据采集记录、温、湿度实时监控等，新颁布的 GSP 对"冷藏、冷冻药品的储存与运输管理""温、湿度自动监测"等做了明确的规定，提出更高标准，从冷链管理技术的信息化、自动化等方面提出更高要求，使冷链管理更科学、更可靠。在暂无冷链条件的实际工作中，按照 GSP 要求，应每日上、下午各一次专人定时对各库房及冰箱进行温、湿度记录，并采取通风、降温、除湿、保温等相应有效的调控措施，同时填写"库房药品温湿度监测记录表"，保证在库药品正确储存。在节假日也应安排人员对药品的储存条件进行监控，避免因设备老化等原因而导致在库药品变质[10]。

## 4.2 效期管理

效期管理贯穿于医院药品的购买、运输、储存、销售各环节，是药品养护的主要内容。首先是采购距有效期不短于半年的药品，采购近效期的药品时要限额采购；其次验收药品时严格把关，认真查看药品的批号和效期。严格遵守"先产先出、先进先出、近期先出"的操作程序[14]。

## 4.3 药品养护其他内容

药品养护工作的内容还包括对拆零后药品的病房保管，如对要求避光的药物，应该采用棕色瓶，或对储存盒四周贴上黑纸[15]；对要求防潮的药物，应采用密闭的包装容器等等。

# 5 完善规章制度建设，提高管理人员水平

## 5.1 完善库房管理制度

库房管理人员应全面掌握药品储存知识，根据各种药品本身的性质和影响因素，采取科学的贮存方法，将药品归类，分不同温度、湿度、库区进行储存管理，做好库房通风、避光、防潮、防虫、防鼠等工作，保证药品符合质量要求[16]。

## 5.2 完善拆零药品管理制度

配置专门的拆零工具，设置拆零操作台，规范拆零的操作程序，定期清洁拆零工具，

最大限度地避免人为污染。拆零药品应根据温、湿度要求，按规定存储条件存放，需避光的要用棕色玻璃瓶，易吸潮的用密封性好的磨口瓶，置阴凉处[17]。

曾有学者收集某地区 4 家综合型三级甲等医院在用的全部药品说明书，查看各医院药房温度登记表，就温度对药品质量的影响、药品说明书中贮藏项下温度的标注情况进行统计分析[18]。结果表明，4 家医院硬件投入不足（无冷库），药房温度为 10～29℃，药房对冷链管理药品贮藏量过大，温度设定不能达到药品冷链管理的要求。这一现象目前还是非常普遍的。热依汉古丽·麦提斯迪克等曾报道 4 例全麻术后患者出现脑水肿，可能与药物储存温度达不到要求有关[19]。王春花等学者组成的课题组基于层次分析法，确定了医疗卫生机构的基本药物质量的影响因素评价指标权重[20]。结果显示，6 个一级指标的排序为：药品养护（0.1831）、仓储条件（0.1830）、外部监管（0.1652）、人员素质（0.1569）、制度保障（0.1542）和供应能力（0.1192）。影响医疗卫生机构的基本药物质量的主要因素为药品储存与养护两大方面。应更加注重药房温、湿度控制，提高药品周转速率和加强不合格品的及时登记与处理。作为医院药师，确保医院所有药品有适当的储存条件是我们的职责所系。

## 5.3 提高采购人员专业水平

药品要进入医院进行销售，首先必须通过采购人员的采购行为，因此医院采购人员是药品从生产到医院销售给患者的中心环节，也是把握药品质量关的首要环节，采购人员的专业水平是至关重要的，这就要求采购人员不仅要掌握目前药品市场的价位，更要熟悉药品的品质和储运方法，以避免在储运过程中影响药品品质。同时，指导库房管理人员合理储存。有时会出现同一药品不同厂家因药品处方或生产工艺不同而储存条件不同的情况，或因生产厂家根据药品稳定性试验结果批准改变同一药品储存条件，这需要管理人员从药品的入库验收开始，认真检查药品的储存条件，遇有变化核实情况并通知各门对在库药品进行核查，保证药品正确储存[10]。

## 5.4 提高调剂人员水平

加强调剂人员的职业道德和业务操作技能培训，杜绝不良的操作习惯。禁止用手直接接触药品，规范操作，尽量减少人为污染；安排专人摆药，岗位相对固定，熟悉药品消耗情况，对每天的用药量做到心中有数，向储药瓶中添加药品做到适可而止；摆药及时校对，缩短药品暴露时间等。

# 6 结语

医疗机构应制定和执行药品保管和养护管理制度以及配备相应设备，并采取必要的控温、防潮、避光、通风、防火、防虫、防鼠、防污染等措施；在急诊室、病区护士站等场所临时存放药品的，应当配备符合药品存放条件的专柜；还应当发挥药师的职责，负责药品养护工作，定期对储存药品进行检查和养护，监测和记录储存区域的温、湿度，维护储存设施设备，并建立相应的养护档案，以确保药品使用过程中各环节的质量，保障用药安全。

（董政英　天津中医药大学第一附属医院）

## 参考文献

[1] 吴圣.基层社区卫生服务中心药房药品的养护储存不足与对策.中国社区医师,2011,13(28):22-23.

[2] 高晓武,卞永禄.基层医疗机构药品储存存在的问题及对策.基层医学论坛,2010,14(10):947-948.

[3] 徐彬.基层医院药品储存管理的探讨.医学信息,2010,5(7):1913.

[4] 郐革红,杜建红,赵辉等.基层医疗机构药品储存不合理现状分析.解放军药学学报,2013,29(6):581-583.

[5] 甘克苏,陈燮明.药品按温度要求应分库储存.中国医院药学杂志,2000,(11):61.

[6] 李冬梅.我院冷藏药品的储存与保管.实用医院临床杂志,2011,8(3):120-121.

[7] 口维敏.论医院药品储存管理的条件.中国执业药师,2008,(6):39-40.

[8] 韩丽民.浅析如何正确进行医院重点、特殊药品的储存和养护.疾病监测与控制杂志,2013,7(8):519-520.

[9] 陈燕飞,潘小明.浅谈医院药品的储存与养护.现代医药卫生,2009,25(9):1419-1421.

[10] 白玛央宗,达瓦平措.医院药品入库储存和出库养护的体会.西藏医药杂志,2012,33(2):62-63.

[11] 刘文义.医院药品的合理储存与科学养护.齐鲁药事,2006,25(10):609-610.

[12] Susan Paparella. Drug Storage in the Emergency Department：When Accessibility ≠ Safety. Journal of emergency nursing,2008,34(4):355.

[13] 周厚贤.药品储存与养护的开展.中国现代医生,2010,48(30):90.

[14] 许海芬.药品管理及储存.航空航天医学杂志,2011,22(8):979-980.

[15] 戴君.生物制品的储存养护探讨.首都医药,2010.8(16):19.

[16] 许静洁,凌春燕.门诊药房的药品储存和管护.药学与临床研究,2010,18(6):574-575.

[17] 董志银.加强基层医疗机构药品的储存与养护.中国社区医师,2011,265(4):223-224.

[18] 周祖萍,李月庆,刘颖.4家综合型三级甲等医院药房药品冷链管理的探讨.中国药房,2013,24(13):1243-1245.

[19] 热依汉古丽·麦提斯迪克,图尔苏江·麦提库尔班.室温过高,药物储存不良,导致患者脑水肿4例.中国社区医师(医学专业),2012,14(36):256.

[20] 王春花,陈莉莉,陈玉能.医疗卫生机构的基本药物质量监管策略研究.中国药房,2012,23(44):4143-4145.

# 第 28 章
# 医院药师对临床试验用药品的管理

《医院药学未来发展的巴塞尔共识（2015 版）》第 30 条：

■ Hospital pharmacists should assume responsibility for storage, preparation, dispensing, and distribution of all medicines, including investigational medicines.

译：医院药师应负责所有药品、包括临床试验用药品的贮存、配制、调剂和发放。

**摘　要**　本文结合《巴塞尔共识》第 30 条，从接受、储存、发放、回收等方面，总结现阶段试验用药品管理常见的问题，针对问题提出解决措施。目前各药品临床试验机构试验用药品的管理尚未见统一的管理模式，对药品管理的重要性认识也各有差异。只有对临床试验药品进行科学、严格的管理，才能保证患者安全，维护患者利益，保障药品临床试验安全、科学、可靠。

## 1　前言

临床试验用药品是指用于临床试验中的试验药品、对照药品或安慰剂。为保证我国药品临床试验过程规范，结果科学、可靠，保护受试者的权益并保障其安全，国家食品药品监督管理局（China Food and Drug Administration, CFDA）于 2003 年 9 月颁布实施新修订的《药物临床试验质量管理规范》（GCP）。GCP 是有关临床试验的方案设计、组织实施、分析总结等全过程的基本要求，其中对试验用药品的管理做了明确的规定[1]。2007 年，原国家卫生部颁布的《处方管理办法》明确了药师在医疗过程中的职责，在临床试验阶段，医师作为医疗行为的决策者担负着研究的主体责任，医院药师由于其具备扎实的临床药理学、药物治疗学、药动学、药物分析学等药学专业知识，是药品临床试验工作中不可缺少的重要成员，在 GCP 的宣传、培训，各项标准操作规程（standard operation procedures, SOP）的制定及各期临床试验可发挥积极的作用。美国密歇根大学医院和健康中心规定临床试验用药品必须由药师来负责，药学部门早在 1984 年 7 月专门成立了研究药物服务部门，还制定了临床试验用药品调剂指南[2]。药品临床试验一般都需要由有经验的并经过 GCP 培训的医师、医院药师、护士（师）和实验室技师等相互配合来完成。试验用药品的管理是否规范，会直接影响临床试验结果的可靠性及受试者的安全。国内许多药品临床试验研究机构对于试验用药品采取的是研究者接收和保管，护士负责发放的管理方法，该方法存在很多弊端[3]。试验用药品的管理者包括申办者、研究者和受试者。由于各医疗机构依据 GCP 细化的"试验药品管理 SOP"不完全相同，故管理模式上存在一定的差异。药品管理应严格执行"试验药品管理 SOP"，注重细节管理[4]。笔者通过中国医院知识总库（CHKD）等检索文献，对医院药师在试验用药品管理上容易出现的问题进行归纳，进一步探讨解决问题的对策。

## 2　试验用药品全过程易出差错总结

### 2.1　试验用药品接收过程

药品管理员在接收试验药品时：①未确认药品名称、批号等信息是否与申办者提供的药检报告一致，忽略了试验药品的有效期，没有认真核对药品数量、剂型、包装和标签等是否与试验方案一致。②未保存试验用药品的运货单。③分批送达的试验药品批号有改变时，没有要求申办者提供新批号的药检报告。④对温度有特殊要求的，无运输过程和药品交接时的温度记录。⑤填写"试验用药品接收记录表"时，不核对或不登记生产厂家、批号、效期，没有申办者和药品管理员双方签字确认。⑥揭盲信封的接收：很多机构都采用由监查员向研究者送交揭盲信封的方式，不能确保研究者在紧急情况时随时揭盲。

### 2.2　试验用药品保管过程

①试验药品在保管过程中没有做到专人专柜管理。②药品存放缺少详细的温、湿度记录，未按照药品生产厂家提供的贮藏条件合理保管，没有有效的防霉、防虫和避光措施。③对于周期较长的试验用药品，在特殊气候条件下，没有按要求及时清点、查看，过期药品仍存放于试验药品柜中，甚至继续用于临床试验。

### 2.3　试验用药品分发过程

①药品管理员在分发试验用药品时，双方未及时规范地填写"试验用药品分发记录表"，缺少签名和日期；分发数量没有记录到最小剂量。②试验用药品有破损、丢失，未及时登记并注明原因。③双盲对照药品在发药前没有严格核对随机分组编号，破坏了随机性。④试验用药品未按照要求无偿提供给受试者。

### 2.4　试验用药品使用过程

①签署知情同意书之前，研究者就让受试者使用药品。②分发过的试验用药没有在医嘱单或病程记录中体现。③试验药品给非受试者使用。④已发出去的药品受试者未服用，下次随访收回又发给另一位受试者。⑤合并用药未记录或记录不全面。⑥受试者服用过程中药品超过有效期。

### 2.5　试验用药品回收过程

①临床试验结束时，发药人员没有将"受试者用药登记表"和剩余试验药品，以完整包装形式返还给试验药品管理员，双方缺少签字确认。②药品管理员未认真清点剩余试验

用药品，没有及时记录剩余数量。③剩余数量和"病例报告表"记录的已使用药量的总和，与试验用药品领取总量不相符。④剩余试验用药品没有单独存放。

## 2.6　试验用药品销毁过程

①剩余试验用药品回收后，相关人员没有在"剩余药品处置登记表"上填写回收或销毁记录并签名。②没有退还给申办者，或者在没有见证人的情况下自行销毁；③药品销毁方式方法不规范，销毁记录不完整。

## 2.7　试验用药品质控

①试验药品的质控没有纳入整个机构的质控体系，仅落实在临床专业层面。②试验药品管理人员分工不明确，没有质控人员，或由监查员完成药品登记表。③质控人员不熟悉临床试验方案与试验药品管理的要求，无主要研究者（PI）的授权书。④质控人员与研究人员缺乏沟通。⑤没有使用试验用药的病例未予剔除，仍纳入全分析集（FAS）。

## 2.8　试验用药品的信息化管理[5]

目前国内各机构临床试验药品管理模式主要采取机构设立试验药品保管处及临床试验专业组分设试验药品保管处，仍然使用各类表格对药品管理过程中的各步骤手工记录，质控难度大，与医院药剂科药品信息化管理模式不符，容易造成数据缺失、信息填写不规范或者药物丢失等现象，不能完全满足当前大数据时代信息化管理需求。

# 3　改进的方法及对策

## 3.1　规范试验用药品管理的思路[6]

试验用药品规范管理的意义：①保护受试者的权益并保障其安全。②保证药品临床试验过程规范。③保证药品临床试验的结果科学、可靠。

规范试验用药品的管理：①机构设置试验药品库，统一管理试验用药品。②依据专业分工由专人管理试验用药品。③制定试验用药品管理的相关制度。④定期检查、指导试验用药品的管理。

## 3.2　接收及清点临床试验药品

（1）临床试验药品由药品临床试验机构专人负责接收，接收时必须审验该药的临床研究批件和省药检所或申办单位提供的试验药品检验报告书，试验用对照品应为已经国家药品监督管理局批准上市有效期内的药品。

（2）申办者负责对临床试验药品做适当的包装与标签，并标明为临床试验专用。在双盲对照试验或双盲双模拟对照试验中，试验药品与对照药品或安慰剂在外形、气味、包装、标签和其他特征上均应一致[7]。

（3）药品验收做到"二查七对"，即查药品包装、药检报告；核对药品名称、剂型、规格、批号、效期、数量、生产厂家。需严格低温贮存的药品一定要全程冷链并限时送到，接收这类药品时必须核对当时药品所处的环境是否达到了其所需的贮藏要求[8]。核对无误后，由验收人和申办人共同在《临床试验药品与试验相关物资交接单》上签名，一式两份，一份药品临床试验机构归档，一份申办者留存。

（4）申办者提供揭盲信封交接单，由监查员签字后揭盲信封按批随药同行，机构药房药师收到后将揭盲信封交予主要研究者保管，每个程序均要求交接双方签字，确保揭盲信封在药品使用前到达研究者手中，以备紧急情况时随时揭盲。

### 3.3　贮存临床试验药品

建立试验药品库，由医院药师统一管理。药品在库养护遵循安全储存、科学养护、保证质量的原则。

（1）试验药品库按药品仓储管理要求：①安装适宜的窗帘，防止日光直射药品。②对储藏环境的温湿度条件定期记录，如温湿度超出规定范围时，采取开窗通风降温、拖地增湿等措施。③药品按序号摆放在药品贮藏柜中，大件药品放在地垫上。④对试验用药品进行效期管理，杜绝过期药品用于临床试验的事件发生。

（2）临床试验药品专管人员负责将每种药品分别建立药品使用（发放）登记卡，登记卡与药品放置在一起。

（3）严格按照贮藏要求保管临床试验药品，专柜（或冰箱）加锁保管，药品按编码顺序分类摆放，专柜（或冰箱）钥匙由专人保管。在临床试验药品专柜（或冰箱）的明显位置张贴药品明细单，逐一注明专柜（或冰箱）内的药品名称，参与临床试验科室及申办者名称。

（4）如有申办者申请的同一种药品做两个或两个以上的临床试验，应将药品分别放在不同的临床试验药品柜内储存，防止造成药品发放错误。

（5）临床试验药品专管人员每月定期检查临床试验药品效期，近效期及过期药品应及时报告项目负责人并通报申报者，同时在药品旁放置明显标识。

### 3.4　发放临床试验药品

（1）临床试验药品的发放须由接受过 GCP 培训的药学技术人员担任，并保持人员的相对稳定。

（2）无偿提供给受试者使用的临床试验药品，在药品发放过程中，不允许以任何形式向受试者收取任何费用。

（3）临床试验药品由参与临床试验科室的专管护士凭医师处方到药房领取，处方上应注明临床试验名称、患者编号、药品名称、药品随机编号、取药数量，处方须经医生签字盖章，对不符合要求的处方，药师不予发药。

（4）药房临床试验药品专管人员在发药时须双人核对，在药品使用（发放）登记卡上登记发药日期、患者编号、数量、结存，并由登记人签名。

（5）药房临床试验药品专管人员每月定期检查药品使用情况，清点药品数量，要求账物相符，如有账物不符的情况发生，应查找原因并做出说明。

### 3.5　回收剩余临床试验药品

（1）临床试验结束后，药房专管人员清点剩余药品，登记药品的名称、数量、编号，由申办单位回收并填写《药品回收记录单》，双方签字，一式两份。

（2）临床试验结束后，将药品使用（发放）登记卡、处方、回收记录、盘存表、处方等原始记录交药品临床研究机构归档存放[9]。

## 3.6　定期监管

（1）定期上报盘点情况。将试验药品库每个月的盘点结果上报监管负责人，监管负责人再将每季度的盘点结果上报机构办公室主任，以便及时掌握试验用药品的管理情况。

（2）定期检查各种记录。监管负责人定期检查试验药品库的接收、入库、在库养护、发放、回收、退回申办者的各种记录，及时发现问题，提出改进措施，不断完善试验药品库的管理。

（3）加强相关专业对试验用药品的管理：各专业科室有试验用药品管理的明细账；发药前核对是否已签署知情同意书；是否按随机化原则发放试验用药品；药品登记表要由发药人及时记录，不能由监查员记录。

## 3.7　临床试验药品信息化管理系统的建立与完善

利用现有条件积极开发适用于新药研发的试验用药品管理信息系统、实施专库、专人管理模式是提高药物临床试验质量的重要举措[5]。申办方或合同研究组织（contract research organization，CRO）直接将药品送至试验用专用药库，由药库药师验收，同时登录药物管理系统，试验结束后与申办方共同进行药品现场清点回收并记录。药物电子化管理系统建立全过程的、动态的质量控制模式，可实现对试验用药的在线动态管理与实时记录，提高数据管理的安全性。机构药品管理人员通过本系统查询试验药物的发放、库存及回收，及时对药物进行监管和调配，研究者通过本系统实时监控试验药物发放情况并根据试验方案开具电子处方对药物进行调配。

# 4　建议及总结

## 4.1　建立完善的临床试验用药品管理制度和标准操作规程

临床试验用药品各环节均需有严格的管理制度和 SOP 并遵照执行，同时根据实际情况逐步修订完善。试验用药品须专人负责严格管理，按其特殊要求（温度、湿度、光度）储存，定期检查药品的质量。临床试验用药品的接收、保管、发放、回收、销毁等均应有记录。研究者必须保证临床试验中使用的所有试验药品仅用于该临床试验的受试者，其剂量与用法应严格遵循试验方案，剩余药品退还申办者，不得把试验药品转交任何非临床试验参加者。监查员负责对试验药品的供给、使用、储藏及剩余药品的处理过程进行检查和监督，及时发现和改正存在的问题；对试验用药品管理存在的问题要进行随访，并记录随访监查结果，保证试验用药品仅用于试验中。

## 4.2　加强全员 GCP 培训

针对目前试验药品管理的各个环节存在的问题，各医疗机构必须进一步加强对 GCP 法律法规、管理制度和 SOP 的培训，强化试验各环节相关人员对 GCP 的认识。药品管理人员应参加临床试验启动会议，熟悉临床试验的研究方案，使临床试验药品管理严格按照 SOP 进行[10]。接受药品时认真核对标签上的名称、规格、批号、数量等，检查批号是否与药检报告一致；按储存条件保管试验药品，防止因储存不当影响试验药品的质量；严格按照药品随机编号依次分发，以确保临床试验的随机性；根据试验方案的要求设计用药记录卡，并指导受试者记录，试验结束后收回用药记录卡，作为原始文件保存；在回收试验用药时，认真清点，将剩余数量如实记录。

## 4.3 提高电子化数据管理条件下的动态药品管理

20 世纪 90 年代，国际上发达国家已经开始研发药物临床试验管理系统，1999 年 4 月美国食品药品监督管理局（FDA）发布了 "关于临床试验中采用计算机系统的行业规范"[11]。临床数据管理的电子化是新药临床研究发展的必然趋势。实现电子化的临床试验，一方面可使我国的医药企业有能力与国际接轨并有资格参与国际竞争，另一方面，可大大提高临床试验的科学性和可靠性[12]。近年来，国内临床试验也逐步引入了电子化数据管理系统，电子化数据管理系统能根据临床方案要求，通过应用中心随机系统在随机化分组的同时，进行动态研究药品配送、药品发放、药品损毁管理和药品有效期监测。因此，建立全过程的、动态的质量控制模式将成为提高临床试验数据管理质量的关键[13]，可实现对试验用药的在线动态管理与实时记录，提高数据管理的安全性。具备一定条件的药品临床试验机构应认真学习借鉴国外的先进方法和经验，提高临床试验药品管理的水平，制定并不断完善试验用药物的相关管理制度，保证了实验结果的科学性、可靠性、真实性，为临床试验的实施提供有力保障。

## 4.4 增进学科建设，加强人才培养

医院药师在临床试验领域不仅具有生物药剂学知识和实验室分析技术的专长，而且在以医疗机构为依托的临床试验领域也可大展身手。应抓住临床试验市场形成和医药发展政策的机遇，把握好创新发展的规律，坚定行业发展目标，确立自身发展空间和不可替代的地位。医院药师在临床试验中能够发挥自身的优势和特长，在参与新药临床试验时，一方面熟悉了科学研究的基本方法，另一方面也强化了科研意识，自身素质也得到锻炼和提高。临床试验涉猎综合性学科和创新发展，因此药师应拓展视野，摆脱传统思维束缚，与相关行业在横向和纵向两个维度都要加深。药师务必抓住机遇，加强国内和国际的交流，在情报领域占领制高点[14]。制药企业和研究中心也对药学专业高度重视。日益增长的临床试验项目也需要训练有素的药学专业人员，药师在临床试验研究中的作用和他们在这一科研领域所提供的专业技术服务具有其重要性[15]。因此，药学部门的管理者更应从行业规划的角度和学科建设的高度给予清晰的认识，这样才能将药师的职责从单纯的药品管理引入更加广泛的专业技术领域，具有药学以及相关学科知识和技能的复合型药师是肩负起行业领军者的关键。

# 5 结语

现阶段，我国药品临床试验中试验药品管理的各个环节存在诸多不完善的地方，临床

试验用药品管理的有效程度决定临床研究的成功或失败，而药师团队是保证这一任务完成的最合适成员。各药品临床研究机构必须按 GCP 的要求加强试验药品的规范化管理，不断总结经验，积极探索新的管理方法，建立一套严格、规范、可操作性强的试验药品管理机制，并贯穿于临床试验的全过程，最终达到保证药品临床试验过程规范、结果科学可靠、保护受试者的权益并保障其安全。

（王川平　河北医科大学第二医院）

## 参考文献

［1］国家食品药品监督管理局. 药品临床试验质量管理规范.（2003-08-06）. http://www. sda. gov. cn/WS01/CL0053/24473. html

［2］Rivka Siden, Helen R. Tamer, Amy J. Skyles, etc. Pharmacist-prepared dispensing guidelines for drugs used in clinical research. Am J Health-Syst Pharm,2012,69（12）:1021-1026.

［3］张元星,朱珺. 药师在临床试验用药品规范化管理中的作用. 药学服务与研究,2011,11（4）:314-317.

［4］闻素琴,陆德炎,瞿晓慈. 药物临床试验关键环节管理. 医院管理论坛,2008,25（5）:42-44.

［5］王菊勇,刘涛,陈潮,等. 药物信息化管理系统在临床试验中的应用. 中国临床药理学与治疗学,2015,20（9）:1008-1010

［6］崔岚,吕琳,戴志凌,等. 药物临床试验过程中试验用药品管理的若干问题. 中国药房,2010,21（9）:820-821.

［7］马珂,俞佳. 医院药师在药物临床试验中的作用. 中国药房,2005,16（17）:1352-1353.

［8］杨春梅,黎艳艳,李华荣,等. 临床试验药品管理存在的问题及其对策. 医药导报,2011,30（6）:829-830.

［9］张舒锦,高天,王美蕴. 药品临床试验管理规范的实施与试验用药物的管理. 中国医院药学杂志,2011,31（14）:1215-1216.

［10］唐海英,马传新. 药物临床试验机构建设和管理的探讨. 临床合理用药,2010,3（7）:120.

［11］陈燕銮,林忠晓,蒋发烨,等. 我院临床试验用药品信息化管理平台的构建与应用. 中国药房,2014,25（29）:2699-2701.

［12］徐帆,徐贵丽,李浩瑜,等. 药物临床试验电子化数据采集管理系统的设计与应用. 中国药房,2010,21（41）:3860-3862.

［13］邵明义,魏明,段俊国,等. 电子化数据管理条件下的临床试验质量控制模式. 中国新药与临床杂志,2010,29（9）:708-710.

［14］陈志刚,甄健存. 药师在药物临床试验中的实践与机遇. 中国药房,2009,20（17）:1355-1357.

［15］M. Moreira Lima Gamboa, A. Tesainer Brunetto, M. E. Ferreira Dos Santos, etc. The pharmacists'role in clinical research,CARTAS AL DIRECTOR,2010,35（6）:341-342.

# 第 29 章
# 医院药房药品标识与药物贮存管控的现状与展望

**摘 要** 本研究围绕《巴塞尔共识》第31条中世界药学同仁对药品标识与药物贮存管理工作形成的愿景，阐述我国医院药师承担并完善药品标签及贮存管控工作的重要性，提出医院药师在今后相关方面工作的展望。

《医院药学未来发展的巴塞尔共识（2015版）》第31条：

■ Hospital pharmacists should assume responsibility for the appropriate labeling and control of medicines stored throughout the facility.

译：医院药师应负责所有药品标签正确和医院内药物贮存管控。

药品质量直接关系人们的生命安全，而药品管理是保障药品质量的核心环节，2006年发生的"欣弗""齐二药"事件，以及其后的"华联制药"等一系列事件使公众对用药安全产生了不同程度的质疑，药品的质量问题日益受到社会的关注。药品标签内容以及贮存管控流程是确保药品质量的重要内容之一：药品标识不完整、不适当会增加药师调剂差错率，给患者使用药物造成困惑和不便[1]，贮存不当不仅影响药品及时使用，还可使药品发生化学、物理变化，其疗效就可能在有效期内消失或降低，甚至产生毒性[2]。针对上述问题，本研究通过查阅相关文献资料了解国内药品标签与贮存管理方面工作的现状，发现问题，总结经验，并提出改进方案。

## 1 医院药品医嘱标签服务工作现状

2007年原国家卫生部颁布的《处方管理办法》第三十三条明确要求，药师应当按照操作规程正确书写药袋或粘贴标签。人工书写的药品医嘱标签在传统药品调剂工作模式下存在用法书写不规范、效率低下和项目不全等缺点。时常因医师处方潦草而导致药师发生将药品用法书写错误或误发药品的事故。为改变上述现状，部分大型医院已建立药品电子医嘱标签自动生成系统，生成内容规范、便于理解的药品使用信息。该系统的药物用法用量、用药频次、用药单位均以公众熟知的汉字表示，减少了患者取错药、漏取药以及错误用药的现象，提升了患者的依从性。刘砚韬等在此基础上根据注射剂与口服药不同的给药及取用药流程分别设计了注射剂标签和口服药标签，解决了注射剂显示配药时间、药品等效单位和口服药标签特殊备注等问题，耗时相比手工减少 36.45%，药学服务成本降低 13.97%，提升了门、急诊药房工作质量与效率[3]。但是，各医院对目前药品医嘱标识的要求项目不尽相同，例如有的医院医嘱标签提示输液时间对药动学参数要求注明数据来源，备案参考文献以便核对。另外，目前各医疗机构尚缺乏对特殊患者人群如老人、儿童的用药医嘱标签内容标识的统一标准，该人群的药品标识内容标准化尚待完善[4]。

## 2　医院药房药品贮存管理现状调查

医院药品的贮存必须符合说明书规定的贮存条件，否则即使在效期内的药品，质量也难以保证。一项医院的药品调查显示，对环境温度有要求的药品占药品总数的 30.91%，要求冷藏（0~8℃）的药品占 3.85%；要求阴凉库（0~20℃）或 25℃以下储存的占 26.2%；效期小于一年的占 13.53%[5]。温湿度、光线也是影响药品贮存的重要因素。对苏州市立医院门诊西药房药品说明书贮存项下的贮存条件进行的统计分析显示，门诊药房药品中有 46.2% 的药品说明书上明确注明需避光，但由于门诊药房客观建筑条件的限制，虽没有阳光直射，但日光灯同样会影响药品质量。此外有调查显示拆零药品也有可能由于温度，效期等原因影响患者的用药安全[6]。《中华人民共和国药典（2010 年版）》规定，药品冷处系指 2~10℃，部分抗生素要求在冷暗处贮存，生物制品的贮存温度通常为 2~8℃。目前多数医院的温度记录都是通过温度计人工记录，不能实时跟踪记录，且多数库管人员未实行 24 小时工作制，这对冷藏药品质量安全存在一定的隐患，针对上述问题，部分医院已引入温控预警系统，该系统由固态数据记录仪软件和记录仪遥测、报警器组成，达到了药品贮存温度的实时监测，同时也适用于整个冷藏药品的运输过程，值得在各医疗机构和经营企业中推广使用[7]。一项病区药品贮存管理现状调查研究发现，病区药柜药品普遍缺乏有效期警示标识，高警示药品管理不到位，账物不符，未按规定的贮存要求保管，麻醉、精神药品的管理存在漏洞，交接班登记流于形式，针对此问题提出了制定合理的备用药品品种和基数，强化药品有效期管理，备用药、抢救药管理，以及对近期失效药物标签的管理，落实定期检查、班班交接原则等一系列解决方案，收到了较好的效果[8]。

医院药师在药库库存管理工作中的核心任务是以最低的费用确保临床药品所需，目前部分医院库存管理采用关键因素分析法（CVA）进行，药品按优先级分类，例如最高优先级关键药品不能缺货，包括抢救药品、移植手术用药，可替代性高、允许缺货的药品优先级则较低。部分大型医院为了降低药品使用的相关成本引入了药品分类管理方法（ABC 方法）对医院一级药品库房药品进行分类管理[9]，克服了一直以来医院药库药品"金额管理、重点统计、实耗实销"的库存管理办法存在的一系列弊端，但该法仅着眼于全院高度的层面对药品进行分类，很难适应医院下属二级库房层面不同业务功能的具体需要，在资源管理上存在一定浪费。吕建昆等将院内的药品供应模式从传统的"药房申领→药库发货"的"拉"式模式转变为"药库把握药房消耗→药库主动补充"的"推"式模式。做到下发下送，减少了院内各部门的本部门库存管理压力[10]。郭薇等在 ABC 管理方法的基础上关注全院各二级库房的实际情况，突破传统 ABC 简单分类的局限性，将 A、B、C 类药品的分类灵活应用于二级库房具体工作中，以市场供应状况决定药品是否属于 D 类，更好地与供求变化相联系，同时各库房依据自身的药品分类进行管理，体现了分类管理的思想与原则，在保障药品供应的同时，用最少的人力、物力、财力实现了经济效益，属于动态管理的方法[11]。

总之，综合利用现代物流管理学中的上述分类管理法可显著地降低药物贮存，提高周转率，减小资金占用和药品积压造成的风险和损失。然而，上述管理方法的缺陷在于没有认识到库存管理实质上是一个大量信息的处理过程。近年出现了一种新的供应链库存管理方法，即供应商管理用户库存（vendor managed inventory，VMI），该方法体现了供应链集成化管理思想，打破了各自为政的药品库存管理模式，是有代表性的药物库存管理思想。河南省人民医院药剂科通过医院信息系统（hospital information System，HIS）利用该方法随时了解各个药房的库存状况，结合药库自身的库存调整采购计划，同时加强与供应商的联系与协调，实现了部分药品的零库存管理从而进一步降低库存量，节省了药师人力资源[12]。

# 3 高警示/特殊药品提示标识及定位标识的现状

美国安全用药规范研究院（Institute for Safe Medication Practices，ISMP）的一项研究表明：大多数致死性或造成患者严重伤害的用药错误案例仅涉及少数较特殊的药物[13]。ISMP将这些使用不当会对患者造成严重伤害或死亡的药物称为高警示药品（high-alert medication）[14]。清晰的警示标识引导可使高警示药品在使用过程中的风险大大降低，确保药品使用的安全性[15]。为防范高警示药品差错，中国药学会医院药学专业委员会参照美国ISMP 2008年公布的19类及13种高警示药品目录，制订了《高警示药品分级管理策略及推荐目录》。该目录根据高警示药品使用频率、用药错误后患者风险分为ABC三级，为我国医院药房制定高警示药品目录提供了参考[16-17]。依据此目录，谭晓娜等通过制作统一的高警示药品分级警示标识，在药剂科、门诊各诊疗室及临床各病区统一、规范使用，明显降低了用药安全隐患，减少了用药不良事件的发生，提高了临床用药的安全性[17]。

高警示药品涉及的品种较多，误用造成的危害程度不一。北京大学第三医院针对该问题建立了金字塔式的分级管理模式，将塔尖上危险程度最高需要重点管理和监护的高警示药品定为A级。该级别除B级药品监护措施外设有专用药柜或专区贮存，药品储存处粘贴专用标识，专人管理，并定期核查备用情况，突出管理重点的同时提高了管理效益；同时也将该目录嵌入电子处方系统、医嘱处理系统和处方调配系统，设计统一标识，贴在高警示药品储存处，以提示医务人员正确处置[18]。总之，高警示药品分级管理对药师、护士和医师都有相对的职责要求，须三位一体，互相配合，上述分级管理制度应作为高警示药品管理的最低管理标准，各医疗机构在实施过程中可依据自身特点，在此基础上进行适当的调整；同时也应考虑将高警示药品的安全管理纳入医院质量考核体系，建立长效机制，实现逐步提高高警示药品管理水平的目的。

药品定位标签警示标识是药品定位的重要环节，会直接影响调剂质量，继而影响患者用药安全，也是药房、药库规范化管理的一个重要组成部分，通常要求标识清楚、规范。其意义不仅可降低调剂的差错率，促进合理管理药品，还可减少同样的错误在不同科室、不同个人身上重复发生的机会，避免相同错误造成的不良影响[19]，罗利雄等为寻找克服差错及隐患的有效措施，在加强冷藏、高警示、近效期等药品的合理管理的同时，将警示标识与定位标签合二为一，在传统药品定位标签电子版中利用信息手段分别添加警示标识，降低了差错率、加强用药风险防范等指标的满意度[20]。

## 4　信息化技术在药品标识及医院药品贮存中的应用

　　智能化和信息化是现代医院药房的基本特征，自 20 世纪起美国医疗机构已开始应用药房信息系统，提高了医院药学服务的效率和安全性[21]。药库是药品进入医院，同时也是药品信息进入整个医院信息系统的入口[22]。赵永红等在药品库存管理中引入该现代物流管理理念，以电子信息技术手段为支撑，应用现代通讯技术和物流技术建立了医院药品电子信息平台（EPS），经两年多的实践取得了初步的成效[23]。中南大学湘雅二医院药学部引进仓储管理信息系统和电子标签拣药系统等现代化物流管理技术，减少了药师目视寻找时间[24]，为方便药品的储存管理和电子标签的应用，该院实施住院药房分区，各区再细分药品剂型、规格、药理性质、使用频次的方案，为每一个药品编制唯一的货位码，由此实现了住院药房调剂模式从"人找药"到"药找人"的改变。

　　仓储管理信息系统的引进保证了药品存储管理的规范性，也较大程度地提高了药师的工作效率。然而，将物流管理理论嵌入进药房的工作流程中是医院药房的一个全新的管理模式，也是药学、计算机网络信息技术、物流管理学和经济学的有机结合，很多方面还需要进一步深入研究。应用数字化信息系统开展各项管理工作是医院现代化管理中的一项重要内容[25]，作者所在医院目前已完成了 HIS 的建立，运用该系统进行药剂科调剂工作和合理用药管理工作正在逐步推进，日常事务的手工管理模式被灵活、简便的计算机管理模式所代替已成为必然。

　　目前各医疗机构药品医嘱标签存在的共性问题是缺乏统一的字段标准，各医院应用的系统设计数据转换存在局限性，例如国内开发的某款"医院信息管理系统"在一个行业系统内就有 200 多家医院使用，虽然所用药品基本信息的结构相同，但药品名称、规格等的表达形式不统一，甚至有的医嘱标识无药品通用名称，以商品名称代替。这使得各地区、各医疗机构的药品信息形成"信息孤岛"而不能共享。已有研究者针对药品基本信息标准化及药物国家编码存在的缺陷建立了包括 65 000 余条药品基本信息的标准化数据库，对药品信息共享起到一定作用[26]。另一方面，由于国家监管严格，毒、麻、精类特殊药品（毒性药品、麻醉药品和精神类药品）标识及贮存管理在各医疗机构已达成统一的认识，但在儿童，老年人等特殊人群用药，特殊药品使用的标签提示方面，各医疗机构尚无统一的服务标准，已有医院使用过敏药物警示标识系统[27]，使护理人员误使用致敏药物引起的给药差错下降为零。这样的体系值得借鉴，但尚未形成业内规范或共识。

　　药品的贮存管理方面，大部分医疗机构对低温控制、避光贮存和需特殊管理的药品贮存控制都制定了针对性的管理制度并由专业药学人员负责，但对某些说明书贮存项内容模糊，对环境耐受度较大的药物贮存管理还有待加强。未来医疗机构应加强硬件设施的建设，规范药品标签贮存项的标识，做好养护日志，定期抽检，以保障药品质量和用药安全。

　　医院药房在药品标识，药物贮存管理实现自动化、信息化是医院药学发展的必然趋势，可在很大程度上为患者的安全用药提供保障，节约资源，将药师从重复的事务性工作中解放出来，进行专业的药学服务，实现药师在医院的角色和地位的转变。

　　随着新一轮医改全面深入的展开，药品零差价在全国范围内全面推行，药品在医院的流通将不再产生直接价值，而是逐渐转变为单纯的院内服务和患者服务。在这样的背景下，医院药师如何能够做到以患者为中心，在保证医院药品贮存和供应畅通和信息资源共享的同时减少物流成本，是医院药学工作者亟待解决的课题。医院药师应在学习专业理论知识的同时提高药房的现代化管理意识，不断总结经验，将医院药房的管理提升至新的高度。

（姜德春 首都医科大学宣武医院）

## 参考文献

[1] 朱佩兰.高危药品管理制度在心血管内科的实施.中医药管理杂志,2013,21,(11):1201-1202.

[2] 徐根.对我院门诊药房药品贮存现状的分析.求医问药,2011,9(12):376.

[3] 刘砚韬,付雨之,陈力,等.我院药品电子医嘱标签自动生成系统的建立与应用.中国药房,2012,23(5):419-421.

[4] 邹慧龙,林伟萍,吴明东,等.367 份药品说明书中有关儿童用药情况调查.中国药师,2006,9(3):277-278.

[5] 陆正奎.药库的药品养护与贮存.健康必读杂志,2012,7,(7):396

[6] 邢小升.中心供药室拆零药品的保管.安徽医药,2002,9,(3):66.

[7] 任可.温控预警系统在医院冷藏药品储存管理中的应用.海峡药学,2012,24,(10):273-274.

[8] 张亚玲,吕波,朱本淑,等.加强病区药品贮存管理,确保临床用药安全有效.儿科药学杂志,2012,18,(4):44-46.

[9] 马仁.浅议 ABC 法在药房药品管理的应用.市场周刊,2007,(6):66-67.

[10] 吕建昆,戴林亚,李彬,等.现代物流管理在医院的应用.科学管理,2008,29(5):69-70.

[11] 郭薇,黄寅,夏培元,等.医院药库药品综合分类管理方法研究.中国药房,2009,2O,(31):2424-2426.

[12] 张传军,鲁慧敏.ABC 和 CVA 分类管理法在药库库存管理中的应用.医药导报,2008,5,(22):129-130.

[13] 张幸国,饶跃峰,张国兵,等.医院高危药品管理制度的理论研究和实践.中国药房,2009,20,(22):1690-1692.

[14] Institute for Safe Medication Practices. ISMP's list of high-alert medications. [2012-06-15]. http://www. ismp. org/tools/highalertmedication Lists. asp.

[15] 谭晓娜,徐晴姣,郭其.高危药品分级警示标识用于医院药品管理实践与体会.中国药业,2015,24,(6):44-45

[16] 中国药学会医院药学专业委员会.医疗机构药学工作质量管理规范.北京:人民卫生出版社,2013.

[17] 夏文斌,朱珠,杨丹.医疗机构药学工作质量管理规范——操作手册.北京:人民卫生出版社,2016.

[18] 张婷,马丽萍,马罡,等.高危药品分级管理模式探讨.中国药房,2013,24(13):1183-1185.

[19] 张万智.191 例用药差错的成因与对策.实用药物与临床,2014,17(1):84-87.

[20] 罗利雄,汪延安,孙文武,等.药品定位标签结合警示标识的应用.实用药物与临床,2015,18(8):1008-1010.

[21] 陈盛新,栾智鹏.美国医疗机构药房信息系统与自动化.药学实践杂志,2010,28(3):235-240

[22] 季敏,奚玉鸣,吴涛.新医改背景下的医院药品物流管理模式初探.上海医药,2013,34(19):25-26.

[23] 訾梅.医院药品现代物流管理初探.首都医药,2010,3:17-18.

[24] 唐甜甜,彭珍珍,朱运贵.信息化技术在住院药房中的应用.中南药学,2016,14(1):98-102.

[25] 郦柏平,张慧芬,王珏,等.病区药品领用业务流程重组的动因与效能分析.中华医院管理杂志,2005,21(4):267-269.

[26] 彭永富,杨洁,枉前,等.药品基本信息标准化研究.中国药房,2003,14(1):7-11.

[27] 李叶红,李非男,刘红燕,等.过敏药物警示标识的建立与应用.实用医药杂志,2010,5(27):438.

# 第 30 章
# 加强病房基数药品的管理

《医院药学未来发展的巴塞尔共识（2015 版）》第 32 条：
- Hospital pharmacists should be involved in determining which medicines are included in ward stock and standardizing the storage and handling of ward medicines.
译：医院药师应参与制定病房的基数药品目录，并规范这些药品的贮存和管理。

**摘　要**　本文旨在调查我国病房基数药品管理的现状及亟待解决的问题，通过查阅文献、发放调查问卷的形式调查国内 30 家三级甲等医院病房基数药品管理中存在的问题。结果表明，病房基数药品管理中存在一些重要问题，如药品有效期管理混乱、存在使用过期药品的情况，麻醉药品、精神药品尚未严格执行相关规定，发生被盗，残余药液处理不妥当。高警示药品管理不善发生安全事故，以及需要特殊储存条件的药品未按照药品说明书要求的条件进行储存、造成药品变质而影响临床疗效甚至发生药害事件等等。药师应发挥自身作用，指导病房药品管理，保障患者用药安全。

病房是临床治疗的第一线，在治疗疾病、抢救生命的过程中，通过医生的医嘱、护士执行医嘱而将药品直接用于患者[1]。病房药品管理有几个重点问题，如：需要冷藏保存的药品是否全部保存于 2～10℃ 的冰箱中？高浓度电解质、肌肉松弛药、细胞毒药物、胰岛素、抗凝药等高危药品的存放是否安全？能否保证给药前已再次复核、确认？麻醉、精神药品专人、专柜的管理是否严格执行国家的有关规定？患者住院期间是否使用自备药品？自备药品的使用是否在病历中有记录？药师在病房药品管理中如何发挥作用？这些均关系到患者的用药安全，也是医院药师工作职责所在。

药品的储存管理是药事管理的一项重要内容，也是保证用药安全性的前提。药品的安全储存不仅包括药品在药品仓库、药品调剂室、静脉用药调配室、制剂室的安全储存，也包括病房药品的储存与管理。《医疗机构药事管理规定》第三十六条明确规定，医疗机构药师"负责药品采购供应、处方或者用药医嘱审核、药品调剂、静脉用药集中调配和医院制剂配制，指导病房（区）护士请领、使用与管理药品"。药师有职责对病房药品的使用与管理进行监督和指导[2]。

临床科室，包括病房、门诊诊室、放射检查、检验等部门，为患者提供疾病的检查、诊断、治疗的场所，均必须有基数药品，如为抢救过敏、惊厥等危重患者而备的应急性药品，能为抢救工作赢得宝贵时间；治疗性药品是各科室为治疗需要而备，为临床科室治疗患者提供方便，减少到药房取药的次数，提高工作效率。临床上因病房基数药品管理或使用不当，造成的医疗纠纷屡见不鲜[3]。另外科室管理者对药品管理的重视程度，护士对药品储存、使用等相关知识的掌握程度，也直接影响到药物使用的安全性。

医院药师在药品采购、储存、养护、调剂发药各环节的药品管理工作中成绩突出。但是，病房中的药品如何储存、管理和使用？药师如何发挥专业技能，在病房药品管理中进行监督、指导？我们国家的现状如何？为此，笔者对病房基数药品的使用、管理进行了调研，以期得出客观的结论，并对临床科室的基数药品管理提出建设性的建议。

为全面了解各医疗机构基数药品的管理现状，笔者查阅了在专业期刊上公开发表的文献，共计27篇，涉及了骨科病房、急诊科、儿科病房等科室，及冷藏药品管理、特殊药品管理、病房药品管理中的护理差错等；调研了北京、上海、天津7家医院，新疆维吾尔自治区1家医院，安徽、广东、浙江、湖北、吉林、福建、陕西、河南、山东、湖南、江苏、辽宁21家医院，部队医院1家，共计30家，全部为三级甲等医院。除发出书面调查函以外，还对部分医院的住院病房进行了现场查看。结果不容乐观，需要认真改进。

# 1 病房基数药品管理存在的问题

## 1.1 病房基数药品的效期管理问题

只有在有效期内按照储存条件保存药品，才能保证药品的质量；药品在调剂、使用时，应遵循"先进先出""近效期先用"的原则。但是，在调研中发现，大部分病房的基数药品，并未将不同批号、不同有效期的药品分开放置或加以明显区分；药品管理的责任人没有定期检查药品的有效期，或者即使检查了药品的效期，但未加以记录，且未对近效期的药品进行明确标示；某些药品由于使用频率较低、周转较慢，易造成不同批次的药品混合使用；在药品使用后补充的新药与原来剩余的药品存放于一起，一种注射剂两个批号、甚至三个批号混放，药品有效期难以明确辨识[4]；护理人员未按"先进先出""近效期先用"的原则用药，既造成药品过期失效，又影响用药安全，甚至出现使用过期药物的情况[5-6]。

部分病房的基数药品中部分口服药未使用原包装瓶盛装药品，而是采用统一规格的透明玻璃瓶贮存，未注明或难以注明药品的有效期；基数药品使用后，凭处方领回的药品补充于药瓶内，出现新、旧药品混放混用现象，如个别药瓶中药片的颜色、大小不一致。如此不加区分的混放，造成了药品的有效期混淆，难以保证药品在有效期内使用[7]。

## 1.2 病房基数药品的存放问题

病房的基数药品不能定点放置、不能专柜保管，药品保管卫生条件差、安全难保证，甚至未按照药品的储存条件存放药品，生产日期各异、不同生产厂家的药片混装一个容器内，需避光保存的药品容器不符合要求等[8]。药理作用不同、外包装相近的药品混放，如10%氯化钠注射剂与0.9%氯化钠注射剂，利多卡因注射剂与地西泮注射剂放在一起，造成了极大的用药安全隐患[9]。

不同浓度的同一种药品存在混放情况，如同一生产企业生产的 10ml 10% 氯化钠注射液和 10ml 0.9% 氯化钠注射液包装几乎相同，而前者为高浓度电解质，属于高警示药品，如果在用药时稍有疏忽，就有可能成为潜在的事故隐患[10]。

病房药品品种繁多，不同品种药品没有固定的包装盒，存放时 2 种以上药品混放于同一处，与标识不相符；甚至注射剂、内服药品与外用药品混放于同一抽屉内。另外，同一种药品的不同规格、不同生产厂家混放于同一处，造成用药的安全隐患[4]。

药品未使用原包装盒、无药品说明书，护士对药品的使用注意事项、配伍禁忌、不良反应缺乏全面的认识，在用药过程中，特别是抢救患者时不能准确观察、记录病情变化[10]。

## 1.3　病房基数药品的储存条件问题

温度对药品稳定性的影响很大，温度过高会促进药品变质失效，过低则可致沉淀、冻结凝固甚至失效。对储存温度有特殊要求的药品有：生物制剂、酶制剂、激素、抗菌药物等，例如：胰岛素类注射剂、尿激酶、辅酶 A、腺苷三磷酸、奥曲酶、巴曲酶等要求密闭、冷处（2～10℃）保存，避免冰冻；肾上腺素及衍生物、肝素钠、缩宫素、细胞色素 C、多巴酚丁胺、间羟胺、哌替啶、布桂嗪、胸腺肽等需要在阴凉处（低于 20℃）保存。由于护士很少看到药品原包装及药品说明书，药品的贮存条件常常被忽视，需要阴凉处保存的药品常被存放于室温下，而夏天的室温通常会超过 20℃，影响了药品的稳定性；有时，需冷藏的药品未及时放入冰箱中。

光线特别是日光对药物的稳定性有很大影响，需要避光保存的药品如果未进行有效的避光，长时间的光照则可以促进药物的氧化、分解，影响药物的稳定性及安全性。在调研中发现，部分病房的口服药品未采用原包装[10]，而是采用统一规格的无色玻璃药瓶或乐扣塑料盒。这虽然整齐美观、便于清点药品数量，但由于药物的性质不稳定，在光的催化下易发生氧化、分解、变色等反应，而使药物的疗效降低甚至失效。另外，需避光保存的注射剂未按照要求进行避光保存，如肾上腺素类药含有酚羟基，受光照可逐渐变为红色至棕色；维生素 $K_1$ 在光照下分解、变色，疗效降低，甚至毒性增加，不能保证药品的安全性及有效性；具有氮杂环共轭系的维生素 $B_2$ 也是光敏物质，易变质。此外需要避光保存的还有硝苯地平、氨茶碱、毒毛花苷 K、尼可刹米、去甲肾上腺素、异丙肾上腺素、异丙嗪、肝素钠、垂体后叶素、地塞米松、地高辛等。

部分药品未采用有效的密闭措施，尤其是南方的梅雨季节，空气湿度大，会使片剂、胶囊剂等吸湿变软、粘连或崩解，难以保证药品的质量和疗效。

## 1.4　病房特殊管理药品的管理问题

未严格执行麻醉药品、精神药品专柜加锁的有关规定，多家医院的病房在工作时间，特别是在早晨 6～8 点钟时人员（包括患者及家属、医生、护士、辅助人员等）流动频繁，被不法分子钻了空子，发生麻醉药品被盗的情况[8]。

个别病房内存有节余的麻醉药品、精神药品。如患者在使用麻醉药品或精神药品的注射剂型时，医嘱为使用 1/2 支、1/4 支甚至更少，剩余的药品未按规定交回药房或进行销毁，存在安全管理隐患，易被非法利用[10]。

## 1.5 病房基数药品的标识问题

高危药品/高警示药品未按照规定单独存放，并未标有统一的警示标识，如凝血酶只能口服或局部使用止血，严禁注射；10% 氯化钠注射剂与 0.9% 氯化钠注射剂混放，无警示标识；氯化钠注射液与氯化钾注射液存放于一处；氯化钾未标明禁止静脉注射的标识[9]；同一药品通用名、化学名、商品名混用[11]，药品名称书写不规范等等，均易直接导致安全事故。

小儿患者经常使用拆零药品，部分药品为散装的颗粒剂、片剂，外包装只标明"锌布1/2"或"思1/3"等字样，没有具体的药品名称及有效期；液体制剂如布洛芬混悬液、对乙酰氨基酚混悬滴剂等多为小塑料瓶装，无明确剂量，未标注有效日期等等，均形成了药品的安全隐患[12]。

## 1.6 病房基数药品的专人管理问题

部分病房的药品没有专人管理，药品的请领补充、药品质量、效期检查和统计管理等工作责任不清、奖惩不明，更重要的是会延误患者的救治。无基数药品的备案制度，无基数药品目录，造成了药品数量不清、账物不符，不仅在经济管理上有漏洞，更严重的是带来用药安全隐患，如精神药品、细胞毒（化疗）药品、肌肉松弛药等药物被误拿、误用后，对患者造成的严重伤害[8]。病房的基数口服药品无专人管理，未定期清点检查；多余口服药甚至有私人挪用现象[12]。

基数药品的交接班与科室器械在同一个交班本上，因交接种类及数量过多，护士交班时间过长，未进行认真的核对、清点，交接班流于形式[9]，一旦发生差错，难以追踪及纠错。

## 1.7 调研医院基数药品的管理问题

在调研的 30 家三级甲等医院中，几乎所有的医院都有病房基数药品的管理制度（97%），且有专人负责基数药品的管理（97%），病房基数药品大多经护理部的审核（70%），且在药剂科有备案（93%）。每家医院的药学人员均去病房检查基数药品的管理情况，检查频率一般在每 1~3 个月（90%）一次，检查中发现存在药品过期或其他质量不合格情况的比例较高（47%），过期或其他质量不合格药品的处理存在不合理之处，如将不合格药品随意丢弃（17%）；超过半数的医院存在超目录或超基数使用基数药品的情况（57%）。

麻醉药品、精神药品的管理也存在一些问题，调查的 30 家医院里只有 19 家医院的病房麻醉药品、精神药品配备有保险柜（63%）；多数医院即使有了保险柜，也没有按要求配备报警设施（83%）。全部调研医院的病房均每天进行麻醉药品、精神药品的交接班，使用麻醉药品、精神药品时通常采用护士双复核、医护双复核或两种方式通用（100%）。

大部分的医院病房的高危药品/高警示药品有警示标识（83%），且单独存放（77%）。

大部分的医院存在患者使用自备药品的情况（87%），在使用自备药品的医院中，7 医家院没有自备药品的使用管理制度，3 家医院没有在病历中记录患者使用自备药品的情况，2 家医院未全部记录自备药品的使用情况。

病房的节余药品是管理的难点、盲点。由于医嘱变化、执行医嘱不及时、患者依从性差、出院结算等多种因素造成了临床上存在节余药品这一客观事实。但由于国家有规定节余药品不得重新入账作为医院收入，医院没有统一处理节余药品的渠道，由此各病房节余的药品管理成为了一大难题。

## 2 病房药品基数管理建议

（1）病房基数药品由于点多、面广、品种多等特点，其管理难度较大。基数药品的管理在每个医院、每个病房存在差异，有必要制定统一的管理规范和指南。有药学专家建议由护理部负责病房药品的管理，药学部门定期检查、督导。

（2）病房基数药品的管理、检查应以麻醉药品、精神药品、高危药品、特殊储存的药品为重点，保证药品质量合格、使用安全。麻醉精神药品应严格执行国家有关规定，存放于保险柜中，护士每班进行交接，且要保证双人复核；对于注射剂的残余药液，应由双人复核销毁；高危药品应有警示标识，提醒护士在使用前再次确认；需要冷藏的药品必须存放于冰箱中，且每天定时查看、记录冰箱温度，以保证药品质量。

（3）病房基数药品的管理应全院协调、各部门参与，保证药品在病房的储存、使用合理、安全。基数药品的目录、数量必须要经医院药事管理部门审核，并且要建立相应的管理检查制度。

（4）药学人员在药品管理中的作用不容忽视，药学人员有责任、有义务对病房基数药品的使用、保管、管理工作进行检查、督导，并将检查情况上报医院管理部门，对基数药品的管理提出质量持续改进的合理化建议，以保证患者用药安全。

（赵雪梅 山东省立医院）

**参考文献**

［1］王水英,金妙仁,谢晓英,等.重视病区备用药品的质量管理.医药导报,2003,(S1):155-156
［2］国家卫生部,国家中医药管理局,总后勤部卫生部.医疗机构药事管理规定,2011
［3］李晶.病区备用药品的管理体会.中国误诊学杂志,2011,11(9):2152
［4］石雅咏.医院病房药品管理存在的主要问题及对策.中医药管理杂志,2009,17(5):444-445
［5］江文仙,华志珍.药师参与病房药品管理工作体会.中国药业,2012,21(4):56-57
［6］王新.对病房药品管理情况的分析.中外医疗,2011,30(36):120
［7］吕翠萍.病房药品管理中的护理差错隐患.中国实用护理杂志,2004,20(11):67-68
［8］翟所迪,张晓乐.病房药品管理的持续改进.中国护理管理,2007,7(3):12-14
［9］牛香群,急诊科静脉备用药的安全管理.当代护士,2010,(11):105-107
［10］尚慧琴.病房药品管理中的护理差错隐患.临床合理用药,2011,4(25):136
［11］樊慧敏.病房药品使用中的问题和对策.中日友好医院学报,2007,21(3):191
［12］朱惠仙.持续质量改进在儿科病区口服备用药管理中的作用.医药导报,2010,29(10):1389-1391

**鸣谢：**
感谢清华大学国际创新管理（医院药事管理研究生课程进修项目第七期班的同学）在

本人撰写此稿过程中给予的帮助和支持：

| 姓名 | 工作单位 | 姓名 | 工作单位 |
| --- | --- | --- | --- |
| 李正翔 | 天津医科大学总医院 | 刘玉梅 | 吉林大学中日联谊医院 |
| 许杜娟 | 安徽医科大学第一附属医院 | 欧阳华 | 厦门大学附属中山医院 |
| 董改英 | 天津中医药大学第一附属医院 | 任斌 | 中山大学附属第一医院 |
| 郭学良 | 广州医学院第二附属医院 | 孙智辉 | 吉林大学第一医院 |
| 王刚 | 杭州市第一人民医院 | 王卓 | 上海长海医院 |
| 贺建昌 | 解放军昆明总医院 | 伍俊妍 | 中山大学孙逸仙纪念医院 |
| 焦正 | 复旦大学附属华山医院 | 奚苗苗 | 空军军医大学西京医院 |
| 黄萍 | 浙江省立同德医院 | 张抗怀 | 西安交通大学医学院第二附属医院 |
| 蒋玉凤 | 新疆维吾尔自治区人民医院 | 张晓坚 | 郑州大学第一附属医院 |
| 金桂兰 | 湖北宜昌市第一人民医院 | 赵环宇 | 首都医科大学附属北京同仁医院 |
| 李国豪 | 广州市第一人民医院 | 胡汉昆 | 武汉大学中南医院 |
| 李澎灏 | 深圳市第二人民医院 | 朱运贵 | 中南大学湘雅二医院 |
| 李盈 | 浙江大学医学院附属一院 | 吕冬梅 | 徐州医学院附属医院 |
| 刘蕾 | 北京医院 | 席雅琳 | 大连市中心医院 |
| 刘珊珊 | 北京安定医院 | | |

# 第 31 章
# 规范静脉药物配置

《医院药学未来发展的巴塞尔共识（2015 版）》第 33 条：

■ Hospital pharmacists should ensure that compounded medicines are consistently prepared to comply with quality standards. This includes taking responsibility for ensuring medicines not commercially available in a suitable formulation are prepared to accepted practice standards, and ensuring that injectable admixture services comply with accepted practice standards.

译：医院药师应确保药品的配制过程一致可控，符合质量标准。这就包括药师必须确保尚无市售剂型药品的配制需要符合公认的操作规范，确保注射用混合配置服务符合公认的操作标准。

摘　要　开展静脉药物集中配置是提高用药水平的发展方向。本文结合《巴塞尔共识》第 33 条，通过比较传统开放状态和全封闭、洁净状态下静脉药物的配置效果，并评估对配置人员健康状况的影响，探讨如何规范静脉药物的配置。本文认为在全封闭洁净状态下配置静脉输注药物，可显著提高配置药物的质量，并减少药物对配置人员健康的影响。

## 1　前言

静脉输注是临床常用的给药方式，有资料表明，我国住院患者静脉输注给药方式的使用比例高达 60% ~ 70%，而急诊患者则在 80% 以上需要由静脉给药[1]，高出同期国外使用率的 20% ~ 30%[2]。传统的静脉药物配置方法，都是由护士在开放式的环境中进行，对药物的质量影响很大，同时在配置细胞毒类药物时，对配置者的健康和周围的环境会产生一定的危害。本文在讨论传统静脉药物配置方法对药物安全及对人体、环境影响的基础上结合笔者所在医院经验提出对未来我国静脉药物配置规范化的建议，确保临床用药安全。

## 2 传统静脉药物配置可能出现的问题及其影响

### 2.1 传统静脉药物配置出现微粒对于药物安全的影响

输液中的微粒是指在输液使用过程中进入人体的非代谢型颗粒杂质，一般的直径为 1 ~ 25μm，也可以为 50 ~ 300μm 或更大的颗粒[3]。《中华人民共和国药典（2015 年版）》中对于不溶性微粒的要求有明确规定："显微计数法要求每 50ml 中含 10μm 及 10μm 以上不溶性微粒应在 20 粒以下，含 25μm 及 25μm 以上不溶性微粒应在 5 粒以下"[4]。微粒对人体的危害是潜在的、严重的、长期的，甚至是难以被人发现的，其危害程度取决于微粒的大小、形态、化学特征等。微粒越大，数量越多，对人体的危害越大，较大的颗粒能造成局部血管堵塞、栓塞或供血不足，组织缺氧，产生静脉炎、水肿、肉芽肿甚至引起肿瘤[5]。因此可以说，微粒是静脉输液能否得到安全保障的决定性因素。

### 2.2 传统静脉药物配置微生物污染对于药物安全的影响

注射药物的生产是在层流洁净的空气环境中进行的。而普通治疗室不是封闭的空间，虽然按照规定，治疗室会定期进行消毒，但杀菌后的细菌和灰尘仍然会飘浮在空气中，紫外线照射之后的 0.5 ~ 2.0 h 内空气中的细菌含量即可恢复到消毒前的水平[6]，造成在配置过程中空气中飘浮的细菌进入配置的输液中，使得药液污染性加大，容易发生输液反应。

### 2.3 传统静脉药物配置导致的药物的不合理配伍

临床上因治疗需要，经常要同时使用 2 种或 2 种以上药物，而医生在开具处方时往往只关注选择治疗药物，而对药物之间的相互作用、合适给药方式的选择、溶媒种类和溶媒体积缺乏足够的认识。而在传统静脉药物配置的普通配置室，由于护士缺乏对药物理化性质及药物稳定性的概念，不能对处方的合理性进行审核，可能造成许多本应避免的配伍反应，如：产生变色、浑浊、沉淀等现象。

### 2.4 传统静脉药物配置对人体和环境的危害

许多细胞毒类抗肿瘤药物可对人体的肝功能、肾功能、骨髓造血功能、生育功能等造成严重的损害，当此类药物在非封闭的普通环境下配置时，由此产生的许多微小的药物颗粒、液滴，飘散在空气中，会对配置抗肿瘤药物的医务人员的身体造成损害。因此，配置该类药物应当在具备洁净环境中层流生物安全柜内进行，由经过培训的专业人员，佩戴专用的防护器具和服装进行操作，及时将各种微粒通过负压系统排到室外，防止对病房、配置间的环境污染，减少对人员的危害。

## 3 采用净化条件下的静脉药物集中配置是安全用药的有力保障

静脉药物配置中心（Pharmacy Intravenous Admixture Service, PIVAS）是指全封闭的、符合一定净化标准配置静脉药物的场所。其工作模式是由受过专门培训的药学技术人员，严格按照操作程序，将原分散在各病区开放状态下配置的包括全静脉营养液、细胞毒性药品和抗生素在内的静脉药物集中进行配置。第一个静脉药物配置中心于1963年在美国俄亥俄州立大学附属医院成立，许多发达国家也开展集中静脉药物配置多年，截止到1999年，几乎所有美国联邦政府医院都建立了PIVAS[7]。目前美国已经把静脉药物集中配置的技术规范收载在国家药典中，为规范静脉药物配置流程、确保静脉配置质量提供了法律依据[8]。

我国于1999年在上海市静安区中心医院首先开展了药物集中配置工作[9]，2002年原国家卫生部与国家中医药管理局共同颁布的《医疗机构药事管理暂行规定》中首次提出："医疗机构要根据临床需要逐步建立全肠道外营养和肿瘤化疗药物等静脉液体配置中心（室）"[10]。2010年4月，原国家卫生部颁布《静脉用药集中调配质量管理规范》[11]，对静脉用药调配中心建设的基本要求和操作流程进行了规定。经过多年的发展，目前国内许多医院已相继建立了静脉药物配置中心，对于保障、提高静脉药物的用药安全，起到了非常显著的作用。

## 3.1 加强了流程管理，提高药品配置的准确率

以天津医科大学总医院开发设计的数字化静脉药物集中配置工作流程为例（该系统获得2016年度中国健康促进协会组织的药学创新大赛的前十名）：临床医生输入医嘱→系统软件及药师合理用药审核→药师配药、核对→配置好的成品，通过自动分拣系统自动识别病区→病区护士核对接受配置输液成品→治疗护士再次核对配置输液成品与患者信息无误后，输入药液（图31-1）。从临床医生开出医嘱，通过合理用药的审核程序后，生成含有患者信息的条码标签开始，直到患者输入药品，要经过5个以上不同岗位的人员交叉核对，每一个工作操作程序经过掌上计算机个人数字助理（personal digital assistant，PDA）对条码的扫描进行核对、记录，最大限度地降低了药品配置错误的发生，同时保证所有的工作内容都可以逆向溯源（图31-2和图31-3）。

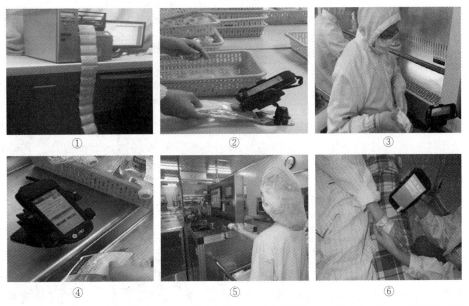

① ② ③

④ ⑤ ⑥

①条码标签打印 ➝ ②排药复核 ➝ ③舱内扫描 ➝ ④出舱复核 ➝ ⑤自动分拣 ➝ ⑥腕带扫描

**图31-1** 数字化静脉药物集中配置工作流程图

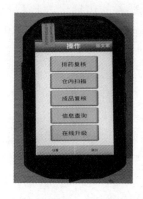 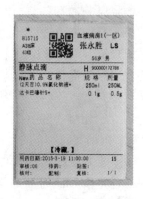

图 31-2　静脉药物配置过程识别 PDA　　　图 31-3　患者信息记录小条

## 3.2　提高了静脉药物配置的质量

静脉药物集中配置的场所为 10 万级净化环境下的局部百级净化条件；同时，配置人员需要经过二次更衣，穿着不脱落纤维和颗粒物质的服装进入配置间进行配置操作[11]。一项研究对比了普通治疗室环境与静脉药物配置中心环境下配制输液的质量[12]（表 31-1 和表 31-2）：

**表 31-1　不溶性微粒及微生物感染（$n=40$）**

|  | 普通环境 | 静脉药物配置中心 |  | $P$ |
|---|---|---|---|---|
| 10 μm 以上微粒数 | 24.75±4.62 | 8.90±2.69 | $t=13.32$ | <0.01 |
| 微生物污染数 | 阴性 12　阳性 8 | 阴性 20　阳性 0 | $\chi^2=10.00$ | <0.01 |

**表 31-2　2004—2008 年普通治疗室及静脉药物配置中心输液反应例数（$n$）**

|  | 2004 年 | 2005 年 | 2006 年 | 2007 年 | 2008 年 | 总计 |
|---|---|---|---|---|---|---|
| 普通治疗室 | 20 | 14 | 6 | 13 | 18 | 71 |
| 静脉药物配置中心 | 3 | 2 | 1 | 1 | 2 | 9 |

由表 31-1、表 31-2 可看出，在全封闭、净化条件下的静脉药物配置中心配置静脉药物，可大大减少不溶性微粒的产生，降低药液的污染概率，减少输液反应的发生，提高静脉输液的安全。

## 3.3　对不合理的医嘱处方进行干预，减少了不合理处方的发生

药师发挥专业优势，对处方进行合理性的审核。静脉药物配置中心接到将医生的处方信息后，可以通过系统的合理用药软件对处方的合理性进行筛查，结合药师的审核结果，即时对不合理处方进行干预，避免了药物不良反应问题的发生。在这方面，许多医疗机构都取得了非常显著的效果。某三级甲等医院统计了该院在 2011 年 2—8 月对不合理输液医嘱干预的结果：在 50 446 份静脉用药医嘱中，审查发现不合理医嘱 294 份，不合理率 0.58%。其中：溶媒选择错误 136 份，占不合理用药的 46.3%；给药剂量不合理 94 份，占不合理用

药的 32.0%；药物配伍不合理 53 份，占不合理用药的 18.0%；给药方式不合理 24 份，占不合理用药的 8.2%；重复给药 3 份，占不合理用药的 1.0%（注：同一份不合理医嘱存在多种不合理现象，统计时分别计算）[13]。药师发现问题医嘱处方后，通过电话、书面、OA 系统的方式及时与处方医师进行了沟通，使不合理处方的修改率达到了 99.0%。

## 3.4 保障了患者的用药安全，规避医疗机构和医务人员的执业风险

医学科学是实践的科学，说明书规定的内容（药物剂量、低龄用药、配伍用药、溶媒选择）更新往往较慢，滞后于医学活动的实践与发展。药师在充分审核药物临床证据的基础上，科学制定静脉输液药物超说明书使用的放行原则，保障患者的用药安全，同时规避医疗机构和医务人员的执业风险，为满足临床治疗需要发挥了积极的作用[14]。以笔者所在医院为例，我院药师在对多西他赛注射剂配置方法的研究中，考察了针对多西他赛注射剂运用不同的配置方法分别在 0.9% 氯化钠和 5% 葡萄糖注射液中含量和不溶性微粒的变化。研究结果发现：溶媒的改变对多西他赛注射剂的含量没有影响；而以 0.9% 氯化钠注射液为溶媒时，不同的配置方法会使配置成品在 0~6h 中的不溶性微粒出现显著的变化。因此药师建议，在选择 0.9% 氯化钠注射液作为多西他赛注射剂为溶媒时，应注意选择适宜的配置方法。[注：取一次性注射器吸取多西他赛专用溶剂，从瓶口刺入，沿着多西他赛药瓶的瓶壁缓慢地将注射器中的专用溶剂推入到瓶中。然后拔下针头，将混合了溶剂的多西他赛药液的西林瓶放置在生物安全柜台上面，顺时针方向缓慢转动多西他赛药瓶 30s（切勿剧烈晃动）。在无菌巾上倒置西林瓶放置 5min，即可。]

## 3.5 在抗肿瘤药物配置中的职业防护作用明显

细胞毒类抗肿瘤药物在静脉配液中心的配置是在垂直层流的生物安全柜中进行的，配置者佩戴口罩、橡胶手套、护目镜和专用工作服，可以将药物对人体的伤害大大降低[15]。一项研究对使用静脉药物配置中心前 6 年中的 155 例护士和使用静脉药物配置中心后 4 年中的 188 例护士的各项身体指标进行了调查，数据表明，在使用了静脉药物配置中心后，静脉药物配置人员的肝转氨酶异常率、白细胞下降率及皮肤损伤发生率比使用静脉药物配置中心前都有明显的改善[16]。

另一项对全部女性配置人员的调查显示实行静脉药物集中配置职业防护，对配置者身体的血液、生殖、结缔组织、多重系统保护作用明显。数据表明静脉药物集中配置的防护使用可有效地保护配置者在配置抗肿瘤药物时的身体健康[17]。

## 3.6 实行静脉药物集中配置可节省护士的时间

笔者所在医院一项 2013 年的调查显示：分散式配药临床护士需承担以下流程，包括：液体请领—运送—清点—储备分放—医嘱录入—电脑打单—药物准备—药物配置—配置后整理清洁。平均配置每份液体耗时 2.97min，配置 4100 份，共耗工时 12 177min。实行药物集中配置后，一些分散的环节被集中，平均配置每份液体耗时 1.38min，每日配置 4100 份，共耗工时 5658min。集中配置每日可节省 6519min 工时，即节省护士工作时间 108.6h。以每位护士每天工作 8h 折算，每天可节省护士人数为 13.5 人，利于让更多的护士服务于患者。

# 4 现行静脉配置中心运行中的问题

## 4.1 静脉药物配置中心管理亟待进一步规范，保证药品配置安全

《静脉用药集中调配质量管理规范》中虽然对静脉药物配置中心的软硬件建设有了明确的要求，但现阶段，静脉配置中心的人员是由药师和护理人员组成，分为处方审核、药品调配、药品配置、药品核对等工作岗位[11]。对进入这些岗位的人员要经过什么内容的培训、考核，是否需要资质认证，目前没有明确的规定。但实际上，行业内还是有基本的资质和能力要求的[18]。

## 4.2 静脉药物配置中心软件建设亟待进一步加强

软件建设是长期的，包括专业技术水平的提高和对药学人员责任心的教育，以增强药学人员对医师处方或医嘱的审核能力，静脉药品配置处方审核还包含药物配伍与相互作用、药物相容性以及稳定性的审核。加强与医护人员沟通交流的技能，同时完善技术操作规程。

## 4.3 静脉药物配置中心的收费问题亟待解决

静脉药物配置中心的建设需要投入较多的人力、物力、财力，包括房屋折旧、空气净化设备、净化工作台（层流安全柜）、软件开发、设备运行的养护以及人员的费用。陈倩超等统计2009年广东某医院静脉药物配置中心运行成本，结果发现实际运行成本和医疗收费相差14.25元，现有静脉药物配置中心收入无法抵消运行成本[17]。另外，大部分地区静脉药物配置还不能收费，照此态势发展，医疗机构无法长期承受这笔巨大的开支，势必会影响这种技术服务的开展，最终受到影响的是患者的用药安全。

实行静脉药物集中配置能够有效提高安全用药的水平，同时，还可以将护士的精力更多地关注于患者，进而提高医院整体的治疗水平。

（李正翔，杨桂俐 天津医科大学总医院）

## 参考文献

[1] 关小玲,周玉英,莫伟民.等.静脉输液加药器的研制与临床应用效果评价.南方护理学报,2004,11(7):7-9.

[2] 张健,李岚,王燕琼.静脉给药的配置服务及临床药师的作用.中国医院药学杂志,2002,(06):62.

[3] 李青云.护理操作过程中微粒污染的原因与预防对策.基层医学论坛,2007,11(11):987-988.

[4] 国家药典委员会.中华人民共和国药典(2015年版).四部[S].北京:中国医药科技出版社,2015:114.

[5] 李运密,刘建华.小容量注射剂与输液配伍不溶性微粒变化.中国药师,2003,6(7):419-420.

[6] 薛文英,胡凤军,张一萍,等.空气洁净器消毒效果的实验研究.中华医院感染学杂志,2000,(06):54-55.

[7] 张晓乐,赵蕊,黄志文,等.静脉药物配置中心与现代医院药学.中国药学杂志,2004,39(1):70.

[8] The United States Pharmacopeial Convention. USP35-NF30 General Chapter<797>

[9] 李绍婷,王霞,吴胜林,等.我院静脉药物配置中心存在的问题及相应措施.中国药师,2011,14(9):1391-1392.

［10］卫生部.国家中医药管理局.医疗机构药事管理暂行规定.卫医发〔2002〕24号

［11］卫生部.静脉用药集中调配质量管理规范.卫办医政发〔2010〕62号

［12］陈秋云,何锦文,黄赛玲.不同静脉药物配置环境药液质量的对比研究.海峡药学,2010,22(1):30-32.

［13］李桂荣,布海力且木,闫波,等.我院静脉药物配置中心不合理医嘱干预效果分析.中国药房,2012,23(29):2771-2773.

［14］刘颂华,黎刚,严鹏科.静脉药物配置中心超药品说明书用药的调查分析.临床合理用药,2013,6(8):31-32.

［15］黎玉梅,张玲玲,林鸣,等.肿瘤药物配制中心在临床护士职业防护中的作用.护士进修杂志,2010,25(8):687-688.

［16］姚素玉,张玲.静脉药物配置中心在抗肿瘤药物职业防护中作用的调查.临床肺科杂志,2012,17(11):2132-2133.

［17］陈倩超,黄红兵,刘韬,等.我院静脉药物配置中心运营状况全成本核算.中国药房,2010,21(18):1720-1722.

［18］夏文斌,朱珠,杨丹.医疗机构药学工作质量管理规范——操作手册.北京:人民卫生出版社,2016.

# 第 32 章
# 细胞毒性药物对静脉用药配置人员的危害及防护

《医院药学未来发展的巴塞尔共识（2015 版）》第 34 条：

■ The preparation of hazardous medicines including cytotoxics should be under the responsibility of the hospital pharmacist and prepared under environmental conditions that minimize the risk of contaminating the product and environment, as well as minimizing exposure of hospital personnel to harm using accepted practice standards.

译：危险药品（包括细胞毒性药品）的配置必须由医院药师在适当的环境条件下进行，并且需要满足相关的实践标准，最大限度地降低该药品对环境的污染以及对医院员工药品暴露的风险。

**摘　要**　细胞毒性药物对人体有很大的危害，涉及全身各系统。静脉用药配置人员长期接触细胞毒性药物可造成严重的危害。现今大部分医院对细胞毒性药物的防护不够重视，防护的管理不完善，配置不健全。而大部分静脉用药配置人员自我防护意识较薄弱。加强静脉用药配置人员对危险药品的防护迫在眉睫。本文主要叙述了细胞毒性药物的职业危害，细胞毒性药物防护的现状以及有效的化学治疗（化疗）防护措施。

## 1　前言

细胞毒性药物，在生物学方面具有危害性，可通过皮肤接触或吸入等方式对生殖系统、泌尿系统、肝、肾等造成毒害，还有致畸作用。其中最主要的细胞毒性药物是抗肿瘤药物，尤其是烷化剂。肿瘤细胞与正常细胞之间缺少根本性的代谢差异，多数化疗药物选择性较差，在杀伤或抑制恶性肿瘤细胞生长的同时，对正常组织细胞也存在不同程度的损害，特别是对增殖活跃、不断更新的造血细胞、生殖细胞、消化道黏膜组织和毛囊等[1]。细胞毒性药物对人体有很大的危害，涉及全身各系统。静脉用药配置人员长期接触细胞毒性药物可造成严重危害。现今大部分医院对细胞毒性药物的防护不够重视，防护的管理不完善，配置不健全[2]。而大部分静脉用药配置人员自我防护意识较薄弱，加强静脉用药配置人员对危险药品的防护迫在眉睫[3]。本文在理解细胞毒性药物危害的基础上，结合回顾目前我国细胞毒性药物防护的现状及笔者所在医院已有经验，旨在讨论未来我国医院内部静脉用药配置人员有效防护措施的发展与改进。

## 2 细胞毒性药物对人体的危害

细胞毒性药物的毒副反应分近期毒性反应和远期毒性反应两种。近期毒性反应又分为局部反应和全身性反应。远期毒性反应主要是生殖功能障碍及致癌、致畸作用等[4]。

细胞毒性药物侵入人体后常见的毒副作用有：①局部反应：经常接触细胞毒性药物（如放线菌素、氮芥、多柔比星及用药患者排泄物）的配置工作人员如不做好防护，药物很易通过皮肤黏膜被吸收，形成水泡或溃疡等局部腐蚀，例如博来霉素可见局部皮肤刺激症状，环磷酰胺可见局部黏膜刺激症状或对破损皮肤刺激症状等。②骨髓抑制：大多数细胞毒性药物均有不同程度的骨髓抑制，不同的药物对骨髓作用的强弱、快慢和长短不同，因此反应程度也不同，同时还可有疲乏无力、抵抗力下降、易感染、发热、出血等表现。③胃肠毒性：大多数细胞毒性药物可引起胃肠道反应，以及便秘、麻痹性肠梗阻、腹泻、胃肠出血及腹痛。④肾毒性：顺铂和环磷酰胺等部分细胞毒性药物可引起肾损伤，患者可出现腰痛、血尿、水肿、小便化验异常等，负责配置顺铂的静脉用药配置人员尿中铂含量明显增高。⑤肝损伤：细胞毒性药物引起的肝反应可以是急性而短暂的肝损害，包括炎症及坏死，也可以由于长期接触引起肝慢性损伤，Palmer 等人发现接触苯丁酸氮芥患者的静脉用药配置人员可出现永久性肝损害，其损害程度也与接触药品的强度和时间有关[5]。⑥脱发：细胞毒性药物侵入人体后使毛发根部细胞群的有丝分裂受到抑制，细胞不能更新，发生萎缩而出现脱发现象。⑦生殖毒性：接触细胞毒性药物的女性可引起畸胎、异位妊娠和流产，有报道称职业接触化疗细胞毒性药物与子代先天缺陷有关。有些药物如环磷酰胺、长春碱等药物均可引起原发性卵巢功能衰竭和闭经[1]。⑧其他：少数细胞毒性药物可引起肺毒性，表现为肺间质性炎症和肺纤维化，细胞毒性药物还会引起心血管、神经系统、生殖系统的毒性反应，少数病例出现过敏反应，如急性喉头水肿等[6]。

## 3 细胞毒性药物对静脉用药配置人员造成危害的主要途径及相关环节

### 3.1 细胞毒性药物对配置人员造成危害的主要途径

静脉用药配置人员每天摄入的剂量虽小，但长期大量频繁地接触，可因蓄积作用产生远期影响[7]。造成危害的主要途径包括：①经口摄入：由于很多医院没有配置生物安全柜，静脉用药配置人员在工作场所附近可能摄入被污染的食物。②经呼吸道吸入：在配置细胞毒性药物过程中，当在打开粉末安瓿、抽取瓶装药液后拔针等操作时，均有肉眼看不见的粉尘或药液逸出，可形成含有毒性微粒的气溶胶或气雾。美国的 Neal 在配药室附近空气中检测出了 5-氟尿嘧啶[1]。③药物直接经皮肤或眼睛（黏膜）进入人体：在配置药液时，配置人员可能被针头扎伤或者不小心沾到药液或药粉。加拿大的 Hirst 等研究证明环磷酰胺可通过皮肤吸收，用生物检测方法在接触药物静脉用药配置人员的尿液中可以检测出环磷酰胺[7]。

### 3.2　应用细胞毒性药物过程中可能造成危害的环节

（1）细胞毒性药物生产过程中造成药物微粒吸附在密闭容器外表及包装材料表面。

（2）静脉用药配置人员配药环节包括割锯安瓿、打开安瓿、溶解药物粉末、抽取药液等，此过程中均应避免使皮肤暴露，避免药粉或药液外溢，污染工作环境；准备执行静脉给药的过程，应避免针头残留的药液污染环境。

（3）污染区的处理、清洗，此过程中处理应彻底，无残留。

（4）化疗废弃物的处理，此过程应针对细胞毒性药物的特点做出专业的处理。

## 4　静脉用药配置人员接触化疗药物的防护现状

### 4.1　静脉用药配置人员的防护意识缺乏。

陆红等调查发现，将近 3/4 的医院没有细胞毒性药物安全防护知识的全院性职前培训，而进行专科职前培训的医院则更少[8]。在实际操作中，大部分静脉用药配置人员不了解细胞毒性药物的防护知识。缺乏防护意识将导致配置人员不能很好地遵循有关操作规范，严格地保护自己。

### 4.2　医院的防护配置不健全，防护用具配置不完善。

浙江省医院调查发现大多数医院没有配置生物安全柜与独立排风系统[9]。赵俊文调查发现，大多数综合医院配药设备不全，采用不科学的分散式管理；配置细胞毒性药物的设施不完善，操作人员缺少必要的防护用具；仅少数综合性大医院及肿瘤医院建有中心配药室，由专职静脉用药配置人员配药[10]。

### 4.3　静脉用药配置人员的配置操作不规范，相关规章制度不完善。

江会发现，部分静脉用药配置人员未遵守化疗药操作规程，未完全按正规操作规程操作[11]。西安市医院大部分静脉用药配置人员认为医院没有全面的防护制度[12]。

### 4.4　对污染物的处理不够重视，不够严谨。

大部分静脉用药配置人员从未将配置抗肿瘤药物的空针和空瓶投入专用带盖的垃圾桶，且在配置抗肿瘤药物的操作台面从不铺吸水纸[13]。

## 5　细胞毒性药物的防护建议

鉴于细胞毒性药物的危害，结合我国静脉用药配置人员接触化疗药物的防护现状，笔者从静脉用药配置人员摄入细胞毒性药物的途径以及配置的操作过程等方面对细胞毒性药物的防护提出以下几点建议。

### 5.1　加强对静脉用药配置人员的培训[14-15]。

依照静脉用药集中配置质量管理规范，所有静脉用药配置人员必须经过专业培训及操作技术考核合格后才可进行配置化疗药物。对静脉用药配置人员的培训应包括岗前培训以及在岗培训。岗前培训：包括细胞毒性药物的基础知识、毒副作用、潜在的职业危害以及预防措施，结合各科室患者化疗特点的细胞毒性药物配置防护操作课程，使静脉用药配置人员充分认识到危害的严重性以及防护的必要性。在岗培训：定期对静脉用药配置人员进行系统理论知识储备、操作规程掌握、操作技能运用等方面的培训及考核，通过科室培训或院内讲座等形式不定期组织学习药理知识，掌握细胞毒性药物的作用机制、不良反应和护理知识，组织技术观摩、经验交流，及时汲取新知识、新信息，提高业务能力。

## 5.2　完善医院内细胞毒性药物的配置设备及用具[13,16]

目前国内医院细胞毒性药物的配置管理模式主要包括分散式管理和集中式管理。而细胞毒性药物集中配置管理模式是未来发展的方向，即静脉药物配置中心（Pharmacy Intravenous Admixture Service, PIVAS）。静脉药物配置中心的定义是在符合药品生产质量管理规范（GMP）标准、依据药物特性设计的操作环境下，由受过培训的专业技术人员，严格按照操作程序，进行包括全静脉营养液、细胞毒性药物和抗生素等静脉用药物的配置，为临床药物治疗与合理用药服务。静脉药物配置中心内可设置细胞毒性药物配置间，里面的配置有：垂直层流的生物安全柜、高效空气过滤器。而操作者配有：防渗漏防护袍、口罩、护目镜、双层手套等。

## 5.3　制定统一、完善的安全防护操作规程[14]

### 5.3.1　细胞毒性药物配置人员个人防护装置及洁净区标准操作规程

以笔者所在医院为例，细胞毒性药物配置需由经过相关专业知识培训并通过相应考核的人员按照标准无菌操作要求，在洁净环境及个人防护设备穿戴齐备时，对细胞毒性药物进行溶解、转移、稀释等操作。在个人防护方面要求使用双层无粉乳胶/丁腈手套，并定时更换；使用 N95（含）以上级别口罩，并对定期抽查佩戴的口罩是否贴合面部皮肤；配置防护服穿戴有明确规定，所有人员熟练掌握防护器具的穿戴和脱除（流程见图 32-1 ~ 图 32-4），配置人员进入洁净区标准操作规程见图 32-5。

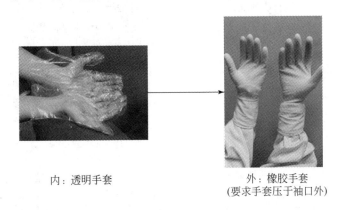

内：透明手套　　　　　外：橡胶手套
（要求手套压于袖口外）

**图 32-1**　普通药物配置手套佩戴方法（图片由中山大学附属第一医院提供）

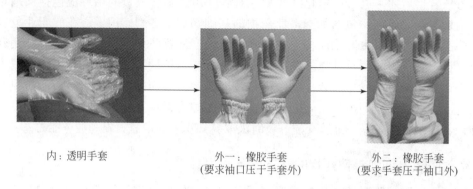

内：透明手套　　　　　　外一：橡胶手套　　　　　　外二：橡胶手套
　　　　　　　　　　　　　（要求袖口压于手套外）　　　（要求手套压于袖口外）

**图 32-2　细胞毒性药物配置手套佩戴方法**（图片由中山大学附属第一医院提供）

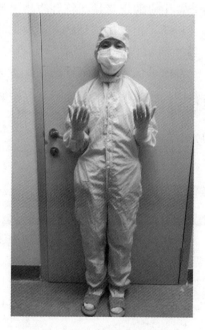

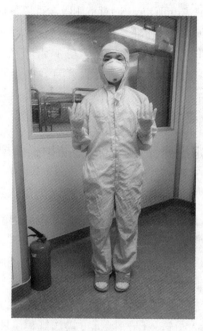

**图 32-3　配置普通药品防护服**　　　　　**图 32-4　配置细胞毒性药品防护服**
（图片由中山大学附属第一医院提供）　　　（图片由中山大学附属第一医院提供）

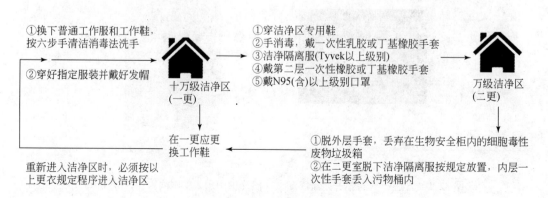

**图 32-5　细胞毒性药物配置人员进入洁净区标准操作规程**

### 5.3.2　细胞毒性药物配置标准操作规程

（1）选用适宜的一次性注射器、拆除外包装，针头紧密连接注射器，确保针尖斜面/侧孔与注射器刻度可以同时观察到。

（2）用 75% 乙醇消毒输液袋（瓶）的加药处，放置于生物安全柜的内区。

（3）用 75% 乙醇消毒安瓿瓶颈或西林瓶胶塞。

（4）打开安瓿前注意检查有无液体附着在安瓿侧壁或顶部，打开时应将安瓿瓶口对着生物安全柜侧壁打开，以防药液喷溅。

（5）抽取安瓿内药液时，注射器针尖斜面/侧孔应朝下，紧靠安瓿瓶颈口抽取药液，抽取完成后待核对药师核对药品名称、规格、用量，无误后注入输液袋（瓶）中，轻轻摇匀。

（6）抽取西林瓶时，注射器针尖斜面/侧孔应朝上，针头与西林瓶塞上表面成 45°，垂直下压进针。

（7）需要给粉针剂溶解时，用注射器抽取适量静脉注射用溶媒，沿瓶壁缓缓注入于粉针剂的西林瓶内，适当静置待内容物润湿后，水平面内摇匀或采用滚轴混匀器助溶，全部溶解混匀后，用同一或新注射器抽出药液，待核对药师核对药品名称、规格、用量，无误后注入输液袋（瓶）内，轻轻摇匀。

（8）注意：西林瓶操作中必须保证瓶内等压。

（9）配置结束后，再次核对输液标签与所用药品名称、规格、用量，准确无误后，配置操作人员和核对人员在输液标签上签名或者盖签章，并再次清洁输液袋外表面和加药口后做封口处理。将细胞毒性药物输液袋单独包装后传出，空西林瓶、安瓿与注射器封装在双层自封袋利器盒内，并丢弃在特定的垃圾袋/箱内。

（10）通过传递窗将成品输液送至成品核对区，进行成品核对包装程序。

（11）每组输液配置操作完成后，应立即清场，用清水或 75% 乙醇的无纺布擦拭台面，不得留有与下批输液配置无关的药物、余液、注射器等物品。

（12）一旦发现细胞毒性药物溢出，立即启动溢出处理程序

### 5.3.3　细胞毒性药物配置中心（室）清洁、消毒标准操作规程

在每次配置结束后，需要对配置空间进行全面清洁，每次清洁需按照静脉用细胞毒性药物配置中心（室）清洁、消毒操作规程进行，具体操作规程如下：

（1）消毒剂的选择与制备：①次氯酸钠，为 5% 的强碱性溶液。用于地面消毒时浓度为 1% 溶液（用 5% 次氯酸钠溶液 200ml，加蒸馏水至 1000 ml 摇匀即可）。本溶液须在使用前新鲜配制。处理/分装高浓度 5% 次氯酸钠溶液时，必须戴厚口罩和防护手套。②季铵类阳离子表面活性剂，有腐蚀性；禁与肥皂水及阴离子表面活性剂联合使用，应使用前新鲜配制。

（2）非洁净区的清洁、消毒操作程序：①每日工作结束后，清洁安全柜、地面和污物桶：先用清水清洁，待干后，再用消毒液擦洗地面及污物桶内外，15min 以后再用清水擦去消毒液，再用 75% 乙醇重复。注意区分清洁用具。②每周一次用 75% 乙醇擦拭消毒工作台、

成品输送密闭容器、药车、不锈钢设备、凳椅、门框及门把手。③墙壁、顶棚每月进行一次清洁、消毒，操作程序同上。

（3）清洁、消毒注意事项：①洁净区和一般辅助工作区的清洁工具必须严格分开，不得混用。②清洁、消毒过程中，不得将清水或消毒液喷淋到高效过滤器上。③清洁、消毒时，应按从上到下、从里向外的程序擦拭，不得留有死角。④用清水清洁时，待挥干后，才能再用消毒剂擦拭，保证清洁、消毒效果。

### 5.3.4 细胞毒性药物配置过程注意事项

（1）操作台面覆盖一次性防护垫。

（2）割锯安瓿前轻弹其颈部，使附着在其上的药粉降至瓶底。

（3）打开粉剂安瓿时用无菌纱布包裹。

（4）溶解药物时沿瓶壁缓慢注入瓶底，待药粉溶解后再行搅动，以防粉末逸出。

（5）先抽空气，再加药。在未加化疗药之前，先抽出输液瓶内完全洁净的适量空气，再加入化疗药，这样既利用了适宜的负压轻易地加入药液，避免了强正压加药产生大量气雾，又保证了输液瓶内压力平衡，避免了常规加药方式可能导致的化疗污染和危害（化疗药物配置与输注防护新技巧）。

（6）将注射器针头浸入输液瓶液体中加药，避免液珠、药液气雾的产生。

（7）固定针头，保证一个加药针眼。同一输液瓶中需加多支化疗药时，固定针头可避免反复插针拔针带出或溢出药液，还能减少胶塞颗粒产生，并避免加药针眼过大而导致药液外溢的可能。

（8）开启药瓶时开口背向操作者面部。

（9）使用针腔较大的注射器抽吸药液，以防注射器内压力过大使药液外溢。

（10）按照静脉用药集中配置质量管理规范要求抽取的药液不超过注射器容量的3/4。

（11）将盛有药液的注射器中的气泡通过无菌纱布排除，以减少气溶胶的形成。

（12）将抽出的药液放于垫有塑料吸水纸的无菌盘内备用。

（13）配药操作完毕用清水冲洗或擦拭操作台面。

（14）脱去手套后用肥皂水及流动水彻底洗手。

（15）若需从莫非式滴管加入药物，应先用无菌棉球或纱布围在滴管开口处再加药。

（16）化疗药沾染过的物品放密实袋封口后放感染性废物袋内。

### 5.3.5 处理细胞毒性药品污染时的防护措施

（1）操作中不慎被药液溅到皮肤时，立即用肥皂流动水冲洗5min。

（2）操作中不慎将药液溅到眼内时，立即用生理盐水彻底冲洗15min，及时至医院眼科就诊。

（3）记录意外药物暴露无遗情况及处理情况。

（4）如果药液溅到桌面或地上时，先用纱布吸附药液，再用清水冲洗被污染的表面。

（5）处理化疗患者的尿液、粪便、呕吐物或分泌物时戴手套，穿保护性衣物。

（6）化疗患者使用水池、马桶后，反复用水冲洗2次。

（7）将被化疗药物污染的床单与未被污染的衣物分开，污染物先清洁再送洗。

（8）使用过的一切污染物放于专用袋或容器内封闭处理。

### 5.3.6　细胞毒性药物泄漏处理流程

细胞毒性药物泄漏处理流程

1.出现细胞毒性药物泄漏时，立即取出"细胞毒性药物泄漏处理专用箱"，放置警示牌，限制人员流动。

2.女性扎起长头发，按顺序穿戴防护装备：防护服——口罩2层——眼罩——鞋套——薄膜手套——外科手套。

3.开始处理破损的细胞毒性药物。

　取出利器盒，打开一个黄色胶袋。

　液体药物：纸巾吸干——铲子收集碎片——弃于利器盒。

　粉末药物：湿毛巾轻擦拭——铺盖蓝色防渗漏垫——铲子收集碎片——弃于利器盒。

　铲子、刷子放置在①号黄色胶袋。

4.配制清洁液：健之素2片+水500ml。

5.用毛巾蘸清洁液彻底清洗擦拭污染范围，重复3遍，清洗液倒入利器盒中——盖好利器盒。清水打湿棉垫擦拭污染范围，最后干毛巾擦干地面。

6.将利器盒、清洁所用毛巾、容器全部放置在①号黄色胶袋中，脱下外层手套放置①号黄色胶袋中。

7.佩戴内层手套将①号黄色胶袋扎好放入②号黄色胶袋中。

8.按顺序脱下防护装备(眼罩——口罩——鞋套——防护服)，并置于②号黄色胶袋中。

9.脱下内层手套放置在②号黄色胶袋中。

10.扎好②号黄色胶袋，并贴上"细胞毒性废物"标签。

11.用洗手液彻底洗手。

12.填写《细胞毒性药物外泄事故报告记录表》。(图32-7)

**图 32-6　细胞毒性药物泄漏处理流程**

## 5.4　加强监管

加强对静脉用药配置人员执行情况的监管。对静脉用药配置人员健康情况的监管，定期对接触化学治疗药物的人员进行健康体检，如肝、肾功能、白细胞、血小板等指标的监测。合理安排休假或轮岗，静脉用药配置人员在怀孕或哺乳期应考虑暂时脱离接触抗癌药物的环境。对空气的监测，定期监测空气中的危险药品的含量。对垂直层流生物安全柜的定期安全监测。

细胞毒性药物外泄事故报告记录表

| 药品信息 | 药品名称 | 药品数量 | 批次 | 效期 |
|---|---|---|---|---|
| | | | | |
| 溢出信息 | 时间 | 地点 | 影响范围 | 溢出剂量 |
| | | | | |
| 溢出原因 | | | | |
| 溢出处理情况 | | | | |
| 意外接触细胞毒性药品及人员受伤情况 | | | | |

当事人：  暴露于溢出环境中的员工：

负责人：  意外接触或受伤人员：

日期：

**图 32-7  细胞毒性药物外泄事故报告记录表**

(李澎灏  深圳市第二人民医院)

## 参考文献

[1] 常德萍.配置化疗药物的危害及防护探讨.中国民族民间医药,2010,19(24):91.

[2] 张毅,胡雁.化疗药物对护士健康的危害及其防护.现代临床护理,2006,5(4):81-83.

[3] 高岚,薛艳,俞秀艳,等.化疗药物对职业接触护士的危害及防护.医学信息(上旬刊),2011,24(10):6445-6446.

[4] 刘霞.化疗药物的职业危害与安全防护.中国社区医师(医学专业),2010,12(32):18.

[5] 郑策,梅丹,杜小莉,等.细胞毒类化疗药品等危险药品的处置与防护.中国药房,2004,15(8):471-473.

[6] 丁金秀,张艳慧,王成君,等.内镜下套扎加组织胶注射治疗食管胃底静脉曲张出血的护理.现代消化及介入诊疗,2006,11(3):192.

[7] 于伟,李世凤,魏智敏.基层医院化疗防护现状调查与分析.护理实践与研究,2008,5(5):91-92.

[8] 陆红,沈南平,张冰花,等.上海市肿瘤科护士细胞毒性药物安全防护知识及现状调查.中华护理杂志,2006,41(11):1046-1048.

[9] 楼亚敏,郑开颜,张叶萍,等.浙江省医院细胞毒药物配制防护现状及其对策.中华预防医学杂志,2006,40(1):49.

[10] 赵俊文.广东省护理人员职业暴露损伤及防护现状的流行病学调查研究.广州:第一军医大学,2006.

[11] 江会.西安市9所三甲医院护理人员抗肿瘤药物职业防护的流行病学研究.西安:第四军医大学,2006.

［12］张天华,徐军,周华,等.静脉药物配制中心细胞毒性药物配制的安全管理.浙江临床医学,2007,9（1）:138.

［13］武爱弟,谈微敏,杨萍,等.化疗药物集中配置的安全管理流程及职业防护.中国医药指南.2010,8（12）:152-154.

［14］黎月英,陈琼芳,刘兴丽.护士执行抗肿瘤化疗药物职业防护的行为学分析.现代医院,2009,9（8）:103-105.

［15］邱想英.化疗药物配制与输注防护新技巧.护士进修杂志,2011,26（11）:2106-2107.

［16］高书萍,李伟,李海风,等.静脉药物配置中心人员对化疗药的职业安全防护.河北医药,2009,31（7）:870-871.

［17］中华人民共和国卫生部.静脉用药集中调配质量管理规范.北京:人民卫生出版社,2010.

# 第 33 章
# 应用现代化信息技术，降低用药差错风险

《医院药学未来发展的巴塞尔共识（2015 版）》第 35 条：

■ Hospital pharmacists should implement evidence-based systems or technologies(e. g. , automated prescription-filling, unit dose distribution, machine-readable coding systems, etc. )to decrease the risk of medication errors.

译：医院药师应使用有证据支持的系统或技术（如自动化处方调配、单剂量摆药和机读码系统等）来降低用药差错的风险。

**摘　要**　"以患者为中心"要求医院在患者用药全过程应用最佳手段保证患者用药安全、有效、经济。用药差错在医疗过程中客观存在，如何依靠现代化手段尽可能减少用药差错、保证患者用药安全是医院药学服务人员应重点思考的问题。《巴塞尔共识》第 35 条要求医院药师应使用有证据支持的系统或技术降低用药差错的风险，保证患者用药安全。笔者结合国内外目前主流应用的医院药学现代化系统及相关技术介绍，以及药师在患者用药过程的药物重整中发挥的作用，旨在思考未来国内药房现代化建设的方向。

## 1　前言

　　用药差错（medication errors, ME）指在药物应用过程中可能发生的错误，包括药物选择错误，处方错误，调配错误，标签、包装错误，发药错误，服用错误和监测错误等[1]。药物调配是医院药学服务的重要环节，在此环节出现错误必然影响患者用药的安全性和有效性。人工调配处方的传统方式受人的因素影响，效率和准确率容易产生波动，造成用药错误的发生。李中东等报道某医院在 10 年间 787.8 万张处方中共发生 103 次药品调剂错误[2]，Facchinetti 等报道药品调配差错率在 1.5% 左右[3]。近些年，随着医院药学现代化改革，越来越多的自动化设备被用于医院药学服务中，本文旨在结合目前主流科技化设备及信息化系统介绍，为国内医院药学信息化建设提供借鉴。

# 2　国内外主流药房现代化硬件系统

## 2.1　自动化处方调配系统

自动化处方调配设备作为药房的硬件投入，是减少处方调配差错的有效手段之一。自动化处方调配系统包括快速发药系统、智能存取系统、智能药架、智能发药系统等若干部分[4]。使用自动化处方调配系统之后，药品入库时，药师扫描药品条形码后入库，信息自动传送到医院信息系统（hospital information system，HIS）中，同时也支持手工输入药品通用名进行入库；发药时，药品传输到发药窗口后，药师对药品进行核对，实现了系统审核、调配人员审核和窗口发药人员审核三重审核，大大降低了因药师调配错误而发生的差错[5]。

## 2.2　基于智能药柜的分布式调剂系统

传统住院患者的药品调剂多采用中心药房统一配药的形式，由于药品调剂有先有后，这种集中式调剂模式决定了病区护士必须排队取药，效率低，易发生差错。采用分布式调剂模式是解决这一问题的有效途径，即由病区护士将用药医嘱提交药师审核后，再返回到各病区的智能药柜进行调剂。其功能系统主要包括登录系统、查询系统、加药系统、取药系统和退出系统，与 HIS 相连，终端药柜分布配置在各临床病区，实现了病区药品的安全储藏、自动化调剂以及库存效期等的信息化管理，并且能精确跟踪药品的取用记录[6]。基于此，无论在调配效率还是准确性上远优于传统中心药房模式。

## 2.3　单剂量自动摆药系统

全自动药品单剂量分包机的使用可明显提高单剂量口服摆药的速度和准确性，多项国外的研究表明，药房自动化的应用，可以显著提高调剂给药的质量，使差错发生的比例降低30%[7]。传统的手工摆药，即使采用单剂量摆药模式，仍不可避免药师计算方面的差错，而且处理成百上千药品的摆放，人工差错发生的可能性仍很高；加之药品的数量大、品种多，尤其是同一药品、同一规格、同时存在几个厂家；药师在摆药过程中很难完全避免同一药品、同一规格、不同厂家药品差错的发生，而核对的工作人员也容易出错[8]。自动摆药机不仅可以实现口服单剂量摆药的自动化运行，还可以从多个摆药和给药环节中减少和杜绝差错的发生。自动摆药机可以避免药师手工摆药时容易发生的看错医嘱、拿错药品、记错使用剂量和放错药袋位置等差错。自动摆药机出错的概率非常低，且具有系统性，差错明显，容易引起重视，核对的工作人员比较容易发现。

## 2.4　药品条形码识别系统

2003 年 3 月，美国食品药品监督管理局（FDA）首次提出条形码要求，规定大多数处方药以及某些非处方药上使用线性条形码[9]。此外，该规则还要求在用于输血的血液和血液成分的容器标签上，使用机读信息。在医疗机构中，患者佩戴带有条形码的识别腕带，它可用于患者的识别及用药核查。通过医务人员扫描患者的条形码以及扫描药品的条形码，信息系统便可以将患者的药品使用信息与药品信息相比较，以确认患者、用药时间、剂量和给药途径是否正确。同时，随着医疗设备的不断完善，科室及病区的增加，临床静脉药物配置工作量不断增加等，在传统一维条码扫描技术基础上发展而来的二维码扫描技术改善了一维码的不足，优化了药品配置的各个环节[10]。通过采用这种快速核对药物和剂量的方法，可以使可能严重伤害患者的用药差错的风险大为降低。

# 3 国内外主要药学服务软件系统

## 3.1 合理用药监测系统

合理用药监测系统（Prescription Automatic Screening System, PASS）是根据临床合理用药工作的基本特点和要求，采用数据库组织原理和技术，将科学、权威和更新的医学、药学及其相关科学知识进行信息标准化处理，从而实现医嘱审查和医药信息查询[11]。在降低用药差错方面，其可以实现药物相互作用审查、注射剂配伍审查、重复用药审查、药物过敏史审查、禁忌证审查、副作用审查、特殊人群用药审查、特殊管理药品剂量审查、给药途径审查等。比如，针对剂量审查，该系统可检查用户输入的药品用法用量是否处于参考资料所提示的正确范围内。能对最大剂量、最小剂量、极量、用药频率、用药持续时间、终身累积量进行审查，但只是提供一个药品的正常使用范围，未考虑适应证和用药类型（图33-1）。

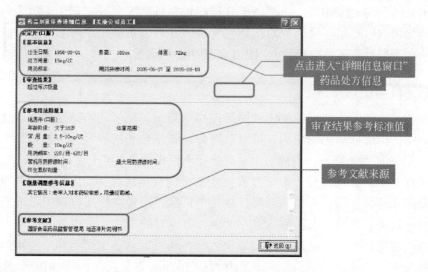

**图 33-1** 合理用药监测系统剂量审查界面

通过利用 PASS 系统，及时监测临床用药的合理性，药师及时与医生取得联系，协商用药是否合理，避免或减少不必要的错误药疗医嘱，同时可帮助医生、药师等临床专业人员在用药过程中即时掌握、利用医药知识，预防用药差错的发生[12]。

## 3.2 药物不良事件检测系统

传统的监控依赖于自身的报告，从根本上低估了药品不良事件。但是计算机数据能被运用于检测不良反应的相关信号，如使用解毒剂或高浓缩的药物。药师通过评估该类信息的出现频率，确定它是否是药物不良反应事件，并且这些数据能帮助分析事件引发的原因。相比于传统的不良事件检测系统，自动化系统有更好的敏感性。如万古霉素血药浓度>20μg/ml，提示使用万古霉素过量；地高辛血药浓度>2.2ng/ml，提示使用地高辛过量；治疗过程中加用维生素K，提示可能存在华法林药物过量导致出血；加用苯海拉明/氯雷他定/马来酸氯苯那敏/咪唑斯汀/左西替利嗪/地塞米松/异丙嗪，提示可能存在药物过敏的不良反应等。

通过数据的汇集，一定程度上可以在事前就识别出不良反应的发生风险，从而提示医务人员关注相关事件，减少不良反应的实际发生[13]。

## 3.3　系统化的用药错误报告

要避免用药错误，就要建立一套程序来确定和报告用药错误。美国等发达国家针对用药错误，已经建立完整的报告系统，如美国安全用药规范研究院（Institute for Safe Medication Practices，ISMP）、英国国家病患安全机构（National Patient Safety Agency，NPSA）。这些报告系统，均是以自愿上报原则进行用药差错数据收集，通过数据分析，对其中有意义的错误事件进行总结并向医疗机构或药品厂商提供推荐意见和策略。中国主要采用合理用药国际网络（INRUD）中国中心组临床安全用药监测网-用药错误上报系统，系统根据用药错误的严重程度分为 A-I 九级，可通过收集、分析、整理用药差错，了解院内外发生的用药错误类型，从而改进用药环节和培训医务人员，从制度上、管理上查找原因，总结经验、吸取教训，以预防用药错误的发生[14]。

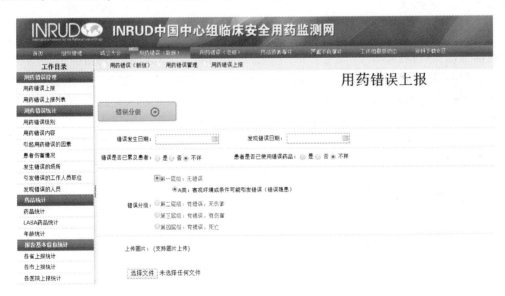

图 33-2　INRUD 中国中心组临床安全用药监测网-用药错误上报系统

# 4　药师为主体的药物重整

根据卫生保健组织认证联合会（the Joint Commission on Accreditation of Healthcare Organizations，JCAHO）的定义，药物重整（Medication Reconciliation）指将患者目前正在应用

的药物与医务人员新开具的处方医嘱进行核对，包括药品名称、剂量、频次及给药途径等，确认是否一致的过程。之所以开展药物重整是由于患者住院之前在家使用的药物治疗与住进医院时的药物治疗可能会有差异，或者出院带药可能与住院之前的用药有所差异，又或者在不同的医疗机构之间的转换时产生差异，即患者实际使用的药物与处方医嘱存在差异。这些差异会导致患者发生漏服、误服、多服药品的情形而让患者受到伤害。Shepherd 等报道22% ~ 54%的入院患者存在药疗偏差[15]；而出院患者中，大约有41%至少存在1个无意识的药物治疗偏差[16]。而为了降低药疗偏差，需要医务人员重整收集并制作一份完整且正确的患者用药清单，以实现药物治疗的准确性和连续性，减少临床用药差错和控制药品不良反应。药师作为医院用药专家对患者在医疗机构用药全过程负有责任，以药师为主体的药物重整可以将患者通过不同途径获得的药物，在患者最终使用前进行重整，避免重复用药和药物相互作用，提前识别可能出现的用药错误，同时给出所有药物正确的使用方法，以此来保证患者的用药安全。药物重整服务一般包括以下5个基本步骤：①获取患者目前所服用药物的信息，列出清单；②获取医师处方的药物信息，列出清单；③比较两张清单上的药物信息；④综合得出患者应该服用的药物；⑤与医师、护士沟通后，提供患者应该服用药物的信息清单或可能最优的出院用药计划。国外研究表明，药师通过开展药物重整服务，使每张处方的平均用药错误从干预前的1.45个降低至干预后的0.76个，潜在的药物不良事件减少约80%，极大地减少了患者在医疗交接过程中的用药错误[17]。

# 5 小结

我国《医疗机构药事管理规定》第四十三条明确规定，用药错误是指合格药品在临床使用全过程中出现的、任何可以防范的用药不当。需要认识到，用药差错是客观存在的，其发生原因有个人因素，也可能存在系统或管理方面等漏洞。随医院药学现代化发展，越来越多的信息化系统及设备被开发用于医院药学服务中，大大减少了临床用药错误，保证了患者临床用药的安全有效。笔者建议国内医院一方面应加物力财力投入用于药房现代化建设，确保硬件系统跟上目前医药卫生体制改革的快速脚步；另一方面，作为医院用药负责人，医院药师应重视用药差错的预防，善于利用现代化技术及标准化管理优化患者用药全过程，真正做到以患者为中心，为患者用药全过程保驾护航。

（宋 捷，杨佳丹，邱 峰 重庆医科大学附属第一医院）

## 参考文献

[1] 唐辉,侯宁.医院用药差错的系统分析与对策.中国医院药学杂志,2015,35(3):256-261.

[2] 李中东,钟明康,张静华.医院配方室配方差错的统计分析和应对策略.药学服务与研究,2002,(2):79-81.

[3] Facchinetti NJ. Evaluating Dispensing Error Detection Rates in a Hospital Pharmacy. Med-Care,1999,37(1):39-43.

[4] 沈文军.自动发药机在我院门诊药房的应用.中医药管理杂志,2017,25(14):84-85.

[5] 林乐维,薛静.自动发药系统在门诊药房的应用和体会.现代医院,2014,14(2):103-104.

[6] 张琪,梁欣,刘洋,等.智能药柜在美国医院的应用概况及在我国的发展.中国药房,2016,27(13): 1865-1867.

[7] 陈为民.单剂量自动摆药机在住院药房的应用体会.现代医院,2012,12(9):91-92.

[8] 杨吉文,张梅玲,蔡溱.住院药房自动化单剂量摆药条件下的药疗差错防范.药学实践杂志,2014,32(5): 386-388.

[9] 赵敏,翟所迪.条形码技术在预防药物治疗差错中的应用.中国药房,2008,(31):2472-2474.

[10] 郑学海.二维码技术在医院静脉用药调配中心的应用.中国药业,2016,25(20):70-72.

[11] 周国荣,周志伟,范以纯,等.合理用药监测系统在医院信息管理中的应用.医疗设备信息,2007, (6):103.

[12] 孙成春,刘世君.利用合理用药监测系统促进患者合理用药.医药导报,2005,24(7):655-656.

[13] 徐明珍.利用信息技术减少医院用药差错.医学研究通讯,2005,34(12):55-56.

[14] 胡运春,吴知桂.医院建立用药错误监测报告制度的必要性分析.中国药业,2012,21(17):53-54.

[15] Shepherd G,Schwartz RB. Frequency of incomplete medication histories obtained at triage. Am J Health-Syst Pharm,2009,66(1):65-69.

[16] Wong JD, Bajcar JM, Wong GG, et al. Medication reconciliation at hospital discharge: evaluating discrepancies. Ann Pharmacother,2008,42(10):1373-1379.

[17] 易湛苗.药师应积极参与药物重整服务.中国医药报,2012-02-22(007).

# 第 34 章
# 患者自备药品使用管理

《医院药学未来发展的巴塞尔共识（2015 版）》第 36 条：

■ Hospital pharmacists should support the development of policies regarding the use of medicines brought into the hospital by patients, including the evaluation of appropriateness of complementary and alternative medicines.

译：医院药师应协助完善患者在院内使用自备药的政策，包括评估使用补充和替代治疗药品的合理性。

**摘 要** 本文结合《巴塞尔共识》第 36 条，通过对国内外相关文献进行回顾分析，并对西安市各级医院医生进行问卷调查，旨在了解患者自备药品使用和管理的现状，为我国制定相关管理政策提供依据。文献分析结果显示，国内相关文献较少，缺乏系统的政策阐述，而国外医院相关管理政策比较明确和系统化；调查问卷的结果显示，大多数医生认为使用自备药品有风险，应对自备药品的使用风险进行评估和告知，自备药品须经医生同意后方可使用，医生是评估自备药物风险的责任人，以及应制定自备药品使用的相关制度。

## 1 前言

自备药品是指患者就诊（门诊或住院）时带入医院的用于诊断、治疗或预防疾病的处方药、非处方药、中草药制剂、诊断制剂、膳食补充剂（包括维生素、矿物质、氨基酸等补充剂）等各种药品。随着医疗市场的多元化以及患者自我保健意识的逐渐增强，患者就诊时携带自备药品的现象日益普遍。据调查，患者到社区医疗服务机构就诊时所带自备药的种类主要有抗肿瘤药、抗菌药物等，给药方式以静脉滴注多见[1]。19.1% ~ 52.5% 老年患者服用过自带药[2-3]。患者的自备药品来源包括：在其他医疗机构开具和调配的药品；在药店购买的药品；家人或他人的药品。药品作为特殊商品，有严格的适应证、用法用量、特定的贮藏条件以及有效期。自备药品的使用存在诸多隐患：如药物真假和质量好坏难以鉴别，发生药物不良反应后责任不清、患者保管不当容易导致药物变质、医院使用贵重自备药品时经济责任大等[4]。由于上述原因，医疗机构使用患者自带药品存在较大的安全风险，一般不愿意使用自备药品[5]。另一方面，医疗机构如果拒绝使用自备药品，可能为患者的治疗带来不便，加剧医患矛盾，导致药物资源的浪费。我国现行医疗法律法规对自备药品的使用也无明确规定。了解目前我国医疗机构自备药品使用现状并制定相关政策显得尤为紧迫。《巴塞尔共识》第 36 条指出，医院药师应协助完善患者在院内使用自备药的政策，包括评估使用补充和替代治疗药品的合理性。鉴于此，笔者对国内外相关文献进行了回顾性分析，并对西安市医疗机构自备药品使用情况进行了问卷调查，以期为制定相关政策提供参考。

## 2　文献分析

### 2.1　检索方法

以"自备药"和"自带药"为检索词，在"中国知网""万方网""维普网"等期刊网站的"标题""关键词"或"摘要"栏中检索，截至 2017 年 8 月 12 日，累计检索到相关文章 27 篇。以"patient medications brought into hospital"和"patient medications brought from home"等为检索词，在 google 和 PubMed 中搜索，检索到相关文献百余篇。

### 2.2　主要分析结果

国内学者中，戴少华等早在 1986 年就介绍了《美国医院药学杂志》的一篇文章，该文指出：为减少发生错误的机会，药房应尽量参与管理患者自带药品的工作；患者入院时，自带药品应经验证后保存于药房，或者让患者家属带回家；医院"药物和治疗委员会"负责制定患者使用自带药品的相关政策；如果药品完整性存在问题，则不能使用；可以使用的自备药品，药师必须在药品上粘贴标签，以告诉护理人员此药已被鉴定过[6]。程远茜分析了社区门诊患者自带药品使用现状并认为：患者就诊时自带药品是合理的，但应经执业医师诊断，并出示相应的病历、治疗单、药品发票；社区医生应告知相关风险，并要求患者签字后使用；社区医务人员只能通过目视检查药品的完整性，不能判定药品的内在质量；无正规医疗机构医生处方的药品、包装破损及标识不清的药品、生物制剂、毒麻药品等不应使用[7]。张冬纳等基于美国医疗机构国际联合委员会（JCI）标准对患者自备药管理（鉴别、存储、使用）的相关要求，提出该院住院患者自备药管理的模式和方法，建立的对患者自备药的管理方法包括制定制度、规范流程，医患知情、统一管理，严格审核，安全第一，定期监测，保证效果；自 2011 年起实行该管理模式后，该院住院患者自备药的存储合格率从 2011 年的 70% 升至 2012 年的 90%，促进了自备药的安全使用[8]。王显荣等通过分析一例有关自备药管理的失误提出反思：①医患有效沟通是落实患者安全的前提条件；②鼓励患者参与患者安全工作；③自备药规范管理是确保用药安全工作的重要一环[9]。

Matthew Grissinger 对美国宾夕法尼亚州 879 例患者自带药品不良事件报告分析显示，18.7% 服用多种药物，40.3% 涉及一种或以上的控制药物，12.3% 涉及非处方药，25% 涉及高危药品；自备药品有关的药疗差错包括使用未经批准的药物（48.0%）、额外的剂量（8.0%）、剂量错误或过高（2.3%）、错误的药物（1.7%）等[10]。患者使用自备药品的原因包括：医疗机构要求患者使用自备药品（如在缺乏药品供应的情况下）；医生与患者缺乏有效的沟通,患者不清楚是否应该停用自备药品;患者对治疗不满意等。作者同时提出了降低自备药品使用风险的策略,包括:①积极评估自备药品的使用风险;②对曾经就诊时自带药品的患者建立监控办法;③患者及家属教育,说明医院相关政策;④检查用药医嘱记录的表述方法,如有无给药剂量和频次等信息;⑤检讨组织政策以确保下列事项:确定哪类药物可以使用,哪类不允许使用以及何种情况下可以使用;如果医院无法提供药品,再次调配前,应为患者制定替代计划;决定是否应该由患者管理自备药品;明确药房的责任如保存患者的自备药品、质量验证、粘贴标签等;建立规范的病区自备药品储存方法;建立自备药品不良事件报告制度;患者出院时归还个人药品等。

国外许多医院或医学中心制定了明确的自备药品使用管理制度或政策,如德克萨斯大学 MD 安德森癌症中心患者使用自备药品的相关政策包括:①患者入院时医护人员应确认患者是否自备药品,有自备药品尽量带回;自备药品应放在安全区域,防止混淆;②由于患者自备药品的储存和处理方式不明,尽量不使用自备药品,若要使用,谨遵医嘱;③病历中应有"患者自备药品"的标识,且需写明医嘱,包括名称、规格、剂量、途径等;④药师收到处方后,应对患者自备药品进行鉴定,并明确标识药品是否可以使用,以及标识日期,药师姓名等,药品鉴定期间,药师给予患者替代药物以保证治疗;⑤全肠外营养液、其他肠外输液、灌肠液等自备复合制剂不能使用;⑥除非满足患者自我给药的要求,患者不能自行服用自备药品;自备药品交由医护人员管理和保存;⑦患者服用自备药品,应由医护人员记录在药物管理报告/记录(Medication Administration Record,MAR)上[11]。

范德比尔特医学中心对自备药品按住院和门诊患者分别进行管理[12]。对于住院患者:①入院时,接收护士要对患者的用药情况进行评估,自备药品由患者家属或其他监护人带回家,或者与患者的其他个人物品一起处理;②下列情况可以使用自备药品:处方集之外的药品且无其他替代药物;药学和药物治疗学委员会允许的情况;患者正在参加的某些临床研究;③应做好病区之间的转移交接工作。对于门诊患者:①除特殊情况外,医务人员不负责管理和使用自备药品;②主管医生可以指导患者继续使用自备药品;③主管医生或护士应记录患者自备药品的使用情况;④主管医生或护士如果发现任何异常,应检查患者的自备药品,以评价药物完整性、标签以及与其他安全有关的事项,必要时与药房联系;⑤医务人员在下列情况下可对自备药品进行管理:药物必须保存于原始容器中且标签内容完整;目视检查下无变质、过期或假冒伪劣等情况;必要时请求药房协助检验;如果无法确认完整性,就不应使用。⑥只使用本中心药房配置的注射药物,如果患者因参与特殊研究计划必须使用自备药品,药品应由医药公司直接运至药房。

# 3　问卷调查

## 3.1　调查方法

自行设计调查问卷,问卷经过反复讨论和修改,并征得 2 位临床医生的反馈意见,采用方便抽样法,于 2012 年 4 月对西安交通大学医学院第二附属医院、陕西省人民医院、西安医学院第一附属医院、西电集团医院、西安市第五医院、陕西省妇幼保健院共 6 所医院 180 名医生进行了问卷调查。对回收的问卷进行编码和数据录入，采用 SPSS 20.0 进行相关统计分析。

## 3.2　调查结果

### 3.2.1　一般情况

发放问卷 180 份，共收到有效问卷 165 份，回收率为 91.7%。医生基本情况统计见表 34-1。

表 34-1　医生基本情况统计

| 类型 | 选项 | 人数（%） |
|---|---|---|
| 性别 | 男 | 86（52.1） |
|  | 女 | 79（47.9） |
| 年龄 | 20~30 岁 | 74（44.8） |
|  | 31~40 岁 | 69（41.8） |
|  | 40 岁及以上 | 22（13.3） |
| 学历 | 博士 | 9（5.5） |
|  | 硕士 | 57（34.5） |
|  | 本科 | 90（54.5） |
|  | 其他 | 9（5.5） |
| 职称 | 住院医师 | 75（45.5） |
|  | 主治医师 | 66（40.0） |
|  | 副主任医师 | 22（13.3） |
|  | 主任医师 | 2（1.2） |
| 科室 | 普通外科 | 28（17.0） |
|  | 呼吸科 | 22（13.3） |
|  | 耳鼻喉科 | 16（9.7） |
|  | 儿科 | 16（9.7） |
|  | 脑病科、康复理疗科 | 13（7.9） |
|  | 内科、心内科 | 21（12.7） |
|  | 内分泌科 | 18（10.9） |
|  | 肾内科、泌尿外科 | 15（9.1） |
|  | 妇科 | 16（9.7） |

### 3.2.2　自备药品使用的一般情况

由表 34-2 可知，患者的自备药品主要以西药为主，使用的数量一般为 2~3 种。

表 34-2　患者使用自备药品的种类和数量

| 类型 | 项目 | 人数（%） |
|---|---|---|
| 自备药品的种类 | 西药 | 126（76.4） |
| | 中药制剂 | 81（49.1） |
| | 膳食补充剂 | 48（29.1） |
| | 其他 | 2（1.2） |
| 自备药品的数量 | 1 种 | 20（12.1） |
| | 2~3 种 | 132（80.0） |
| | 4 种及以上 | 13（7.9） |

### 3.2.3　医生对自备药品的关注程度和态度

由表 34-3 可知，大部分医生比较关注患者自备药品的使用情况，只有 2.42% 医生没有注意患者自备药品的使用。94.5% 医生认为，自备药品须经医生同意后方可使用。

表 34-3　医生对患者使用自备药品的态度及关注程度

| 类型 | 选项 | 人数（%） |
|---|---|---|
| 对自备药品的态度 | 随患者意愿 | 8（4.8） |
| | 须经医生同意后方可使用 | 156（94.5） |
| | 严格禁止 | 1（0.6） |
| 对自备药品的关注程度 | 不注意 | 4（2.42） |
| | 偶尔注意 | 32（19.39） |
| | 比较注意 | 93（56.31） |
| | 非常注意 | 36（21.82） |

### 3.2.4　可以使用自备药品的情况

在可以使用自备药品的情况中，66.3%（109 人）选择"病情需要"；43.0%（71 人）选择"患者要求"；38.8%（64 人）选择"医院没有供应"；其他可以使用自备药品的情况包括：医院药品昂贵、患者经济条件、长期服用药品等。

### 3.2.5　自备药品的风险及评估

71.5%（118 人）医生认为使用自备药品存在风险，主要风险的总结见表 34-4。关于"评估自备药品使用风险的责任人"，70.3%（116 人）选择了"主管医师"；37.0%（61 人）选择了"药师"；7 人（4.2%）选择了"护士"。

表 34-4　使用自备药品的风险

| 使用自备药品的风险 | 人数（%） |
|---|---|
| 药品不良反应、毒副作用等 | 41（34.7） |
| 药品质量、来源不明确、成分不明、假药、过期药、伪劣药等 | 38（32.2） |

续表

| 使用自备药品的风险 | 人数（%） |
|---|---|
| 患者知识欠缺、盲目选用、药不对症、对病情不适合、干扰病情评估 | 27（22.9） |
| 药物相互作用、配伍禁忌、与医院药物冲突或重叠等 | 19（16.1） |
| 用法、用量、疗程等不正确 | 15（12.7） |
| 剂量规格不同、药理作用未知、作用机制不明、疗效不清楚等不确定因素 | 5（4.2） |

### 3.2.6 自备药品管理制度的制定

从表34-5可见，医生对自备药品的使用风险和制度制定具有较高认同。对于"门诊和住院的管理是否应有所区别"的认同度相对较低（3.60），分歧较大（SD为0.936）。

**表34-5 关于自备药品管理制度的制定**

| 项目 | 最大值 | 最小值 | 平均值 | 标准差（SD） |
|---|---|---|---|---|
| 有无必要对自备药品的使用风险进行评估和告知 | 5 | 1 | 4.17 | 0.650 |
| 是否应该制定自备药品的使用制度 | 5 | 1 | 3.88 | 0.807 |
| 自备药品的管理是否应根据门诊和住院有所区别 | 5 | 1 | 3.60 | 0.936 |

注释：1表示"完全没必要"；2表示"没必要"；3表示"无所谓"；4表示"有必要"；5表示"很有必要"。

### 3.2.7 对自备药品使用管理的建议

有47.3%（78名）医生提出了关于制定自备药品管理政策的建议，对建议进行总结归类，结果见表34-6。首先，患者使用自备药品须经主治医生同意；其次，医生应对自备药品进行风险评估和告知；另外，医生应主动了解患者使用自备药的情况，做到心中有数。

**表34-6 关于自备药品管理政策的建议**

| 主要建议 | 人数（%） |
|---|---|
| 使用自备药品须经主管医生同意 | 15（19.2） |
| 应对自备药品的风险进行评估和告知 | 12（15.4） |
| 医生应了解患者自备药品的使用情况 | 8（10.3） |
| 应对自备药品的来源和质量进行鉴别 | 7（9.0） |
| 应凭医生处方购买使用 | 6（7.7） |
| 定期随访 | 6（7.7） |
| 应根据病情需要使用 | 6（7.7） |
| 应签订知情同意书 | 6（7.7） |
| 应确定可列为自备药的种类 | 5（6.4） |
| 药师应参与自备药品的管理 | 4（5.1） |
| 应加强临床使用管理 | 4（5.1） |
| 应加强健康教育 | 3（3.8） |
| 医患之间应加强沟通 | 3（3.8） |
| 其他管理建议 | 10（12.8） |

## 4 讨论与建议

患者使用自备药品的比例较高（22.5%），使用的自备药品大多为2～3种，主要为西药制剂。说明自备药（尤其西药）的使用较为普遍，医疗机构应加强患者自备药品的管理。

78.13%的医生"比较关注"或者"非常关注"患者自备药品的使用情况，94.5%的医生认为"须经医生同意后方可使用自备药品"，说明大多数医生对自备药品的使用风险有一定的认识，加强自备药品管理具有较好的临床基础。

自备药品的使用风险发生率最高的前3位分别是：用药安全性问题、药品质量问题和用药不对症问题，这也是患者最容易忽视的。应加强对患者的用药教育，提高用药安全意识；同时医务人员（包括药师）应加强对患者自备药品质量的鉴定，还应对患者使用自备药品的适宜性进行审查，防止无指征用药。

70.3%被调查的医生认为，主管医师是评估患者使用自备药品的风险的责任人；只有37.0%选择了"药师"。另外，从"自备药品使用管理的建议"的调查结果中可以看出，多数被调查者认为医生应当是评估自备药品风险的主要责任人，药师也应发挥积极的作用。

为了缓解使用自备药品的矛盾和降低使用风险，提高用药安全，中国药学会医院药学专业委员会主编的《医疗机构药学工作质量管理规范——操作手册》提出了干预建议，并分享了两家医院的相关管理制度[13]。

根据以上研究结果，笔者提出下列建议：①各级医院应逐步建立适合本机构临床治疗特点的自备药品使用管理政策和体系，明确规定可以使用自备药品的具体情况和使用程序；②加强沟通，患者就诊时应告知医生使用自备药品的情况，接诊医务人员应主动了解患者自备药品使用情况；③建立医生与药师之间的协同机制，如果必须使用自备药品，应由药师负责对自备药品的合法性、完整性、有效性进行检查和鉴别，确保患者用药安全、有效；④国家卫生行政管理部门应在病历书写管理中加入自备药品使用的相关要求，如充分告知风险并签订患者知情同意书，病历书写应体现自备药品的使用详细情况等；⑤医院应做好基本药物和常用药物的供应，满足患者的医疗需求；⑥加强患者教育，指导患者正确识别和保存药物，患者应凭医师处方在医院药房或正规药店购药，提高安全防范意识。⑦落实临床药师制，临床药师对患者入院前、住院期间和出院时的整个用药过程进行管理，确保患者用药的连续性。

## 5 未来研究展望

本研究仅针对大、中型医疗机构的医生进行调查。有文献表明，社区卫生服务机构面临的问题更为紧迫，未来研究可重点针对社区医疗机构展开[14]。国务院办公厅关于印发《深化医药卫生体制改革2016年重点工作任务》的通知（国办发〔2016〕26号）提出，禁止医院限制处方外流，患者可自主选择在医院门诊药房或凭处方到零售药店购药[15]；国务院办公厅关于印发《深化医药卫生体制改革2017年重点工作任务》的通知（国办发〔2017〕37号）提出，鼓励连锁药店发展，探索医疗机构处方信息、医保结算信息与药品零售消费信息互联互通、实时共享[16]。在药品零加成、药占比限制、三明医改模式等政策对医院药品销售的冲击下，医院基于减少医院药房运作成本、降低药占比等因素，未来可能趋向于允许甚至鼓励患者使用自备药或外购药品；另一方面，DTP（Direct To Patient）药房等新型药品经营模式逐渐兴起，其经营产品以专利药、新特药为主，治疗领域主要分布在慢性病等需要长期用药的病种，一般单价较高且多数属于自费药品[17]，DTP药房的出现必将促进自备药物的使用。未来患者自备药的形式将更加普遍多样，有必要深入开展患者自备药管理相关研究，进一步规范其使用，保障患者用药安全。

张抗怀[1] 仵文英[1] 方 宇[2] 雷涛涛[3] 李友佳[1]

（1. 西安交通大学医学院第二附属医院；2. 西安交通大学医学院；
3. 西安医学院药学系 2012 届毕业生）

## 参考文献

[1] 刘小平. 自备药的护理安全措施. 国际医药卫生导报,2007,13(21):107-109.

[2] 马红梅,沈向英. 老年住院患者口服用药安全隐患分析及对策. 中国临床保健杂志,2007,10(4):420-421.

[3] 陈爱玲. 老年住院患者口服用药存在问题分析及对策. 现代临床护理,2008,7(9):24-26.

[4] 马再芳. 自备药门诊注射安全隐患与对策. 齐鲁护理杂志,2012,18(3):105-106.

[5] 任庆兰. 患者自带药输液,输还是不输?. 人人健康,2011,14:16-17.

[6] 戴少华. 患者自带药品的管理. 国外医学(医院管理分册),1986,(4):24-25.

[7] 程远茜. 社区门诊患者自带药品治疗现状分析及建议. 中国全科医学,2009,12(22):2097.

[8] 张冬纳,翟书会,何广宏,等. 基于 JCI 标准构建我院住院患者自备药安全管理模式. 中国药房,2014(13):1187-1189.

[9] 王显荣,徐芳,徐海铭等. 一例有关自备药管理失误带来的反思. 中国医院,2017,(8):45-46.

[10] Matthew Grissinger. Patients Taking Their Own Medications While in the Hospital. PA-PSRS Patient Saf Advis,2012,9(2):50-57.

[11] Medication Brought into The Hospital By The Patient Policy[DB/OL](2017-09-04). https://www.palliativedrugs.com/download/med%20brought%20into%20hospital3.pdf

[12] Patient medications brought from home or from other non-VUMC sources[DB/OL](2017-09-04). http://www.mc.vanderbilt.edu/dept/obgyn/LD_Policies/PatientMedicationsBroughtFromHome-Standards.pdf

[13] 夏文斌,朱珠,杨丹. 医疗机构药学工作质量管理规范——操作手册. 北京:人民卫生出版社,2016.

[14] 王夏玲. 自带药输注——医患之间信任与责任之争. 中国社区医师,2011,27(18):4.

[15] 国务院办公厅. 国务院办公厅关于印发深化医药卫生体制改革 2016 年重点工作任务的通知[EB/OL]. [2016-04-21](2017-09-04). http://www.gov.cn/zhengce/content/2016/04/26/content_5068131.htm

[16] 国务院办公厅. 国务院办公厅关于印发深化医药卫生体制改革 2017 年重点工作任务的通知[EB/OL]. [2017-04-25](2017-09-04). http://www.gov.cn/zhengce/content/2017/05/05/content_5191213.htm

[17] 杨显辉,张晓霞. 我国 DTP 药房的 SWOT 分析及发展建议. 中国药事,2015,29(3):329-332.

# 第 35 章
# 关于药品召回的思考与建议

《医院药学未来发展的巴塞尔共识（2015 版）》第 37 条：

■ Hospital pharmacists should implement systems for tracing medicines dispensed by the pharmacy(e. g., to facilitate recalls, etc. )

译：医院药师应建立已调配发放药品的跟踪系统（例如药品召回等）。

**摘　要**　我国药品召回仍在初级阶段，公众对药品召回认知错误，召回结果也不尽如人意，医院药师职责模糊，和其他国家相比较差距较大。与其他国家相比，我国药品召回起步晚，相关法律法规不够健全，执行环节障碍较多，药师作用还没有得到完整体现。本文通过查阅各种法律法规，资料文献，对收集资料进行详细阅读，分析药品召回的政策、制度、方式、途径等，比较不同国家之间的差别，旨在思考目前我国药品召回过程中存在的问题，并结合我国医药卫生体制的特殊国情，提出医院药师在药品调剂跟踪工作中的发展方向。

## 1　前言

我国《药品召回管理办法》将药品召回定义为：药品生产企业（包括进口药品的境外制药厂商）按照规定的程序回收已上市销售的存在安全隐患的药品。早在 2007 年 12 月，我国原国家食品药品监督管理局就审议公布了《药品召回管理办法》，但目前我国药品召回还处在实践发展的探索期，药品召回在实施过程中还存在许多问题。从 2004 年默沙东公司召回"万络"到 2010 年美国强生公司的 7 次召回，再到我国重庆太极集团悄无声息的"曲美"召回事件。我们看到的不仅是媒体和群众的不同反应，更是药品召回方法、制度上的差异。贡庆等对上海部分群众对药品召回认知与态度的调查发现，大多数公众关注药品召回事件，但认知度不高，绝大多数人认为召回的药品质量有问题并且过半数的消费者对召回药品厂家不再信任，对于召回的药品也大多选择直接丢掉[1]。

在国外药品召回近似于一种常态化的行为。回顾 2010 年强生公司药品召回事件，7 次药品召回中有 3 次是因药物运输过程中的包装材料污染药品而导致药品出现异味被召回；1次是因美国食品药品监督管理局（FDA）检查员发现了企业内部质量管理、生产控制、产品标签包装等方面存在缺陷被召回；1 次因产品标签有误被召回；1 次因生产清洁环节存在问题被召回；1 次因制药过程中开发不充分被召回。上述 7 次药品召回大都是强生公司因企业自查发现问题而采取的自动召回，并不是因为发生了严重的质量问题或药物不良反应才被召回。特别是 2010 年 11 月，由于产品标签有误，强生将畅销感冒药"泰诺多症状感冒糖浆"中的 930 万瓶召回事件，其原因是因为强生公司未能在标签上注明该药品含有微量酒精成分[2]。反观中国一些本土的制药公司，如果遇到强生的这种情况大多数不会选择自动召回。

　　国内外针对药品召回有如此大的差别，其原因可能是文化背景和法律完善程度不同。美国制药企业对其产品承担责任的法律意识、维护公众健康安全的价值取向、诚信经营的文化传统保障了美国药品召回制度的较好施行。我国中小型药品生产企业数量多，企业自主研发能力差，化解药品召回风险的机制不完备，药品难以实施召回，且一旦出现须召回药品，群众非理性的认知对企业利益损伤巨大，使我国药品召回难上加难。除此之外，发现缺陷药品的途径单一、药品召回途径模糊、药品市场流通混乱等使药品召回在真正实施行动环节中难以继步，出现群众关注度高但认知度低、缺陷药品回收几乎无成效等实质性问题。本章旨在研究各国药品召回法规、流程以及医院药师可发挥的作用等不同之处，以药品召回为例探讨我国医院药师的药品调剂跟踪工作及改进方法，为医院药学的健康发展提供思考建议。

# 2　国外药品召回制度及方法

## 2.1　美国药品召回制度及方法

### 2.1.1　美国药品召回制度

　　美国药品召回有完善的法律基础支持。美国 1938 年颁布的《联邦食品、药品和化妆品法》和联邦法案（Code of Federal Regulations Title 21,21CRF）明确规定了药品召回的相关内容，并在之后经过了多次修订。FDA 认为"药品召回"是指药品生产企业对已上市药品的撤回或改正。只要某种药品违反了相关的规定，但又不至于通过行政处罚的方式来处置时，就必须召回。FDA 作为美国药品市场的社会规制主体，在法律授权范围内负责对缺陷药品实施召回。美国药品召回的原因多数在于药品的流转程序中涉及违反相关法规的规定而出现问题。此外，美国还建立了相对完善的惩罚性赔偿制度，通过该制度可以减少企业获得的非法利益，使企业自动放弃可能继续实施的侵害行为，并对正在以相同或相似方式牟利的企业起到警戒和威慑作用，从而减少更多损害。

### 2.1.2　美国药品召回分类[3]

　　美国药品召回一般有以下两种情况：①生产企业主动从市场撤回；②FDA 要求生产企业召回缺陷药品。无论属于哪种情况，召回都是在 FDA 监督下进行的。根据所召回药品可能带来的损害程度划分召回级别，共分为三个级别：Ⅰ级，是预计会导致严重健康问题或死亡的危险或缺陷产品，如急救用药的标签混淆或有缺陷的人工心脏瓣膜等；Ⅱ级，是可能暂时会导致健康问题或具有轻微威胁性的药品，如某种药品未达到标准浓度但该药品不用于治疗威胁患者生命的情况；Ⅲ级，未必带来不利于健康后果但违反了相关法律法规规定，如强生公司的"泰诺多症状感冒糖浆"即为企业主动进行的Ⅲ级召回。

### 2.1.3　美国药品召回程序[3]

美国药品召回程序如下：①缺陷发现，启动召回；②FDA 健康危险的评估和分类；③制定召回计划和策略；④按召回计划进行召回；⑤召回的监督检查及召回终止。其中，"缺陷发现"环节是药品召回行为的起始，药品生产、销售企业发现其所生产销售的药品对消费者存在安全隐患时，应主动向 FDA 提交报告。FDA 得到举报或经诉讼案件等获悉药品存在质量问题要求企业予以说明时，企业也必须提交书面报告。而医疗机构发生、发现、上报的药品不良反应所占比例极少，这与我国国情并不相同。我国现阶段不良反应监测体系尚不健全，监测技术相对落后，不良反应监测尚停留在医疗机构内病历收集阶段。因此，加强不良反应监测迫在眉睫，提高医院药师水平，加强对不良反应的甄别与评价能力，并加大研究开发新监测技术的力度，有助于不良反应的监测和评估工作。

## 2.2　英国药品召回制度及方法

### 2.2.1　英国药品召回制度

英国早在 1968 年即制定了《药品法》，根据《药品法》和《缺陷药品指南》指导药品召回工作。其中《缺陷药品指南》于 2004 年由英国药品和保健品管理局（U. K. Medicines and Healthcare Products Regulatory Agency，MHRA）制定，MHRA 下设机构缺陷药品报告中心（the Defective Medicines Report Centre，DMRC）主要负责缺陷药品的召回工作。而召回某批次药品，则由 DMRC 和某批次药品上市持有人双方协商做出决定。MHRA 药品安全委员会主要职责是监督药品的安全性，以及对药品缺陷危害确认后对其负责召回等工作。DMRC 专门接收和评估真实或可疑人使用缺陷药品的报告与投诉，并配合药品生产、经营企业采取必要措施，以及为供应商（制造商与经销商）、药品使用者和药政部门，提供评估与交流平台。

英国《缺陷药品指南》中明确规定了缺陷药品的定义：①正常使用情况下证明有害；②缺乏治疗效果；③产品质量及数量组成与宣称不符；④没有妥善执行对药品、药品成分以及制造过程中间环节的控制或者没有履行有关赋予制造许可的责任或者没有达到一些其他要求。

在英国，医疗机构所报药品不良反应亦是发现缺陷药品的重要途径之一。为英国人所熟知的"黄卡"报告系统即是医务人员和群众发现并举报缺陷药品的规定途径[4]。这与我国的不良反应上报系统有类似之处，但我国不良反应上报目前仅局限于医疗机构内，没有得到全社会的助力。而 MHRA 根据药品可能造成的危害、风险性质、缺陷药品销售时间跨度等因素确定药品召回的等级和水平，综合考虑药品风险收益比，权衡利弊，最终确定最优方法，以最适宜的监管成本保证用药安全，不但可以有效减少企业的召回成本，而且使企业明确召回定位，更合理实施计划，从而全面维护公众用药安全利益。

### 2.2.2　英国药品召回范围[5]

英国药品召回共分 4 个等级：Ⅰ级是产品威胁到生命或对健康有严重影响；Ⅱ级是产品

对患者有危害，但没到威胁生命如此严重的程度；Ⅲ级是产品对患者没有产生不良影响，但此产品违反了市场规则或其他原因；Ⅳ级是使用时需要观察，如果没有对患者产生威胁或者没有可能降低产品使用功效的严重缺陷，MHRA 会发布"使用警告"通告，叫做药品四级警告，一般用于包装或者其他印刷材料的次要缺陷。这种设置一方面减少了企业因次要缺陷需要召回所负担的成本；另一方面增加发布信息的广泛性与权威性，同时又利于保障消费者用药安全。根据风险的性质、第一批药品销售后至今已经经历的时间跨度与产品的类型等因素进一步决定召回水平。另外，还要考虑到与患者交流召回信息的困难程度。许可持有人可能需要安排发布新闻与从事广告宣传活动。最后根据经销产品的数量、预计消费者的数量与风险的性质考虑许可持有人召回行动是否应该由 MHRA 药物警告支持配合。现实情况中大多召回都是Ⅱ级召回或Ⅲ级召回。这个水平的风险很少要求患者水平的召回，偶尔情况下，Ⅱ级召回与Ⅲ级召回仅能够进行到批发商水平。

### 2.2.3　英国药品召回程序[5]

英国召回程序同美国类似，其流程如下：①可疑缺陷药品报告；②医药专业人员对可疑缺陷药品进行初期评估；③调查可疑缺陷药品的具体信息；④实施召回，包括确定召回等级和召回水平（经销商或者药店/医院或诊所/商店/患者水平），并根据经销产品的数量、预计消费者的数量与风险的性质考虑许可持有人召回行动是否应该由 MHRA 药物警告支持配合。

## 3　我国药品不良反应报告及药品召回现状

### 3.1　我国现行药品召回制度

我国药品召回的依据是 2007 年颁布的《药品召回管理办法》，颁布时间较晚，其法律依据只是《国务院关于加强食品等产品安全监督管理的特别规定》。而作为药品管理的基本法《中华人民共和国药品管理法》，其中并未对药品召回有任何直接明确的规定。制度的权威性不强，《药品召回管理办法》也尚处于理论研究和实践的探索期，有些内容存在漏洞，缺乏实际操作性，制约了药品召回制度的可操作性。

### 3.2　我国现行药品召回程序

我国药品召回分为主动召回和责令召回，但是由于我国药品生产企业欠缺实施召回的实力，药品缺陷的发现途径不健全，药品召回法律制度存在缺陷，与药品召回相关的配套制度不健全，化解药品召回风险的机制不健全，药品流通渠道混乱等原因，我国的药品召回以政府责令召回居多。

### 3.3　我国医疗机构药品不良反应报告及药品召回现状

白颖统计 2013 年北京市药物不良反应报告数量，结果显示，2013 年全市 56 000 多份药物不良反应报告中，43 000 多份出自医疗卫生机构，占 78%；其他报告主体（包括药品生产企业、经营企业、监测机构、个人等）仅占 22%[6]。医疗机构成为实际上承担药品不良反应报告的主要来源，但另一方面，医疗机构主要职责在于诊疗患者，在上报不良反应时难免存在信息不全、漏报、错报等情形出现。在实施药品召回时，由于医院仅能提供在一定时期所销售药品的固定批号，无法明确每一批号药品的具体流向，在一定程度上阻碍了药品召回的行程，使大多数药品仍然存留在患者手中，无法顺利回收。

### 3.4　我国药品生产及经营企业药品不良反应报告及药品召回现状

我国目前药品批发和零售企业存在量多店小的局面，致使我国药品流通领域状况混乱。即使是医院所售药品，也并不能保证在实施药品召回时能追踪到每一盒须召回药品的流向。比如 2012 年度"毒胶囊"事件，经检测，修正药业等 9 家药厂 13 个批次药品，所用胶囊重金属铬含量超标，之后国家药品监督管理局抽查发现有两百多家企业涉及。4 月份时公安部门及药监部门查明涉案胶囊数以亿计，当月北京市药品监督管理局发布消息称全市已召回9202 盒铬含量超标胶囊，其他各地大多也有类似消息发布，但召回药品数量均以盒计，数量与涉案胶囊远不相称，有媒体甚至怀疑此次召回是彻底的召回还是象征性的少量召回。一些药品几经转手之后，生产和经营企业根本就不知道药品已经流向何方，药品销售企业缺乏基本的管理制度，没有完整的购销记录，无法保证销售药品的可溯源性。这种状况，势必降低药品召回的可操作性。

## 4　关于我国药品召回的建议[7-9]

### 4.1　完善药品召回的法律法规

《药品召回管理办法》作为企业对社会责任的落实，必须有相关法律法规的配合，其中最重要的就是依赖药品管理、产品责任制度、消费者保护等法律制度的整体健全。但在现实中，我国现行的《药品管理法》和《药品管理条例》中，对药品的召回未做明确规定。《消费者权益保护法》在药品这一特殊商品的消费过程中也难以实现消费者在交易过程中享有的自主选择、公平交易等权利。

我国需要在实践中逐步健全药品召回制度，进一步加强药品召回配套制度的建立。首先，从法律上清晰界定损害赔偿责任，可借鉴美国等引入惩罚性赔偿机制，正确确定赔偿的范围、标准和方式，加大对某些企业恶意生产问题药品的处罚力度，迫使企业重视产品质量。其次，制定药品召回信息公布的相关规定，正确引导媒体舆论导向，加强药品召回知识的宣传和鼓励，宣传药品召回的意义及召回相关的法律知识。

医院药师作为直接接触用药群体和药品的部分流通过程的用药专家，在相关法律修订过程中可提出实际且行之有效的建议。同时还可向用药群体普及药品召回相关知识，纠正群众对药品召回的认知，为顺利实行药品召回提供良好环境。

### 4.2　加强药品召回监管与监测

作为目前构成我国药品不良反应报告来源主体的医疗机构，应担负起甄别、评价药品不良反应的责任。医院药师接触患者，对药品不良反应发生及表现观察更为直接，在上报药品不良反应时，其药品信息采集更准确全面，对不良反应的识别和描述也较少错误。并要加强不良反应监测技术，提醒国家加大经费投入，组建临床医学、药学和高级监测技术人员组成的专家团队，着力于新监测技术的研究与开发。同时，合理加大对药品监督检验机构的经费投入，加强对药品流通市场的监管，督促药品生产、销售企业关注所销售药品的不良反应发生情况。多管齐下，共同提高对药品不良反应的检测，提前发现"缺陷药品"，减少对人民群众健康财产的损害。

我国现行《药品召回管理办法》暂未规定药品生产和经营企业收集药品不良反应信息的办法和时限。同时，药品生产、经营企业由于不直接接触患者，药品召回又需要付出代价，出于对生产和经营的药品保护的目的，也会抵制不良反应报告。鉴于此，应从国家层面尽快组织建立起一个具有相应能力的专家团队，对药品不良反应病例进行研究，对药品不良反应的危害程度进行系统、科学地评估，为我国药品召回提供力量支持。

### 4.3　确保药品的可追溯性

目前我国医院内药物流通多以批号识别药物，以笔者所在医院为例，在一定时间内，所销售的同一品种药物不得超过 3 个批号。所以当需要药品召回时，针对某一批号的药物可追溯至其使用时间，并召回这一时间段内使用的所有此种药物。这种方法简单、容易实行，但因无法确切追踪固定批号药物的流向，并不利于药品的召回。现在一些地区开始引进自动化药房概念。自动化药房设备全面控制了药品的进、销、存，顾客来买药的时候，营业员根据顾客的需求发出指令，机器按照指令将药品准确无误的通过专用通道发到顾客手中。由于机器完全是有计算机自动化控制，有效避免了差错，并且自动记录发药种类、数量和药品批号，保证用药的安全性。

## 5　结语

药品是一种特殊的商品，在保障人体健康方面发挥着重要作用。但在使用过程中也可能损害患者的身心健康。药害事件的出现逐渐引起了药监部门的关注，世界各国对用药安全的关注度逐年上升。为促进用药安全、维护群众生命健康，我国的药品召回机制及方法尚有许多需进一步修订、完善的地方，医院药师在其中作用不可忽视。

综上所述，在修订相关法律法规、加强监管与监测的基础上，结合我国国情、药品危害、经济因素等情况，合理设置药品召回水平，应用多种先进技术手段逐步完善药品召回的方式方法，是我国未来药品召回的发展方向。在这之中需要政府、媒体的协作配合，医院药师也应当勇于承担自己责任，及时发现、上报药品不良反应，协助进行药品的召回，为保障公众用药安全做出自己的贡献。

（张　鉴　山东省立医院）

## 参考文献

[1] 贡庆,李文思,陈婕,等.上海部分群众对药品召回认知与态度的调查研究.中国药事,2013,27(3):274-276+279.

[2] 梅笑凤,孙利华.从强生公司药品召回事件看我国药品召回制度存在的问题.今日药学,2011,21(5):

317-321.

［3］徐蓉,邵蓉.美国药品召回制度对我国药品安全的启示.中国药房,2005,(6):9-11.

［4］方素清.论英国黄卡制度对我国药品不良反应监测的启示.国际医药卫生导报,2006,12(23):100-102.

［5］李蓉蓉,杨悦.英国《缺陷药品指南》对我国的启示.中国药房,2009,20(28):2171-2174.

［6］白颖.北京药品不良反应总体情况分析及抗感染药物不良反应数据挖掘.北京:北京中医药大学,2016.

［7］康恺.浅析我国药品召回制度.机电信息,2013,(2):17-20.

［8］王军,邓斌,王伟.新医改下药品召回制度的建设.中国农村卫生事业管理,2010,30(11):932-933.

［9］黄碧燕,刘萍.论药品召回存在的问题及对策.中国药事,2010,24(2):118-121.

# 第 36 章
# 医务人员对高危药品的认识

《医院药学未来发展的巴塞尔共识（2015版）》第38条：

■ Concentrated electrolyte products（such as potassium chloride and sodium chloride）and other institutionally-identified high-risk medicines should be dispensed in ready-to-administer dilutions, and stored in secure, separate areas with distinct labels.

译：高浓度的电解质药品（如氯化钾和氯化钠）以及其他高危药品必须稀释至可直接使用的溶液形式后方能发放，并应存放在具有醒目的标签标记的安全、隔离区域。

**摘　要**　本文结合《巴塞尔共识》第38条，对某省7家三级甲等综合医院的药师和1家三级甲等综合医院的医生、护士、药师的高危药品认知度进行调查，旨在了解医务人员对高危药品的风险防范意识，以期更好地促进临床用药安全。调查结果显示，被调查者对高危药品的定义有较为清晰的认识（平均正确率均超过80%），对高危药品的管理措施较为清楚（平均正确率80%左右），且多数医务人员认为必须接受高危药品相关知识培训。

## 1　前言

美国安全用药规范研究院（the Institute for Safe Medication Practices, ISMP）在1995—1996年的一项研究表明：大多数致死或造成严重伤害的用药错误案例仅涉及少数较特殊的药物；ISMP将这些若使用不当会对患者造成严重伤害甚至死亡的药物称为高危药品（现又称"高警示药品"），高危药品引起的差错可能不常见，但一旦发生则后果非常严重[1-2]。

高危药品（High-risk Medicines）指药理作用显著且迅速、使用不当易危害人体的药品，包括高浓度电解质制剂、肌肉松弛药及细胞毒性药品等。[2015年，中国药学会医院药学专业委员会《用药安全组》基于遵从英文原文（High-Alert Medications）语义、切合管理文化以及方便对患者进行用药交代、避免歧义等多方面考虑，对于在我国近年沿用的"高危药品"，建议更名为"高警示药品"，高警示药品推荐。目录详见本章附录。]美国药学会提出了8类高危药品：心血管疾病药物、化疗药物、麻醉剂、阿片类药物、抗凝药、苯二氮䓬类药物、神经肌肉阻断药及电解质类药物[3]。与强调依法管理、合理使用的特殊管理药品不同的是，高危药品没有固定规则化使用剂量，安全指数狭窄，不论高危药品的不合理用药方式常见与否，此种药物的不合理使用所导致的严重后果将危及患者的生命[4]。研究发现超过一半的威胁生命的错误都与高危药品的快速输注相关[5]，因此改善用药安全尤其是高危药品的安全使用依然是医护人员需要注意的问题。虽然高危药品的使用安全的警告已经提出多年，但医务人员是否了解如何避免高危药品用药错误仍然未知。

高危药品的管理更强调的是药品使用不当对患者造成的危害，其监管应着重放在医疗机构内部的药品使用问题上。为了解医务人员对高危药品的认识及使用管理情况，本研究对某省 7 家三级甲等综合医院的药师及 1 家三级甲等综合医院的医生、药师和护士进行了高危药品的认知调查，为进一步完善医院高危药品管理制度，提高医务人员对高危药品的风险防范意识，增加临床用药安全提供参考。

# 2 研究方法

## 2.1 调查对象

分别选取了某省内 7 家三级甲等综合医院的药师及 1 家三级甲等综合医院的医生、药师和护士为调查对象。

## 2.2 调查内容

第一部分：是非题。共含 20 个问题，被分为两个部分：药品使用（Part A：10 个问题）和药物管理（Part B：10 个问题）。答对一题得 5 分，总分为 100 分。

Part A：药品使用。该部分的问题集中于给药途径和剂量，例如大剂量静脉推注肾上腺素、10% 氯化钾、10% 氯化钙、10% 氯化钠等注射液是危险的，胰岛素剂量的单位为"unit"而不是"ml"或"cc"，因此不能用 1 ml 注射器替代胰岛素注射器。

Part B：药品管理。该部分问题集中于高危药品的储存、管理及书写。例如，为了避免错误，肝素和胰岛素应分开储存；10% 氯化钾注射液和肌肉松弛药应储存于安全甚至上锁的地方。正确的剂量表达方法是"mg""g"和"unit（或单位）"，而不是"vial（瓶）"，"teaspoon（茶匙）"或"U"。

第二部分：药物接触种类。以多项选择的方式列出 20 个受试者在工作中易接触到的高危药品种类，从中选择接触最多的药品种类。

第三部分：药物差错情况。选项同第二部分，从中选择最易发生错误而需要加强管理的药品种类。

第四部分：成因。该部分的目的是分析受试者所得的分数与其相关工作经验（包括年龄、文化程度、工作年限、职业及是否进行过高危药品知识培训）的相关性。

第五部分：自我评价。该部分目的是判定受试者对于高危药品相关的三个因素的主观自我评价，包括：①差错环节，以多项选择的方式列出 15 个最易发生用药差错的环节；②认识评估，从较充足到缺乏包括 4 个等级；③培训需求，由 2 个选项组成：需要，不需要。

## 2.3 调查方法

自制式调查问卷，采用判断和多选的自填问卷方式，面向某省内 7 家三级甲等医院的药剂科及 1 家三级甲等医院病区护士工作站、医生工作站、药学部发放书面调查试卷。采取现场回收和事后回收问卷两种方式。本次调查共发放问卷 300 份，回收问卷 296 份，其中有效问卷 287 份。

## 2.4　资料处理方法

采用人工核对、Excel 2007 和 SPSS 18.0 软件对问卷结果进行统计与分析。

# 3　研究结果

## 3.1　针对某省内 7 家三级甲等医院的药师调查问卷结果

共回收了 150 份来自某省内 7 家综合性三级甲等医院（3 家省级医院和 4 家市级医院）药师的调查问卷，20 道是非题的平均正确率为 83.2%。15.3%（23/150）的药师得分低于 70 分，33.3%（50/150）的药师得分在 70~89 分，有 51.3%（77/150）的药师得分高于 90 分。药师背景特征见表 36-1。所有药师的平均工作年限为（10.5±8.8）年，随着工作年限的增加，关于药品使用和药品监管知识问答的得分逐渐增加。此外，药师的职称也与此得分结果有关联，初级职称的得分远低于另外三个等级。省级医院与市级医院间得分没有差异。接受过高危药品相关知识培训的药师得分要高于未培训的药师（$P<0.05$）

**表 36-1　调查药师的背景及特征和知识得分统计（总人数为 150）**

| 变量 | 人数 [n(%)] | 得分，$\bar{x}\pm s$（5 分×20 题=100） | F 值 | P 值 |
|---|---|---|---|---|
| 职称 | | | 7.853 | <0.01 |
| a=初级 | 81（54.0） | 78.3±16.1 | (a<b, c, d) | |
| b=中级 | 41（27.3） | 88.9±9.1 | | |
| c=副高 | 19（12.7） | 87.6±11.8 | | |
| d=高级 | 9（6.0） | 92.2±9.4 | | |
| 专业工作年限（年） | | | 10.425 | <0.01 |
| a≤2 | 30（20.0） | 79.5±17.8 | (a<d；b<c, d) | |
| 2<b≤5 | 38（25.3） | 74.7±16.2 | | |
| 5<c≤10 | 18（12.0） | 87.8±7.5 | | |
| d>10 | 64（42.7） | 88.7±10.1 | | |
| 学历 | | | 0.807 | 0.481 |
| 专科 | 28（18.7） | 81.2±17.0 | | |
| 本科 | 77（51.3） | 84.9±12.6 | | |
| 硕士 | 42（28.0） | 81.2±16.4 | | |
| 博士 | 3（2.0） | 85±13.2 | | |
| 所在医院 | | | 1.510 | 0.221 |
| 省级医院 | 63（42.0） | 73±13.7 | | |
| 市级医院 | 87（58.0） | 89±9.8 | | |
| 是否参加过高危药品培训 | | | 1.651 | <0.05 |
| 是 | 25（16.7） | 86±12.0 | | |
| 否 | 125（83.3） | 82.6±15.0 | | |

### 3.1.1　药品使用认知情况

药物使用部分答题平均正确率为 84.4%。平均得分最低的题目为"对于化疗剂量的计算，成人按体重，儿童按体表面积"（正确答案为"F"），其正确率为 61.3%。其次为"10% 氯化钾注射剂加入到林格液中快速输液更好"（正确答案为"F"），此题受试者的正确率为 74.7%，即有 25.3% 的药师不清楚 10% 氯化钾注射剂在任何情况下不能快速输液（表 36-2）。

### 3.1.2　药品管理认知情况

该部分答题正确率为 82.0%。平均得分最低题目为"用'U'代替'单位'表述计量均值"，其正确率仅 48.0%，即有 52% 的药师不清楚计量均值是否能用"U"来表述（表 36-2）。

**表 36-2　调查药师关于药品使用和药品管理知识的回答正确率统计（总人数为 150）**

| 问卷序号 | 问题 | 答案（T/F） | 正确率（%） | 正确率排名 |
|---|---|---|---|---|
| **A 部分** | | | | |
| 3 | 高危药品必须要有确切适应证时才能使用 | T | 98.0 | 1 |
| 11 | 10% 葡萄糖酸钙和 10% $CaCl_2$ 是可以互换的同一种药物 | F | 96.7 | 2 |
| 2 | 当紧急情况，如心室颤动发生时，静脉快速注射 10% 氯化钾 10 ml | F | 89.3 | 3 |
| 7 | 对低钠水平患者快速静脉滴注 10% NaCl 500 ml | F | 87.3 | 4 |
| 9 | 胰岛素注射器可以用 1 ml 注射器替代 | F | 87.3 | 4 |
| 1 | "cc"或"ml"是胰岛素注射的计量表达 | F | 85.3 | 6 |
| 10 | 对轻度过敏反应的患者快速静脉注射 1：1000 肾上腺素 1 安瓿 | F | 82.7 | 7 |
| 13 | 紧急情况下在 1～2min 内快速注射 10% $CaCl_2$ 10 ml | F | 81.3 | 8 |
| 14 | 10% 氯化钾加入到林格氏液中快速输液更好 | F | 74.7 | 9 |
| 15 | 对于化疗剂量的计算，成人按体重，儿童按体表面积 | F | 61.3 | 10 |
| 平均正确率 | | | 84.4 | |
| **B 部分** | | | | |
| 4 | 对外观相似的药物使用有区别的标签 | T | 98.7 | 1 |
| 20 | 10% 氯化钾经常被使用，因此应使护士可以轻松自如地取得 | F | 94.7 | 2 |
| 12 | 如果病房中存有阿曲库铵用于气管插管，则药物应与其他药物存放在一起使护士容易取到 | F | 90.0 | 3 |
| 5 | 为方便起见，肝素和胰岛素应一起存放在冰箱中 | F | 87.3 | 4 |
| 17 | 对于小儿用药，应用用茶匙表述剂量 | F | 87.3 | 5 |
| 8 | 顺铂的储存条件是室温避光 | T | 82.0 | 6 |
| 18 | 每种药物最好能有多个浓度供护士选择 | F | 82.0 | 6 |

| 问卷序号 | 问题 | 答案（T/F） | 正确率（%） | 正确率排名 |
|---|---|---|---|---|
| 6 | 任何灭菌注射用水不属于高危药品 | F | 79.3 | 8 |
| 19 | 若患者能耐受，钾可以口服给药代替静脉注射 | T | 70.7 | 9 |
| 16 | 用"U"代替"单位"表述计量均值 | F | 48.0 | 10 |
| 平均正确率 | | | 82.0 | |

### 3.1.3　药品接触种类认知情况

90%的药师认为抗凝药（如华法林）是他们在工作中接触最多的高危药品种类，只有22.7%的人选择了脂质体药物（表36-3）。

**表36-3　调查药师在工作中接触最多的高危药品种类统计（总人数为150）**

| 序号 | 高危药品种类 | 比例（%） | 人数 | 排名 |
|---|---|---|---|---|
| B | 抗凝药（如华法林） | 90.0 | 135 | 1 |
| H | 静脉用抗心律失常药（如胺碘酮） | 70.7 | 106 | 2 |
| A | 静脉用肾上腺素受体激动药 | 69.3 | 104 | 3 |
| L | 高渗葡萄糖注射液（20%或以上） | 66.7 | 100 | 4 |
| N | 口服降糖药 | 65.3 | 98 | 5 |
| M | 注射或口服化疗药 | 62.7 | 94 | 6 |
| J | 静脉用强心药（如米力农） | 61.3 | 92 | 7 |
| K | 静脉用中度镇静药（如咪达唑仑） | 61.3 | 92 | 7 |
| S | 造影剂 | 60 | 90 | 9 |
| R | 口服或小儿用中度镇静药（如水合氯醛） | 59.3 | 89 | 10 |
| I | 静脉用肾上腺素能拮抗剂（如普萘洛尔） | 58 | 87 | 11 |
| T | 中药注射剂 | 52 | 78 | 12 |
| F | 肌肉松弛药（如维库溴铵） | 51.3 | 77 | 13 |
| P | 阿片类药物 | 51.3 | 77 | 13 |
| O | 全胃肠外营养液 | 40.7 | 61 | 15 |
| C | 硬膜外或鞘内注射液 | 36.7 | 55 | 16 |
| Q | 吸入麻醉药 | 35.3 | 53 | 17 |
| E | 腹膜或血液透析液 | 27.3 | 41 | 18 |
| G | 心脏停搏液 | 24.7 | 37 | 19 |
| D | 脂质体药物 | 22.7 | 34 | 20 |

### 3.1.4　药品差错认知情况

关于药品差错情况，认为抗凝药为最易发生错误因而需要加强管理的药师人数最多，为51.3%，选择脂质体药物的药师人数最少，仅为8.7%，这与药师接触最多的高危药品种类结果一致（表36-4）。

表36-4 调查药师认为最易发生差错而需要加强管理的高危药品统计（总人数为150）

| 序号 | 高危药品种类 | 比例（%） | 人数 | 排名 |
|---|---|---|---|---|
| B | 抗凝药（如华法林） | 51.3 | 77 | 1 |
| L | 高渗葡萄糖注射液（20%或以上） | 44.7 | 67 | 2 |
| H | 静脉用抗心律失常药（如胺碘酮） | 42.7 | 64 | 3 |
| T | 中药注射剂 | 39.3 | 59 | 4 |
| A | 静脉用肾上腺素受体激动药 | 38.7 | 58 | 5 |
| N | 口服降糖药 | 36.7 | 55 | 6 |
| M | 注射或口服化疗药 | 34.7 | 52 | 7 |
| I | 静脉用肾上腺素受体拮抗药（如普萘洛尔） | 32.7 | 49 | 8 |
| P | 阿片类药物 | 32.0 | 48 | 9 |
| Q | 吸入麻醉药 | 30.7 | 46 | 10 |
| F | 肌肉松弛药（如维库溴铵） | 28.0 | 42 | 11 |
| J | 静脉用强心药（如米力农） | 28.0 | 42 | 11 |
| R | 口服或小儿用中度镇静药（如水合氯醛） | 26.7 | 40 | 13 |
| S | 造影剂 | 26.0 | 39 | 14 |
| K | 静脉用中度镇静药（如咪达唑仑） | 22.0 | 33 | 15 |
| G | 心脏停搏液 | 21.3 | 32 | 16 |
| C | 硬膜外或鞘内注射液 | 17.3 | 26 | 17 |
| E | 腹膜或血液透析液 | 10.7 | 16 | 18 |
| O | 全胃肠外营养液 | 9.3 | 14 | 19 |
| D | 脂质体药物 | 8.7 | 13 | 20 |

### 3.1.5 药师自我评价

（1）差错环节：所列举的15个最易发生用药差错的环节中每名药师平均选择7个，选择最频繁的是"高危药品与其他药品相混"（71.3%，107/150）（表36-5）。

表36-5 调查药师应用高危药品时药师所遇到的障碍统计（总人数为150）

| 序号 | 障碍 | 比例（%） | 人数 | 排名 |
|---|---|---|---|---|
| L | 高危药品与其他药品相混 | 71.3 | 107 | 1 |
| B | 不得不接受口头指令 | 66.7 | 100 | 2 |
| N | 没有找到合适的人咨询 | 65.3 | 98 | 3 |
| J | 高危药品没有既定的标准作业程序 | 63.3 | 95 | 4 |
| I | 不正确的用药途径 | 61.3 | 92 | 5 |
| M | 高危药品易于取得 | 61.3 | 92 | 5 |
| H | 不清楚的剂量计算 | 60.0 | 90 | 7 |

| 序号 | 障碍 | 比例（%） | 人数 | 排名 |
|------|------|-----------|------|------|
| G | 接受同事不确定的回答 | 59.3 | 89 | 8 |
| C | 令人迷惑的处方 | 53.3 | 80 | 9 |
| A | 知识储备不足 | 51.3 | 77 | 10 |
| K | 高危药品没有严格的法规 | 51.3 | 77 | 11 |
| F | 药物的使用没有按照说明书 | 50.0 | 75 | 12 |
| E | 医生和护士间意见不一致 | 32.7 | 49 | 13 |
| D | 护士间意见不一致 | 18.0 | 27 | 14 |
| O | 其他 | 4.7 | 7 | 15 |

（2）认识评估：仅有 7.3% 的药师认为自己对高危药品有比较充足的了解，大多数的选择是"一般"（66.7%，100/150），14.7% 的药师认为自己缺乏相关知识，这一主观评价与客观评价一致，认为自己缺乏对高危药品认识的药师得分也最低（表36-6），从而印证了得分统计的可靠性。

（3）培训需求：76.7% 的药师希望获得专题培训，他们的得分也相对较高（表36-6）。

表36-6　调查对高危药品的自我评估知识水平和培训需求统计（总人数为150）

| 知识水平 | 比例（%） | 人数 | $\bar{x}\pm s$ | F 值 | Scheffe 检验 |
|----------|-----------|------|----------------|------|--------------|
| 自我评估知识水平 | | | | 8.07 | |
| a＝较充足 | 7.3 | 11 | 86.5±12.5 | | （a>d） |
| b＝一般 | 66.7 | 100 | 85.5±12.6 | | （b>d） |
| c＝比较缺乏 | 11.3 | 17 | 84.7±11.5 | | （c>d） |
| d＝缺乏 | 14.7 | 22 | 70±19.4 | | |
| 培训需求 | | | | 9.48 | |
| a＝需要 | 76.7 | 115 | 83.9±13.6 | | （a>b） |
| b＝不需要 | 23.3 | 35 | 62±16.1 | | |

## 3.2　针对某医院医务人员调查

共回收了 168 份来自笔者所在医院儿科、妇产科、内分泌科等 17 个科室的医生、护士及药学部药师的问卷，20 道是非题的平均正确率为 83.0%。9.5%（16/168）的受试者得分低于 70 分，42.3%（71/168）的受试者得分在 70～89 分，有 48.2%（81/168）的医务人员得分高于 90，被调查者回答正确率统计见表36-7。除学历外，其他因素对受试者所得分数均有影响。参与问卷的医务人员的平均工作年限为 9.3 年，工作时间大于 10 年的受试者得分高于工作时间少于 2 年的受试者；中级职称受试者得分高于初级职称受试者；药师的得分高于护士；同时接受过高危药品相关培训能显著提高得分，增加其对高危药品的认知（表36-8）。

表 36-7　调查某医院医务人员药品使用和药品监管知识回答正确率统计（总人数为 168）

| 项目 | 问题 | 答案 T/F | 正确率（%） | 排名 |
|---|---|---|---|---|
| **A 部分（药品使用知识部分）** | | | | |
| 11 | 10% 葡萄糖酸钙和 10% $CaCl_2$ 是可以互换的同一种药物 | F | 98.8 | 1 |
| 2 | 当紧急情况，如心室颤动发生时，静脉快速注射 10% 氯化钾 10 ml | F | 97.0 | 2 |
| 3 | 高危药品必须要有确切适应证时才能使用 | T | 96.4 | 3 |
| 1 | "cc" 或 "ml" 是胰岛素注射的计量表达 | F | 95.8 | 4 |
| 7 | 对低钠水平患者快速静脉滴注 10% NaCl 500 ml | F | 92.3 | 5 |
| 10 | 对轻度过敏反应的患者快速静脉注射 1∶1000 肾上腺素 1 安瓿 | F | 90.5 | 6 |
| 14 | 10% 氯化钾加入到林格氏液中快速输液更好 | F | 90.5 | 6 |
| 13 | 紧急情况下在 1~2 min 内快速注射 10% $CaCl_2$ 10 ml | F | 88.7 | 8 |
| 9 | 胰岛素注射器可以用 1 ml 注射器替代 | F | 65.5 | 9 |
| 15 | 对于化疗剂量的计算，成人按体重，儿童按体表面积 | F | 64.3 | 10 |
| | 平均正确率 | | 88.0 | |
| **B 部分（药品监管知识部分）** | | | | |
| 4 | 对外观相似的药物使用有区别的标签 | T | 98.2 | 1 |
| 12 | 如果病房中存有阿曲库铵用于气管插管，药物应与其他药物存放在一起使护士容易取到 | F | 94.6 | 2 |
| 5 | 为了方便起见，肝素和胰岛素应一起存放在冰箱中 | F | 94.0 | 3 |
| 20 | 10% 氯化钾经常被使用，所以应使护士可以轻松自如的取得 | F | 91.1 | 4 |
| 17 | 对于小儿用药，用 "茶匙" 表述剂量 | F | 90.5 | 5 |
| 6 | 任何灭菌注射用水不属于高危药品 | F | 82.7 | 6 |
| 8 | 顺铂的储存条件是室温避光 | T | 79.2 | 7 |
| 18 | 每种药物最好能有多个浓度供护士选择 | F | 75.6 | 8 |
| 19 | 若患者能耐受，钾可以口服给药代替静脉注射 | T | 65.5 | 9 |
| 16 | 用 "U" 代替 "单位" 表述计量均值 | F | 26.2 | 10 |
| | 均值 | | 79.8 | |

表 36-8　某医院医务人员的背景及特征和得分（总人数为 168）

| 变量 | 比例（%） | 得分，$\bar{x}\pm s$（5 分×20 题=100 分） | $F$ 值 | $P$ 值 |
|---|---|---|---|---|
| **职称** | | | 3.846 | <0.05 |
| a=初级 | 57.1 | 81.8±10.6 | | (a<b) |
| b=中级 | 34.5 | 87.1±7.5 | | |
| c=副高 | 6.5 | 85.9±11.4 | | |
| d=高级 | 1.8 | 81.7±10.4 | | |

续表

| 变量 | 比例（%） | 得分，$\bar{x}\pm s$（5分×20题=100分） | F 值 | P 值 |
|---|---|---|---|---|
| 专业工作年限（年） | | | 4.020 | <0.05 |
| （a）<2 | 16.1 | 80.0±11.2 | | （a<d） |
| 2<（b）≤5 | 23.8 | 82.6±9.8 | | |
| 5<（c）≤10 | 24.4 | 82.9±9.8 | | |
| （d）>10 | 35.7 | 87.1±8.7 | | |
| 均值=9.3±7.0 | | | | |
| 学历 | | | 1.195 | 0.313 |
| 专科 | 13.1 | 86.1±8.0 | | |
| 本科 | 61.3 | 84.1±9.5 | | |
| 硕士 | 14.9 | 83.6±10.9 | | |
| 博士 | 10.7 | 80.3±12.3 | | |
| 职业 | | | 3.404 | <0.05 |
| a=药师 | 18.5 | 87.4±7.1 | | （a>c） |
| b=医生 | 34.5 | 84.0±10.1 | | |
| c=护士 | 47.0 | 82.4±10.4 | | |
| 是否参与过高危药品培训 | | | 5.619 | <0.05 |
| 是 | 30.4 | 85.0±9.1 | | |
| 否 | 69.6 | 81.4±11.2 | | |

### 3.2.1 药品使用认知情况调查

关于药品使用知识的回答，58名医生平均正确率为88.6%，正确率最低（60.3%）的题目为"对于化疗剂量的计算，成人按体重，儿童按体表面积"（正确答案为"F"）。79名护士的平均正确率为86.7%，正确率最低（50.6%）的题目为"胰岛素注射器可以用1 mL注射器替代"（正确答案为"F"）。31名药师的平均正确率为90.0%，正确率最低（71.0%）的题目为"10%氯化钾注射剂加入到林格氏液中快速输液更好"（正确答案为"F"）。

### 3.2.2 药品管理认知情况调查

关于药品监管知识的回答，医生的平均正确率为79.8%，护士的平均正确率为78.1%，药师的平均正确率为83.9%。三者正确率最低（分别仅为27.6%、27.8%和19.4%）的题目均为"用'U'代替'单位'表述计量均值"（正确答案为"F"）。

### 3.2.3 药品接触种类认知情况调查

65.5%的医生认为抗凝药（如华法林）是他们在工作中接触最多的高危药品种类（表36-9）；65.8%的护士选择了高渗葡萄糖注射液（20%或以上浓度）（表36-10）；

90.3%的药师选择的是抗凝药和口服降糖药（表36-11）。

表36-9　某医生工作中接触最多的高危药品种类（总人数为58）

| 序号 | 高危药品种类 | 比例（%） | 人数 | 排名 |
|---|---|---|---|---|
| B | 抗凝药（如华法林） | 65.50 | 38 | 1 |
| N | 口服降糖药 | 53.40 | 31 | 2 |
| L | 高渗葡萄糖注射液（20%或以上） | 50.00 | 29 | 3 |
| A | 静脉用肾上腺素受体激动药 | 44.80 | 26 | 4 |
| H | 静脉用抗心律失常药（如胺碘酮） | 44.80 | 26 | 4 |
| M | 注射或口服化疗药 | 36.20 | 21 | 6 |
| I | 静脉用肾上腺素受体阻滞药（如普萘洛尔） | 27.60 | 16 | 7 |
| K | 静脉用中度镇静药（如咪达唑仑） | 24.10 | 14 | 8 |
| P | 阿片类药物 | 24.10 | 14 | 8 |
| R | 口服或小儿用中度镇静药（如水合氯醛） | 24.10 | 14 | 8 |
| J | 静脉用强心药（如米力农） | 22.40 | 13 | 11 |
| O | 全胃肠外营养液 | 22.40 | 13 | 11 |
| S | 造影剂 | 22.40 | 13 | 11 |
| T | 中药注射剂 | 22.40 | 13 | 11 |
| C | 硬膜外或鞘内注射液 | 20.70 | 12 | 15 |
| F | 肌肉松弛药（如维库溴铵） | 19.00 | 11 | 16 |
| G | 心脏停搏液 | 17.20 | 10 | 17 |
| E | 腹膜或血液透析液 | 15.50 | 9 | 18 |
| D | 脂质体药物 | 12.10 | 7 | 19 |
| Q | 吸入麻醉药 | 5.20 | 3 | 20 |

表36-10　某医院护士工作中接触最多的高危药品种类（总人数为80）

| 序号 | 高危药品种类 | 比例（%） | 人数 | 排名 |
|---|---|---|---|---|
| L | 高渗葡萄糖注射液（20%或以上） | 65.80 | 52 | 1 |
| N | 口服降糖药 | 64.60 | 51 | 2 |
| B | 抗凝药（如华法林） | 50.60 | 40 | 3 |
| A | 静脉用肾上腺素受体激动药 | 48.10 | 38 | 4 |
| R | 口服或小儿用中度镇静药（如水合氯醛） | 38.00 | 30 | 5 |
| I | 静脉用肾上腺素受体阻滞药（如普萘洛尔） | 34.20 | 27 | 6 |
| M | 注射或口服化疗药 | 34.20 | 27 | 6 |
| S | 造影剂 | 32.90 | 26 | 8 |
| H | 静脉用抗心律失常药（如胺碘酮） | 31.60 | 25 | 9 |
| O | 全胃肠外营养液 | 31.60 | 25 | 9 |
| J | 静脉用强心药（如米力农） | 30.40 | 24 | 11 |

| 序号 | 高危药品种类 | 比例（%） | 人数 | 排名 |
|---|---|---|---|---|
| T | 中药注射剂 | 21.50 | 17 | 12 |
| D | 脂质体药物 | 19.00 | 15 | 13 |
| G | 心脏停搏液 | 19.00 | 15 | 13 |
| P | 阿片类药物 | 19.00 | 15 | 13 |
| F | 肌肉松弛药（如维库溴铵） | 17.70 | 14 | 16 |
| K | 静脉用中度镇静药（如咪达唑仑） | 13.90 | 11 | 17 |
| E | 腹膜或血液透析液 | 11.40 | 9 | 18 |
| C | 硬膜外或鞘内注射液 | 10.10 | 8 | 19 |
| Q | 吸入麻醉药 | 8.90 | 7 | 20 |

表 36-11　某医院药师工作中接触最多的高危药品种类（总人数为 31）

| 序号 | 高危药品种类 | 比例（%） | 人数 | 排名 |
|---|---|---|---|---|
| B | 抗凝药（如华法林） | 90.30 | 28 | 1 |
| N | 口服降糖药 | 90.30 | 28 | 1 |
| H | 静脉用抗心律失常药（如胺碘酮） | 87.10 | 27 | 3 |
| R | 口服或小儿用中度镇静药（如水合氯醛） | 77.40 | 24 | 4 |
| K | 静脉用中度镇静药（如咪达唑仑） | 61.30 | 19 | 5 |
| L | 高渗葡萄糖注射液（20% 或以上） | 61.30 | 19 | 5 |
| M | 注射或口服化疗药 | 61.30 | 19 | 5 |
| A | 静脉用肾上腺素受体激动药 | 54.80 | 17 | 8 |
| J | 静脉用强心药（如米力农） | 51.60 | 16 | 9 |
| F | 肌肉松弛药（如维库溴铵） | 48.40 | 15 | 10 |
| I | 静脉用肾上腺素受体阻滞药（如普萘洛尔） | 48.40 | 15 | 10 |
| P | 阿片类药物 | 48.40 | 15 | 10 |
| Q | 吸入麻醉药 | 48.40 | 15 | 10 |
| S | 造影剂 | 48.40 | 15 | 10 |
| G | 心脏停搏液 | 35.50 | 11 | 15 |
| O | 全胃肠外营养液 | 32.30 | 10 | 16 |
| D | 脂质体药物 | 22.60 | 7 | 17 |
| E | 腹膜或血液透析液 | 19.40 | 6 | 18 |
| C | 硬膜外或鞘内注射液 | 16.10 | 5 | 19 |
| T | 中药注射剂 | 16.10 | 5 | 19 |

### 3.2.4　药品差错认知情况

医生和护士中认为阿片类药物最易发生错误而需要加强管理的人数最多，分别为

96.6% 和 53.2%（表 36-12 和表 36-13）。药师中选择最多的是抗凝药（67.7%，表 36-14）。

表 36-12　某医院医生认为最易发生差错而需要加强管理的高危药品（总人数为 58）

| 序号 | 高危药品种类 | 比例（%） | 人数 | 排名 |
|------|------------|---------|------|------|
| P | 阿片类药物 | 96.60 | 56 | 1 |
| H | 静脉用抗心律失常药（如胺碘酮） | 51.70 | 30 | 2 |
| B | 抗凝药（如华法林） | 46.60 | 27 | 3 |
| L | 高渗葡萄糖注射液（20% 或以上） | 46.60 | 27 | 3 |
| A | 静脉用肾上腺素受体激动药 | 39.70 | 23 | 5 |
| Q | 吸入麻醉药 | 36.20 | 21 | 6 |
| G | 心脏停搏液 | 34.50 | 20 | 7 |
| M | 注射或口服化疗药 | 34.50 | 20 | 7 |
| S | 造影剂 | 32.80 | 19 | 9 |
| C | 硬膜外或鞘内注射液 | 29.30 | 17 | 10 |
| I | 静脉用肾上腺素受体阻滞药（如普萘洛尔） | 29.30 | 17 | 10 |
| K | 静脉用中度镇静药（如咪达唑仑） | 29.30 | 17 | 10 |
| R | 口服或小儿用中度镇静药（如水合氯醛） | 27.60 | 16 | 13 |
| F | 肌肉松弛药（如维库溴铵） | 24.10 | 14 | 14 |
| J | 静脉用强心药（如米力农） | 19.00 | 11 | 15 |
| N | 口服降糖药 | 19.00 | 11 | 15 |
| E | 腹膜或血液透析液 | 13.80 | 8 | 17 |
| D | 脂质体药物 | 10.30 | 6 | 18 |
| T | 中药注射剂 | 8.60 | 5 | 19 |
| O | 全胃肠外营养液 | 6.90 | 4 | 20 |

表 36-13　某医院护士认为最易发生差错而需要加强管理的高危药品（总人数为 79）

| 序号 | 高危药品种类 | 比例（%） | 人数 | 排名 |
|------|------------|---------|------|------|
| P | 阿片类药物 | 53.20 | 42 | 1 |
| H | 静脉用抗心律失常药（如胺碘酮） | 45.60 | 36 | 2 |
| L | 高渗葡萄糖注射液（20% 或以上） | 44.30 | 35 | 3 |
| M | 注射或口服化疗药 | 44.30 | 35 | 3 |
| B | 抗凝药（如华法林） | 43.00 | 34 | 5 |
| A | 静脉用肾上腺素受体激动药 | 35.40 | 28 | 6 |
| N | 口服降糖药 | 34.20 | 27 | 7 |
| J | 静脉用强心药（如米力农） | 31.60 | 25 | 8 |
| F | 肌肉松弛药（如维库溴铵） | 30.40 | 24 | 9 |
| Q | 吸入麻醉药 | 29.10 | 23 | 10 |
| R | 口服或小儿用中度镇静药（如水合氯醛） | 29.10 | 23 | 10 |

续表

| 序号 | 高危药品种类 | 比例（%） | 人数 | 排名 |
|---|---|---|---|---|
| G | 心脏停搏液 | 27.80 | 22 | 12 |
| I | 静脉用肾上腺素受体阻滞药（如普萘洛尔） | 27.80 | 22 | 12 |
| C | 硬膜外或鞘内注射液 | 24.10 | 19 | 14 |
| S | 造影剂 | 22.80 | 18 | 15 |
| K | 静脉用中度镇静药（如咪达唑仑） | 21.50 | 17 | 16 |
| E | 腹膜或血液透析液 | 13.90 | 11 | 17 |
| O | 全胃肠外营养液 | 11.40 | 9 | 18 |
| T | 中药注射剂 | 11.40 | 9 | 18 |
| D | 脂质体药物 | 10.10 | 8 | 20 |

表 36-14　某医院药师认为最易发生差错而需要加强管理的高危药品（总人数为 31）

| 序号 | 高危药品种类 | 比例（%） | 人数 | 排名 |
|---|---|---|---|---|
| B | 抗凝药（如华法林） | 67.70 | 21 | 1 |
| R | 口服或小儿用中度镇静药（如水合氯醛） | 58.10 | 18 | 2 |
| H | 静脉用抗心律失常药（如胺碘酮） | 48.40 | 15 | 3 |
| Q | 吸入麻醉药 | 48.40 | 15 | 3 |
| I | 静脉用肾上腺素受体阻滞药（如普萘洛尔） | 41.90 | 13 | 5 |
| N | 口服降糖药 | 41.90 | 13 | 5 |
| P | 阿片类药物 | 41.90 | 13 | 5 |
| L | 高渗葡萄糖注射液（20% 或以上） | 38.70 | 12 | 8 |
| A | 静脉用肾上腺素受体激动药 | 35.50 | 11 | 9 |
| M | 注射或口服化疗药 | 35.50 | 11 | 9 |
| S | 造影剂 | 32.30 | 10 | 11 |
| C | 硬膜外或鞘内注射液 | 25.80 | 8 | 12 |
| K | 静脉用中度镇静药（如咪达唑仑） | 25.80 | 8 | 12 |
| F | 肌肉松弛药（如维库溴铵） | 19.40 | 6 | 14 |
| T | 中药注射剂 | 19.40 | 6 | 14 |
| G | 心脏停搏液 | 6.50 | 2 | 16 |
| J | 静脉用强心药（如米力农） | 6.50 | 2 | 16 |
| D | 脂质体药物 | 3.20 | 1 | 18 |
| E | 腹膜或血液透析液 | 3.20 | 1 | 18 |
| O | 全胃肠外营养液 | 3.20 | 1 | 18 |

### 3.2.5　医务人员自我评价

（1）差错环节：平均每名医生选择 5 或 6 个最易发生用药差错的环节，选择最频繁的是

"药物的使用没有参考"，比例为51.7%（30/58）（表36-15）；平均每名药师选择7个，"不清楚的剂量计算"选择的人数最多，比例为71.0%（22/33）（表36-16）；平均每名护士选择6个，选择最频繁的是"药物的使用没有参考"，比例为62.0%（49/79）（表36-17）。

表36-15 某医院医生应用高危药品时所遇到的障碍（总人数为58；多响应）

| 项目 | 障碍 | 比例（%） | 人数 | 排名 |
|---|---|---|---|---|
| f | 药物的使用没有参考 | 51.70 | 30 | 1 |
| b | 知识不足 | 50.00 | 29 | 2 |
| h | 不清楚的剂量计算 | 50.00 | 29 | 2 |
| i | 不正确的用药途径 | 50.00 | 29 | 2 |
| m | 高危药品易于取得 | 46.60 | 27 | 5 |
| j | 高危药品没有既定的标准作业程序 | 44.80 | 26 | 6 |
| l | 高危药品与其他药品相混 | 41.40 | 24 | 7 |
| a | 不得不接受口头指令 | 39.70 | 23 | 8 |
| c | 令人迷惑的处方 | 36.20 | 21 | 9 |
| e | 医生和护士之间的意见不一致 | 32.80 | 19 | 10 |
| g | 接受同事不确定的回答 | 25.90 | 15 | 11 |
| k | 高危药品没有严格的法规 | 25.90 | 15 | 11 |
| n | 没有找到合适的人咨询 | 24.10 | 14 | 13 |
| d | 护士之间的意见不一致 | 19.00 | 11 | 14 |
| o | 其他 | 10.30 | 6 | 15 |

表36-16 某医院护士应用高危药品时所遇到的障碍（总人数为79；多响应）

| 项目 | 障碍 | 比例（%） | 人数 | 排名 |
|---|---|---|---|---|
| f | 药物的使用没有参考 | 62.00 | 49 | 1 |
| c | 令人迷惑的处方 | 58.20 | 46 | 2 |
| i | 不正确的用药途径 | 58.20 | 46 | 2 |
| l | 高危药品与其他药品相混 | 57.00 | 45 | 4 |
| a | 不得不接受口头指令 | 55.70 | 44 | 5 |
| b | 知识不足 | 53.20 | 42 | 6 |
| m | 高危药品易于取得 | 51.90 | 41 | 7 |
| h | 不清楚的剂量计算 | 46.80 | 37 | 8 |
| e | 医生和护士之间的意见不一致 | 35.40 | 28 | 9 |
| G | 接受同事不确定的回答 | 34.20 | 27 | 10 |
| j | 高危药品没有既定的标准作业程序 | 32.90 | 26 | 11 |
| k | 高危药品没有严格的法规 | 27.80 | 22 | 12 |
| n | 没有找到合适的人咨询 | 22.80 | 18 | 13 |
| d | 护士之间的意见不一致 | 15.20 | 12 | 14 |
| o | 其他 | 2.50 | 2 | 15 |

表 36-17　某医院药师应用高危药品时所遇到的障碍（总人数为 31；多响应）

| 项目 | 障碍 | 比例（%） | 人数 | 排名 |
|---|---|---|---|---|
| h | 不清楚的剂量计算 | 71.00 | 22 | 1 |
| b | 知识不足 | 67.70 | 21 | 2 |
| l | 高危药品与其他药品相混 | 67.70 | 21 | 2 |
| G | 接受同事不确定的回答 | 61.30 | 19 | 4 |
| a | 不得不接受口头指令 | 58.10 | 18 | 5 |
| f | 药物的使用没有参考 | 58.10 | 18 | 5 |
| i | 不正确的用药途径 | 54.80 | 17 | 7 |
| c | 令人迷惑的处方 | 48.40 | 15 | 8 |
| k | 高危药品没有严格的法规 | 48.40 | 15 | 8 |
| m | 高危药品易于取得 | 48.40 | 15 | 8 |
| j | 高危药品没有既定的标准作业程序 | 45.20 | 14 | 11 |
| e | 医生和护士之间的意见不一致 | 29.00 | 9 | 12 |
| n | 没有找到合适的人咨询 | 22.60 | 7 | 13 |
| d | 护士之间的意见不一致 | 16.10 | 5 | 14 |
| o | 其他 | 12.90 | 4 | 1 |

　　(2) 认识评估：有 16.7% 的医务人员认为自己对高危药品有比较充足的了解，绝大多数的选择是"一般"（64.3%，108/168），5.4% 的受试者认为自己缺乏相关知识，他们的得分低于选择"较充分"的受试者（表 36-18），这同时表明了调查得分的可靠性。

　　(3) 培训需求：高达 85.7% 的医务工作者希望获得专题培训（表 36-18）。

表 36-18　某医院医务人员对高危药品的自我评估知识水平和培训需求（总人数为 168）

| 知识水平 | 比例（%） | 人数 | $\bar{x}\pm s$ | F 值 | Scheffe 检验 |
|---|---|---|---|---|---|
| 自我评估知识水平 2.753 | | | | | |
| a = 较充分 | 16.7% | 28 | 87.1±7.3 | | (a>d) |
| b = 一般 | 64.3% | 108 | 83.5±10.0 | | |
| c = 较缺乏 | 13.7% | 23 | 84.3±9.0 | | |
| d = 缺乏 | 5.4% | 9 | 76.7±14.4 | | |
| 培训需求 | | | | 1.729 | |
| a = 需要 | 85.7% | 144 | 84.7±9.4 | | (a>b) |
| b = 不需要 | 14.3% | 24 | 79.0±11.4 | | |

# 4　讨论

## 4.1　三级甲等医院医院药师高危药品认知情况

　　本次调查表明，7 家三级甲等医院医院药师对高危药品管理较为重视，认识也较全面和正确，但同时也发现了一些问题。例如，近 20% 的药师对浓缩电解质溶液（如 10% 氯化钾、

10% 氯化钙注射剂）能否静脉推注给药的问题缺乏了解。10% 氯化钾注射剂被认为可能是很危险的药物，前期有文献报导静脉推注给予氯化钾会导致心搏骤停，这种不良事件在全球范围内并不罕见[6-7]。本研究认为应限制 10% 氯化钾注射剂储存在病房或护理室中的数量，并应存放在具有醒目的标签标记的安全区域。

在此调查中发现，最易发生用药差错而需加强管理的高危药品前 5 位排序与美国安全用药规范研究院（Institute for Safe Medication Practices，ISMP）公布的排序呈高度相关，它们分别是抗凝药（ISMP 排名第 5）、高渗葡萄糖注射液（ISMP 排名第 8）、静脉用抗心律失常药（ISMP 排名第 4）、中药注射剂、静脉用肾上腺素受体激动药（ISMP 排名第 1）。这说明这些药品应引起医院管理的足够重视。

大多数药师认为"高危药品与其他药品相混"是最易发生用药差错的环节，这就需要医院加大对高危药品的专门管理。首先对涉及高危药品使用和贮藏的部门，无论是药库、药房、还是病区小药柜，都应严格实行统一的标识管理；其次，采取明确高危药品品种、专区专柜管理、调配及使用严格实行双人核对制度（确认患者、药物名称、用法、剂量、给药途径和时间均无误）等措施。通过具体措施落实上述高危药品的管理，进一步提高医务人员对高危药品的风险意识，避免和减少工作中可能的用药错误[1,8-9]。

调查结果表明，药师的学历并未对其所得分数产生影响，而工作经验较少的药师对高危药品的了解相对不足。这说明随着对高危药品接触的增多和对其重视程度的不断加大，药师对高危药品的认知水平在不断提高。

大多数药师认为自己对高危药品知识的了解"一般"，其得分显著高于认为自己对高危药品"缺乏"了解的被调查者，这说明了本调查得分统计的可靠性。尽管得分更高，为真正做到用药零差错，绝大多数药师认为自己需要进行高危药品相关的专题培训。

## 4.2　某医院医务人员高危药品认知情况

高危药品的正确使用和有效管理不仅仅在于药师，更关乎整个医院的医务人员，因此本研究同时也开展了针对某医院的包括药师、医生和护士在内的医务人员展开调查。

胰岛素给药过量而导致血糖过低使得胰岛素成为高危药品之一。使用胰岛素专用注射器及其剂量单位为"unit"是胰岛素给药的两个基本概念，但仍然有 49.4% 的护士和29.3% 的医生不清楚胰岛素注射器是否可以用 1 ml 注射器替代。将单位"unit"缩写成"U"可能导致单位误读成"0""11"或"cc"，这一题目成为得分率最低的题目，药师的正确率仅为 19.4%。曾有研究者提出，对糖尿病了解不足、操作失误、系统安全性缺陷以及交流不足将导致胰岛素的用药错误。由本次调查结果可知对胰岛素剂量、剂量表达以及使用专用注射器的认识不足也是导致胰岛素用药错误的原因之一。

医生、护士和药师工作中接触最多的高危药品种类排名前 5 位的药品基本相同，而认为最需要加强管理的高危药品不尽相同。医生和护士认为最需要加强管理的是阿片类药物，药师则认为是抗凝药，说明医务人员对高危药品的管理认识和想法不同，在应用高危药品时，全院医务人员应多交流和沟通，互相学习，实现高危药品使用的零差错。168 名医务人员认为最易发生用药差错而需要加强管理的高危药品排名前 5 位的分别是静脉用肾上腺素受体激动药、抗凝药（如华法林）、硬膜外或鞘内注射液、脂质体药物和腹膜或血液透析液。在相关条件成熟时，医院管理层应加强对以上 5 类高危药品的规范放置、规范使用、规范检查及规范交接等的监管力度并总结经验，为进一步开展其他类别的高危药品管理奠定基础。

被调查者的工作经验与其所得总分呈正相关性；同时，主观数据（自我评价）结果与20个问题所得的客观结果相一致。认为自己对高危药品有充分了解的被调查者其测试得分也较高，反之亦然。这不仅验证了20个问题的有效性，还显示受试者对高危药品的了解具有较高的自我意识。另外，药师的得分高于护士，说明各岗位的医务人员对高危药品的认知度不尽相同，医院应有针对性地对各岗位医务人员进行高危药品相关知识培训。

医生和护士认为应用高危药品时所遇到的障碍主要是"药物的使用没有参考"，药师认为是"不清楚的剂量计算"，医院可以针对药师、医生和护士等不同医护人员分别开展高危药品相关知识的培训。医院药师在处方调配、审核、药品采购、参与医生用药实践和对患者提供用药教育等方面被赋予更多的责任和更高的要求。这就要求各级卫生行政部门和医院管理者积极鼓励医院药师参与到医院用药过程的各个环节。病区药师应定期检查病区小药柜的药品质量，督促护士尽量减少病房贮存浓电解质（如氯化钾和氯化钠）及其他高危药品。如有必要贮存，则应加贴红色醒目的警示标签并与其他药物分开存放。临床药师应定期对负责管理注射药物和化疗的医务人员进行培训，帮助他们了解药物应用及药物危害知识，并采取必要的防护措施。真正做到高危药品管理的药护结合，医护结合

根据客观和主观评价，仅16.7%的被调查医务工作者认为自己对高危药品有较充足的了解。在报道了解不充分的结果前，首先需要询问被调查者是否接受了相关知识培训。结果显示有30.4%的被调查者曾经接受过高危药品培训，85.7%认为需要接受专题培训。由此建议医院管理层应加大对医院各类医务人员的高危药品相关培训。

## 5　结论

本次调查表明，被调查者（包括7家医院的药师和某医院的医生、护士和药师）对高危药品的定义有较为明确的认识（平均正确率均达80%以上），对高危药品的管理措施较为清楚（平均正确率80%左右），被调查者普遍认为需要接受高危药品相关知识培训。医院可以针对药师、医生和护士等不同岗位和职能的医护人员分别开展高危药品相关知识的培训，提高医务工作者对于高危药品知识的认知度和警惕性，进一步建立和完善医院高危药品目录及管理制度，有效提高临床用药安全。

（朱运贵　中南大学湘雅二医院）

## 参考文献

［1］夏同霞,罗晓兰,王玉和,等. 风险管理在我院病区高危药品管理中的应用及体会. 中国药房,2010,21(7):1552-1553.

［2］Sholm EA, May SK. Managing high-risk medications:implementing medication management standard 7. 10. Hosp Pharm,2006,41(5):470-476.

［3］Cohen M. R. Medication Errors,2nd edn. American Pharmaceutical Association,Washington,DC. 2007.

［4］张波,梅丹. 医院高危药物管理和风险防范. 中国药学杂志,2009,44(01):3-6.

［5］Gladstone J. Drug administration errors:a study into the factors underlying the occurrence and reporting of drug errors in a district general hospital. Journal of Advanced Nursing,1995,22(4):628-637.

［6］Benner P. ,Sheets V. ,Uris P. ,Malloch K. ,et al. Individual,practice,and system causes of errors in nursing:a taxonomy. Journal of Nursing Administration,2002,32(10):509-523.

［7］Sheu S. L. , Wei I. L. , Chen C. H. , et al. Using snowball sampling method with nurses to understand medication administration errors. Journal of Clinical Nursing,2009,18(4):559-569.

［8］黄邱敏,刘琼芳,操银针.病区高危药品的规范化管理.中国临床护理,2009,1(1):7-11.

［9］郦忠,沈利荚,方红梅.改进用药管理降低给药风险.中华医院管理杂志,2008,24(10):690-692.

## 附录 中国药学会医院药学专业委员会《用药安全组》推荐目录及其管理

### 一、高危药品分级管理策略及推荐目录（2012 版）

2012 年，中国药学会医院药学专业委员会《用药安全组》参照美国 ISMP2008 年公布的 19 类及 13 种高危药品目录，同时结合我国医疗机构用药实际情况，发布"关于高危药品分级管理策略及推荐目录"。

由于高危药品品种较多，为切实加强高危药品的管理，拟采用"金字塔式"的分级管理模式（图 36-1）：A 级高危药品是高危药品管理的最高级别，是使用频率高，一旦用药错误，患者死亡风险最高的高危药品，医疗单位必须重点管理和监护（表 36-19）；B 级高危药品是高危药品管理的第二层，包含的高危药品使用频率较高，一旦用药错误，会给患者造成严重伤害，但给患者造成伤害的风险等级较 A 级低（表 36-20）；C 级高危药品是高危药品管理的第三层，包含的高危药品使用频率较高，一旦用药错误，会给患者造成伤害，但给患者造成伤害的风险等级较 B 级低（表 36-21）。对高危药品的储存、使用等，严格按照其高危级别进行管理，并备有专用标识（图 36-2）。

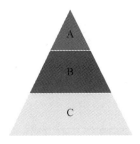

**图 36-1** 高危药品"金字塔"式的分级管理模式图

**图 36-2** 高危药品专用标识

表 36-19 A 级高危药品

| 编号 | 药品种类 | 编号 | 药品种类 |
|---|---|---|---|
| 1 | 静脉用肾上腺素能受体激动药（如肾上腺素） | 8 | 硝普钠注射液 |
| 2 | 静脉用肾上腺素能受体拮抗药（如普萘洛尔） | 9 | 磷酸钾注射液 |
| 3 | 高渗葡萄糖注射液（20% 或以上） | 10 | 吸入或静脉麻醉药（丙泊酚等） |
| 4 | 胰岛素，皮下或静脉用 | 11 | 静脉用强心药（如地高辛、米力农） |
| 5 | 硫酸镁注射液 | 12 | 静脉用抗心律失常药（如胺碘酮） |
| 6 | 浓氯化钾注射液 | 13 | 浓氯化钠注射液 |
| 7 | 100ml 以上的灭菌注射用水 14 阿片酊 | | |

A 级高危药品的管理措施：

（1）应有专用药柜或专区贮存，药品储存处有明显专用标识。

（2）病区药房发放 A 级高危药品须使用高危药品专用袋，药品核发人、领用人须在专用领单上签字。

（3）护理人员执行 A 级高危药品医嘱时应注明高危，双人核对后给药。

（4）A 级高危药品应严格按照法定给药途径和标准给药浓度给药。超出标准给药浓度的医嘱医生须加签字。

（5）医生、护士和药师工作站在处置 A 级高危药品时应有明显的警示信息。

表 36-20　B 级高危药品

| 编号 | 药品种类 | 编号 | 药品种类 |
|---|---|---|---|
| 1 | 抗血栓药（抗凝剂，如华法林） | 8 | 心脏停搏液 |
| 2 | 硬膜外或鞘内注射药 | 9 | 注射用化疗药 |
| 3 | 放射性静脉造影剂 | 10 | 静脉用催产素 |
| 4 | 全胃肠外营养液（TPN） | 11 | 静脉用中度镇静药（如咪达唑仑） |
| 5 | 静脉用异丙嗪 | 12 | 小儿口服用中度镇静药（如水合氯醛） |
| 6 | 依前列醇注射液 | 13 | 阿片类镇痛药，注射给药 |
| 7 | 秋水仙碱注射液 | 14 | 凝血酶冻干粉 |

B 级高危药品的管理措施：

（1）药库、药房和病区小药柜等药品储存处有明显专用标识。

（2）护理人员执行 A 级高危药品医嘱时应注明高危，双人核对后给药。

（3）B 级高危药品应严格按照法定给药途径和标准给药浓度给药。超出标准给药浓度的医嘱医生须加签字。

（4）医生、护士和药师工作站在处置 B 级高危药品时应有明显的警示信息

表 36-21　C 级高危药品

| 编号 | 药品种类 | 编号 | 药品种类 |
|---|---|---|---|
| 1 | 口服降糖药 | 5 | 肌肉松弛剂（如维库溴铵） |
| 2 | 甲氨蝶呤片（口服，非肿瘤用途） | 6 | 口服化疗药 |
| 3 | 阿片类镇痛药，口服 | 7 | 腹膜和血液透析液 |
| 4 | 脂质体药物 | 8 | 中药注射剂 |

C 级高危药品的管理措施：

（1）医生、护士和药师工作站在处置 C 级高危药品时应有明显的警示信息。

（2）门诊药房药师和治疗班护士核发 C 级高危药品应进行专门的用药交代。

## 二、高警示药品推荐目录（2015 版）

2015 年，中国药学会医院药学专业委员会《用药安全组》通过全国 23 家医疗机构医务人员参与的调研，获得并发布了"我国高警示药品推荐目录 2015 版"，该目录共包含 24 类、14 种药品。与国际上借鉴运用较多的 ISMP 高警示药品目录相比，我国的目录增加了对育龄人群有生殖毒性的药品（如阿维 A 等）和静脉途径给药的茶碱类药品 2 类药品，以及

高锰酸钾外用制剂、凝血酶冻干粉、注射用三氧化二砷和阿托品注射液（规格5mg/ml）4种药品。

为帮助医疗机构实现高警示药品使用和管理的持续改进，《用药安全组》下一步的工作计划是：①采用德尔菲法确定高警示药品分级管理原则，将高警示药品分为ABC三级，重点加强A级高警示药品管理，提高管理效率，降低管理成本。②采用德尔菲法遴选10种高警示药品，制定管理SOP，提供卫生计生委的等级医院评审工作及医疗质量与医疗安全检查现场检查评审参考。③制定高警示药品风险点说明，编写使用及管理培训教材。

**表36-22　高警示药品推荐目录（2015版）（按汉语拼音字母排序）**

| 编号 | 名称 | 备注 |
| --- | --- | --- |
| 药品种类（未加备注的系美国ISMP高警示药品目录） | | |
| 1 | 100ml或更大体积的灭菌注射用水（供注射、吸入或冲洗用） | |
| 2 | 茶碱类药物，静脉途径 | 新遴选列入 |
| 3 | 肠外营养制剂 | |
| 4 | 非肠道和口服化疗药 | |
| 5 | 腹膜和血液透析液 | |
| 6 | 高渗葡萄糖注射液（20%或以上） | |
| 7 | 抗心律失常药，静脉注射（如胺碘酮、利多卡因） | |
| 8 | 抗血栓药（包括抗凝药物、Xa因子拮抗剂、直接凝血酶抑制剂和糖蛋白Ⅱb/Ⅲa抑制剂） | |
| 9 | 口服降糖药 | |
| 10 | 氯化钠注射液（高渗，浓度>0.9%） | |
| 11 | 麻醉药，普通、吸入或静脉用（如丙泊酚） | |
| 12 | 强心药，静脉注射（如米力农） | |
| 13 | 神经肌肉阻断剂（如琥珀酰胆碱，罗库溴铵，维库溴铵） | |
| 14 | 肾上腺素受体激动药，静脉注射（如肾上腺素） | |
| 15 | 肾上腺素受体拮抗药，静脉注射（如普萘洛尔） | |
| 16 | 小儿用口服的中度镇静药（如水合氯醛） | |
| 17 | 心脏停搏液 | |
| 18 | 胰岛素，皮下或静脉注射 | |
| 19 | 硬膜外或鞘内注射药 | |
| 20 | 对育龄人群有生殖毒性的药品，如阿维A胶囊、异维A酸片等 | 新遴选列入 |
| 21 | 造影剂，静脉注射 | |
| 22 | 镇痛药/阿片类药物，静脉注射，经皮及口服（包括液体浓缩物，速释和缓释制剂） | |
| 23 | 脂质体的药物（如两性霉素B脂质体）和传统的同类药物（例如两性霉素B去氧胆酸盐） | |
| 24 | 中度镇静药，静脉注射（如咪达唑仑） | |

| 编号 | 名称 | 备注 |
|---|---|---|
| 药品品种（未加备注的系美国 ISMP 高警示药品目录） | | |
| 1 | 阿片酊 | |
| 2 | 阿托品注射液（规格 5mg/ml） | 新遴选列入 |
| 3 | 高锰酸钾外用制剂 | 新遴选列入 |
| 4 | 加压素，静脉注射或骨内 | |
| 5 | 甲氨蝶呤（口服，非肿瘤用途） | |
| 6 | 硫酸镁注射液 | |
| 7 | 浓氯化钾注射液 | |
| 8 | 凝血酶冻干粉 | 新遴选列入 |
| 9 | 肾上腺素，皮下注射 | |
| 10 | 缩宫素，静脉注射 | |
| 11 | 硝普钠注射液 | |
| 12 | 依前列醇，静脉注射 | |
| 13 | 异丙嗪，静脉注射 | |
| 14 | 注射用三氧化二砷 | 新遴选列入 |

# 第 37 章
## 借助规范审查核对制度和信息化支持实现精准化药品调配

《医院药学未来发展的巴塞尔共识（2015版）》第39条：

■ Hospital pharmacists should develop simple, rules- based approaches to advancing patient safety; for example, when a large number of dosage units are needed to give a dose (more than two tablets, vials, etc.), the prescription should be verified prior to preparation or dispensing.

译：医院药师应制定简单、标准化的操作程序来促进患者用药安全。例如，需一次性给予大量的制剂单位时（如同一药品的单次给药量超过两片片剂、两瓶液体等），在调配或发药之前必须要认真核对处方。

第48条：

■ The medicines administration process should be designed such that transcription steps between the original prescription and the medicines administration record are eliminated.

译：药师应对给药的整体流程进行设计，取消原始处方和给药记录间的处方转抄步骤。

**摘　要**　本文结合《巴塞尔共识》第39、48条，采用文献归纳、对比借鉴、实践总结等方法，了解欧美药品调剂工作发展过程中经历问题与应对措施，分析国内目前医院药品调剂工作中存在的问题与相关影响因素、已经实施的办法与效果，探索今后的发展趋势，以及针对目前存在问题的具体改进方法。以规范培训强化风险防范意识、以质量控制持续改进减少用药错误、以信息化平台建设提供便捷支持、以自动化调配设备提升质效，是防范用药风险、提高患者用药安全的有效手段。

## 1　前言

药品进入医疗机构后，需经过调、配、用多个环节的发放、核对、确认，才得以用于患者。在实际医疗环境中，由于各种主、客观上影响用药安全因素的存在，不可避免的会产生用药错误，严重者会给患者造成伤害，引发医疗纠纷。药师是合理用药工作的有力践行者，药师团队是用药错误防范的主力。美国国家用药错误报告与预防协调委员会

（National Coordinating Council for Medication Error Reporting and Prevention，NCC MERP）定义的用药错误是：在医护人员、患者或消费者的控制下用药所造成的药物使用不当或危害患者的可预防事件。有报道显示，美国每年发生的数百万件医疗错误中，可预防的占 70%，有可能预防的占 6%，不可能预防的占 24%，其中源自医生占 56%，护士占 34%，药师占 10%[1]。一项 4910 例住院患者用药调研表明，涉及用药安全更多集中在配药操作、选药、用药等环节，特别是药疗医嘱执行的不规范使安全隐患增加 23.68%[2]。因此，规范药师的调剂、配置工作对于减少用药错误、保障患者用药安全至关重要。进入 21 世纪以来，国内各级医疗机构对用药错误的分析与防范日趋关注，但用药错误事件仍然时有发生，如新华医院误用药事件中的多环节审核缺失等，且该事件借助新传媒传播产生负面影响较大。而在很长一段时间里，对于医院出现的用药错误，还存在着不同程度认识上的误区[3]：如认为专业人员不应出现错误而提出无错误实践的过于完美要求，导致当事人感到犯错的个人责任之大而无法形成良好的工作状态；加之在探讨错误产生原因及相关处理中考虑的不够全面，往往较多归因于当事人的粗心、不称职；处理方式更多的是对当事人的责备、再教育培训等，对存在的其他系统性问题探讨不全等等。因此，强调持续规范药品调剂、配制的全程审查核对，实施多种用药风险防范措施，持续改进达到调配精准化很有必要。

## 2　资料来源与方法

文献检索统计源为 Medline、中国生物医学数据库、中国期刊全文数据库等；检索词汇："医院""hospital""调配""dispensing and distribution""用药错误""ME""安全""safety""防范""prevent""处方""prescription""核对""check""转抄""transcription""给药""administration"等；涉及实际工作中的用药统计结果来自中国人民解放军总医院 HIS 数据库。本文根据检索文献归纳、分析、借鉴欧美的药品调剂工作发展过程中的问题与应对措施，分析国内目前医院药品调剂工作中存在的问题与相关影响因素以及已经实施改进办法的效果，旨在思考今后的发展趋势和针对存在问题的具体完善方法，希望切实达到防范用药风险、提高患者用药安全的目的。

## 3　发达国家发展过程

### 3.1　用药错误相关安全问题的提出与分析

早在 1854 年，南丁格尔就通过医嘱审查来降低术后死亡率；1989 年英国政府发布白皮书，要求将标准化审查纳入医疗保健全过程，包括诊断、治疗、资源使用，以及由此产生的结果和对患者生活质量的影响[4]。1995 年，美国的一项调查显示，用药错误分布在处方、转抄、调配和给药环节的比例分别为 39%、12%、11% 和 38%，其中近半数可以通过干预改进而得以避免[1]。有调查发现，为住院患者完成最后给药操作的护士，是出错率最高的一个环节[5]。在美国某三级教学医院 1994 年 7 月 1 日至 1995 年 6 月 30 日调查记录的处方错误率是 3.99%；药物治疗错误的类型和种类中，最常见肝、肾功能影响药物治疗、使用过敏同类药、药品名称/剂型/剂量/频率错误等；主要影响因素排列依次为医生相关知识缺乏 30%、患者因素影响药物治疗 29.2%、计算错误 17.5%、药品错误 13.4%[6]。

## 3.2　用药错误相应的解决措施

解决用药错误的关键是要明确用药错误的防范措施[7]。其中特别关注的是要提供更完全的患者信息、更清晰的处方医嘱交接[8]。主要分为三个方面：

### 3.2.1　规范化的质控管理

重在关注细节，特别强调细化审核、查对措施所起的作用，尤其要加强管理和干预[1]。日本石川馨博士 1962 年创立的品管圈，主要在日本各企业间广泛开展。新加坡、中国台湾从 20 世纪 90 年代起引进品管圈活动，将其普遍应用于各医疗机构的服务体系，使之成为有效的质量管理手段[9-10]。品管圈是指同一工作现场、工作性质相类似的基层人员，自动自发地进行品质管理活动所组成的小集团。推行品管圈活动，能够提高员工参与管理的意识，主动对出现的各类错误进行分析，并制定相应的防范措施，以减少错误发生，保证临床用药安全[11]。

### 3.2.2　调剂系统的信息化建设

利用系统的信息化建设，提供信息技术服务，是减少医疗服务中用药错误率的有效途径。特别是通过处方医嘱信息化管理记录并建立患者床旁识别验证系统，能够显著减少或消除药物治疗过程中手写潦草、转抄错误的现象[12]。通过分析所用系统可以确定容易造成患者伤害、应该加以改进的关键点是：数据和系统的标准化；系统开发时的互相交流；对不利因素的监管、改进与消除，提供临床决策支持等。相关建议的实施，如处方电子化，药品、设备和患者的条码管理，借助信息系统警示异常检查结果等，在患者用药及临床决策支持中起到重要作用，并能够显著提升患者用药安全[13]。在细化给药过程中，利用信息化重组技术对患者、药品规格、剂量、路线和时间设置一个唯一的标识符，即条码化管理，可以简便地审核药品条码与患者资料是否匹配[5]。

### 3.2.3　自动化的设备开发

欧洲各国、美国、日本、中国研制开发的系列自动化调剂发药设备，已经广泛应用并代替药学人员完成大量繁复的人工作业，迅速准确地完成摆药和调剂工作，有效提升药品调配的精准度。这类设备根据各国不同供应模式的需要而各具特色，主要有整包装药品自动化调剂设备、口服药品单剂量调剂设备、注射药品单剂量调剂设备、散剂自动化调剂设备、病区自动化药品调剂柜等[14]。

# 4　国内发展状况

## 4.1　用药错误相关安全问题的提出与分析

国内期刊上首次发表用药错误案例分析文献是在 1996 年。2008 年开始，用药错误的相关文献呈逐年上升趋势，文献数量和报告案例较之前有大幅增长[15]。说明进入 21 世纪以来，用药错误日趋受到关注，特别是近年来涉及临床用药安全的影响因素和风险防范更受重视，不合理用药和用药错误的相关分析研究日益增加。一项对 4910 例患者 21.97 万条医嘱的调研中，通过追踪记录不合理用药现象、进而分析不安全用药的影响因素，显示与用药安全相关问题集中在配药操作方法有误、无适应证选药、用药起点过高、给药时间间隔错误等。最主要影响因素是医生对药品信息知识掌握不够，缺少继续教育，工作紧张、负担重以及责任心欠缺等。而不规范的药疗医嘱执行使安全隐患增加 23.68%，提示在药品配制与给药环节应给予更多关注[2]。蔡慎等统计我国医疗卫生机构药房调配错误发生率为 0.0028% ~ 13.28%；所有用药错误案例报告中，处方环节出现最多的是书写错误，占 54.56%；调配环节以数量错误最多，占 35.19%；给药环节中前三位是药品错误、剂量错误和遗漏错误，分别占 27.54%、21.08% 和 20.13%[15]。唐辉等收集用药错误占调剂总量的 0.011%，错误发生率最高的为药师调配数量错误，占到 33.4%[16]。

　　防范药品调配用药错误的首要关键步骤是及时发现并阻断错误的发展，尽大可能避免错配药物用于患者。为住院患者调配用药通常实行的是单剂量发药，所发药品已经除去外包装并分成了单次剂量，此时往往不如原包装药品容易辨认和核对，在药品交接核对过程中更容易发生错误。由于日常工作中常采用处罚手段对待用药错误事件，出错人员隐瞒错误和逃避责任，进而无法找到出错的原因，无从吸取教训，导致错误往往重复出现。实际工作中用于发现用药差错和用药相关不良反应的方法主要有：数据回顾分析法、计算机监控法、数据库和索赔数据管理法等，以及通过医、药、护观察主动上报数据或通过患者随访获得数据等方法。所有这些方法都有各自优点和局限性，而加强医嘱审查与用药调配交接核对的追踪记录，开展针对性的根本原因分析，可以比较并确定真正有意义的参考标准和评价指标，以纠正并提高个人和系统的水平，也有助于促进并提高药物治疗质量[4]。

## 4.2　相关探索与实践举措

### 4.2.1　调剂工作流程规范化

　　在具体工作中，各医院都制定切合实际需要的标准化工作流程。笔者所在医院收治的危重病患者多，用药品种多，用药量较大，多种药物联用频次高，肾内科、心内科患者单次用药数量在 2 片及以上者分别占 82.83%、56.04%，4 片及以上者分别占 73.74%、31.87%；加之医务人力资源紧张、工作负担量大等影响因素，发生用药错误的风险高。因此注重细节管理、防微杜渐更显得极其重要。围绕着药品调剂、配制、发放中的各个环节，我院实施的具体实践措施可归纳为如下四个方面：①从药房设计通盘考虑，布局流程有利于药品规范管理，制定明晰醒目的药品标识和区域标识；②强化安全意识，在工作人员开展的岗位培训过程中，反复强化交接核对、环节管理的规范性；③制定详细的操作流程标准和流程图，并形成对照督导、持续改进的良性循环，尤其应注重上级药师针对关键环节的把关、核对和提示作用；④强化信息支撑工具研发、自动化设备引进，形成管理规范化、数据信息化、调配自动化的综合药学保障与服务体系，提升工作效率，强化安全防范。

### 4.2.2　建立系统性持续完善机制

　　由于工作负荷大、人员素质、环境与身体疲惫等因素，药品发放错误不可能完全不发生，但是依靠采取较为系统化的综合防范措施会降低错误率，取得更加显著的成效。国内一些医院通过国际联合委员会（Joint Commission International，JCI）认证、标准化建设，建立起规范可执行制度，规范服务条例操作规程，有助于防止药品错误[17]；其中分析影响用药安全的潜在因素，找出导致用药错误的原因，并积极采取干预措施，实施多环节防范是减少用药错误的关键[2]。某医院对不合理用药、不规范处方的医师和调剂错误药师实行责任制，如实登记，定期分析，提出改进措施，成效显著，之前一年发生发药错误 38 例，其中最多的是药品调配错误，共 16 例，其次是医师处方错误 9 例；采取防范措施后错误数量明显减少，一年药品发药错误为 6 例，医师处方错误仅 2 例[18]。某医院通过采取非惩罚手段，不记发药错误者的姓名，只登记错误的类型，甚至鼓励发现错误者，引导大家自愿上报，通过数据分析，找出易出错环节及改进措施，及时通过书面形式公布，达到信息共享，有效地避免错误重复发生；其内部自检统计表明，加强护士的复核把关很重要，一年内发现的堵漏错误达 160 例[19]。北京大学第三医院的用药错误报告体系试行 1 个月即收到数十例报告，而之前十多年为零[20]。还有很多医院注重系统的综合完善，改进医师开药信息系统、引进电子药品词典，为防止医师开方时操作失误引起药品名及用法用量错误，将容易发生错误的信息（如药品剂量单位"粒""板""袋"等）闪烁标示提醒医师，减少医师处方错误[17]。有报道，静脉药物配制中心（Pharmacy Intravenous Admixture Service，PIVAS）引进品管圈后，药物配置过程中的调配错误数由平均每周 84.75 件，降至平均每周 35.44件[11]。解放军总医院结合临床需要和安全防范需要，通过管理规范化、数据信息化、调配自动化的实践，为住院患者构建起全方位、一体化的药学保障体系，在提供便捷保障服务的同时，综合防范用药安全隐患[21]。

### 4.2.3　信息化和电子化减少环节转抄错误

随着临床药师队伍的发展，日益趋向提供患者个性化的安全用药服务，其中不可或缺的是基于精准的药品调剂与供应保障这一基础工作。但是要达到高标准的精准调配，在很大程度上要依赖信息化系统。因为一个不争的事实是：通过计算机信息传输，可以系统化地规避由于医嘱用药处方的书写潦草，而导致逐级转抄所致的错误；也可以帮助负责调剂、给药操作人员了解患者详细信息，更便于判断、选择、确定和核对用药的剂量（如片/粒/支等数量），而这些工作若单靠人力完成，工作量很大且易疲劳、出错。此外，从个体化用药出发，如果患者的肾功能不全，药房常用药中约超过 600 种药物需要考虑并调整剂量，而审核医嘱的药师很难在短时间内全面顾及到，但信息化手段却可以做到。因此，善用信息系统可以减少转抄错误，促进用药安全，也可减少用药错误，防范不良反应的发生，或更加迅速地处理不良反应，并及时跟踪和反馈有关的不良事件[22]。很多医院已经实施了PIVAS、医院信息系统（hospital information system，HIS）、合理用药监测系统（prescription automatic screening system，PASS）三种信息系统的联合应用，PIVAS 经 HIS 提取医嘱信息，经 PASS 系统审核后，再进入 PIVAS 管理系统进行数据分类和汇总复核，实现了医嘱审核、调剂各个环节的工作流程一体化[23]。而随着医院 PIVAS 管理系统日益完善，更可以全程记录静脉用药调配中心整体工作流程中的各环节，有效达成跟踪管理，精确记录每袋配液开始调配的时间、用药的支数、核对完成送往病区的时间和具体配液操作的人员等。输入配液人员姓名或者岗位编号，即可查询指定日期内的该配液人员配置的所有配液。而输入患者姓名或者患者 ID、病区和床号，即可以查询指定日期内的患者输液是由哪位配液人员加药溶配，以及从摆药到送达病区的每个环节的具体时间和相关责任人[24]。

### 4.2.4　引进自动化调剂发药设备提高药品调配准确度

自动片剂摆药机按照医嘱自动分药、打印、封装成单位量的口服药袋，调配精准，在国内数百家医院中已经成为药房摆药的常规配备设备。其应用效果评价的文章较多，特别是用于住院药房每日摆药工作前后的模式和效益对比，整体药疗工作的质量有明显改善，工作效率也有显著提高[25]。其他自动化调剂发药设备还有针剂摆药机、多通道营养液自动配制设备、肿瘤药物自动配液设备等，这些设备的引进可以显著减少错误、提高工作效率，改善服务水平。

### 4.2.5　加强人员培训，提升药师的用药错误风险意识

规范开展处方医嘱的实时审核与干预，反复强化调配药师的环节管理意识、规范核对意识，并借助回顾性处方医嘱点评、合理用药专项调查、深化 ADR 监测等工作进行反思改进等，都离不开一支具备良好职业素养的药学队伍。首先，要理顺药师岗位职责及其带教衔接体系，并通过规范化、系列化的培训，提升药学人员基本技能和专业素质。实施有效的、非惩罚性的无记名错误登记鼓励制度，强调事故上报的重点不是将事故归咎于个人，而是分析根本原因、更广泛地改进系统制度。同时根据"二八定律"，梯次化重点培养一些业务素质较高的人员（比例为 20%）作为临床药师和环节督查管理的骨干责任药师，对处于特殊情况、易于出现错误的人员进行重点关注、核查把关[26]。让每一个药师都能在各自岗位上尽职尽责，形成群体性、全方位、多角度的药学服务群体，全方位多角度把关，促进合理安全用药。

## 5　今后的对策思考

### 5.1　规范人员培训、强化风险防范意识

作为医院药学部门，在规范药品调剂、配制操作中的重点是人员培训与系统支持，从而保证精细、准确、不出错误，具体可涉及各类人员的上岗培训、班次安排合理（能规避疲倦）、调剂流程的持续改进、各流程环节链接顺畅、信息系统的支持等[27]。对患者用药过程中涉及的各个环节进行分析，严格执行查对制度，并利用制度将其融入到工作的每一个环节中。循环性强化药师和医护人员对电子医嘱和药物使用系统的复习，使相关人员熟悉电子医嘱和药物使用系统；特别要强化病区患者信息、药物信息及其与医生所开医嘱的核对签名，明确各自的责任，以尽可能地减少用药错误事故的发生[28]。对个别人员工作行为中屡报屡现的危及用药安全隐患，应定期汇总列入考评，加强质量控制的持续改进成效。

### 5.2　加强质量控制的持续改进，实施错误登记制

用药错误是客观存在的，医院应当在建立现代的非惩罚性用药错误事件上报制度上，采取鼓励措施促使医务人员积极自愿上报用药错误事件，并利用质量管理工具全面分析和

防范用药错误。实践表明，建立用药错误报告体系，实施调配错误登记制，是较为有效的用药错误的防范措施[29]。无记名事故上报制度为一种有效的、非惩罚性的、能够减少用药错误的重要方法，强调事故上报的重点不是将事故归咎于个人，而是更广泛地改进制度。用药错误不仅增加患者住院时间、消耗医疗资源，还可增加对患者的伤害，甚至是致命伤害。建立有效的事故上报制度可以总结经验，减少重复错误的发生率，保障患者安全[30]。特别要强调的是，应认识到错误是不可能完全避免的，因为错误的发生有许多潜在的相关因素；发生用药错误往往是源于整个系统的多个环节出现问题，进行深度分析的主要目的是改进或重新设计系统与流程，找准改进切入点，可减少同类用药错误再次发生。例如，加强药物存储的规范化管理、对可能导致用药错误的药品（如易混淆药、高风险药以及用药剂量出现变化的药物等）进行细节标注等。

## 5.3 加强信息化平台建设，提供便捷支持

正常人不会故意制造错误，完善工作流程的关键不应针对人，而是针对各个环节；关键是找准改进或重新设计系统与流程的切入点，进行有针对性的改进。有医院统计半年中因核对发现及时造成退药的调配错误中，处方错误 68 例，占 27.53%，错误的主要原因是开错厂家/规格，其相关的系统影响因素主要是计算机系统存在有缺陷[31]。在信息技术进入高速发展的 21 世纪，应充分利用信息化优势，为医、药、护工作人员提供出更完全的患者信息、更简便的处方医嘱处理操作、更清晰的人机交互界面[32]。借助嵌入式药物相互作用、药品不良反应信号提示等计算机自动监测和警示功能，能够高效配合工作人员完成单个人员短时内难以完成的工作[33]。有研究表明，合理用药自动监测系统虽然存在着不灵活、不能完全考虑病情变化、分不清治疗中主次矛盾等问题，但其信息自动化所具备的高效、批量审核等优点，可有效应对短时大量医嘱的快速初审，提示可能的风险隐患；即使是对闯关提交医嘱的医师也留有一定的警示印象[34]。

## 5.4 配置自动化调剂发药设备，提高工作质量和效率

引进过程中面临的主要问题是，必须有较好的信息化基础，实际应用的运行成本相对较高。这类机器的设计理念多来源于欧、美、日药学服务市场，现有程序功能尚有待完善，机器成本价格较贵，相应耗材费用也较高；个别药品同一品种但药瓶尺寸存有差异，造成药盒卡住；需要低温保存或用药频次偏低的药品不宜进入针剂摆药机；药品品种变动造成后期定制药品盒投入增加，定做周期也较长[35]。整包装发药系统的药品效期管理功能有待完善，单种药品有多条轨道时库存与实物的完全相符率有待提高；调剂数量不准确的现象需要一定的磨合调试时间等[36]。引进自动化调剂设备，有助于加强药房建设，提升药品调配准确度，为患者和临床提供高质量精细化的服务[26]。但自动化调剂设备的优势体现并非一蹴而就，需要有培训合格、精心历练、经验丰富的药师操作和维护，必须是建立在管理模式和运行环境的系列改进基础之上[24]。

# 6 结语

药品的调剂和配制是医疗服务的重要环节，其工作质量的高低直接影响医院的声誉，

严重的用药错误甚至会危及患者的生命。因此，为确保患者用药安全、有效，有必要加强处方医嘱审核，规范实施药品调剂、配制等环节的有效查对，特别是风险易发的环节。发达国家的发展过程是很好的借鉴，参考采纳相应措施来快速改进，但是不能完全照搬。只有符合我国国情和实际工作需要加强自动化药房建设，制定规范的审查核对制度和全流程信息化支持手段，才能更好地实现精准化药品调配，减少处方医嘱和给药记录之间的转抄环节出错；通过培训教育提升药师责任心、熟练掌握业务知识，有助于计算机网络系统信息的有效运用，并协力开展系列化综合性防范措施，更好地保障患者用药安全。

（郭代红　中国人民解放军总医院）

## 参考文献

［1］Bates DW，Cullen DJ，Laird N. Incidence of adverse drug events. Implications for prevention. JAMA，1995，274（1）：29-34.

［2］陈辉，郭代红，刘皈阳，等. 临床不安全用药行为研究和成因分析. 中国药物警戒杂志，2010，7（12）：726-729.

［3］魏凤玲. 临床护士用药错误原因分析及管理措施. 中国护理管理，2009，9（5）：65-66.

［4］Germana M，Alessandro L. Prevention of medication errors：detection and audit. Br J Clin Pharmacol，2009，67（6）：651-655.

［5］AC Hayden，ET Lanoue，CJ Still. Design for Reliability：Barcoded Medication Administration. Patient Saf Qual Healthc，2011，8：12-20.

［6］Lesar TS，Briceland L，Stein DS. Factors Related to Errors in Medication Prescribing. JAMA，1997，277（4）：312-317.

［7］Vandoormaal JE，Mol PG，VandenBemt PM，et al. Reliability of the assessment of preventable adverse drug events in daily clinical practice. Pharmacoepidemiol Drug Saf，2008，17（7）：645-654.

［8］Benjamin D M. Reducing medication errors and increasing patient safety：case studies in clinical pharmacology. J Clin Pharmacol，2003，43（7）：768-83.

［9］李汉林，胡绍联. 新加坡医院管理经验介绍. 中华医院管理杂志，1998，（07）：62-64.

［10］付晨，张钢. 台湾地区医疗卫生管理体制的启示和借鉴. 中国卫生资源，2007，（01）：24-26.

［11］朱光辉，张友婷，吴瀛达，等. 品管圈在静脉药物配置中心差错分析与防范中的应用. 中国现代应用药学，2011，28（5）：482-484.

［12］Hunter，K. Implementation of an Electronic Medication Administration Record and Bedside Verification System. OJNI，2011，15（2）.

［13］David W. Bates，MD，MSc，et al. Reducing the Frequency of Errors in Medicine Using Information Technology. J Am Med Inform Assoc. 2001，8（4）：299-308.

［14］张晓乐. 现代调剂学. 北京：北京大学医学出版社，2011.

［15］蔡慎，杨悦. 我国用药差错现状文献调查及相关因素分析. 中国药房，2014，2（4）：310-313.

［16］唐辉，侯宁. 医院用药差错的系统分析与对策. 中国医院药学杂志，2015，35（3）：256-261.

［17］王燕萍. JCI 标准下医院用药错误管理体系的构建. 现代实用医学，2017，29（5）：677-679.

［18］周璇，张兰，白少华. 新调剂模式下门诊药房差错分析及防范措施. 中国药业，2009，18（22）：62-63.

［19］董琛，孙亚红，贾琳琳. 浅议住院药房差错分析及防范措施. 中医药管理杂志，2009，17（11）：1032-1033.

［20］徐英. 用药差错报告体系推进试点. 中国医院院长，2009，（14）：20-21.

［21］ 郭代红,刘皈阳,孙艳,等. 构建肿瘤住院药房全方位一体化保障系统. 中国药师,2008,11(6):712-714.

［22］ David W. Bates,M. D. ,Atul A. Improving Safety with Information Technology. N Engl J Med,2003,348:2526-2534.

［23］ 孙艳,郭代红,刘皈阳,等. 不同信息系统在全方位一体化药房的联合应用. 中国药物应用与监测,2008,5(4):14-16.

［24］ 孙艳,郭代红,杨洁,等. 基于物联网技术研发静脉用药调配中心配液系统. 中国药物应用与监测,2011,8(4):243-245.

［25］ 杨樟卫,张梅玲,丁昆山,等. 自动摆药设备应用于住院药房前后的工作模式和效益评价. 药学服务与研究,2008,(3):171-173

［26］ 郭代红. 规范药品调配,打牢风险防范基础. 中国药物应用与监测,2013,10(4):185-188.

［27］ 郭代红,张晓东,刘皈阳. 医疗机构的药物安全性监测. 北京:人民军医出版社,2010.

［28］ 宋白娟,邱梅英,何美香. 临床用药护理差错现状的调查,护理学杂志,2011,26(19):41-44.

［29］ 张立荣,戴晓珍. 基层医院护理风险管理呈报现状与原因分析. 当代护士,2011,(1):36-37.

［30］ Webster CS,Anderson DJ. A practical guide to the implementation of an effective incident reporting scheme to reduce medication error on the hospital ward. Int J Nurs Pract,2002,8(4):176-183.

［31］ 关颖卓,邵宏. 我院病房退药情况及相关用药差错分析. 中国药房,2011,22(17):1620-1621

［32］ Benjamin D M. Reducing medication errors and increasing patient safety:case studies in clinical pharmacology. J Clin Pharmacol,2003,43(7):768-83.

［33］ 郭代红. 应用自动化支持药学实践,精准快预警用药风险. 药物流行病学杂志,2015,24(7):409-411.

［34］ 郭代红,杜晓曦,陈珲,等. PASS 监测用药风险警示的评估及成因分析. 中国药物警戒,2010,7(04):217-220.

［35］ 刘生杰,郭代红,孙艳. 全自动针剂摆药机的引进与应用. 中国药物应用与监测,2009,6(1):42-44.

［36］ 魏宇宁,侯永春,郭代红,等. 整包装自动发药机应用于门诊药房的实践与体会. 中国药物应用与监测,2008,5(5):4-6.

# 第5部分

## 医院药师与给药

# 第 38 章
# 药学信息资源对医院药师的重要性

《医院药学未来发展的巴塞尔共识（2015 版）》第 40 条：

■ Hospital pharmacists should ensure that the information resources needed for safe medicines preparation and administration are accessible at the point of care.

译：医院药师应确保在任何提供医学关怀的场所能够随时获得药物安全调配和使用所需的信息资源。

**摘　要**　本文根据《巴塞尔共识》第 40 条，通过分析当前新形势下医院药学及其信息服务的发展现状，阐述了医院药学信息服务的重要性以及如何获得和应用药学信息资源，并指出我国医院药师随时获得及推广药学信息资源所存在的困难，以及对医院药师信息资源传播的期许和改进，旨在探讨我国医院药师确保在任何提供医学关怀的场所能够随时获得药物安全调配和使用所需的信息资源的原因和方法。

## 1　前言

近年来，传统的医药消费与服务模式开始发生变化，药学服务由纯粹的技术服务发展为充满了人性化的人文关怀，并要求药学工作者在工作中充分尊重患者，最大化满足患者在医院用药过程的需求，保证患者用药有效性和安全性。但同时，患者用药依从性不高，不合理用药现象仍较严重[1]。因此，在需要提供医学关怀的场所为患者提供权威、全面、科学的药学信息资源，可以有效地指导患者合理用药，提高其用药依从性和治疗效果，节约卫生资源。

本文结合我院医院药学的发展现状，旨在讨论医院药学的发展方向和医院药师如何确保在任何提供医学关怀的场所能够随时获得药物安全调配和使用所需的信息资源，以帮助药师更好地顺应未来医院药学发展趋势，发挥药师功能。

## 2　国内外医院药学及药学信息资源发展现状

### 2.1　国内外医院药学发展现状

自 1965 年开始，美国逐步建立了临床药师服务体系，现绝大多数医院（94.63%）开展了临床药学服务，平均每百张病床配备有各类药学专业人员达 17.37 人[2]。我国同美国等发达国家开展临床药学工作的时间相仿，也取得了一些成绩，但我国临床药学仍处于探索阶段，其相关的法律法规仍在完善国家高度重视临床药学的发展。

## 2.2　医院药学信息资源发展现状

直到 90 年代末，多数药物提供者为患者所提供的信息主要包括使用说明书、用药指南、过量中毒之后的急救措施等。而从 20 世纪初开始，药物提供者逐渐增加了适应证、不良反应、禁忌证、配药禁忌、用药剂量及方法、药物过敏表现及过敏记录等方面的信息[3]。近年来，药学信息还覆盖了饮食等日常活动及药物的相互作用、药品的价格、药物的专利等信息。可见，药学服务模式的内容越来越丰富，药学信息的覆盖范围也逐渐全面。

## 2.3　国内外网络药学信息资源的发展现状

随着信息技术的飞速发展，网络已成为国内外各种信息资源传递的重要载体。现阶段网络药学信息资源及其获取途径主要包括：①分类检索：网络上有一些优秀的检索工具（如：Yahoo、Google、Infoseek、Megellan InternetGuide 和 Excite 等），将普通信息进行分类，每一大类下又分成若干小类，用户可根据自己的需求直接到各个类目下查找，然后层层展开，检索所需信息。②关键词检索：关键词检索是目前最快速方便的检索方式，网络上检索引擎中一般都设有关键词检索功能，如：Altavista、WebCrawler、Lycos 等检索工具。③药学资源数据库：主要包括题录文摘型数据库（如：Pubmed、CBMdisc、CMCC、CPA、BA、EmBase、SCI 等）和全文型数据库（如万方、维普和中国医院知识仓库 CHKD 期刊全文库、ProQuest、OVID 和 Sciencedirect 等）。④临床药学循证数据库：Micromedex、UpToDate、Lexicomp、the Cochrane Library、Essential Evidence、BMJ Best Practice 等。⑤国内外其他可用网站：美国食品药品监督管理局（www.fda.gov）、药品银行（www.drugbank.com）、米内网（原名中国医药经济信息网，www.menet.com.cn）、中国药物评价网（www.drugchina.net）、药品信息网（www.druginfonet.com）等。

# 3　新形势下获得及应用医院药学信息服务的重要性

## 3.1　医院药学信息服务在临床的应用

医院药学信息服务要求药师从各类咨询问题中寻找和归纳临床用药的规律，发现哪类问题是临床最常发生的，哪些药学知识是医生护士最欠缺的，哪些药物不良反应是可以避免的，从而找到更多与临床合作的切入点，并以临床易于接受的形式（如针对科室用药习惯制作简易用药卡片、常见错误用药举例、严重药物不良反应案例共享等）主动为临床提供更为快捷、实用的药学服务，让临床认识到药师的作用，感受到药师愿意努力为临床服务的主动性。

## 3.2　现代医药科技的发展对医院药学信息服务的影响

随着临床用药的品种及数量日益增加，现有药品品种达万余种，即使同一药物不同剂型、规格，其用途、代谢特征、用法、用量及使用注意事项也各不相同，加之新药、新剂型不断涌现，单一药物涵盖的知识面和信息量不断扩增，临床用药越来越依赖于药学信息工作[4]。

## 4　我院医院药学信息资源的获得及应用

### 4.1　功能强大的医院信息系统

在国际学术界，医院信息系统（hospital information system，HIS）已被公认为是新兴的医学信息学的重要分支。我院信息中心联合了厦门智业软件公司共同开发了 HIS 系统，其在我院的重要应用包括：①HIS 系统的有效运行，不仅能够提高医院各项工作的效率和质量，促进医学科研、教学的发展，减轻各类事务性工作的劳动强度，节约出更多的精力和时间来服务于患者，还可以改善经营管理，堵塞漏洞，从而保证患者和医院的经济利益[5]。②HIS 系统提供强大的信息查询及检索系统，药师可以通过药品代码、通用名称、化学名称或商品名，轻松自如、迅速方便地对药品信息药品进行查询。③药品在医院流通经过了请领入库、药品验收、药品摆放、药品发放 4 个环节，手工管理既费时费力又容易出差错，药品批次和数量错、漏、乱的情况时有发生，实行药品信息系统管理后，可根据药品流动状态和批次，分别查询跟踪定位，加以核对，从而对药品流通进行全面监控。④HIS 系统简化了患者的诊疗过程，并且优化了就诊环境，改变了目前排队多、等候时间长、秩序混乱的局面。⑤通过实行纯结构化电子病历分级保密管理，设立查阅、输入、修改和使用电子病历分级授权等。医务人员在自己的计算机终端上可查找病案资料，也可委托数据中心查找、打印、直接传送或复制传送资料等。患者就医时可授权医生查阅自己的电子病历记录，协助医务人员迅速、直观、准确地了解患者以前所接受的治疗及检查的准确资料，避免了因患者记忆不清导致病史叙述的错误和遗漏，缩短了医生确诊的时间，为抢救生命赢得了宝贵时间。

### 4.2　二维码技术作为医院信息工具得以广泛应用

二维码是用某种特定的几何图形按照一定规律在平面二维方向上分布的黑白相间的图形记录数据符号信息的，在代码编译上巧妙地利用构成计算机内部逻辑表示文字数值信息，再通过图形输入设备或光电扫描设备自动识读以实现信息自动处理[6]。其优点是信息存储量大、制作成本低、读取信息快速精确、防伪性强。

#### 4.2.1　二维码在静脉药物配置中心输液单的应用

静脉药物配置中心信息管理系统为每袋输液产生唯一的二维码，存储着患者的个人信息、输液药品的品种、数量、配置日期和输液序号等信息。医院药师通过掌上电脑（PDA）扫描并提取医嘱，审查用药的配伍、用法用量以及用药与诊断是否相符。对不合理医嘱，药师将医嘱注明原因后退回医师站并电话告知，合理的医嘱将被审核通过并进入配置流程，最后由配置人员扫码确认，核对后配置，以保证临床用药的安全、准确。

### 4.2.2　二维码技术在医院药品管理中的应用

医院药库在收到药品时，验收药师通过 PDA 扫描包装上的二维码，即可获得药品名称、批号、效期、数量、生产厂家等信息，在核对该药品无误后即可完成验收，从而使药库药品的管理准确、高效，同时减少人工成本，减轻药师工作量。

在院药品库存盘点及需要重点管理的品种，二维码技术提供给医院药师便捷、及时、准确的新的工作方法和模式。可以做到随时对贵重、高危药品等进行清点核对。同时通过设置药品基数，自动形成药品补充清单。改变了药品人工盘点耗时长、准确率低、影响临床用药的旧模式。

## 4.3　基于触发器原理与文本识别技术的药品不良反应信息化监测与智能评估成为可能

传统的药品不良反应（adverse drug reaction，ADR）监测的主要方法有自发报告、处方事件监测、医院集中监测、回顾性监测、患者随访等方法。约有 90% 的 ADR 报告来源于自发报告，但存在效率低下、漏报率较高等弊端。近 30 年来，随着医院信息系统的建立和发展，患者的检查和诊疗过程已经逐步规范化、电子化，并且储存在后台数据库中，使得利用计算机技术监测 ADR 成为可能。基于量化指标的触发器原理、文本识别技术的机器学习等 ADR 监测技术，借助医院电子医疗数据，将信息化技术融合数据挖掘与风险信号筛选验证，利用计算机辅助筛查功能，开展信息化 ADR 主动监测与智能评估警示，能够有效规避自发报告收集 ADR 漏报严重且无发生率、主动监测样本量小，且人力、财力、时间耗费巨大的局限性，还能够提供临床药师实施药学监护、开展用药风险监测研究的实用支持工具，也能够为高效俭省地收集药物警戒风险管理循证支持数据[7]。其中通过对医嘱、病程记录、检验指标的实时监控，达到触发器触发条件时记录出异常的数据，供药师分析捕捉 ADR 信息，可以实现对 ADR 的实时监控和风险预警，辅助医院药师及早提示医生采取针对性预防措施，减少或规避 ADR 发生，保障患者用药安全有效。

## 4.4　医院信息化技术帮助医院药师实现了医嘱事前审核

医嘱审核是保证患者合理用药的有效举措，事前医嘱审核是医院医疗质量改进和临床药物应用管理的重要组成部分，是提高医疗水平的一个重要手段。医院信息化管理系统嵌入 HIS 系统，能审查包括药物相互作用、特殊人群用药、给药途径、重复成分、药品配伍禁忌等信息，同时对药物间由于肝的 P450 庞大的酶系统引起的酶促反应与酶抑反应所致相互作用所隐藏的不良后果设立警示信息，分级报警[8]。药师利用自身的相关专业知识对这些信息进行事前医嘱审核，发现问题医嘱及时与经治医生交流与沟通，甚至下病房与医生探讨合理的用药方案，保障患者用上安全、合理的药物。

## 4.5　医院药师个体化药学服务通过医院信息化技术得以广泛应用

药物基因组学是近年来随着人类基因组计划而兴起的一门新兴学科。药物基因组学通过研究药物的靶标或者患者对药物反应的不同，来阐明遗传变异与药物动力学或者药效学的关系，从而达到针对不同患者"量体裁衣"的给药目的。由于药物基因组学是基于遗传药理学发展起来的，临床药师凭借着其较厚实的药学理论基础，更易于接收和掌握药物基因组学相关知识和信息，又由于身处临床治疗一线，非常适合推广药物基因组学在临床中的应用[9]。药师需要的药物基因组学相关信息可以大致分 4 类：背景信息、患者信息、药品信息和指导信息。截至 2016 年，经美国食品药品监督管理局（FDA）批准的所有药物中，130 余种药物的说明书上已有药物基因组学信息，用于指导不同基因型患者正确服用该药物。药物基因组学技术突飞猛进、新的生物标记物不断地被发现，要求临床药师必须了解疾病相关的基因多态性，而且要能够解读药物基因组学检测报告，还要有能力提供高水平的遗传咨询，以便评估发病风险，以此来设计针对患者的个体化用药方案。目前国内应用比较成熟的是利用患者药物基因组学信息预测华法林、氯吡格雷等给药剂量。

医院药师可以结合互联网大数据，通过建立慢病患者用药安全管理中心，承担起慢病患者合理用药的任务，为慢病患者提供主动、时效性强的用药指导和人文关怀，还可对这些大量的用药信息进行收集和分析，为临床循证药学服务提供依据。

# 5　医院药师应用药学信息资源的服务

## 5.1　药师通过培训讲座、宣传单和宣传册对患者进行用药宣教

通过培训讲座，多媒体平台等模式对患者用药教育和指导药师开展药物服务是药学服务的重要部分。药学服务内容包括对新入院的患者进行常规的用药教育，告知患者药物的最佳给药时间、不同剂型药物的正确使用方法（如气雾剂的使用方法）、如何避免或减少药物不良反应等。并将培训内容制作成携带方便的宣传册或宣传单发给患者及其家属。

## 5.2　药师积极开展临床药学服务

药师参加临床科室会诊，临床药师做医生的用药参谋。临床药师认真阅读病例，了解患者用药情况，然后结合患者情况合理选用药物，注重药物的安全性、有效性、经济性、方便性，以及多种药物联用时药效学与药动学方面的药物相互作用。通过和医师、护士相互配合，积极参与个体化给药方案的制订。通过计算机无线网络技术，实现电子化移动查房会诊，确保为临床提供及时准确的药物信息［例如平板电脑（如 iPad）移动查房］。

## 5.3　药师面向门诊患者提供用药咨询服务

门诊药房应设立独立的用药咨询中心，患者及其家属是其主要咨询对象。独立的用药咨询中心可以切实解决药师发药过程中由于患者人数过多，而与患者交流较少的问题。在用药咨询中心，药师可以为患者提供详尽的用药指导，例如药物的使用方法、使用时间、禁忌证、药品的贮存方法等，顾红燕等研究发现，咨询地点变更为独立空间后，药师采用的患者教育方式多元化，场地的变化未导致咨询人群构成比的变化，但是在咨询问题的内容和药学服务时间上都有极显著的变化，从而使患者用药依从性和药物治疗效果提高，同时也使患者对药师的信任度和满意度提高[10]。药师对于门诊取药患者的主要指导内容包括：

（1）指导患者正确贮存药品。大部分药品常温下可保持稳定，但一些药物则需要特殊的保存条件，如：酶制剂、疫苗等生物制品需要低温冷藏；硝普钠、异丙嗪等药物需要避光贮存，不能直接放在阳光下，否则药物的有效成分减少或产生有害杂质。这些有特殊贮

存条件要求的药品，药师需要向患者交代清楚，以免患者因为保存不当而导致药品变质失效而无法使用。

（2）指导患者正确使用药品，包括：药品的使用方法，用药时间，用药剂量等。药品的剂型种类繁多，不同的剂型服用方法不同，如缓释控释制剂一般不能破坏剂型，所以应整片/粒服用，若是掰开服用则失去缓释或控释的效果等。药物在体内的药物动力学特征受人体的生物节律调控，从而显著影响药物的药效，因此指导患者采用正确的用药时间可以更好地发挥药物的疗效。用药剂量是影响药物效应的重要因素，同一种药物的多种作用及其不良反应与剂量有着密切的关系。在特殊人群用药时，常常出现与用药剂量相关的治疗矛盾，药物剂量的调整就成为治疗的关键，需要合理选择药物的剂量。此外，在联合用药治疗疾病时，要注意药物间相互作用产生的影响。

## 5.4　药师对患者进行个体化跟踪，提供延伸服务

药师应对危重患者及长期慢性病患者建立药历，借助信息化手段进行跟踪，随时了解患者的用药情况，及时指出患者用药过程中存在的问题及注意事项，做好患者的用药教育。

# 6　在区域层面建立药学服务信息共享平台

为促进药学服务开展和提高可以尝试建立跨部门、跨地区的药学信息服务网络系统现代化信息服务平台，畅通药学信息资源共享的渠道。发挥医院系统、高校系统、科研系统、军内医院系统等图书信息部门的各自优势和特点，分工合作，联合共建或引进医药信息库，建立临床药学决策领域的信息咨询和分析支持系统，提供完整准确的药学服务。

# 7　小结

随着公众对药品安全应用的重视，药学服务的需求和迅速发展，对药学信息有着越来越高的要求。我们应积极进行探索，加强信息化基础建设，不断改进完善医院药师药学信息服务工作的新模式。

（蒋玉凤，贾　莉，赵　婷，王婷婷　新疆维吾尔自治区人民医院）

**参考文献**

[1] 孙忠进. 药学信息工作适应药学服务实践的思考. 药学实践杂志,2005,(5):57-60.

[2] Bond CA,Raehl CL. Clinical pharmacy services,pharmacy staffing,and adverse drug reactions in United States hospitals. Pharmacotherapy,2006,26(6):735-747.

[3] 唐镜波. 以证据为基础的医学及药学信息. 中国药学杂志,1998,(10):48-49.

[4] 胡晋红. 全程化药学服务. 上海:第二军医大学出版社,2001.

[5] 陈珞珈. 怎样选择医院信息系统软件. 中国中医药信息杂志,2001,8(8):86-87.

[6] 廖东方. 二维码电子标签的安全技术研究. 北京:北京邮电大学,2008:1-61.

[7] 王啸宇,郭代红,陈超,等. 基于电子医疗档案的 ADR 自动监测规范化操作流程. 中国药物应用与监测,

2016,13(5):302-305.

[8] 张惠芳,侯锐钢. 医院信息化管理系统在事前审方的临床应用. 中国药物与临床,2015,15(9):1362-1364.

[9] 刘飞,辛华雯. 药物基因组学与临床药师. 医药导报,2017,36(9):956-961.

[10] 顾红燕,金锐,栗芳,等. 从开放式窗口到用药咨询中心——独立空间对门诊药物咨询服务质量的影响. 中国医院药学杂志,2016,36(1):1-3.

# 第 39 章
# 药物过敏反应与用药安全

《医院药学未来发展的巴塞尔共识（2015 版）》第 41 条：

- Hospital pharmacists should ensure that clinically relevant allergies, drug interactions, contraindications, past adverse events and other relevant medication history details are accurately recorded in a standard location in patient records and evaluated prior to medicine use.

译：药师应确保所有临床相关的过敏情况、药物相互作用、禁忌证、既往药物不良事件以及其他用药史详情都会在病历中规定的位置有准确的记录，且在给药前评估相关信息。

**摘　要**　药品不良反应是用药中遇到的主要问题，有资料表明由于免疫系统参与而导致的药物过敏大约占药品不良反应的六分之一。本文通过收集 2010—2016 年国内公开发表的有关药物过敏记录的个案，并进行归类分析，进而对国内如何践行《巴塞尔共识》第 41 条，提供几点思路。

药物过敏反应指有特异体质的患者使用某种药物后产生的不良反应，又称变态反应，是用药中最常见的不良反应之一[1]，常表现为皮肤潮红、发痒、心悸、皮疹、呼吸困难，严重者可出现休克或死亡。在美国，每年有 23 万人由于药物过敏反应住院[2]。随着新药品种不断增加，患者用药的机会也日益增多，药物过敏反应的发生与药物剂量大小无关，而与人的过敏体质相关，即某些人因遗传因素或特异体质，会对一种或几种药物产生过敏反应，当其应用可能导致过敏的药物时，便可能在短时间内出现药物过敏反应，轻者会出现药物热、药疹，严重者可能引起过敏性休克，如抢救不会有生命危险。因此，医生、药师、护士应通力合作，通过询问患者的药物过敏史并执行医嘱，建立"药物过敏信息登记"等信息预防机制，并对患者用药情况进行评估，以避免患者使用到可能造成过敏的药物，从而全面提升患者的用药安全。本文旨在通过分析药物过敏发生相关因素探讨如何构建医院用药安全防范体系，以减少 ADR 的发生，确保患者用药安全。

## 1　药物过敏反应现状

药品是用来诊断、治疗及预防疾病的特殊商品，合理用药能使用药风险减到最低，获得理想的治疗效果。但是，在用药过程中，时常有药物过敏的发生。有资料表明由于免疫系统参与而导致的药物过敏反应大约占药品不良反应的六分之一。在调查中发现有 6% ~ 12% 的药物过敏是在已知患者对药物过敏的情况下发生的。在这些案例中有 1/3 导致了严重的不良反应，甚至有些付出了死亡的惨痛代价[3]。药物过敏反应临床表现复杂，涉及皮肤、肝、肾、心脏和造血系统等多种组织和器官，药物在体内的分布和代谢的复杂性以及人类相关基因的多态性等因素决定了其难预测性。且随着医药卫生事业的飞速发展，新药品种不断增加，患者用药的机会也日益增多，药物过敏反应也有明显增多趋势。在对门诊患者的一项研究中，有 13% 的不良事件的发生是由于已知的过敏药物引起的[4]。

　　避免医疗损伤是医疗机构质量管理的重要组成部分，面对医疗损伤，全力保证患者安全是医疗工作的基本指导原则，也是世界各国医疗机构共同面临的问题。近年来关于患者安全问题已经成为世界各国医院质量管理主要关注的焦点，受到各个国家与世界卫生组织的广泛关注。美国医学研究所（Institute of Medicine，IOM）[5]认为患者安全就是使患者免于意外伤害。保持患者安全要求医疗组织建立规范的系统和程序，使发生差错的可能性降到最小，最大限度地阻止差错的发生。美国国家患者安全基金会（National Patient Safety Foundation，NPSF）定义患者安全是避免、预防及减少在健康照护过程中所产生的不良反应与伤害[6]。总之，患者安全就是指对患者、医务人员以及其他人在医疗护理过程中存在的风险进行干预所达到的程度[7]，而改变报告和监控系统是保证患者用药安全的首要步骤[8]。

## 2　资料与结果分析

### 2.1　资料来源

　　在中国期刊网上搜索国内 2010—2016 年有关药物过敏记录的个案，文献共 483 条，过敏个案共 519 例。

### 2.2　分析方法

　　本文采用回顾性和描述性研究方法，分别对 519 例药物过敏患者的性别、年龄、所用药物、给药途径、出现过敏性休克的时间、既往过敏史等项目进行调查，并对上述结果进行分类统计分析。按照药物过敏记录的药物名称或种类（无具体名称时）进行登记。过敏药物的类别按照第 17 版《新编药物学》[1]进行分类，其病例数的分布见表 39-1、表 39-2；患者过敏案例中的中成药未进行详细分类，其病例数的分布见表 39-3。整理分析过敏反应的患者年龄、性别、用药的品种、过敏反应出现时间、给药途径、既往过敏史、皮试情况以及过敏反应的类型、表现与转归。

**表 39-1　519 例药物过敏患者中过敏药物种类与病例数分布**

| 药物种类 | 病例数 |
| --- | --- |
| 抗菌药物 | 153 |
| 抗病毒药 | 5 |
| 抗结核药 | 9 |

续表

| 药物种类 | | 病例数 |
|---|---|---|
| 抗真菌药 | | 2 |
| 主要作用于中枢神经系统的药物 | 中枢神经系统兴奋药 | 1 |
| | 神经系统药 | 5 |
| | 抗抑郁药 | 3 |
| | 解热镇痛抗炎药 | 23 |
| | 抗痛风药 | 2 |
| | 抗癫痫药 | 9 |
| | 抗精神病药 | 3 |
| | 抗老年痴呆药和改善脑代谢药 | 5 |
| | 麻醉药及其辅助用药 | 16 |
| 作用于自主神经系统的药物 | 拟胆碱药和抗胆碱药 | 1 |
| | 拟肾上腺素药和抗肾上腺素药 | 1 |
| 主要作用于心血管系统的药物 | 钙通道阻滞药 | 4 |
| | 血管紧张素转化酶抑制剂 | 1 |
| | 防治心绞痛药 | 2 |
| 主要作用于呼吸系统的药物 | 祛痰药 | 1 |
| | 平喘药 | 5 |
| 主要作用于消化系统的药物 | 治疗消化性溃疡和胃食管反流病药物 | 3 |
| | 泻药和止泻药 | 3 |
| | 肝胆疾病辅助用药 | 10 |
| 影响血液及造血系统的药物 | | 26 |
| 主要作用于泌尿和生殖系统的药物 | | 15 |
| 激素及其有关药物 | | 15 |
| 主要影响变态反应和免疫功能的药物 | 抗变态反应药 | 8 |
| | 免疫增强药 | 3 |
| | 免疫抑制药 | 1 |
| 抗肿瘤药物 | | 30 |
| 维生素类、营养类药物、酶制剂以及调节水、电解质和酸碱平衡的药物 | 维生素类 | 12 |
| | 氨基酸 | 1 |
| | 脂肪乳 | 1 |
| | 糖类 | 1 |
| | 营养药 | 2 |
| 外科用药和消毒防腐收敛药 | | 10 |
| 其他类药物 | 诊断用药 | 17 |
| | 生物制品 | 20 |
| 中药注射剂 | | 90 |
| 合计 | | 519 |

表 39-2　519 例药物过敏患者中抗菌药物种类与病例数分布

| 药品种类 | 药品名称 | 病例数 | 药品种类 | 药品名称 | 病例数 |
|---|---|---|---|---|---|
| 青霉素类（共计 12 种） | 青霉素 | 6 | 头孢菌素类（共计 29 种） | 头孢曲松 | 12 |
| | 氨苄西林 | 1 | | 头孢西丁 | 3 |
| | 青霉素类 | 3 | | 头孢噻肟 | 8 |
| | 阿莫西林 | 3 | | 头孢呋辛 | 4 |
| | 萘夫西林钠 | 1 | | 头孢哌酮 | 2 |
| | 替卡西林 | 1 | | 头孢美唑 | 4 |
| | 美洛西林 | 1 | | 头孢氨苄 | 1 |
| | 美洛西林他唑巴坦 | 1 | | 头孢唑肟 | 4 |
| | 美罗培南 | 2 | | 头孢替唑 | 1 |
| β 内酰胺酶复合物（共计 13 种） | 氨苄西林舒巴坦 | 3 | | 头孢拉定 | 1 |
| | 头孢哌酮钠舒巴坦 | 6 | | 头孢孟多 | 1 |
| | 阿莫西林克拉维酸钾 | 2 | | 头孢克肟 | 1 |
| | 哌拉西林他唑巴坦 | 3 | | 头孢他啶 | 2 |
| | 哌拉西林舒巴坦 | 1 | | 头孢唑啉 | 1 |
| | 阿莫西林舒巴坦 | 1 | | 头孢甲肟 | 1 |
| | 氨曲南 | 5 | | 头孢匹胺 | 1 |
| | 亚胺培南西司他丁 | 2 | | 头孢硫脒 | 4 |
| 氨基糖苷类（共计 5 种） | 庆大霉素 | 3 | | 头孢吡肟 | 2 |
| | 依米替星 | 1 | | 头孢匹罗 | 1 |
| | 阿米卡星 | 1 | 喹诺酮类（共计 13 种） | 左氧氟沙星 | 14 |
| 大环内酯类 | 阿奇霉素 | 9 | | 诺氟沙星 | 2 |
| | 红霉素 | 1 | | 氧氟沙星 | 2 |
| 林可霉素类 | 克林霉素磷酸酯 | 2 | | 吡哌酸 | 1 |
| | 克林霉素 | 2 | | 依诺沙星 | 1 |
| 万古霉素类 | 替考拉宁 | 2 | | 氟罗沙星 | 1 |
| | 万古霉素 | 2 | | 莫西沙星 | 2 |
| 硝基咪唑类 | 替硝唑 | 5 | | 洛美沙星 | 1 |
| | 甲硝唑 | 3 | | 环丙沙星 | 1 |
| | | | 其他类 | 夫西地酸钠 | 1 |
| | | | 合计 | | 153 |

**表 39-3　519 例药物过敏患者中中药种类与病例数分布**

| 药品名称 | 病例数 | 药品名称 | 病例数 |
|---|---|---|---|
| 黄芪注射液 | 6 | 天麻素注射液 | 2 |
| 骨瓜提取物注射液 | 4 | 灯盏细辛注射液 | 1 |
| 炎琥宁注射液 | 5 | 复方当归注射液 | 1 |
| 参麦注射液 | 3 | 参芎葡萄糖注射液 | 1 |
| 鹿瓜多肽注射液 | 3 | 复方甘草酸苷注射液 | 2 |
| 舒肝宁注射液 | 3 | 甘草酸二胺注射液 | 1 |
| 双黄连注射液 | 3 | 华蟾素注射液 | 1 |
| 香丹注射液 | 3 | 培丙酯注射液 | 1 |
| 丹参注射液 | 3 | 曲克芦丁注射液 | 1 |
| 灯盏花注射液 | 2 | 热毒宁注射液 | 1 |
| 红花注射液 | 2 | 舒心降脂 | 1 |
| 清开灵注射液 | 3 | 细辛脑注射液 | 1 |
| 茵栀黄注射液 | 2 | 血必净注射液 | 1 |
| 鱼腥草注射液 | 3 | 消癌平 | 1 |
| 银杏达莫注射液 | 3 | 银杏叶注射液 | 1 |
| 金纳多注射液 | 1 | 云南白药 | 1 |
| 康艾注射液 | 1 | 藿香正气水 | 2 |
| 新癀片 | 1 | 参芪扶正注射液 | 1 |
| 痹祺胶囊 | 1 | 穿心莲注射液 | 1 |
| 柴胡注射液 | 1 | 丹红注射液 | 1 |
| 丹参川芎嗪注射液 | 1 | 熊胆胶囊 | 1 |
| 小二柴胡冲剂 | 1 | 川芎嗪注射液 | 1 |
| 丹参多酚酸盐注射液 | 2 | 补骨脂 | 1 |
| 艾俞胶囊 | 1 | 血塞通注射液 | 3 |
| 血栓通注射液 | 1 | 合计 | 90 |
| 痰热清注射液 | 3 | | |

## 2.3　结果

### 2.3.1　过敏药物种类与病例数分布

表 39-1、表 39-2 和表 39-3 中显示，208 种药物几乎涉及所有系统，其中抗菌药物过敏案例所占比例最高，为 29.48%（153 例/519 例），其中又以头孢菌素类最多（共计 54 例，占 10.40%），青霉素类过敏案例为 19 例，青霉素类过敏反应报告例数相比头孢菌素类较少，这可能是因为临床使用青霉素须进行皮试，而临床使用头孢菌素类是否需要皮试仍存在争议，因而临床上头孢菌素类药物的使用率相对较高。这也给我们在临床上给患者使用头孢菌素类药物提出了更高要求，例如应该详细询问患者的过敏史，谨慎使用此药，尽量

在使用之前进行皮试，并做好抢救准备。

另从表 39-3 中可以看出，中成药、中药注射剂过敏报告例数涉及药物达 50 种，共 90 例（17.34%，90 例/519 例），提示中成药、中药注射剂也会引起一部分人过敏，提醒我们在临床给予中药注射剂的时候也要密切注意患者病情变化。

### 2.3.2　过敏反应发生时间与病例数分布（22 例未注明）

表 39-4 中的结果显示，在 294 例过敏反应中，30 min 以内出现的过敏反应共 302 例（58.2%），提示给药后的半小时是过敏反应发生的高危时期，临床需密切关注患者该时间段内的病情变化。另有少数的迟发过敏现象，通常发生于给药 12 h 以后，这就要医护、患者及家属通力合作，一旦发现症状，立即进行相关抢救措施。

**表 39-4　过敏反应发生的时间与病例数分布**

| | 时间 | | | | | | | |
|---|---|---|---|---|---|---|---|---|
| | <5 min | 5～30 min | 0.5～1 h | 1～2 h | 2～8 h | 8 h～1 天 | 1～2 天 | >2 天 |
| 病例数 | 110 | 192 | 24 | 16 | 15 | 32 | 23 | 85 |

### 2.3.3　既往过敏史及皮试情况

报告过敏反应的 294 例患者中有 49 例有药物过敏史；有 45 例经皮试后为阴性，用药后仍发生过敏；3 例皮试发生严重过敏反应（过敏性休克）；3 例皮试过敏；2 例皮试阳性，经脱敏治疗后仍过敏。这提示我们在给药前应详细询问患者过敏史，即使皮试结果为阴性也不能大意，因为有部分患者仍有过敏的风险，需我们提高警惕。

### 2.3.4　过敏药物的剂型与病例数分布

由表 39-5 可以看出几乎所有的剂型均可引起过敏反应，其中引起过敏反应的主要剂型为注射剂，占 79.58%（413 例/519 例），需引起相关医护人员和患者注意。

**表 39-5　过敏药物的剂型与病例数分布**

| 药物剂型 | 病例数 | 药物剂型 | 病例数 |
|---|---|---|---|
| 注射液 | 413 | 滴眼液 | 3 |
| 片剂 | 63 | 膜剂 | 1 |
| 溶液剂 | 8 | 泡腾片 | 1 |
| 胶囊 | 12 | 乳膏 | 1 |
| 滴剂 | 3 | 散剂 | 1 |
| 栓剂 | 7 | 滴丸 | 1 |
| 贴剂 | 1 | 擦剂 | 1 |
| 气雾剂 | 1 | 胶体液 | 1 |
| 冲剂 | 1 | 合计 | 519 |

### 2.3.5　过敏药物的给药途径与病例数分布

表39-6显示，几乎所有给药途径均可引起过敏反应，过敏反应的病例中，注射类（静脉滴注、肌内注射、局部麻醉、皮下注射、静脉推注、皮内注射和鞘内注射）占78.03%（405例/519例），口服给药途径占16.57%（86例/519例）。

**表39-6　过敏药物的给药途径与病例数分布**

| 给药途径 | 病例数 | 给药途径 | 病例数 |
|---|---|---|---|
| 静脉滴注 | 358 | 皮内注射 | 4 |
| 口服 | 86 | 滴眼 | 3 |
| 肌内注射 | 29 | 漱口 | 1 |
| 局部麻醉 | 5 | 主动脉缓慢推注 | 2 |
| 外用 | 6 | 灌注 | 1 |
| 皮下注射 | 4 | 滴鼻 | 1 |
| 静脉推注 | 4 | 鞘内注射 | 1 |
| 穿刺注射 | 3 | 阴道置入 | 5 |
| 肛塞 | 2 | 合计 | 519 |
| 雾化吸入 | 4 | | |

### 2.3.6　过敏反应类型、表现与转归

表39-7显示，在519例患者中，8例出现死亡，其余经服用抗组胺药物、甾体类药物或采取对症治疗后，症状逐渐消失或恢复。过敏性休克报道例数最多，这可能跟案例来源为文献报道有关，过敏性休克属于Ⅰ型过敏反应，会导致皮肤黏膜、心血管系统、呼吸道以及消化道的严重不良反应，很可能致命，多发生在已致敏而再次遭遇致敏源者。在注射或口服特定致敏药物后，尤其经注射给药后，易在几分钟甚至几秒钟内出现过敏反应，应引起广大医护人员足够的重视。

**表39-7　过敏反应类型、表现与转归**

| 反应类型 | 表现 | 例数 | 转归 |
|---|---|---|---|
| 轻度 | 肌内注射部位红肿、质硬、水肿、静脉炎、皮温高 | 14 | 5例症状消失 |
| 中度 | 荨麻疹、面部或四肢皮疹，全身红斑疹伴水肿、瘙痒热等 | 79 | 46例症状消失 |
| 变态反应 | 心慌、胸闷、恶心、头晕、全身出汗、面部胸部潮红 | 68 | 41例症状消失 |
| 过敏性休克 | 呼吸困难、烦躁不安、面色苍白、血压下降、意识丧失 | 246 | 7例死亡 |
| 过敏性哮喘 | 双肺哮鸣音，干、湿啰音等 | 6 | 2例症状消失 |
| 过敏性发绀 | 出现暗红色出血性皮疹，高于皮肤、压之不退色，并迅速扩展到全身，伴有轻度瘙痒 | 8 | 5例症状消失 |
| 药物热 | 寒战、发热 | 6 | 3例症状消失 |
| 血液系统损害 | 急性溶血性贫血、白细胞减少、血小板减少（紫癜） | 22 | 11例症状消失 |

续表

| 反应类型 | 表现 | 例数 | 转归 |
|---|---|---|---|
| 重度皮肤损害 | 剥落性皮炎，大疱性松懈型皮炎，重症坏死性皮炎， | 2 | 2 例症状消失 |
| 组织器官神经损害 | 肾损害、肝损害、血管神经损害（精神病，癫痫） | 19 | 19 例症状消失 |
| 其他 | 咯血、鼻塞、失眠、低血糖、尿潴留、张口不能闭合、唾液增加、丙氨酸氨基转移酶增高、胃肠胀气、胆红素血症加重、蜂窝织炎、眼睑炎、骨髓抑制 | 49 | 1 例死亡，1 例不可恢复嗅味觉功能 |

# 3 药物过敏反应的预防措施

## 3.1 强化药品不良反应监测报告制度

国家药品不良反应监测工作实施近 30 年来，日趋规范、成果显著。借助药品不良反应监测报告制度，药师将临床发生的药品过敏反应写成病例报告，并通过各种方式与其他医务人员进行交流，使他们及时了解这方面的信息，进而主动地干预和规避某些药品过敏的发生和发展；同时将发生药物过敏反应的病例上报至各级药品不良反应监测中心，有助于国家药品管理部门及时掌握有关信息，向社会公开，并采取必要的预防措施，以保障用药安全。

## 3.2 构建医院用药安全防范体系

ADR 在疾病治疗的过程中是不可避免的，但再次发生的药品过敏大多数是一种可以预防的 ADR，因此如何避免过敏反应的再次发生对于保障患者用药安全是至关重要。需要医疗机构管理部门在全院范围内构建一个用药安全防范体系并实行科学管理，由医、药、护分工协作来实现。同时，这个体系还应包括对用药错误的监控和管理，以及时补救已经发生的用药错误，并从中总结经验教训，避免错误的再次发生。

### 3.2.1 医疗机构管理部门的作用

医疗机构管理部门加强管理，促进各部门相互配合，定期组织和开展合理用药的专业培训，以增强全体医护人员的防范意识和防范能力。预防药物过敏发生的策略应集中在提高医疗操作系统上[9]。建立患者用药史、药物过敏记录制度和医院用药安全防范体系是预防药物过敏发生保证患者用药安全的有效措施。特别是目前电子病历广泛应用于临床，实现包括医嘱、病程记录、各种检查检验结果、手术记录、护理信息和各部门的共享信息等。根据临床药物管理及医疗安全管理的要求，在医生工作站患者信息栏内设置以电子信息的方式记录患者药物用药史和过敏信息，使医生工作站、护士工作站、药房、静脉药物配置中心等部门实现患者过敏药物信息共享，达到控制相关致敏性药物输入、配制、使用等各个环节，从根本上防止差错事故的发生。以电子病历为依托，在数据平台上建立了致敏性药物库，将过敏药物与致敏信息相关联，使医嘱执行流程中的多个环节及多个部门产生的信息经过流程的优化、整合后，使医护人员可以高效方便地进行信息输入及共享，达到提高工作效率及医疗安全的目的。

### 3.2.2 医生的作用

在药物过敏反应防范的各个环节中，医生开具医嘱是药物过敏产生的起始点，其引起药品产生相关并发症是医疗事件中最普遍的类型。医生在防范药物过敏反应中处于临床第一线位置，应注意做到：

（1）认真询问和记录药物过敏史用药前仔细询问患者既往有无药物、食物及昆虫类过敏史，家族中是否有药物过敏史或变态反应疾病等。注意：①不能只问现在不管过去。对过敏史的询问，不能限制在某一时间段，应该询问患者此次患病前所发生过的全部过敏情况。②重点询问容易过敏的药物，尤其是对于青霉素、头孢菌素类等容易引起过敏反应的药物。③不盲目相信患者的回答。患者主诉过敏情况只能作为参考，在用药时，要及时观察患者的过敏情况，发现问题及时处理。

（2）开具处方前，确认患者用药过敏史与一般过敏史后，登录于病历首页与计算机药物过敏史注记画面。同时告知其在药品治疗中所需预防和观测的情况，当患者出现不良反应症状时，除对症处理外，还应及时复查医嘱和询问给药护士以查明是否存在用药错误。

（3）重视 ADR 的报告。ADR 报告是医护人员的一种责任和义务，是科学态度和职业道德的体现。临床发现 ADR 时应详细记录并通知临床药师，共同分析和寻找不良事件的因果关系以及最佳的解救方案，其将有利于提高临床治疗水平。

（4）医生与药师、护士在知识结构上存在互补关系，应该有更多的合作与交流，由此建立一个部门间相互贯通的优良操作体系。

### 3.2.3 护士的作用

护士在防范药物过敏反应中的优势在于直接照护患者，比任何其他医务工作者更易发现患者的过敏反应并进行报告。护士作为药品使用过程的终点，在减少用药过敏方面起着重要的作用。药物过敏反应的表现是繁杂多样的，从表 39-2 和表 39-3 中可以看出过敏反应大部分发生在给药的半小时内，如能加强监护，则可及时发现并进行有效抢救，挽救患者生命。这就要求护士做到：

（1）在患者入院时询问患者有无药物过敏史，如有以电子信息的形式保存在患者电子病历首页中。

（2）根据医生的药物皮试医嘱对患者进行皮试后双人核对皮试结果，然后将结果输入电脑并产生双人签名记录。

（3）在护士工作站患者信息栏内设置以电子信息的方式记录患者药物过敏信息，使医生工作站、病区药房、静脉药物配置中心等部门实现患者过敏药物信息共享，达到控制相关致敏性药物输入、配制、使用等各个环节，从根本上防止致敏药物的使用。

在用药管理阶段，护士和患者间的核对也可借助某些资源和技术支持，美国已经实施条形码扫描技术以促进用药安全。该系统可扫描护理人员工作证上的条形码、患者手腕带上的条形码及药品的条形码，在确定的时间通过射频从主系统收发信息，使药品、剂量与病床配对[10]，能有效减少用药错误。

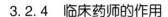

### 3.2.4　临床药师的作用

临床药师最根本的任务是有效实施药物治疗服务，与临床医生共同对药物治疗方案进行评估、监测、调整，尽最大努力保证患者用药安全、有效、经济。临床药师只有充分了解和理解患者临床诊断、既往病史、药物治疗史、药物过敏史、各种生理指标及用药前后的变化、治疗药物监测、治疗目的、药疗方案等情况，才能协助医生拟定和评估用药方案。因此，药师须建立自己的资料库，建立药历，评估药疗方案。列出可能存在的问题，拟定解决方法，追踪、监护治疗进程。这就要求药师要做到：

（1）收到处方后应先审核医嘱，怀疑存在易引起药物过敏的药品时应仔细询问患者的用药史。在此过程中落实对患者过敏史的评估。药师只有全面地掌握患者的用药情况，及时与医生沟通，才能共同为患者制定出合理的给药方案，减少药物的不良反应，充分发挥药物的治疗作用。

（2）保存所有患者的用药记录，包括在医院接受治疗的住院患者和非住院患者。用药记录应包含足够的信息，以便监测用药史、过敏史、诊断、可能的药物相互作用和不良反应、重复给药情况、相关实验室数据和其他信息。对于患者是否存在药物治疗问题，首先确定以下问题[11]：①已知或者怀疑药品能引起不良反应，或者与其他药品、食物发生相互作用，或者患者在诊断过程中表现出明显的健康风险；②药品是用于易发生不良反应的高危患者的治疗；③药物应用过程对很多患者影响较大或者该药品被频繁使用；④药品治疗或者药物应用过程对某些疾病、情况或治疗过程是有风险的；⑤药品有潜在毒性或者正常剂量会引起不适；⑥药品以某种特殊方式使用时最有效；⑦正在考虑是否从处方集中增加或者删除该药品；⑧药品治疗或药物应用程序不合理时，会对患者预后或者系统费用产生负面影响；⑨治疗药品费用昂贵。

（3）严格把关药物质量，具有固定进货渠道和生产厂家；由药品检测部门和药学会向医疗单位推介信誉好、产品质量好、药品生产质量管理规范（GMP）达标的品牌，严禁使用假冒伪劣药品；控制药品库存时间，严禁使用过期变质药品。

## 4　对药物过敏信息的监控和管理

建立一个包括 ADR 监测网络和防范用药错误的用药安全体系，将有助于提高医务人员的合理用药水平。目前，许多医院已经利用先进的网络技术以及合理用药的软件系统开展工作。在医院信息系统中，建立药物过敏检测系统，包括患者先前的药物过敏资料，药物词典的关联和药物过敏信息的数据库，以及药物过敏的提示系统[12]。医生开具处方时，要求自动化管理系统必须登记过敏史及过敏药物，且该系统还可以自动检索处方药物是否与患者过敏药物存在交叉过敏，以及是否存在临床意义的配伍禁忌[13]。当输入药物医嘱时，计算机可根据患者的药物过敏信息与药品信息库相关联，按系统设置要求对医嘱安全进行过滤，限制与患者药物过敏信息对应的药物输入，并控制对需皮试的医嘱必须在皮试结果阴性条件下药师才能发药或进行药物配置，以实现药物安全管理，防止用药差错的发生。药师可在调剂操作前，快速审核医嘱，并就易致敏的药物再次与医生商讨，保证患者用药安全[14]。

### 4.1　对药物过敏反应的监控和管理

#### 4.1.1　建立用药过敏预警预案

建立过敏预警预案的目的是当患者出现过敏病例后能及时给予确认并进行通报，阻止差错继续扩大，杜绝差错再次发生。药师将医院常用药品中易发生过敏药物和含过敏成分的单方–复方成分的药品列为重点监测药品，整理这些药品的不良反应症状并将其归类，同时递交本院医疗机构管理部门审核，获得批准后其作为预案的一个重要部分，当有 ADR 发生时可立即启动。发生用药过敏后，医生要将任何必要的校正疗法和支持疗法都要提供给患者进行救治，临床药师也要积极参与和协助，将用药产生的危害减少到最小。医院对药物过敏抢救条件一定要达到规定的要求，如观察皮试结果的光线、抢救过敏性休克的药物、器械、技术力量等。在各种门诊、病房、手术室、治疗室、注射室等均应备有一些必要的药物及抢救设备，包括肾上腺素注射液、肾上腺糖皮质激素、升血压药物、氧气等。同时规范过敏反应的救治，加强对医务人员的培训，提高对药物过敏反应的防范意识和能力，减低患者的用药风险。把可预期的严重药品不良反应，纳入患者知情同意的范畴[15]。

#### 4.1.2　用药过敏的管理

用药过敏的发生不是孤立的，既有药物的因素，也有患者和医护人员的原因，是众多环节因素中的某一个或几个存在缺陷所致。系统理论认为，差错并非由人的疏忽和无能所致，而是由于系统内潜在的缺陷造就了一个容易产生差错的环境。因此，在出现药物过敏反应特别是患者再次出现严重过敏反应之后，应马上进行事实搜集和调查。同时，监管人员、部门主管和相关的委员会应及时分析案例，讨论用药过敏发生特别是再次过敏发生的原因并对系统加以改进（如引导人员教育、改进系统管理水平、完善规章制度等），目前很多医院仍采用纸质的过敏管理，医生及护士经常会忽略过敏史及过敏药物的登记，即使登记了，该管理方法还是不能为医护人员提供满意的预防效果。

#### 4.1.3　加强合理用药管理

合理选用药物，严格掌握抗感染药物的适应证，避免滥用。中西药注射剂之间、中药注射剂之间不得同瓶配伍；对用于静脉滴注的中药制剂尽可能选用质量好、纯度高的产品；由于注射给药增加了临床不安全因素，目前世界卫生组织（WHO）已将注射剂人均用药次数作为评定医疗机构合理用药的重要指标之一[16]，尽量减少不必要的静脉给药，而以口服药为首选，凡能口服的就不使用肌内注射，能肌内注射的就不使用静脉注射；对有药物过敏反应过敏史的患者，原则上不再用已致敏药物，或含有其成分的复方制剂及与其化学结构相似的药物，以防止交叉过敏反应；对具有抗原性成分的药物如低分子右旋糖酐、阿糖胞苷等应慎用。

### 4.2　用药安全文化的建设

安全教育要围绕如何有效保护患者和工作人员自身安全，分析有哪些不安全因素及其产生的原因，调动全体人员的积极性寻找有效的防范措施，创建安全文化。通过用药安全文化建设，让每一位医务人员认识和了解药物过敏的相关知识：

（1）每一种药物和给药途径均可能发生过敏反应。

（2）药物过敏试验不是判断药物过敏的唯一标准，药物过敏试验虽然是防范过敏反应的有效措施，但并非完全可靠[10]。临床上因各种原因，如药物过敏皮内试验（以下简称皮试）液的配制、皮试的操作、观察时间的严格掌握、结果的判断等常有皮试假阴性，使护士思想上麻痹大意，一旦发生过敏反应，造成抢救时措手不及，使患者失去最佳药物的选择，或增加患者的心理压力和经济负担。

（3）走出药物过敏的误区，如：使用过的药物不会过敏，用量小不会发生药物过敏等。

（4）遵守操作规程把好药物过敏试验质量关；加强临床医务人员培训，提高对药物过敏防范意识和能力，减低患者用药风险。

（5）临床用药切忌过多、过乱、过杂，用药剂量也不宜过大；同一种药物不宜使用过久；要注意药物的交叉过敏和多价过敏现象。

## 5 总结

药物过敏不同于药物的副作用和中毒，不论注射、口服或直接接触都可能发生，与该药的药理作用无关，因此往往不能预知。防止过敏反应的发生，预防是关键。医务人员应提高对药物过敏反应的重视程度。医疗机构应制定药物过敏史的病案记录制度，即建立和规范患者的药历，对已确诊的过敏患者，应告之其对哪种药物过敏，详细记录于病历或药历中，并嘱其今后不可再应用此药或含有此药成分的复方制剂。在实际工作中，临床医生应该严格按照药物说明书中推荐的适应证和剂量使用药品，注意药物的相互作用，合理选择用药途径，特别是老年患者、儿童、孕妇等特殊人群。临床药师及护士应对患者用药后情况进行严密观察，发现问题及时停药及时处理，及时报告，急诊尽量避免不必要的静脉给药方式及合理使用抗生素，在应用中药制剂时也应特别注意观察。医务人员应正确、合理、规范地应用药物，及早发现或避免药物过敏反应，保证临床用药合理安全。

（欧阳华 厦门大学附属中山医院）

## 参考文献

[1] 陈新谦,金有豫,汤光.新编药物学.17版.北京:人民卫生出版社,2011.

[2] Scott H. Sicherer. Advances in anaphylaxis and hypersensitivity reactions to foods,drugs,and insect venom. J Allergy Clin Immun,2003,111(3):S829-834.

[3] Kathrin M. Cresswell,Aziz Sheikh. Information technology-based approaches to reducing repeat drug exposure in patients with known drug allergies. J Allergy Clin Immunol,2008,121(5):1112-1117.

[4] Gandhi TK,Burstin HR,Cook EF,et al. Drug complications in outpatients. J Gen Intern Med,2000,15(3):149-154.

[5] Institute of Medicine. To Err is Human:Building a Safer Health System. Washington,DC:National Academy Press,1999.

[6] 卫生部医政司指导,中国医院协会.患者安全目标手册(2008).北京:科学技术文献出版社,2008:52.

［7］Reis P. 患者安全医疗救治的核心(国际版). 姜保国,英立平,张俊,译. 北京:北京大学医学出版社,2009.

［8］John R Clarke. How a System for reporting medical errors can and cannot improve patient safety. Am Surg, 2006,72(11):1088-1091.

［9］董翠萍,姚义鹏. 中药注射液临床不良反应原因及预防措施. 临床合理用药,2016,9(7):97-98.

［10］van den Bemt, P., Egberts, A., Lenderink, A. et al. Patients risk factors for adverse drug events in hospitalized patients. Pharm World Sci,2000(22):62.

［11］American Society of Health-System Phanmacists. Best Practices for Hospital & Health-System Pharmacy: Position and Guidance Documents of ASHP,2009–2010. 1st Edition.(January 1,2009).

［12］Gilad J. Kuperman,Tejal K. Gandhi,David W. Batesa. Effective drug-allergy checking:methodological and operational issues. Journal of Biomedical Informatics,2003,36(1-2):70-79.

［13］Tyken C. Hsieh,Gilad J. Kuperman,Tonushree Jaggi,et al. Characteristics and Consequences of Drug Allergy Alert Overrides in a Computerized Physician Order Entry System. Journal of the American Medical Informatics Association,2004,11(6):482-491.

［14］Wibul Wongpoowarak,Payom Wongpoowarak. Unified algorithm for real-time detection of drug interaction and drug allergy. Computer Methods and Programs in Biomedicine,2002,68(1):63-72.

［15］郭振勇. 浅谈患者对药物不良反应的知情同意权. 中国药师,2010,13(3):410-411.

［16］颜青. 医疗机构合理用药指标释义. 2011年临床药学学术年会暨第七届临床药师论坛资料汇编,2011.

# 第 40 章
# 结合患者需求的药品标签规范化设计思考

《医院药学未来发展的巴塞尔共识（2015 版）》第 42 条：

■ Hospital pharmacists should ensure that medicines are packaged and labeled to ensure identification and to maintain integrity until immediately prior to administration to the individual patient.

译：医院药师应确保药品有包装和标签以确保易于识别和在给患者服药前应保持其包装完整。

第 43 条：

■ Medication labels should be clear and have sufficient information to ensure safe administration, including at least 2 patient identifiers, the name of the medicine, prescribed route, dose in mass and, where appropriate, volume and rate of administration.

译：药品标签应清晰、内容充分，以确保给药安全，标签的内容应包含：至少 2 种患者识别方式、药品名称、给药途径、给药剂量或体积以及药品的给药速率。

**摘　要**　药品标签是药师和患者了解药品重要的用药依据，为保证药品标签和说明书的合理性，正确引导药品消费，各国政府纷纷采取措施对标签和说明书进行法制化管理。一些药品包装、标签和说明书存在质量较差、内容难懂及辨识度不高的问题，不利于指导医生和患者合理用药。这些不规范的标签和说明书在不同程度上给人民群众的用药安全带来隐患。本文通过回顾比较国内外药品标签管理特点，结合患者需求，对药品标签规范化、合理化提出关于版面、语言、色调和字体四个方面的设计建议，促进医院药学对于药品的管理，保障患者用药安全。

## 1　前言

用药安全是关乎人类健康和民生的重要问题。精确可靠的药品信息是安全合理用药的基本保障。药品包装、标签和说明书是药品的重要组成部分，是传达药品信息的重要途径之一[1]。根据美国食品药品监督管理局（FDA）的定义药品标签分为两种：一种称为"Label"，是指直接接触药品的容器、外容器或外包装上的书写物、印刷物、绘制物；另

一种称为 "Labeling"，包括所有的 Label、药品说明书和其他附加于药品的书写物、印刷物、绘制物。药品标签是医务人员与患者选择、购买和使用药品的重要依据，也是临床药师审查处方的基本依据。

英国皇家药学会 Paterl 教授曾说："人在混乱的体系中难免犯错，有效的设计能提供简单易懂、人性化的产品、服务及环境来减少错误。"合理的药品包装、标签和说明书的设计能方便患者使用，有助于识别药物，有效传递药品信息，减少用药错误的发生。据统计每年英国国家医疗服务系统统计的不良反应大约有三分之一的用药错误是由包装和标签说明方面带来的困惑造成的。药品包装设计的改进可以减少不良反应，同时也可以提高用药依从性[2]。

# 2　国内外药品标签管理特点

## 2.1　国外药品标签管理特点

FDA 在药品标签和说明书的监管方面积累了大量成熟的经验，堪称各国典范。美国对处方药和非处方药的标签和说明书管理建立在一个庞大的法律框架支持之上，包括法律、法规条款还有 FDA 发布的指导性文件，各有侧重，格式规定不一。由于处方药的标签和说明书一般是供医师等专业人员参考，内容专业性强，主要功能是向医师提供全面、客观、准确的药品信息；而非处方药是直接向消费者销售的，因此强制要求使用各种视觉标志的形式表示信息，强制规定标准化的特定图案设计等。两者标志要求有所区别，处方药标签要求生产厂家必须在标签上印 "Rx only" 的符号；而对非处方药标签的标志则没有任何要求。但在 2011 年时，美国加利福尼亚州颁布一项法规，要求所有调配给患者的处方药物均有以患者为中心的标准化的标签。同样美国药典中也有对提高患者理解度的处方药容器标签的标准描述指导。这些管理使得处方药也更加贴合患者需求[3-4]。

欧盟的药品说明书和标签的特点则是充分利用电子商务管理。电子商务是时代发展的方向，电子处方系统自实施以来，不仅极大地提高了医院门诊服务的质量、水平和工作效率，还很好地改善了处方的质量，因而深受医师、药师的欢迎，在英国研究表明互联网可以帮助提高市民药品说明书理解程度[5]。另外，基于患者需要欧盟不仅有针对医、药学专业人员的药品说明书，也有专门针对患者阅读的患者须知，鉴于受众专业水平的不同，采用不同的叙述方式，将复杂的药学机制用通俗易懂的语言阐述出来，更易于提高患者的依从性[4]。

日本的药品标签和说明书则是充分体现了日本在设计方面的优势和风格，简洁易懂，亲和力强。日本处方药和非处方药的标签管理也不同，处方药多由药师调配后贴上带有指导信息的标签，省略说明书；非处方药患者可以自行购买并带有药厂完整包装和说明书。驻日的外国人及访日的外国游客在当地药店买药的很多，非处方药的说明书设计要求大众理解度高。为了方便那些不懂日语的患者，"药物合理使用协会"还将日语服药插图说明翻译成中文（包括简体和繁体）、英语、韩语、葡萄牙语、西班牙语这五种语言[4]。

## 2.2　我国药品标签管理特点

我国对药品标签和说明书管理的法律体系与美国不同，主要有法律、行政法规、规章、规范细则 4 种形式：首先是由全国人民代表大会常务委员会颁布的《中华人民共和国药品管理法》，它是我国药品管理的基础法律，其中第 54 条是针对药品标签和说明书的规定；其次是由国务院颁布的《中华人民共和国药品管理法实施条例》，它是上述法律的配套行政法规，并且第 46 条是关于药品标签和说明书的规定；再次是由原国家药品食品监督管理局（CFDA）颁布的《药品说明书和标签管理规定》，该规章的主要内容是规范药品标签和说明书的管理，其中第十七条和第十八条分别对药品内、外标签内容做了详细的规定：药品的内标签应当包含药品通用名称、适应证或功能主治、规格、用法用量、生产日期、产品批号、有效期、生产企业等内容。包装尺寸过小无法全部标明上述内容的，至少应当标注药品通用名称、规格、产品批号、有效期等内容。药品外标签还多了成分、性状、不良反应、禁忌证、注意事项、贮藏、批准文号等内容。不能全部注明的，应当标出主要内容并注明"详见说明书"字样。最后由原 CFDA 发布的一系列规范细则，如《化学药品非处方药说明书规范细则》《中成药非处方药说明书规范细则》《中药、天然药物处方药说明书撰写指导原则》等进一步解释上述法规的内容和形式，帮助制药商和销售商贯彻落实上述的药品法规。对于药品的管理，除了管理规定和行业规范，国家药品监督管理局官方网站上还专门设立了药品说明书标签管理系统，但是目前我国还没有投入使用的用于查询药品说明书标签的官方网络平台。

与美国相比，我国未实行药品标签及说明书的分类管理，并且在标志的管理上存在一些不当之处。在药品标志上，我国法规要求非处方药有显著的标志，即"OTC"样标志，但是处方药却没有任何的标志警示，有违我国药品分类管理的初衷——对处方药严格管理。

## 3　我国药品标签存在的问题

### 3.1　听似、形似药品包装和标签识别度低

目前我国临床药品种类日益繁多，药品识别度低、重要信息不突出极易带来非常严重的后果。同一厂家、同一通用名称、相同剂型的药物，其规格区别往往不十分明显，药师在调剂过程中，常因疏忽发生调配错误[6-7]。根据我国临床安全用药监测网 2012 年 9 月—2015 年 12 月的数据统计发现：药名相似、外观相似和拼音缩写相似 [合称听似形似（look-alike and sound-alike，LASA）] 药品引起的用药错误约占到 18.98%。前 10 位 LASA 药品中，胰岛素制剂占到 5 个，比例最高。例如，诺和锐（门冬胰岛素注射液）和诺和锐 30（门冬胰岛素 30 注射液）包装外观、颜色均相似，药师在调配过程中可能出现将两者混淆、错发。

### 3.2　药品标签和说明书信息质量差、理解度低

为了增加销售，一些不规范的药品生产企业和经销商总是挖空心思在药品包装标签和说明书上做文章，造成了药品名称不规范，说明书过于简单；不同企业生产的相同品种说明书差异过大；擅自增加适应证，减少不良反应等内容，制造"万能药品"等[4]。调研显示，有超过 60% 的说明书存在问题，主要表现在缺项、数据错误、错别字、文字不通顺、表述不清等[8]。然而，我国不论处方药还是非处方药的药品标签和说明书都是以药品生产

商提供的为主，内标签只标识药品名称、生产单位、规格、批准文号、生产批号，而对于相对重要的生产日期、有效期、用法用量、适应证或者功能主治的信息甚少，且字体相对较小，不易辨识。部分医疗机构的药房或药店只是在调配给患者时附加贴上提醒患者用法用量的贴纸，或只是口头嘱咐，因为少有药品分装因此也少有印制符合患者需求的药品标签。患者对药品的了解也主要是通过药品说明书或标签、药学服务和医药广告等途径。研究发现，市售的非处方药药品说明书普通人群理解度并不高[9-12]。因此，规范药品标签的任务任重而道远。

### 3.3　特殊药品、特殊人群的用药信息标识不足

在《中华人民共和国药品管理法》中第五十四条除了规定药品标签必须注明的内容，还对麻醉药品、精神药品、医疗用毒性药品、放射性药品、外用药品和非处方药的标签也规定必须印有规定的标志。

另外，对于特殊人群的标识在药品标签上的设计要求目前还不够到位。在儿童用药领域，目前我国尚未建立儿童安全包装的法规。据现有国内统计资料的粗略估计，我国每年因药物中毒而就医的儿童患者有 3 万 ~ 5 万人，我国现有药品市场中有 95% 以上的药品包装不具有儿童保护的功能。再如，老年人运动能力损失、肌肉力量下降、视力减弱，这些变化直接影响到药品的使用或服用，对药品包装、标签的设计有更特别的要求。上海市药品不良反应监测中心关于社区中老年用药调查报告显示，超过 80% 的老年患者在服用药品时不看药品说明书，主要原因就是说明书内容太多、太专业，字太小[13]。另外对于哺乳期妇女及孕妇等高危人群的警示在药品标签、说明书和包装上也没有统一的要求和规范的说明。

## 4　对药品标签设计的思考

若药物的使用方法不当，可能会引起副作用或导致不必要的事故。有研究表明合适的图片与解释性文字配合，可以大大提高药品标签、说明书的可读性，不但增加了药师对药品标签的满意度，也提高了患者摄取信息的正确率和速度，更降低了药师调剂的差错率[14]。提高患者的阅读兴趣，提高阅读效率。当然如果使用图片不当，则可能适得其反。

基于文献中报道和实际临床经验，结合患者作为药物最终使用者对理解药品标签需求和建议，现有以下 4 点对于药品标签设计更加合理化、更加符合患者需求的思考：

### 4.1　版面内容及位置合理性

目前我国对药品标签内容的设置位置尚无统一规定。从已上市药品标签设计情况来看，颇有令人眼花缭乱之感。同一种产品各个厂家的药品标签不尽相同，没有统一性、规范性，给使用者带来不便[15]。目前我国药品标签设计主要有以下几方面问题：①患者关注的主要与非主要信息版面大小不合理。药品通用名和商品名、制药公司标志、名字以及生产地址、产品批号等信息已在最核心的位置占据了很大版面，使得患者最为关心的适应证（功能主治）、用法用量、禁忌/警告等内容字小、颜色不突出、在包装边角位置或没有呈现。②内、外标签生产标识书写形式不一致。如内标签标识为"××××年××月"，外标签标识为"××

××/××"或者内标签标识为"××××.××",外标签标识为"××××年××月"等,标识格式不一致或不易读懂也带给患者一定程度的困扰。③文字信息不是按一个方向排布,药师和患者为了阅读信息往往需要反复颠倒标签及说明书,增加阅读困难。

建议:①统一药品标签版面格式,主要项目相对固定在某一位置,并且规定需要在标签上标明的信息按同样顺序排列,药品名称、用法用量标注在醒目位置,另外需要展示患者关心的主要内容,如有效期、警告、贮藏等。某些药物因具有自身独特之处,需要强调的信息可以采用字体加粗、增加下划线、外框或高亮颜色等方式进行特别提示。②将文字按一个方向排列,排列方向以方便医务人员及患者查阅阅读为准,例如:在长方形的药品外包装上宜采用横排书写,安瓿瓶的内标签上适合竖排书写,方便药师在同一视野范围内阅读药品信息。

## 4.2　语言易懂性

以格列本脲片为例,其说明书用法用量为:"口服,开始 2.5mg,早餐前或早餐及午餐前各一次,轻症者 1.25mg,一日三次,三餐前服,7 日后递增每日 2.5mg。一般用量为每日 5 ~ 10mg,最大用量每日不超过 15mg。"其中"轻症者"如何定义?诸如此类的描述方式会给药师的工作和患者用药增添问题。在患者角度,标签上所呈现内容,特别是患者比较关心是药物使用/服用方法和剂量,描述得越详细,患者越容易理解[16]。例如:我们经常会在药品标签上看到类似"一天两次,一次 10mg"的字样,在患者眼中会觉得这样的描述不够具体,仍不知道具体该如何服药,两次是指早晚还是具体几小时的间隔?饭前还是饭后?如果在没有注意到药品规格的情况下,可能还不清楚 10mg 是一片还是两片?对此,若描述变为"早晚饭前各一片"会让患者的理解度大大提升。

建议:对患者关心的信息详细描述,用词精确简练,减少模棱两可或存在冲突的信息。对于数字,大于 1000 采用 1000 表示;易丢失数字后补零的小数点,避免给数字加后补零。比如数字末尾 0 的使用,采用 2.0 mg 书写形式,若小数点印制不清或人为视觉疏漏,容易看成 20mg,造成用药错误。另外,推荐肯定的表述,尽量不采用否定的描述方式,不推荐如"本品不能进行肠外给药"的表述方式。

## 4.3　色调合理性

生活处处存在美学,药品标签不仅对药品的使用管理有着指导作用,同样也起着装饰作用。标签色调的和谐必然使人赏心悦目,从心理学角度来说,也是提高患者依从性的因素之一。另外,任何颜色的变化都代表着信息的变化和不同,阅读者如果看不到或分辨不清颜色就严重阻碍到信息的传递。根据美国国立卫生研究院统计,十分之一的男性患有某种形式的色盲症,主要像红绿色盲、蓝黄色盲等[17]。红绿、蓝黄这些颜色组合位于颜色轮的对立面,有着截然不同的色相,但明度或亮度却相似,若大量使用这些颜色组合,即使对于正常色觉的人来说也可能会分散注意力,而对于色盲的人来说缺乏亮度会使其无法辨别。另一方面,即使对于正常色觉的阅读者来说,彩色字体也不易阅读。而黑色有最高的对比度,在浅色背景中使用黑色字体是非常有效可以传达信息的。在我国《药品说明书和标签管理规定》中也要求字体颜色应当使用黑色或者白色,与相应的浅色或者深色背景形成强烈反差。

建议：颜色的功能在于区分和强调，眼睛区分明暗更容易些，可以选择用足够的明度对比度来表示不同提示级别的信息。有研究发现，在白纸黑字基础上，对于需要高亮强调的信息选择用黄色背景同时字体颜色改为红色，无论色觉正常与否，效果是最好的[18]。针对 LASA 药品，货位分开摆放和粘贴提示标识、信息化、条码扫描等是目前最为常用的方法，图 40-1～图 40-3 为笔者所在北京大学第三医院药房采用的提示标识。另外也有研究表明，大写字母区分和黑底白字标签是降低 LASA 药品调配错误的较好措施[19]。

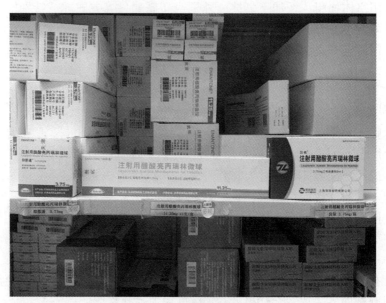

图 40-1　多规格药品提示标识

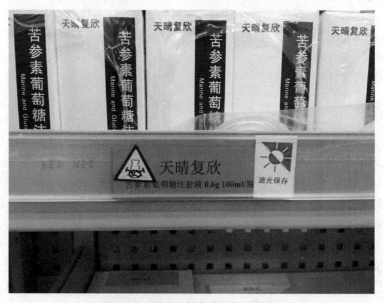

图 40-2　需避光保存药品提示标签

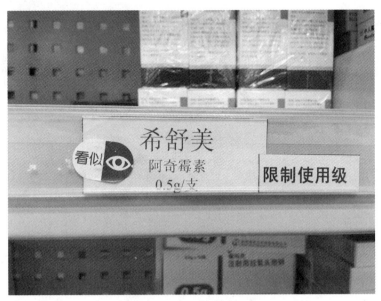

**图 40-3　看似药品提示标签**

## 4.4　字体合理性

　　视力问题困扰着很多人，小字号（9号左右）的文字信息对于视力减弱的患者来说很难获取，往往需要凑很近或者借助眼镜才能勉强看清。但是药品标签往往面积有限，与较大字体和全面信息十分冲突。国外有些标签因此不得不扩大标签面积，部分折叠起来，这样设计在另一方面又增加了患者对信息获取的障碍。

　　建议：重要程度相同等级的内容使用相同大小的字体和颜色，排列整齐。文字最小12号，通用名应清晰明显，至少16号，避免使用难以阅读的斜体、标细字体和花式字体，建议使用黑体等类似字体。重要程度等级高的内容，可对文字进行字号加大、加粗、加下划线、文本框等措施以凸显。另外，行距与字间距分别使用统一的标准

## 5　结语

　　在医院药学中，使药品标签的科学化、规范化能给工作带来便捷和高效，也是临床安全用药和增加患者依从性的重要保证。国内外很多相关监管部门对药品标签的管理都积极采取改善措施，值得我们学习和借鉴。不论是规章制度、设计还是药房调配时的管理，使药品标签更加合理，使药师工作更方便，扩大患者理解度，保障患者用药安全是大家共同的责任。

（徐晓涵　北京大学第三医院）

## 参考文献

［1］Poitou P. The role of the packaging in terms of safety and good use of medicines. Ann Pharm Fr,2003,61(5)：

300-303.

［2］Berman A. Reducing Medication Errors Through Naming,Labeling and Packaging. J Med Syst,2004,28(1):9-29.

［3］胡扬,赖琪,蒋学华,等. 美国药品标签和说明书的法规管理. 中国药房,2008,19(7):490-493.

［4］秦超,孙秀英. 各国药品说明书的现状及管理规范. 中国新技术新产品,2010,(9):110-111.

［5］Coleman B. Producing an information leaflet to help patients access high quality drug information on the Internet:a local study. Health Info Libr J,2003,20(3):160-171.

［6］曹桂敏. 医院药房常见调剂差错原因及改进措施. 中国医药指南,2014,12(8):238-239.

［7］周海东. 同一品种同一剂型的药品应统一规格. 北方药学,2014,11(3):123-124.

［8］毛璐,甄建存.180份口服化学处方药说明书调查分析. 中国药房,2008,19(1):73-75.

［9］毛璐,翟所迪. 信息设计增进民众理解药品说明书的研究. 药学服务与研究,2011,11(3):232-234.

［10］金岚,彭文. 临床护士使用药品说明书情况分析. 护理学报,2008,(10):67-69.

［11］FDA. OTC drug facts labels. (2015-06-05)［2017-08-30］. https://www. fda. gov/drugs/resourcesforyou/consumers/ucm143551. htm

［12］Williams MV,Parker RM,Baker DW,et al. Inadequate functional health literacy among patients at two public hospitals. JAMA,1995,274(21):1677-1682.

［13］毛璐,翟所迪. 药品说明书存在的不足及其改进建议. 中国医院用药评价与分析,2009,9(4):244-245.

［14］Rogers D,Shulman A,Sless D,et al. Designing better medicine labels. http://www. communication. org. au/cria_publications/publication_id_90_794611663. pdf? PHPSESSID = acaad878d9ac6621c7eb2b2791b2d479

［15］吴水和,熊英. 对我国药品标签规范化设计与使用的几点思考. 中国药房,1996,7(5):228.

［16］Arun Mohan,M. Brian Riley,Dane Boyington,et al. Development of a Patient-Centered Bilingual Prescription Drug Label. Journal of Health Communication,2013,18(sup1):49-61.

［17］Allred SC,Schreiner WJ,Smithies O. Colour blindness:still too many red-green figures. Nature,2014,510(7505):340.

［18］Naoki Kamimura,Noriyuki Kinoshita,Midori Onaga,et al. A Research of Letter Color Visibility in Package Insert Information Using Simulator. The Pharmaceutical Society of Japan,2012,132(8):945-951.

［19］Amir H. Zargarzadeh,Anandi V. Law. Design and test of preference for a new prescription medication label. International journal of clinical pharmacology,2011,33(2):252-259.

# 第 **41** 章
# 医护人员对化疗药物认知及防护的系统评价

《医院药学未来发展的巴塞尔共识（2015 版）》第 44 条：

■ Hospital pharmacists should ensure that health care professionals who administer medicines are appropriately trained in their use, hazards, and necessary precautions.

译：医院药师应确保给药的医务人员接受过药物使用、危险性及注意事项等方面的适宜培训。

第 45 条：

■ Doses of chemotherapy and other institutionally-identified high-risk medicines should be independently checked against the original prescription by at least two health care professionals, 1 of whom should be a pharmacist, prior to administration.

译：在化疗药和其他高危药品给药前，至少应有两名医务人员（其中一名应是药师）分别核对原始处方。

**摘　要**　本文结合《巴塞尔共识》第 44、45 条，旨在了解我国医护人员对化疗药物认知情况及防护措施执行程度，提高广大医护工作者对化疗药物的认识度，保护医护人员的安全。本文通过系统检索中国期刊全文数据库（CNKI）、维普中文科技期刊全文数据库和万方数据资源系统中从 2008 年 1 月至 2016 年 12 月的有关化疗药物防护的调查性文献，建立文献纳入和剔除标准，参考疾病患病率或发病率研究质量评价准则评价文献质量，应用 Meta Analyst Beta 3.13 软件对所得资料进行 meta 分析，选用随机效用模型进行合并效应量。结果共筛选出可用文献 18 篇，总样本量为 2660 人次。化疗药的危害途径知晓率、化疗药物的职业危害知晓率、不慎意外接触后处理正确率、戴双层手套、一次性口罩执行率、配制化疗药物后用肥皂及流动水洗手率和处理化疗药物废弃物正确率均在 50% 以上，而打开粉剂化疗药物时用纱布包裹安瓿执行率、穿一次性隔离衣（防护衣）执行率、戴护目镜执行率、系统的化疗防护培训、针头埋在无菌纱布里推排注射器里的空气执行率均在 50% 以下。结论：大部分医护工作者知道化疗药物的危害性及其危害途径，但医护人员在保护措施执行度方面严重不足，这方面工作需要加强。

# 1　前言

随着肿瘤发病率的逐年上升，化学治疗（化疗）成为抗肿瘤治疗必不可少的手段之一，各种类型的化疗药物不断被开发和应用。但化疗药物本身具有致畸、致突变和致癌作用，长期职业接触化疗药物可严重影响广大医护人员的自身健康，甚至有致癌的可能，因此加强医护人员对化疗药物职业暴露的防护显得尤为必要。然而，防护条件的改善和提高防护水平的管理措施的制定，首先需要让医护人员对化疗药物的认知及防护措施的执行程度有一个全面、正确的认识。虽然目前国内相关的调查研究众多，但结论并不一致，且研究质量参差不齐，单一项研究成果不能为提高防护水平措施的制定提供充分依据，因此有必要进行系统而全面地评价，以促进医护人员对化疗药物认知及防护。

# 2　系统评价方法

## 2.1　检索方法

通过计算机文献直接检索和文献追溯的方法，从中国期刊全文数据库（CNKI）、维普中文科技期刊全文数据库和万方数据资源系统中搜索 2008 年 1 月至 2016 年 12 月有关医护人员对化疗药物认知及防护措施执行情况的调查类文献。搜索关键词为"化疗""抗肿瘤药物""抗癌药""细胞毒性药物""认知""防护""职业暴露"以及"职业防护"等。通过人工过滤检索到的文献，确定涉及医护人员对化疗药物认知及防护措施执行情况的相关文章，并从合格文献的参考文献中查找可能符合入选标准的其他文献。

## 2.2　纳入和剔除标准

纳入标准：①全文可获得的文献；②全部包括或者部分包括所选指标〔包括：知晓化疗药物的职业危害，知晓化疗药物的危害途径，戴双层手套（戴聚乙烯手套后再戴乳胶手套），穿一次性隔离衣（防护衣），戴一次性口罩，戴护目镜（眼罩），打开粉剂化疗药物时用纱布包裹安瓿，将针头埋在无菌纱布里推排注射器里的空气，正确处理化疗药物废弃物（注射器、安瓿等用专用塑料袋包装处理），不慎意外接触后正确处理（化疗药物溅到皮肤或眼睛里及时用冲洗），配制化疗药物后用肥皂及流动水洗手；系统的化疗防护培训等相关调查人群；③调查类文献。

剔除标准：①无原始数据的综述类文献；②对比研究化疗药物对采取不同干预措施的两组护理人员的危害作用的文献；③低质量、重复发表的文献；④信息不完整、不清晰或出现错误。

## 2.3　文献质量评价

2 位研究者在上述数据库中独立进行文献检索和文献质量评价，然后相互评阅，对于有争议的文献由第 3 位研究者参与评判。2 位研究者独立进行信息提取，并相互核查。本研究参考 Loney 等提出的疾病患病率或发病率研究质量评价准则对纳入文献进行质量评价[1]。

该准则从研究方法的有效性、结果的合理解释和适用范围 3 个方面设置了 8 条标准用于对文献进行评估并评分，以得分多少来反映文献质量水平高低，得分范围 0 ~ 8 分，得分越高，表示文献质量越好。

## 2.4　统计分析

应用 Meta Analyst Beta 3.13 软件对数据进行合并分析，根据要求收集整理数据，选用随机效应模型，最后得出统计结果及图表。绘制漏斗图检验发表偏倚。计算异质性检验的统计量（Cochran's Q），并对合并效应的异质性进行假设检验；并计算异质性检验统计量 $I^2$。参考有关文献[2]，界定异质性高低：0 ~ 25% 为无异质性，25% ~ 50% 为轻度异质性，50% ~ 75% 为中度异质性，75% ~ 100% 为高度异质性。

# 3　结果

## 3.1　文献基本情况

最初检索到相关文章共 1996 篇。阅读题目及摘要后，排除综述类文章及信件，筛选得到 250 篇，排除不相关、治疗、重复发表的低质量文献，其中可能符合纳入标准的文章 43 篇。查阅全文后，最终有 18 篇文献符合要求被纳入分析。文献检索流程及结果见图 41-1，文献基本情况见表 41-1。

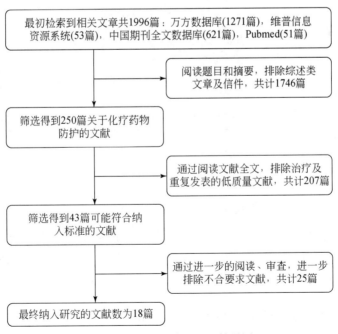

**图 41-1**　文献检索流程及结果图

**表 41-1　文献基本资料及文献质量评分**

| 第一作者及发表时间 | 资料来源 | 人群来源 | 样本数 | 文献质量评分 |
|---|---|---|---|---|
| 李晓霞，2008[3] | 护理学杂志 | 重庆三峡中心医院 | 72 | 5 |
| 庄玉君，2008[4] | 福建医药杂志 | 福建省泉州第一医院（福建医科大学附属泉州第一医院） | 110 | 6 |
| 李贺娟，2008[5] | 肿瘤研究新进展学术会议论文集 | 河南省焦作市第二人民医院 | 128 | 6 |
| 胡显玲，2008[6] | 中国预防医学杂志 | 浙江省温州市 5 家三级综合医院 | 300 | 7 |
| 岳秀艳，2008[7] | 现代预防医学 | 河北省唐山市 5 家三级甲等医院 | 363 | 7 |
| 陈梅，2009[8] | 科技信息 | 齐鲁医药学院（山东万杰医学院）附属医院 | 40 | 5 |
| 张肇文，2009[9] | 海峡预防医学杂志 | 福建省 7 家省市级综合医院 | 250 | 5 |
| 阮素萍，2009[10] | 中国实用医药 | 福建医科大学附属第一医院 | 80 | 6 |
| 青艳连，2009[11] | 中外医疗 | 广西壮族自治区南宁市 3 家市级医院 | 158 | 6 |
| 石开发，2009[12] | 护理实践与研究 | 广西壮族自治区柳州市 10 家医院 | 92 | 6 |
| 王卫康，2009[13] | 护理学报 | 浙江省温州市 6 家综合医院（二级甲等以上） | 375 | 7 |
| 李辉娥，2009[14] | 当代护士 | 陕西省肿瘤医院 | 88 | 7 |
| 陈洁冰，2010[15] | 护理研究 | 广东省广州市某三级甲等医院 | 80 | 7 |
| 刘兴红，2010[16] | 实用医院临床杂志 | 四川省人民医院门诊部 | 54 | 6 |
| 曾秀群，2011[17] | 现代临床护理 | 广东省人民医院妇科 | 32 | 5 |
| 刘瑞芝，2011[18] | 中国医药导报 | 广东省惠州市 3 家医院 | 45 | 5 |
| 潘秀玲，2011[19] | 心理医生 | 广东省广州市 10 家综合医院（二级、三级各 5 家） | 230 | 6 |
| 吴静，2012[20] | 全科护理 | 新疆医科大学第一附属医院 | 163 | 6 |

## 3.2　效应值的合并

### 3.2.1　化疗药物职业危害知晓率

报道化学药物危害知晓情况的文献共有 7 篇，采用随机效应模型分析，模型有统计学意义（$Q = 0.997$，$P = 0.000$）；$I^2 = 49.5\%$，存在轻度的异质性；根据合并值可以认为我国医护人员对化疗药物职业危害的知晓率为 89%（95% CI 为 70.3% ~ 96.5%）。

### 3.2.2　化疗药物危害途径知晓率

对于这项指标共有 6 篇文献纳入分析，采用随机效应模型分析，模型有统计学意义（$Q = 0.994$，$P = 0.000$）；$I^2 = 49.2\%$，存在轻度的异质性；从合并值可以认为我国医护人员对化疗药物危害途径知晓率为 60.2%（95% CI 为 39.8% ~ 77.6%）。

### 3.2.3　戴双层手套执行率

共有 16 篇文献纳入分析，采用随机效应模型分析，模型有统计学意义（$Q=0.998$，$P=0.000$）；$I^2=49.2\%$，存在轻度异质性；从合并值可以认为我国医护人员戴双层手套执行率为58.7%（95% CI 为 41.5% ~ 74%）。

### 3.2.4　穿一次性隔离衣执行率

共有 18 篇文献纳入分析，采用随机效应模型分析，模型有统计学意义（$Q=0.998$，$P=0.000$）；$I^2=49.3\%$，存在轻度异质性；从合并值可以判断我国医护人员穿一次性隔离衣执行率为 28%（95% CI 为 17.5% ~ 41.6%）。

### 3.2.5　戴一次性口罩执行率

共有 16 篇文献纳入分析，采用随机效应模型分析，模型有统计学意义（$Q=0.998$，$P=0.000$）；$I^2=49\%$，存在轻度异质性；从合并值可以判断我国医护人员戴一次性口罩执行率为92.2%（95% CI 为 84.3% ~ 96.3%）。

### 3.2.6　戴护目镜执行率

共有 17 篇文献纳入分析，采用随机效应模型分析，模型有统计学意义（$Q=0.997$，$P=0.000$）；$I^2=48.8\%$，存在轻度异质性；从合并值可以判断我国医护人员戴护目镜执行率为19.2%（95% CI 为 12.4% ~ 28.5%）。

### 3.2.7　打开粉剂化疗药物时用纱布包裹安瓿执行率

共有 14 篇文献纳入分析，采用随机效应模型分析，模型有统计学意义（$Q=0.990$，$P=0.000$）；$I^2=24.8\%$，存在轻度异质性；从合并值可以判断我国医护人员打开粉剂化疗药物时用纱布包裹安瓿执行率为 24.8%（95% CI 为 19.6% ~ 30.7%）。

### 3.2.8　针头埋在无菌纱布里推排注射器里的空气操作执行率

共有 9 篇文献纳入分析，采用随机效应模型分析，模型有统计学意义（$Q=0.989$，$P=0.000$）；$I^2=47.6\%$，存在轻度异质性；从合并值可以判断我国医护人员在推排注射器里空气把针头埋在无菌纱布里的执行率为 17.4%（95% CI 为 10.5% ~ 27.4%）。

### 3.2.9　处理化疗药物废弃物正确率

共有 14 篇文献纳入分析，采用随机效应模型分析，模型有统计学意义（$Q=0.997$，$P=0.000$）；$I^2=49.2\%$，存在轻度异质性；从合并值可以判断我国医护人员处理化疗药物废弃物方式正确率为 60.2%（95% CI 为 46.8% ~ 72.2%）。

### 3.2.10　不慎意外接触后正确处理率

共有 9 篇文献纳入分析，采用随机效应模型分析，模型有统计学意义（$Q=0.993$，$P=0.000$）；$I^2=48.6\%$，存在轻度异质性；从合并值可以判断我国医护人员不慎意外接触后正确处理率为 66.5%（95%CI 为 55.2%～76.2%）。

### 3.2.11　配制化疗药物后用肥皂及流动水洗手率

共有 8 篇文献纳入分析，采用随机效应模型分析，模型有统计学意义（$Q=0.986$，$P=0.000$）；$I^2=47.3\%$，存在轻度异质性；从合并值可以判断我国医护人员配制化疗药物后用肥皂及流动水洗手率为 78.4%（95%CI 为 65%～87.7%）。

### 3.2.12　系统的化疗防护培训率

共有 4 篇文献纳入分析，采用随机效应模型分析，模型有统计学意义（$Q=0.966$，$P=0.000$）；$I^2=47.2\%$，存在轻度异质性；从合并值可以判断我国医护人员接受系统的化疗防护培训率为 21.9%（95%CI 为 8.3%～46.4%）。

## 4　讨论

近年来，职业危害和防护越来越多地受到医护人员的关注和重视，化疗药物职业危害的种类主要包括：①对骨髓的抑制：化疗药物对人体最严重的毒性反应是骨髓抑制，可出现外周白细胞下降、外周血小板降低，血中粒细胞和单核细胞的调亡率明显高于无化疗药物接触史者。②对生殖系统的影响：可导致孕期流产或胎儿先天畸形，另外可导致妇女月经不调、女性不孕等。③致癌作用：经常接触化疗药物若干年后有可能产生白血病、恶性淋巴瘤等与化疗药物相关的恶性肿瘤[21-27]。④过敏反应：个别高敏状态的护士，接触某些化疗药物后可能出现过敏反应。因此，了解现今的防护情况，提高医护人员的防护意识是防止化疗药物职业危害的当务之急。

护士在化疗药物配制过程中，当打开粉剂安瓿瓶抽取药液时，可出现肉眼看不见的、具有毒性微粒的气体、溶胶体或气雾逸出[27-28]；被化疗药物污染的手未经彻底清洗；配置、注射、静脉滴注操作过程中手直接接触化疗药物或因操作不当溶液溅到皮肤上；残留的药物污染食物和水以及针刺等会使化疗药物通过呼吸道、皮肤、消化道侵入人体造成危害。化疗药物在使用过程中，静脉注射前排气、排气时针头衔接不紧、输液时输液管衔接处药液外溢等均可造成危害。此外，患者的呕吐物、汗液、尿液中含有低浓度的化疗药物，接触被其污染的衣物、被子，以及直接接触患者的排泄物、分泌物或其他污染物，也会危害护士健康。化疗药物使用后的废弃物处理不当，可污染工作环境和仪器设备。

本研究从 4 大类共 12 个方面详细调查了我国近 5 年的医护人员化疗药物防护情况并进行 Meta 分析，共纳入了 18 篇文献，共 2660 名调查对象。本研究针对化疗药物职业危害的认知设置了两个指标：化疗药的危害途径知晓率和化疗药物的职业危害知晓率，从结果分析可知，大部分人了解化疗药物的职业危害情况（89%），而危害途径只有 60.2% 的人知道。同时我们收集了医护人员培训情况，结果显示只有 21.9% 人接受过系统的培训，提示相关部门应进一步普及化疗药防护知识。

许多国家职业防护机构和卫生管理部门在《执行静脉抗肿瘤药物治疗人员操作规定》中明确规定：医护人员在操作化疗药物时要穿防护服、戴口罩、手套、目镜，有条件者戴面罩[28-35]。本 Meta 分析结果显示：戴一次性口罩的概率为 92.2%，戴双层手套的概率为

58.7%，穿隔离衣的概率为28%，戴护目镜的概率仅为19.2%。大部分医护人员不注重眼睛的防护和身体的二次保护；只有部分医护人员戴双层手套，可见很多医护人员没有戴双层手套的正确认识。乳胶手套防渗透功能差，而聚乙烯手套具有防渗透功能，但由于聚乙烯手套比较薄，使用过程中容易破损且不易于精细操作，因此建议戴双层手套，即在聚乙烯手套外再套一层乳胶手套。

打开粉针的药瓶或者排除针筒内空气时，一些看不见的药物微粒会随着空气流动，很可能会对皮肤或者眼睛造成污染。在本次调查分析中，只有24.8%的人在打开粉剂化疗药物时用纱布包裹安瓿，17.8%的人针头埋在无菌纱布里推排注射器里的空气，而不慎意外接触后的正确处理率仅为66.5%，可见相当一部分医护人员没有注意这一细节，同样没能正确处理危害情况。

世界卫生组织出版的《卫生保健废弃物的安全处理》一书中指出：细胞毒性废弃物（化疗废弃物），应当用坚固、防漏、带盖的容器收集起来，并在上面标明"细胞毒性废弃物"[36]。而研究结果显示，只有60.2%的人能够正确地处理化疗废弃物，还是有一部分人没能认识到正确处理废弃物的重要性。

本Meta分析从化疗药物认知、操作细节、防护措施、废弃物处理等方面分析了我国近年的化疗药物防护情况，调查样本来自全国各地，具有一定的代表性，虽然文献存在发表偏倚，但可以看出我国现在医护人员化疗防护的大致情况。总体分析来看，虽然大部分知道化疗药物的危害及其危害途径，但从各个指标来看，相当一部分医护人员并没有按照具体要求操作，可能的原因为：医院缺少相关的培训，配套防护设施不足，部分医护人员缺少防护意识，缺乏监督管理措施等。正因为这样，《巴塞尔共识》第44条明确规定医院药师应确保给药的医务人员接受过药物使用、危险性及注意事项等方面的适宜培训。这提示医院药师不仅自身要掌握化疗药物的防护知识，还要对医疗团队中其他成员使用化疗药物的安全性负责。在进行医护人员对化疗药物认知及防护措施执行程度的Meta分析时，我们也注意到，由于化疗和高危药物理化性质的特殊性，一旦发生用药错误，会给患者造成严重伤害，甚至危及生命。因此，大多数医院能够做到《巴塞尔共识》第45条提及的在化疗药和其他高危药品给药前，至少应有两名医务人员（其中一名应为药师）分别核对原始处方。

综上，建议医疗管理部门明确药师职责，加强化疗药物防护知识的宣传及培训，完善医院的防护设施，并建立切实可行的检查督促机制，旨在提升医护人员合理使用化疗药物水平，确保临床医疗安全。

（段佳林，卫　国，奚苗苗　空军军医大学西京医院）

## 参考文献

[1] Loney PL，Chambers LW，Bennett KJ，et al. Critical appraisal of the health research literature：prevalence or incidence of a health problem. Chronic Dis Can，1998，19（4）：170-176.

[2] Higgins JP，Thompson SG，Decks JJ. Measuring inconsistency in meta-analyses. BMJ，2003，327（7414）：557-560.

[3] 李晓霞，唐勇，罗小红. 不同专科护士化疗防护现状及影响因素调查分析. 护理学杂志，2008，23（13）：

50-51.

[4] 庄玉君,易冬娟.我院护士对化疗防护措施实行情况的调查分析.福建医药杂志,2008,30(5):129.

[5] 李贺娟,刘娟,李丽娜.肿瘤为主的综合医院护士化疗防护现状调查与对策.肿瘤研究新进展学术会议论文集,2008:33-34.

[6] 胡显玲,夏晓清,徐文珍,等.综合医院不同专科护士化疗职业防护现状调查分析.中国预防医学杂志,2008,9(11):985-987.

[7] 岳秀艳,王敏,史廷春.综合医院护士接触抗肿瘤药物职业防护现状调查.现代预防医学,2008,35(13):2423-2425.

[8] 陈梅.肿瘤科护士对化疗药物的认知情况及防护措施的调查.科技信息,2009,(34):743.

[9] 张肇文,许文霞.护理系学生对化疗药物防护意识的调查.海峡预防医学杂志,2009,15(6):96-97.

[10] 阮素萍.护士接触化疗药物防护知识及行为的现状分析.中国实用医药,2009,4(31):251-253.

[11] 青艳连.化疗过程中护士防护行为调查与研究.中外医疗,2009,28(35):118.

[12] 石开发.化疗护士的职业防护现状调查及对策.护理实践与研究,2009,6(15):124-126.

[13] 王卫康,胡显玲,夏晓清.温州市6家医院临床护士化疗防护措施落实情况调查.护理学报,2009,16(9):16-18.

[14] 李辉娥,李雅慧,张洁.肿瘤专科护士化疗防护现状调查.当代护士,2009,(8):88-91.

[15] 陈洁冰,雍安,沈丽琼.护理人员化疗药物配制自我防护现状调查.护理研究,2010,24(35):3222-3323.

[16] 刘兴红,陈益,蔡震.护士职业接触烷化剂类化疗药防护情况的调查分析.实用医院临床杂志,2010,7(5):58-60.

[17] 曾秀群,黄耀球,陈秋芳.妇科护士对配制化疗药物的自我防护知识及行为情况调查分析.现代临床护理,2011,10(3):6-7.

[18] 刘瑞芝,谢立琼,陈建芳.化疗药物对肿瘤科护士的职业暴露调查及防护策略.中国医药导报,2011,8(8):129-130.

[19] 潘秀玲,陈慈玉,黄玉珍.临床护士化疗防护现状调查分析.心理医生:下,2011(8),817-818.

[20] 吴静,张翠萍.护士在配制化疗药物时职业防护情况调查.全科护理,2012,10(6):555-556.

[21] 贾晓燕,李慧莉,李荣香,等.抗癌药物对护理人员健康影响的调查与对策.中华护理杂志,2002,36(8):591-593.

[22] 金力奋,何继亮,张美辩.抗肿瘤药接触对护士的遗传损伤.环境与健康,2003,20(1):21-22.

[23] 薛岚,徐波,谢金辉.护士职业接触抗癌药对自身的DNA损伤的观察.中华护理杂志,2001,36(5):359-360.

[24] 徐世杰,王建新,杨东平.职业性接触抗癌药物的护士染色体损伤调查.中华预防医学杂志,2003,37(2):119 - 120.

[25] Ensslin AS,Stoll Y,Pethran A,et al. Biological monitoring of cyclophosphamide and ilosfamide in urine of hospital personnel occupationally exposed to cytostatic drugs. Occupational and Environ mental Medicine,1994,51(4):229 -233.

[26] 赵树芬,保毓书,张秀池,等.护士孕期职业接触抗癌药对胚胎及胎儿生长发育影响的研究.中国劳动卫生职业病杂志,1993,11(3):139-142.

[27] 谢金辉,王建瓴,李海燕,等.职业接触抗癌药对护士生殖结局影响的流行病学研究.中国劳动卫生职业病杂志,2001,19(2):87-90.

[28] 张惠兰,陈荣秀.肿瘤护理学.天津:天津出版社,1999.

[29] 张天泽,徐光炜.肿瘤学.天津:天津科技出版社,1995.

[30] American Society of Hospital Pharmacists. ASHP technical assistance bulletin on handling cytotoxic and hazardous drugs. Am J Hosp Pharm,1990,47(5):1033-1049.

［31］ Mcdiarmid MA,Presson AC,Fujikawa J. Controlling occupational exposure to hazardous drugs. American Journal of Health-System Pharmacy,1996,53(14):1669-1685.

［32］ Zimmerman PF,Larsen RK,Barkley EW,et a1. Recommendations of the safe handling of injectable antineoplastic drug products. Am J Hosp pharm,1981,38(11):1693-1695.

［33］ Mattia MA,Blake SL. Hospital hazards:cancer drugs. Am J Nursing,1983,83(5):758-762.

［34］ 毛秀英,金得燕,郭娜,等.107 家医院抗肿瘤药物治疗操作中的防护现状调查. 中国医院,2001,5(8):47-50.

［35］ 陈运贤,陈惠珍. 化疗潜在的职业危害与防护. 中国职业医学,2001,28(4):43-44.

［36］ Prüss A,Giroult E,Rushbrook P. 卫生保健废弃物的安全处理. 北京:人民卫生出版社,2000.

《医院药学未来发展的巴塞尔共识（2015 版）》第 46 条：

■ Hospital pharmacists should develop and implement policies and practices that prevent route errors. Examples include：

● Packaging vinca alkaloids to prevent inadvertent intrathecal administration；

译：药师应制定并实施防止给药途径错误的相关政策和规范。例如：

● 将长春碱类药物进行特殊包装以防误行鞘内给药。

**摘　要**　本文对上海市 73 所二级以上的医疗机构发放问卷进行结果分析。问卷内容主要根据由世界卫生组织建议的长春新碱的安全给药措施，调查上海市二级以上医疗机构是否按照世界卫生组织的建议，采用一系列安全措施确保长春新碱的静脉注射给药。本次研究旨在提供上海市二级以上医疗机构对长春新碱的操作情况的基本信息。调查问卷结果表明在全市内普及长春新碱的标准化操作仍需更进一步的工作。

## 1　前言

长春碱类细胞毒性抗肿瘤药物包括长春新碱、长春碱、长春瑞滨、去乙酰长春酰胺等一系列从长春花中提取（或经过修饰）的衍生物。长春新碱等长春碱类药物仅可用于静脉给药，但在实际操作中却存在误行鞘内注射的事件发生。鞘内注射（腰椎穿刺或经由侧脑室注射）长春新碱将会导致急性感知和运动功能障碍，以及随之发生的脑病、昏厥甚至死亡[1-3]，其死亡率接近 100%。1968 年至今，全球已有 55 例长春新碱鞘内注射事件发生[4]。

基于长春碱类药物鞘内注射的严重危害，各国政府和用药安全相关组织和部门[5-10]包括世界卫生组织（WHO）[4]、美国安全用药规范研究院（the Institute for Safe Medication Practices，ISMP）[11-12]等都建议采用适当措施，以防范该用药错误。2006 年 ISMP 针对长春新碱的安全给药发布问卷征询意见[12]；2007 年 7 月，WHO 的世界患者安全联盟发出第 115 号警告，强调了在不同国家发生的 4 起误将静脉用药的长春新碱经鞘内注射的事件[4]，并在广泛征询专家意见的基础上，提出了以下的建议措施[13]：

（1）长春新碱的说明书应包括明确的警告，如"仅供静脉使用——其他给药途径会致死"；

（2）长春新碱禁止使用注射器给药；

（3）长春新碱应在小容量的静脉输液袋（"小输液袋"技术）中配制，不推荐在注射器中配制，以防意外鞘内注射。

长期的建议包括研发和推动静脉与鞘内给药系统的完全分离，制造针头、注射器、导液管等各种给药器具之间的专一性契合方式[9,14]。

尽管上述 WHO 的建议已在国际上推广多年，但是由于缺乏相关调查和数据，长春新碱的安全用药措施在国内的执行情况仍不得而知。本研究采用调查问卷的形式对上海可能使用长春新碱的医院进行调查，以期获得临床使用长春新碱的现状，以及上述 WHO 建议实施情况。这些调查结果能够为防范相关药物治疗错误、保障药物安全应用提供参照和依据。

此外，静脉药物配置中心（Pharmacy Intravenous Admixture Services，PIVAS）在国内医院内的设立可追溯至 20 世纪 90 年代，并且已经成为确立医院等级的重要指标之一。PIVAS 的设立能够改善并促进药物的管理，为医院中各项资源的相互配合提供坚实支柱。因此，探究 PIVAS 是否能促进长春新碱的安全使用也是本次研究目的之一。

## 2　资料与方法

我国仅二级及其以上的医院能够实施化疗药物的静脉注射[15-16]。上海共有 73 所医院为二级医院或三级医院，这些医院均为上海市药事质量控制中心成员单位，为本次研究的调查对象。

### 2.1　调查方法

调查问卷的设计主要根据 2006 年美国 ISMP 相关研究的调查表，所用的术语均来自 WHO 的建议和指南。本研究首先在 4 所医院中进行预调查，并根据预调查的结果对某些英文翻译进行了修改，同时也添加了一些关于医院背景信息的问题。问卷最后于 2012 年 9 月通过电子邮件的方式发给了 73 所医院的药事主管，并在第 2 周及第 4 周向各个医院发送了完成问卷的提醒通知。

问卷主要由四个部分组成：

第一部分涉及医院的基本信息，包括：是否为全科医院或专科医院、是否为门诊患者和住院患者提供药学服务、肿瘤患者为成人或儿童、医药是否具备 PIVAS、医嘱类型是长期或临时医嘱、床位的数目以及为肿瘤患者提供的床位数目，长春碱类药物的使用种类情况等。

第二部分涉及 WHO 建议的长春新碱的标准操作规范。医护人员会被问及是否了解 WHO 建议、医院是否有采纳 WHO 建议，以及 WHO 建议在医院中的实施情况。

第三部分涉及"小输液袋"技术的使用情况及其使用过程中的风险，包括：①医护人员是否认可长春新碱的安全使用操作规范；②执行规范化操作的主要阻力来源；③静脉用长春新碱期间，是否有经过培训且有资质的医务人员观察补液的通畅和外渗现象调查；④静脉注射长春新碱是否发生过液体外漏的情况。

第四部分涉及受访医务工作者的教育背景以及他们对长春新碱的安全使用的意见或

建议。

## 2.2  数据分析

本研究中的问卷采用微软的 Excel 软件（Office 软件，2007 版）的宏语言编写和设计电子表格。问卷填写者可通过鼠标点击的方式进行回答。同时，应用 Excel 软件可对回收的数据进行自动排序、合并、提取等分析，确保数据分析的准确性和安全性。

采用风险因素分析方法分析、处理数据，分析和评估上海地区的长春新碱的安全使用情况、药物安全措施的实施情况、长春新碱以及其他相关的药物临床应用情况。用"总执行规范化操作的医院数量"除以"提供有效问卷的医院数量"可得出医院在执行规范化操作上的执行率。此外，应用 Logistics 回归分析和单因素分析考察长春新碱的规范化操作是否受医院等级等其他因素的影响。数据处理由 SPSS 软件 V.16（IBM，纽约，美国）完成。

# 3  结果

## 3.1  医院基本情况

本研究共收到上海市 59 所二级以上医院的有效问卷反馈（80.8%），包括 27 所二级医院和 32 所三级医院。8 所三级医院和 6 所二级医院，包括专科疾病防治医院、上海公共健康临床中心、上海精神卫生中心和 3 所专科医院，由于医院内没有设立肿瘤科而没能提供问卷的答复。在上述这 59 所医院中，药学服务涵盖了门诊患者和住院患者。受访医务工作者的教育背景包括药师（95.2%）、护士（1.6%）及内科医生（3.2%）。受访医务工作者教育背景见图 42-1。59 所医院中，二级医院 27 家，占 45.76%，三级医院 32 家，占 54.24%（综合性医院 25 家、专科医院 7 家），详细基本信息请参见图 42-2。

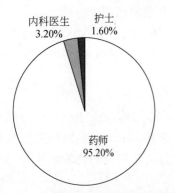

**图 42-1**  受访医务工作者的教育背景

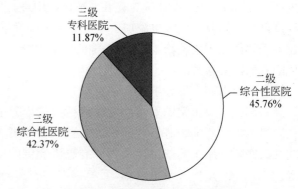

**图 42-2**  纳入分析的医疗机构概况

## 3.2  规范化操作的平均执行率

如图 42-3 所示，基于"总是执行规范化操作"的回答，计算得出下列平均执行率超过80%的操作：①使用至少 50ml 的 0.9% 氯化钠溶液对长春新碱进行稀释，且用静脉注射专用的小输液袋进行包装（80.0%）；②配制完成后由另一名药师进行核对（80.1%）；③分发前由药师进行二次核对（89.2%）。下列操作的平均执行率低于40%：①区别包装鞘内注射的药物与静脉注射的长春新碱（34.8%）；②对长春新碱加注标识或警示语（17.0%）；③静脉注射长春花生物碱前已完成其他鞘内给药（37.4%）；④对医务人员进行相关的教育和培训（38.8%）。

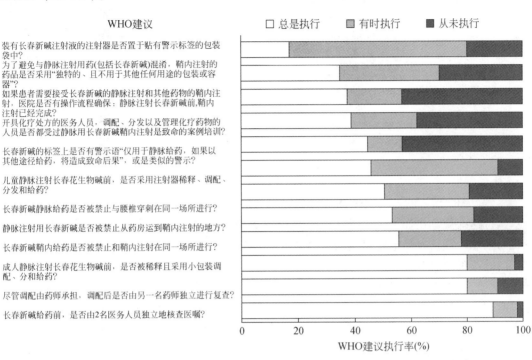

**图 42-3**　WHO 发布的长春新碱安全操作建议在上海市医院的平均执行情况统计

## 3.3　影响长春新碱规范化操作实施的因素

　　Logistics 回归和单因素分析被用来考察长春新碱的规范化操作是否受医院等级等其他因素的影响。结果表明，医院的类型（全科或专科）、医院是否设立 PIVAS 以及医院等级为主要的影响因素。除了肿瘤专科医院，其他专科医院在长春新碱的规范化操作及医务人员的相关教育上都要稍逊于综合医院。PIVAS 的设立，仅仅对促进长春新碱配制后需由另一名药师进行核对这一项规范的实施有较大的影响作用。此外，医院的等级越高，儿童给药前长春新碱的稀释及置于注射器内分发的行为也执行得越好，医院对医护人员的教育也开展得更加深入和全面（表 42-1）。

**表 42-1　影响长春新碱规范化操作实施的因素**

| 影响因素 | WHO 建议 | P | OR | 95%CI |
|---|---|---|---|---|
| 医院等级（三级医院/二级医院） | 儿童静脉注射长春花生物碱前，应采用注射器稀释、调配、分发和给药 | 0.033 | 0.150 | 0.026~0.861 |
| | 医护人员应受过关于长春新碱的分配和管理的教育或培训 | 0.031 | 0.288 | 0.041~0.816 |

续表

| 影响因素 | WHO 建议 | *P* | OR | 95%CI |
|---|---|---|---|---|
| 综合或专科医院（综合医院/专科医院） | 静脉注射用长春新碱应被禁止从药房运到鞘内给药的地方 | 0.036 | 0.552 | 0.209 ~ 0.642 |
| | 长春新碱静脉给药应被禁止与鞘内给药在同一场所进行 | 0.057 | 0.346 | 0.153 ~ 0.886 |
| | 长春新碱静脉给药应被禁止进入腰椎穿刺室 | 0.043 | 0.188 | 0.168 ~ 0.392 |
| | 医护人员应受过关于长春新碱的分配和管理的教育或培训 | 0.040 | 0.371 | 0.210 ~ 0.816 |
| 是否建立静脉药物配置中心（有/无） | 分发长春新碱前应由另一名药师独立进行复查 | 0.062 | 0.829 | 0.362 ~ 0.990 |

　　尽管 WHO 建议的各项规范化操作的执行率都不高，但 80% 以上的受访医务工作者都表示执行这些规范化操作将会给医院患者带来益处。此外，37% 的受访二级医院医务工作者认为未能执行长春花生物碱规范化操作的主要阻力来自于管理层，而在三级医院中，具有相同看法的受访医务工作者达到了 43.8%（图 42-4）。且二级医院、三级医院分别有40.79% 和 37.49% 的医务工作者无法解释阻碍执行长春花生物碱规范化操作的原因，可能是对此问题关注度不够。

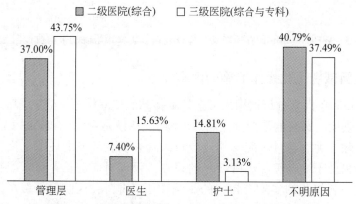

**图 42-4**　长春花生物碱规范化操作执行主要阻力来源

## 3.4　关于长春新碱规范化操作的建议

　　超过 40% 的受访医务工作人员表示，长春新碱在制备过程中都经过了稀释至 50 ~ 100 ml 的步骤，且在静脉滴注过程中，为防止长春新碱漏液现象的发生，大约 80% 的医院都安排了经过培训的医务人员对患者进行观测。在最后的开放式问题中，有 14 所医院给予了关于促进长春新碱安全使用的意见及建议。其中下列建议达成了共识：①医院行政管理部门应加强重视，并制定详细的管理规章制度，例如禁止长春新碱进入门诊患者及住院患者的治疗室，或在正常工作时间内，在确保没有其他细胞毒性药物存在的前提下进行长春新碱的静脉注射；②对于使用长春新碱相关的医生对长春新碱相关的医生、护士等医护人员进行专门的培训；③鞘内注射的药物应与静脉注射的药物应分开放置，以将给药错误的可能性降到最低；④鞘内注射应在长春新碱静脉注射前立即完成，所给药物不得留存在病房内；⑤鞘内注射的药物的给药顺序应与静脉注射的药物分开制定，甚至在理想情况下单独制定鞘内注射药物的给药顺序；⑥为了防止药物从静脉留置针外漏，应使用一种经外周静脉置入中心静脉的导管来减少漏液的发生，从而降低患者受到药物诱导的血管损害。

# 4　讨论

　　本研究首次在上海地区对长春新碱的安全使用情况进行的调查，提供了上海市医疗机构在长春新碱规范化操作上的现状。调查结果中令人欣慰的是，绝大部分二级以上医疗机构都采取了相当数量的安全措施来确保长春新碱的安全使用，然而大部分医院（>97%）在执行程度上还尚待提高。尽管各项规范化操作的执行率都不高，但80%以上的受访医务工作者表示执行这些规范化操作将会给医院及患者带来益处，这与一项2008年发达国家中开展的相关调查结果相近（82.8%）[17]。2008年的这次调查中，警示语的标注、药师的二次复查、鞘内注射与静脉注射药物的区分包装三项的执行率皆超过了80%[17]；然而本次研究中，区别包装的执行率却仅有34.8%。

　　值得注意的是，2008年的调查显示长春新碱的充分稀释、小输液袋包装、禁止通过注射器给药，这三项的执行率皆低于40%[17]。然而在本研究中，前两项操作在上海市医疗机构内的执行率均达到了80%。不仅如此，2008年的调查中四分之一的受访医务人员表示医院内已有相似的规章制度防范长春新碱的给药错误，无需重复采用WHO的建议[17]。而上海市医疗机构在此方面上并无类似的自主防范措施。在规范操作执行的主要阻力来源上，两项调查得出的结果也不尽相同：2008年的调查显示25.4%的阻力来源于护士[17]，而本研究中认为主要阻力来源于管理层。

　　此外，本研究的结果还表明具备PIVAS的医院在执行率上高于无PIVAS的医院，但其影响仅仅涉及"由配制药师之外的另一药师进行独立复查"这一环节。PIVAS在中国兴起已有20年，并且成为了评价医院等级的重要指标之一[18]，也由此改变了传统的静脉给药药物的配制方法，为患者提供了更安全的高质量药物[19]。不仅如此，PIVAS的设立也为药师提供了再次回顾药物处方、减少不合理用药的机会[20]。然而本研究显示，PIVAS并未发挥我们期望中的巨大作用。可能的原因在于PIVAS的设立仅仅使得药物准备的过程更加标准化，但仍缺乏起到关键作用的给药系统管理。

　　基于受访医务人员的问卷反馈，应当加强重视以下措施：①完善与长春新碱安全使用相关的规章制度，例如在分发长春新碱前，确保已完成需鞘内注射的药物的给药；②持续地对医务人员进行抗肿瘤药物的相关教育，并向他们提供最新的相关资料或研究成果[9]；③完善各个方面的小细节，例如将长春新碱放置于生产商提供的具有警示作用的包装中，或者采取特殊的包装以区别于鞘内注射的药物。细节的认真处理对促进长春新碱的安全使用十分有帮助。药事管理部门应促进化疗药物的安全使用，并及时向医务人员或广大群众提供相关信息。

　　根据相关规定，中国只有二级及以上的医疗机构才能为患者提供长春新碱的治疗服务，因此本研究的调查对象也只局限于上海二级及以上的医疗机构。上海作为我国重要的经济中心之一，其医疗水平与其他地区必有或大或小的差异，因此本研究具有地区特殊性，并不能代表全国范围内的情况。此外，与 2008 年国外的调查[17]类似，本研究侧重于每项措施在所有被调查的医疗机构中的执行状况，而非某个医疗机构在长春新碱的安全措施上的实行情况，但不可否认两者在探究医疗机构的安全给药上同样重要。因此，本研究能够为评估上海地区医疗机构在长春新碱的安全使用方面的总体情况提供了足够的信息支持，以确定目前上海地区医疗机构在长春新碱的安全使用方面的基本状况。

# 5 结论

本研究提供了上海市医疗机构执行长春新碱标准化规范的基本信息。令人欣慰的是，大部分措施都有被采用的情况，但绝大多数医院在个别措施的执行率上还有待提高，许多措施也尚未被广泛采纳。此外，PIVAS 在促进静脉注射长春新碱的安全给药上也没有起到明确的作用，仍需进一步的工作来完善各类规章制度，促进相关药物的安全使用。

（焦　正，颜明明　复旦大学附属华山医院）

## 参考文献

［1］L Schulmeister. Preventing Vincristine Sulfate Medication Errors. Oncol Nurs Forum,2004,31(5):90-98.

［2］E K Kwack,D J Kim,TI Park,et al. Neural Toxicity Induced by Accidental Intrathecal Vincristine Administration. J Korean Med Sci,1999,14(6):688-692.

［3］ME Williams, AN Walker, JP Bracikowski, et al. Ascending Myeloencephalopathy Due to Intrathecal Vincristine Sulfate. A fatal chemotherapeutic error. Cancer,1983,5,11(1):2041-2047.

［4］World Health Organization(WHO). Alert 115:Vincristine(and Other Vinca Alkaloids)Should Only Be Given Intravenously Via aMinibag. 2007. www. who. int/entity/medicines/publications/drugalerts/ drugalertindex/en.

［5］T Connor,R Mclauchlan,J Vandenbroucke. ISOPP Standards of Practice. Safe Handling of Cytotoxics. *J Oncol Pharm Pract*, 2007,13suppl:1-81.

［6］L Mooney. Sentinal Event Alert. Preventing Vincristine Administration Errors. Frontiers of Architecture & Civil Engineering in China,2009,3(2):180-186.

［7］Australian Council for Safety and Quality in Health Care. Alert 2. Medication Alert:Vincristine Can Be Fatal If Administered by the Intrathecal Route. 2005. https://www. safetyandquality. gov. au/wp- content/uploads/ 2012/01/valert1. pdf.

［8］Davis N. The Preparation of Vincristine in Minibags Will Prevent Deadly Medication Errors. *Hosp Pharm*, 2001,36(7):707.

［9］BR Goldspiel,R Dechristoforo,CE Daniels. A Continuous- Improvement Approach for Reducing the Number of Chemotherapy- Related Medication Errors. *Am J Health Syst Pharm*, 2000,57 Suppl 4(Suppl 4):S4.

［10］New South Wales Health. Safety Alert 04/06. Safe Use of Vincristine. 2006.

［11］ Institute for Safe Medication Practices ( ISMP ). Ismp Safety Alert. Fatal Misadministration of Iv Vincristine. 2005.

［12］Institute for Safe Medication Practices(ISMP). Ismp Safety Alert. Medication Safety Alert. Iv Vincristine Survey Shows Safety Improvements Needed. 2006.

［13］ National Patient Safety Agency. Rapid Response Report Npsa/2008/Rrr04 Using Vinca Alkaloid Minibags (Adult/Adolescent Units). 2008.

［14］ F. L. Cusano, C. R. Chambers, D. L. Summach. A Medication Error Prevention Survey: Five Years of Results. *J Oncol Pharm Pract*, 2009, 15(2): 87-93.

［15］ Hillier S; Shen J. Health Care Systems in Transition: People's Republic of China. Part I: An Overview of China's Health Care System. *J Public Health Med*, 1996, 18(3): 258-265.

［16］ G. Bloom. Building Institutions for an Effective Health System: Lessons from China's Experience with Rural Health Reform. *Soc Sci Med*, 2011, 72(8): 1302-1309.

［17］ P. E. Johnson, C. R. Chambers, A. J. Vaida. Oncology Medication Safety: A 3D Status Report 2008. *J Oncol Pharm Pract*, 2008, 14(4): 169-180.

［18］ HM Cao, YQ Fei, JF Shen. The Present Situation of Pharmacy Intravenous Admixture Sevices of Eleven Hospitals in Shanghai. *Pharm Care Res*, 2004, 4: 201-203.

［19］ J. E. Allen. Intravenous Admixture Services in a Community Hospital. Hosp Mater Manage Q, 1986, 7(4): 55-62.

［20］ S. Berthouzoz, L. Berger, P. Bonnabry, et al. The Hospital Pharmacist: An Important Contributor to Improved Patient Safety in the Hospital. *Chimia(Aarau)*, 2012, 66(5): 300-303.

# 第 43 章
# 制定与实施给药途径错误的相关制度和操作规范

《医院药学未来发展的巴塞尔共识（2015 版）》第 46 条：

■ Hospital pharmacists should develop and implement policies and practices that prevent route errors. Examples include：

● Labeling of intravenous tubing near insertion site to prevent misconnections；

● Use of enteral feeding catheters that cannot be connected with intravenous or other parenteral lines；

● Packaging vinca alkaloids to prevent inadvertent intrathecal administration；

● Use of oral syringes that are distinctly different from hypodermic syringes to prevent injection of enteral or oral medicines.

译：药师应制定并实施防止给药途径错误的相关政策和规范。例如：

● 在静脉输液管进针处附件加上标注以防止连接错误；

● 肠内营养管不得与输液管或其他管路相连；

● 将长春碱类药物进行特殊包装以防误行鞘内给药；

● 用于口饲的注射器应当明显区别于皮下注射器，以防止把肠道给药或者口服药品用于皮下注射。

**摘　要**　本文通过学习、总结国内外相关文献，明确给药途径错误的概念，分析发生原因，对解决给药途径错误的方法进行了详细的分析总结，提出了规范给药途径的建议，以期提高医疗机构对用药安全的重视，强化药师在预防给药途径错误措施中的执行力度。药学工作是医疗工作的重要组成部分，给药途径错误是可以防止的，预防任务主要靠药师完成，应高度重视出现的给药途径错误，采取措施尽可能地避免给药途径错误的发生，降低由于给药途径错误给患者和医院带来的损失。

　　美国对药学教育极为重视，也是世界上药学事业最发达的国家。即使在药学体系如此完善的国家里，每年仍有约 150 万人因用药错误损害健康，约有 9.8 万人因用药错误而死亡[1]，这个数字已经超过了美国每年交通事故导致的总死亡人数。据统计，中国每年有约 500 万人因用药错误而入院，其中约 20 万人因此丧命；每年约 500 万聋哑儿童中有约 50 万是因用药错误所致[2]；一些因给药途径错误引发的后果非常严重，因此，医疗机构规范给药途径就显得尤为重要；所以医疗机构还承担着正确用药方法的研究指导、正确用药知识的宣传普及等一系列社会性的工作。由此可见，规范给药途径在医院药学工作中具有基础性的地位，是做好其他工作的前提，是关爱患者、保障患者身心健康的最直接措施。而药师作为这一责任的直接承担者，在确保执行预防给药途径错误的策略和方针中有着举足轻重的地位，其责任更加的突显。

《巴塞尔共识》第46条明确指出，药师应制定并实施防止给药途径错误的相关政策和规范。例如：在静脉输液管进针处附件加上标注以防止连接错误；肠内营养管不得与输液管或其他管路相连；将长春碱类药物进行特殊包装以防粗心时鞘内给药；用于口饲的注射器应当明显区别于皮下注射器，以防止把肠道给药或者口服药品用于皮下注射。因此本文就给药途径差错进行调查分析，为防范给药途径差错，加强安全用药管理提供参考。

# 1　给药途径错误的概念，发生的原因分析

美国国家用药错误通报及预防协调审议委员会（The National Coordinating Council for Medication Error Reporting and Prevention）对药物治疗错误的定义为：在药物治疗过程中，医务人员、患者或消费者不恰当地使用药物或因此造成患者伤害的可预防的事件[3]，可发生在药品流通的各环节。可能与医务人员的医疗行为、药品、给药装置、工作流程与系统有关，包括处方的开具、医嘱的建立与沟通，产品的标识、包装与命名，药品的调剂、分类与配发，医患教育及药物治疗监测等环节。

而给药途径错误主要指给药方式的错误，它包含于用药错误中。常见的给药方式有舌下含服、吸入、口服、注射（皮内、皮下、肌肉和静脉注射）、直肠给药和外敷等。给药途径错误相对于其他用药错误对患者造成的伤害是最直接的，同时与用药错误有关的各种行为也一定程度上会诱发给药途径错误，如错误的用药医嘱、类似的产品包装、相似的药品名称、药师对药品的错误调配、医务人员违规操作给药装置以及护理人员的经验缺乏等都有可能导致给药途径错误的发生。因此根据药物的治疗过程将导致给药途径错误分以下几个方面进行阐述。

## 1.1　处方错误

错误的药物选择，包括：适应证、禁忌证、已知的过敏反应、药物间相互作用等；不合理的药物选择，包括：药物的剂型、剂量、给药数量、途径、速率、药物含量、用药次数、用药顺序、用药时间、用药途径不正确等；未经合法授权即开具处方，如：非医嘱给药等。

## 1.2　处方信息传递错误

口音、听力能力、字迹潦草、外文缩写、使用鲜为人知的商品名、剂量中含小数点均易引起处方信息不能正确传递。如：药师在口头嘱咐患者药物用法用量时，由于自身口音问题和患者听力能力问题，容易使患者把"半粒"理解成"8粒"，将"摇匀"理解为"摇晕"；字迹潦草的医生所开具的处方很难辨认，如：地巴唑—甲巯咪唑，Aspirin—Atropine，iv—im 等，在字迹潦草的情况下很容易混淆。

## 1.3　调配错误

调配错误包括：养护管理错误、计算错误、调剂错误、核对错误、分发错误、用法交代错误等。其中调剂错误、核对错误、分发错误、用法交代错误导致了很大一部分的给药途径错误，这是药师需特别注意的。调配错误造成的给药途径错误主要发生在调配同药多途径、同药多剂型的药品中，也有发生在以下情况：①患者基本信息有误：患者听错姓名，药师未认真核对患者身份，错发给他人；遇到同名同姓的患者，对诊断不加审核，错发药物给患者；不同患者处方混叠在一起，将不同患者的药发给同一患者。如将做肠镜用的口服硫酸镁溶液错发给需用硫酸镁溶液外敷消肿、止痛的外伤患者，患者依据药品标签的给药途径口服后导致腹泻影响患者健康和治疗。②用法交代错误：药师发药给患者时对有些特殊药品、特殊人群用药的用法应该重点交代。如对儿童使用的退热栓剂，要认真交代并确认患者知晓给药途径是肛塞，避免给药途径错误。③分装药物的标签书写不清或有误或贴错：药品分装应有操作规程、适当的容器，外包装有药品名称、剂量及原包装的批号、效期和分装日期，发放时应写清用法用量等，如地西泮每晚1片，患者错看成每晚7片；高锰酸钾粉应溶解后外用，患者误口服等。

## 1.4　给药途径错误

单纯的给药途径错误表现在用药途径不是处方规定的途径，如：滴左眼误滴右眼；误将阴道栓口服；去甲肾上腺素16mg+5%葡萄糖注射液250ml，应口服止血，结果错误进行静脉滴注，给药后患者即刻脸色潮红、血压升高、病情恶化等。

# 2　给药错误的分布及原因分析

## 2.1　给药错误的分布

李晓玲等统计了北京22家医院1165例用药错误分析，给药错误的分类中，不合理的药物选择所占的比重最大，为45.2%。其中不合理的药物选择中，给药途径错误和给药剂量错误所占比例最大，分别为12%与14.3%（表43-1）[4]。

因此，为了更好地避免给药途径错误，也应该在处方错误的预防上加大力度。药师在对医生处方的审核上应该更加谨慎，对剂量剂型，特别是用药方法的审核上应该根据患者的诊断加以审查，把好用药安全的大门，切实维护好患者的身心健康。

表43-1　给药错误分布

| 错误分类 | 选择错误药物 | | | 选择不合理的药物 | | | | | | | 其他 |
| --- | --- | --- | --- | --- | --- | --- | --- | --- | --- | --- | --- |
| | 品种 | 禁忌证 | 配伍 | 途径 | 剂型 | 剂量 | 数量 | 时间 | 疗程 | 规格 | |
| 错误分布 | 27.2% | 2.3% | 2.9% | 12% | 3.1% | 14.3% | 4.2% | 7.1% | 0.3% | 4.2% | |
| 总计 | 32.4% | | | 45.2% | | | | | | | 22.4% |

## 2.2　给药错误发生的原因分布

陆秀文等将常见的给药错误产生的原因分成大致五个方面，表 43-2 为产生给药错误的五大原因的分布情况以及每种原因中各部分所占比例[5]。

**表 43-2　给药错误发生原因及分布**

| 个人因素 | 比例（%） | 组织系统 | 比例（%） | 沟通有误 | 比例（%） | 药物 | 比例（%） | 仪器设备 | 比例（%） |
|---|---|---|---|---|---|---|---|---|---|
| 违规操作 | 24.5 | 注意分散 | 5.4 | 口头沟通 | 4.3 | 药名相似 | 1.3 | 输液泵 | 0.7 |
| 疏忽粗心 | 21.2 | 缺乏经验 | 3.6 | 书面沟通 | 4.3 | 外观相似 | 1.3 | 电脑 | 0.4 |
| 转录错误 | 9.7 | 环境嘈杂 | 2.2 | 医嘱理解 | 1.1 |  |  |  |  |
| 知识缺乏 | 5.8 | 政策缺乏 | 1.1 |  |  |  |  |  |  |
| 睡眠不足 | 2.5 | 人员缺乏 | 1.1 |  |  |  |  |  |  |
| 记忆错误 | 2.2 | 沟通缺乏 | 1.1 |  |  |  |  |  |  |
| 计算错误 | 1.3 | 培训不足 | 1.1 |  |  |  |  |  |  |
| 压力大 | 0.7 | 光线暗 | 1.1 |  |  |  |  |  |  |
| 总计 | 67.9 | 总计 | 17.7 | 总计 | 9.7 | 总计 | 2.6 | 总计 | 1.1 |

由表中数据可知，在给药错误的原因中，个人因素的比例最大，占 67.9%，组织系统因素其次，占 17.7%。报告显示工作疏忽的原因是注意力分散和工作负荷增加，而违反操作规则的原因是注意力分散和工作人员经验不足[5]；给药错误的原因中个人因素和组织系统因素是诱发给药途径错误的关键因素，因而解决好个人因素和组织系统因素是减少用药错误的关键，同样也是减少给药途径错误的关键。

# 3　药师应制定并实施防止给药途径错误的相关制度和操作规范

在实施防止给药途径错误的制度和操作规范中，不应仅局限于给药方式，而应在整个药物治疗过程中确保实施防止给药途径错误的制度和操作规范，承担好自身的监督审核责任、处方信息准确转录责任、药品安全管理责任用药知识宣传教育责任、规范的用药交代和指导责任等。

## 3.1　药师严格审核医生处方

药师对处方的审核工作是用药安全规范中的重要一环。审核过程中若发现问题，需及时和医生联系解决。对于在处方中常出现的问题，应分析总结，持续改进。

（1）应严格执行四查十对，即：查处方，对科别，对姓名，对年龄；查药品，对药名，对剂型，对规格，对数量；查配伍禁忌，对药品性状，对用法用量；查用药合理性，对临床诊断。

（2）考虑随医生处方附带一张标准化的患者预印清单（类似简易病历），清单包含患者的各项生理指数，药师在接收处方时，核查预印清单及所用药品，这是消除处方歧义减少计算误差的重要一步[6]。

（3）重视特殊药品的管理，如终止妊娠药品、麻醉药品等，每次发药都需按规定进行详细的登记，且当晚值班药师和次日早上接班药师分别对登记情况进行复查。

（4）医院定期对医务人员进行考核，考核内容包括药理作用、不良反应、给药途径等，特别是新药和急救药的相关知识，将考核成绩与绩效挂钩，以考促学，从而提升药品调剂技术含量，并提高处理处方错误的能力。

## 3.2　规范药师工作流程

（1）制定落实科学严谨的操作规程。药物发放流程及其操作规程是对实际工作中缺陷、失误的有效管理，违反操作规程是导致给药途径错误的重大危险因素。

（2）确保充足的人力资源和安静良好的工作环境有助于药师保持注意力的集中，也是减少发药错误的重要措施。

（3）按药品药理作用分类进行存储，对包装类似、形似、音似、多规的药品设置明显的警示标识，减少给药途径错误。

（4）优化流程，减轻压力：儿童、老年人等特殊人群用药剂量可事先计算核对，提高药师配方效率的同时可减少药师在配方时临时计算剂量出现错误，如：小儿用盐酸麻黄碱滴鼻剂应事先稀释好浓度；地高辛、甲硝唑、艾司唑仑以及各类维生素片等可先将一定数量药片分装包好，投药时不仅省时省力，更重要的是可以减少艾司唑仑、地高辛等特殊药品投药时的剂量错误；

（5）药品的特殊用法需特殊处理。在药品包装盒上加贴用法用量的标签，写清用法后发给患者。如：地塞米松磷酸钠滴眼液用于治疗鼻炎时应特别注明给药途径以防错误；

（6）发药应执行双人复核制度。发出的药品必须经过配方药师的核对和核发药师的再次核对才能交付给患者。

## 3.3　规范实施用药交代与指导

药师应向患者明确给药时间、用法用量，用药剂量和疗程，并考虑药物与食物、烟、酒、茶的相互作用，以及中药与西药的相互作用，善于运用时辰药理学指导合理用药。尤其是针对老年人、儿童等特殊人群的用药交代和指导应更加细化且有针对性。

## 3.4　加强医务人员之间的交流

医生在开出新的医嘱时应提醒护士；药师在调配处方时，若发现处方书写不清或有疑问时，应及时告知处方医生，请其确认或者重新开具处方；护士在用药前对药物的用法、用量有疑问时，应及时与医生或药师沟通，以减少用药错误。

（1）医院应组建给药途径错误应急小组，最大限度地降低患者因给药途径错误危害健康的概率。

（2）设置专业信息系统。对给药途径错误信息进行及时追踪、记录，分析总结事故原因。

（3）建立贯穿于医、药、护之间的快速分析，解决给药途径错误的反应体系，避免纠错进程的延缓。

## 3.5 建立与患者有效的沟通平台

有报道称 89% 发现的用药错误来源于与患者的交谈。药房可考虑开辟专门的咨询窗口，利用与患者接触的机会，征询用药的情况[7]。注意专业人员给患者的用药信息和指导不应有原则性的差异，如果药师的指导与医生的医嘱不一致，就说明用药过程中可能出现了错误。说明书是合理、安全用药的依据，但药品说明书中的专业术语令相当一部分患者疑惑不解，需要药师进行通俗易懂的指导，解除患者不必要的用药顾虑，主动配合治疗。

## 3.6 加强医疗机构信息技术的建设

有研究显示，医嘱和处方计算机输入与合理用药软件系统（computerized physician order entry & proscription automatic screening system，CPOE & PASS）的广泛应用可以有效减少 55% ~ 83% 的用药错误[8]。医疗机构信息技术系统的建立不仅有效减少了处方字迹难以辨认的风险、规范了处方书写，还能够对剂量、药物相互作用和不良反应等进行自动核对，检查药物配伍禁忌[3]，使医务人员在电脑终端前得到详尽的药物信息和患者资料，使应用电脑做治疗决策分析成为可能，有效减少给药途径错误事件发生的概率。

减少给药途径错误的另一个重要工具就是点照护条形码（Bar code Point- Of- Care，BPOC），条形码技术已被广泛应用于消费品和制造业。大量的产品信息可以被储存在编码系统内，起初医疗机构将 BPOC 运用在药品的盘点、供应和收费中，如今已成为保障患者用药安全的武器，报道称 BPOC 可以减少 86% 的用药错误以及消除基于人为因素的随机错误。护理人员可以通过 BPOC 与相应的条码产品进行匹配对照确定正确的给药对象，减少给药途径错误，可以给患者佩戴具有条码识别功能的腕带，确保正确的患者在正确的时间、正确剂量下，通过正确的途径接受正确的药物治疗[6]。

## 3.7 建立给药途径错误报告系统

实行强制性报告和自愿性报告相结合的方式，多平台统计发生的差错。收集给药途径错误的事件。不以惩戒为手段，强化非惩罚性报告来提高给药途径错误的统计率。营造主动报告给药途径错误的氛围，鼓励医务人员报告给药途径错误，畅通报告通道；重视给药途径错误数据的分析和评价，制定对策，避免重复发生；给药途径错误信息除呈交省、国家用药错误报告中心外，还应作为评估本单位用药安全性的重要信息资源；将降低给药途径错误发生率作为医院的工作目标，并且以足够的管理力度和管理计划实现这一目标。

## 3.8 大力发展临床药师

临床药学起源于美国，我国自从建立临床药师制以来，临床药师已逐渐成长为保障医院用药安全的核心力量。临床药师运用专业知识参与到药物治疗全过程，深入临床参与医生查房及临床选药，协助护士给药，有效防止因录入错误、看错途径等造成的给药途径错误。临床药师的发展，对推进合理用药，减少不良反应和卫生资源的浪费起到不容忽视的作用。

### 3.9　开展用药知识的学习教育

充分掌握药物知识是每个医务人员预防给药途径错误的前提，是维护医疗机构合理安全用药的基础。药师不仅自身要不断学习，丰富知识，加快知识更新，同时在教育方面也应发挥重要的作用，为医、护及患者提供最新的药物信息和知识教育。

（1）加强相似给药途径针对不同患者用法用量相关知识的学习，如：软膏和散剂、肌注和静滴、雾化和吸入。

（2）加强同种药品不同给药途径的药理作用差异相关知识的学习，如：硫酸镁溶液外用可以消肿止痛，口服可以导泻等。

（3）加强同种药品多种剂型对应的各种适应证的相关知识的学习，如：达克宁（软膏、散剂、栓剂）、云南白药（气雾剂、胶囊、贴剂）。

（4）加强对知识的掌握和更新，不同医务人员知识掌握的差异性也会造成给药途径错误，如：庆大霉素可以用来注射也可用来雾化，当医生开出雾化的医嘱而护士并不了解其可用来雾化的情况下，很容易发生给药途径错误事件。

## 4　讨论与小结

除了药师自身尽职尽责、医院加强硬件投入、建立完善的医院药学信息系统与处方监测自动化、改善工作环境、减少用药错误的客观因素外，政府在整个安全用药的大环境上应加大支持力度，营造一个良性和谐的医药环境。建立和推行国家基本药物政策的组织制定并监督执行药物治疗指南或规范[9]；进一步规范药品包装与标签的标准，避免和减少因药品包装形似或药名混乱和药名形似、音似而造成的给药途径错误问题。

给药途径错误的预防不仅仅停留在给药方式错误的预防控制上，应从整个治疗过程，包括用药错误的各个方面加以监控，将诱发给药途径错误的各种行为的发生率降到最低。

给药途径错误预防任务主要靠药师来完成，但不仅仅只是药师的责任，包括医生、药师、护士甚至患者在内的各类人群都应共同承担、互相协作防范给药途径错误事件的发生。医疗机构应把规范给药途径、防治给药途径错误作为医院的一项基本院策，强化药师在这项工作中的重要作用。药师要尽其所能，杜绝和减少给药途径错误引起的用药安全问题，以期提高药物治疗的安全性、合理性、有效性、经济性，实现改善和提高人类生活质量的目标[10]。建议尽早建立国家用药错误报告制度和报告体系，努力提高整体医疗质量，确保患者用药安全。

（金桂兰　宜昌市第一人民医院）

### 参考文献

[1] Ferner RE, Aronson JK. Medication errors, worse than a crime. Lancet, 2000, 355(9208): 947-948.

[2] 谭绍华. 常见的错误服药方法及正确应用. 中国现代医药杂志, 2006, 8(5): 115-116.

[3] 梁海涛, 施孝金, 钟明康. 用药错误及其预防. 上海医药, 2011, 32(4): 161-163.

[4] 李晓玲, 闫素英, 王育琴, 等. 北京 22 家医院 1165 例用药错误分析. 药物不良反应杂志, 2013, 15(2):

64-68.

［5］陆秀文,徐红,楼建华.128 起给药错误分析.中国护理管理,2011,11(2):63-66.

［6］Rodney W,Shawn C,Diane D. Harmful Medication Errors in Children:A 5-Year Analysis of Data from the USP's MEDMARXR Program. Journal of Pediatric Nursing,2006,21(4):290-298.

［7］张永英,赵辉.用药错误中药师责任与防范.当代医学,2011,17(25):150-152.

［8］Garg AX,Adhikari NK,McDonald H,et al. Effects of computerized clinical decision support systems on practitioner performance and patient outcomes:a systematic review. JAMA. 2005,293(10):1223-1238.

［9］孟锐,唐冬蓄,陈凤龙.国家基本药物政策推行与药品获得及合理用药探讨.中国药房,2005,8(7):604-606.

［10］贾阳阳,于学东.浅析我院门诊药房的药学服务.当代医学,2009,15(36):24-25.

# 第 44 章

# 口饲注射器的使用——预防给药途径错误

《医院药学未来发展的巴塞尔共识（2015 版）》第 46 条：

■ Hospital pharmacists should develop and implement policies and practices that prevent route errors. Examples include：

- Labeling of intravenous tubing near insertion site to prevent misconnections；
- Use of enteral feeding catheters that cannot be connected with intravenous or other parenteral lines；
- Packaging vinca alkaloids to prevent inadvertent intrathecal administration；
- Use of oral syringes that are distinctly different from hypodermic syringes to prevent injection of enteral or oral medicines.

译：医院药师应制定并实施防止给药途径错误的相关政策和规范。例如：

- 在静脉输液管进针处附件加上标注以防止连接错误；
- 肠内营养管不得与输液管或其他管路相连；
- 将长春碱类药物进行特殊包装以防误行鞘内给药；
- 用于口饲的注射器应当明显区别于皮下注射器，以防止把肠道给药或者口服药品用于注射。

**摘 要** 口服给药是最常用、最方便、比较安全的给药方法。而口服液体制剂又以其分散度大、吸收快、易于分剂量、减少药物刺激性、生物利用度高等特点广泛适用于各年龄段人群。随着临床经验的积累，越来越多的给药设备逐步涌现，而屡见的问题是给药设备定量差和易混淆等。因此，设计更为人性化的口服液体给药设备变得日益重要。口饲在定量和保证用药安全方面都有显著的优势。《巴塞尔共识》的第 46 条指出，用于口饲的注射器应当明显区别于皮下注射器，以防止把肠道给药或者口服药品用于注射。本文将以口饲注射器为主要关键词进行文献检索，并对其发展历程进行综述。

口服给药是最常用、最方便、比较安全的给药方法，药物经口服后被胃肠道吸收进入血液循环，从而达到局部治疗和全身治疗的目的[1]。口服液体制剂具有分散度大、吸收快、易于分剂量、减少药物刺激性、生物利用度高等特点。对于吞咽有困难的老人或者儿童，口服液体药物是首选给药方式。并且，儿童和婴幼儿常按体重确定给药剂量，液体药物能提高药物剂量定量的准确性[2]。随着临床经验的积累，越来越多的给药设备逐步涌现，而屡见的问题是给药设备定量差和给药设备内药物易混淆等。本文就《巴塞尔共识》第 46 条提及的口饲注射器在国内外的进展作以阐述[3]。

# 1　给药错误导致的药物不良反应

早在 1972 年，国外就曾报道一例给药途径错误的医疗事故。一位患有十二指肠溃疡的年轻患者本该胃内给予巴氏消毒牛奶，结果却被静脉输入 100 ml 后才发现错误，之后该患者发生了过敏反应，经治疗幸免于难[4]。如今这类事故尤其易发生于儿童使用的小剂量口服液体药品，例如在对一名 11 岁儿童术前准备时，一位护士将咪达唑仑糖浆（15 mg）和对乙酰氨基酚液体（650 mg）抽入静脉用注射器中准备用于口饲，不巧这位护士有事离开时其实习生误将这些药品注入了儿童的静脉中，直接导致该儿童昏迷了 50 分钟，经过多天抗生素治疗才恢复了健康[5]。这类事件发生于婴幼儿及老年人群中会更加危险，曾有报告一个经剖宫产的早产儿因在出生一周内断断续续地被静脉输入本应该鼻饲的营养液而死亡[5]。

类似于这样的报告不胜枚举，还不包括那些未曾报告的案例。很多公共非盈利组织，例如安全用药规范研究院（ISMP）、美国食品药品监督管理局（FDA）等，早已在 1986 年发布过安全警告，使大家重视医疗管误接（medical tubing misconnections）带来的潜在或已浮现的风险。尽管如此，该类案例的报告仍旧在累积上升。2007 年 3 月，一份包含两个国家级自愿上报医疗差错项目的回顾性调查确认了 24 个事故报告，时间跨度为 2000 年 1 月 1 日至 2006 年 12 月 31 日，这些案例均涉及肠道内制剂或液体本该通过鼻饲管，但最终却以错误的途径给药。其中 8 例导致严重事件（例如永久性伤残、危及生命或者死亡）[4]。尽管绝对数值不大，但这些事故的严重等级都很高。

这些事故很多都是源于使用静脉注射器来准备药品或给药，或是不小心将口饲或鼻饲注射器连到了静脉给药系统上[4]。口饲注射器不同于一般的医用注射器，是一种专门用于液体药物精确口腔给药的注射器材。《巴塞尔共识》[3]第 46 条提出，用于口饲的注射器应当明显区别于皮下注射器，以防止把肠道给药或者口服药品用于注射。因而，倡导使用口饲注射器（或称口腔注射器）可以预防悲剧的发生[4-6]。

# 2　口饲注射器的优点

口饲注射器不仅可以预防事故发生，还可以起到给药剂量精确的作用。特别对于婴儿、儿童和老年人，他们对药物的剂量往往比成人更为敏感，而且处方量通常十分小，所以在剂量上的精确给药显得尤为重要。以往采用药匙和量杯的方法，可是它们可能导致药物部分溅出，而且在一些情况下无法对婴儿和儿童使用。口饲注射器主要有以下优点[7]：

## 2.1　剂量准确

口饲注射器具有各种规格，采用针筒精确量取小剂量的液体药物，然后通过注射的方式将药物送至孩子口中，从而达到安全准确给药的目的。部分口饲注射器抽吸药液可精确到 0.1 ml，因此对婴幼儿这个对剂量要求很高的群体来说，用注射器喂药无疑是最佳的选择。

## 2.2 避免了药液浪费

用药匙喂药时手部稍有抖动，就容易造成药液泼洒。而选择滴管等也会出现胶管老化，剂量不可控的特点。而用口饲注射器喂药则可避免了这种情况的发生。

## 2.3 减少了呛咳的发生

用传统的药匙喂药时，一般是自口腔正中倒入药液，较多液体瞬间进入咽部造成婴幼儿吞咽不及时，引发呛咳；口饲注射器缓慢自口角推入药液，明显减少了呛咳的发生。有的婴幼儿会吮吸注射器乳突，若顺着小儿的吮吸推入药液，则不会发生呛咳。

# 3 口饲注射器的设计要点

基于口饲注射器定量准确度高、临床上应用反馈较好的特点，需要有相应不同规格的口饲注射器。其设计出发点主要有以下几个方面。

## 3.1 外形

口饲注射器的外形看上去要和普通注射器非常不同，比如说为了区别于普通注射器，口饲注射器一般采用白色活塞（普通注射器是透明活塞）[6]。或者不采用活塞吸取和释放液体，而用乳胶头替代。

## 3.2 接口

口饲注射器的接口不能与普通注射针头或肠外注射用的系统端口相匹配。美国 ISMP 在 2002 年发布了警告，称有很多款无针头静脉给药系统可以与口饲注射器连接，因此希望口服注射剂厂家改进针头，而静脉给药系统厂家可以在产品进入市场之前就确认并改正问题，对于医院里，则必须对员工有警示，口饲注射器筒上要有醒目的粗体字标识标明"只能用于口服药品！"[8]。

## 3.3 针头帽

口饲注射器针头帽的形状必须醒目，有鲜明的颜色，并且不易被活塞推落，以防止忘记取下而脱落进喉咙导致窒息。2001 年 ISMP 发布了警告，不要将皮下注射器给父母用作喂孩子口服液体药物的给药器。虽然皮下注射器可以精密量取液体，但是它的针头帽很小，而且是半透明的，父母即使忘记取下针头帽，也可以直接抽取药品并推入儿童口中，但是此时针头帽在活塞推动下很容易脱落至儿童口中。过去已发生过多起针头帽脱落事故，有的被咽下，有的被呛住甚至致命，十分危险[9]。

另外，与皮下注射器和锐器一样，口饲注射器的针头帽要进行合适的处理，应将取下的注射器针头帽丢弃在一个安全的锐器处理容器中，以确保儿童不会在垃圾桶接触到针头帽。

## 3.4 单位

口饲注射器的给药单位为毫升（ml），具有多种规格，从 1 ml～10 ml 不等，甚至更大。其中 1 ml、2.5 ml 以及 5 ml 为最常用的规格。在注射器底部印有相应的标签线，提示适当的药物给药剂量。

# 4 口饲注射器的应用

多数患者在口服液体给药方面经验不足，Yin 等发现超过 50% 的患者并不能利用准确标识剂量的定量杯定量 5 ml 的液体药物，而超过 85% 的患者能依靠滴管、药匙、口饲注射器等装置准确定量[10]。尽管美国儿童委员会 1975 年明令禁止使用家用茶匙定量[11]，但在 2000 年的一项研究中发现患者仍将家用茶匙作为常用的定量液体口服制剂的容器。需要注意的是，液体药物需要特殊的给药装置以保证剂量的准确。Brooke 等对 58 种口服液体给药装置进行调查，结果表明口饲注射器是最为常见的定量容器，共 42 种（72%），剂量大小不一，其次为药匙、滴管、药杯。调查的区域范围内，14% 的地区仅有 5 ml 的定量容器；27% 的地区仅有不同规格的口饲注射器而没有其他定量容器[2]。由此可见，口饲注射器在适用范围和定量上有绝对的优势，Brooke 的研究还发现口饲注射器均以毫升（ml）或茶匙定量，有效避免了使用家用茶匙给药的用药习惯。

口服液体制剂面临的另一个用药问题就是凑整[2]，医生在开具处方时，应考虑医务人员或患者方便量取药物，比如，一个体重 7.8 kg 的婴儿，治疗中耳炎时给予阿莫西林（浓度为 400 mg/5ml），目标剂量为 80 mg/（kg·d），则该患儿应给予阿莫西林 3.9 ml，一天两次。因为 5 ml 的注射器最小刻度为 0.2 ml，医生通常会建议处方 4.0 ml，一天两次。虽然这样处方是为了避免给药错误，但是对于婴幼儿来讲，凑整后的剂量很可能超出安全剂量，严重时可致不良反应等危险事件的发生，应予以重视。

国内应用口饲注射器多以经验分享的形势报告。钱敏等将 110 例需要口服给药的新生儿随机分成两组，观察组 55 例采用一次性注射器喂药，对照组 55 例采用小勺喂药，结果观察组患儿喂药效果优于对照组（$P<0.05$），呛咳、溢药发生明显低于对照组（$P<0.05$），喂药所需时间也明显短于对照组（$P<0.05$）[12]。观察组采用一次性注射器喂药，药液可以一次抽吸进注射器，喂药时注射器乳头从患儿一侧口角放入，便于操作，节省时间，患儿呛咳、溢药不良效果发生很少，且明显缩短了喂药时间，同时增加了患儿的安全性。俞芳等向某小区内 50 个婴幼儿家庭发放 5 ml 一次性注射器，用通俗易懂的语言，教会家属如何使用口饲注射器给婴幼儿喂药。1 个月后，通过家庭走访、问卷调查的方式收集资料，评价婴幼儿的依从性。结果发现，口饲注射器能保证给药的准确性，婴幼儿依从性良好[7]。出于同样考虑也可将其用于年老体弱长期卧床患者的喂药或流质饮食。

# 5 口饲注射器的家庭应用

基于种种优点，口饲注射器在医院、社区和家庭得到了广泛应用。家庭应用的口饲注射器的使用说明如下：①若药品为混悬液，标签会提示用前摇匀。②打开瓶盖，将塞子牢牢地塞住瓶口，将口饲注射器头插入塞子的孔中。③倒置药瓶。回抽活塞使药液从瓶中流入注射器，直至活塞到达孩子需要的剂量刻度处。药师一般会在注射器筒上做好标记。如果不清楚该抽取多少药液，请咨询药师或医生。④倒正药瓶，握住注射器筒身而非活塞将其小心从塞子里移出。⑤轻柔地将注射器头置于孩子口中脸颊内侧。慢慢地、轻柔地推动活塞将药液注入孩子的脸颊内侧，并嘱咐他吞下。禁止向孩子口腔后方或喉咙大力推注药液，以防呛住。⑥将注射器从孩子嘴里移出。⑦拔出药瓶塞子，盖回盖子。⑧在温水中冲洗活塞和注射器并晾干。⑨根据医师和药师指导的单次剂量重复以上步骤。⑩如果药品是抗生素，即使孩子看上去情况好转，也请确认是否已达疗程。

# 6　展望

随着临床经验的积累，越来越多的给药设备逐步涌现，给药定量和广泛适用的问题是关键。口饲注射器有各种规格，且其剂量准确，可避免药液浪费、减少给药过程中呛咳的发生等优点，使其成为日后口服液体制剂给药的发展趋势。然而不容忽视的是，针对口饲注射器应用的相应临床规范仍不完善，且国内有关它的临床研究尚属起步阶段，集中于临床护理，且研究规模小，证据说服力仍不足。因此，仍需要大量的临床实践经验确证。

（叶岩荣　复旦大学附属中山医院）

## 参考文献

[1] 李小寒,尚少梅.基础护理学.4 版.人民卫生出版社,2006.

[2] Brooke L,Michelle Condren,Christina Phillips,et al. Evaluation of Oral Medication Delivery Devices Provided by Community Pharmacies. Clinical Pediatrics,2013,52(5):418-422.

[3] International Pharmaceutical Federation. REVISED FIP BASEL STATEMENTS ON THE FUTURE OF HOSPITAL PHARMACY[DB/OL]. http://www. fip. org/basel-statements.

[4] Guenter P,Hicks RW,Simmons D. Enteral Feeding Misconnections:An Update. Nutrition in Clinical Practice, 2009,24(3):325-334.

[5] Smetzer JL,Coben MR. Oral syringes:A Crucial and Economical Risk-Reduction Strategy That Has Not Been Fully Utilized. Hosp Pharm,2010,45(7):518-520.

[6] Hurst M. Oral Medication Dispensers in Clinical Research. Journal of Clinical Research Best Practices,2006,2 (9):1245-1248.

[7] 俞芳,贺冬秀.一次性注射器在婴幼儿喂药中的应用.护士进修杂志,2010,25(12):1141.

[8] Institute for Safe Medication Practices. Hazard Alert! The availability of certain newer needleless IV system connection ports makes it possible to inject fluid into the valve of these connectors with an oral syringe. MSA Acute Care Edition Newsletter,2002.

[9] Institute for Safe Medication Practices. Hazard Alert! Asphyxiation possible with syringe tip caps. Do not provide hypodermic syringes to parents for administering oral liquids to children. MSA Acute Care Edition Newsletter,2001.

[10] Yin SH,Mendelsohn AL,Wolf MS,et al. Parents' medication administration errors:role of dosing instruments and health literacy. Arch Pediatr Adolesc Med,2010,164:181-186.

[11] Yaffe SJ, Bierman CW, Cann HM, et al. Inaccuracies in administering liquid medication. Pediatrics, 1975, 56 (2):327-332.

[12] 钱敏,韦弘,刘艳林. 新生儿两种不同喂药方法的效果比较. 齐齐哈尔医学院学报, 2013, 34(8): 1238-1239.

# 第 45 章
# 利用质量保证策略确保调剂给药安全

《医院药学未来发展的巴塞尔共识（2015 版）》第 47 条：

■ Hospital pharmacists should ensure the development of quality assurance strategies for medicines administration to detect errors and identify priorities for improvement.

译：医院药师应负责制订给药的质量保证策略，以发现用药差错并确定优化重点。

**摘　要**　本文利用质量保证策略找出调剂差错原因和结果之间的关系，分析风险因素，降低风险值。旨在通过重视高警示药品、名称相似和外观相似药品标示等基础管理，通过改善观察活动的组织如优化调剂流程、利用信息和自动化工具以减少调剂差错，提高调剂质量。药师用质量保证策略可以确保调剂给药安全。

医院药师应负责制定给药的质量保证策略，以发现用药差错并确定优化重点，甄别纠错和不断改进，以达到正确的患者、正确的药品、正确的剂量、正确的给药途径、正确的药物信息、正确的文档记录以及正确的用药时间的要求[1]。

1995 年美国一项调查文献显示，差错分布在处方、转抄、调配、给药环节的比例分别为 39%、12%、11% 和 38%[2]。值得引起思考的是，在什么情况下调剂差错可以发生？调剂差错的原因都有哪些？与什么流程相关？怎样可以降低发生风险从而保证患者的用药安全？本文旨在通过讨论现代化的质量保证策略在减少调剂错误、确保用药安全方面所发挥的作用。

目前患者治疗手段中有 80% 是药物治疗，用药错误是医院中最常见的对患者健康造成危害的原因之一，但大多是可以避免的。用药错误分为四级：堵住漏洞后差错没有发生、有差错并无害、有差错并有害和有差错并致死[3]。用药错误监控是医疗质量管理的重点，为加强药品的安全使用，规范用药错误的报告和监测，医院应建立用药错误监测与报告制度，鼓励临床医生、护士和药师等人员积极、主动参与用药错误监测上报，制定有效措施保障工作落实与改进。

## 1　通过观察法保证调剂用药安全

### 1.1　观察法定义及其应用

观察法是指研究者根据一定的研究目的、研究提纲或观察表，用自己的感官和辅助工具去直接观察被研究对象，从而获得资料的一种方法。科学的观察具有目的性、计划性、系统性和可重复性。用观察法确保调剂给药安全是一项切实可行的管理策略，但是必须提高观察的效果和质量。通过观察可以直接获取资料、直接观察调剂工作状态下的现象和及时获取观察结果。其局限性是受观察者自身的限制、环境影响。克服与避免观察法的缺陷的方法是提高观察药师的观察能力，包括敏锐的注意力、记忆力和识别力等，将药师的个人因素对观察结果的影响降至最低程度。

药师应尽量采用结构式的观察，事先制订观察计划，确定具体的观察指标，减少观察中的主观性和随意性。原国家卫生部发布的《处方管理办法》规定，药师调剂处方时必须做到"四查十对"：查处方，对科别、姓名、年龄；查药品，对药名、剂型、规格、数量；查配伍禁忌，对药品性状、用法用量；查用药合理性，对临床诊断。应通过改善观察活动如优化调剂流程来提高观察的信度和效度。信度是观察结果的一致性，效度是观察结果的真实程度，信度是效度的必要条件。

工作流程、环境适宜性、人员数量与工作量的匹配、人员结构和人员专业素质等因素都可影响调剂工作效率和质量。受工作压力、个人因素干扰、生理特点和精神压力等因素导致疏忽而造成差错。提供安全的作业环境及流畅的动线（例如灯光、噪音、空间），避免因照明不足或噪声过强影响药师注意力的集中，将处方错误判读导致调剂错误发生。药学人员在调配、发药时药房内外的声音都可能影响注意力，尤其是药师在为下一个患者调剂时回答前一个取药患者的咨询时影响较大，观察的效度和信度降低。

## 1.2　影响观察法信度和效度相关因素

### 1.2.1　我国药师数量尚未达到世界平均水平

我国药学人才尤其是具备从业资格的药师数量严重不足，世界卫生组织（WHO）2010年统计各国每万人拥有的药师人数（"药师人口密度"），美国为 9.1 名、英国为 8 名、澳大利亚为 7.5 名；"药师人口密度"最高的国家是日本，为 19.5 名；发展中国家中，巴西的"药师人口密度"为 6 名，印度为 6.1 名。而我国不包括港澳台地区在内的药师总计 38.2 万名，每万人拥有的药师人数不足 3 名。根据 WHO 的统计，世界平均"药师人口密度"为每万人 4 名。而我国药师数量尚未达到世界平均水平，药师仍为稀缺人才。

### 1.2.2　我国药师数量尚未满足市场需求

按照国家卫生与健康委员会《医疗机构药事管理规定》，药师配备数量不少于本机构卫生专业技术人员的 8%，据此推算，到 2020 年我国医疗机构需要药师约 61 万名；按照《国家药品安全"十二五"规划》，每家药品零售企业配备 1 名药师的标准，到 2020 年我国药品零售企业需要药师约 39 万名，共将需要药师 100 余万名。而目前我国实际拥有不到 40 万名药师，且药学人员整体学历水平低于医师和护士，对药品使用者进行指导与合理用药的人才极度匮乏，难以保障公众用药安全。

### 1.2.3　我国药学人才培养尚不能适应需求

我国药学人才培养尚不能适应需求，应加强培训以提高药师的观察能力，大型医院药房每个发药窗口单元的药师处方量每天多达千张，药师身心处于紧张状态。另一方面，患者排队取药等候过程中易产生焦躁情绪而引起患者争吵及投诉，影响药师的工作状态，导致药师使用观察法有一定的局限性。为应对大量的取药患者，药师忙于药架间调剂和窗口发药，没有足够的时间审方和核对药品，无法严格执行"四查十对"规定，极易导致配药差错的产生，更难为患者提供到位的用药指导。

## 2　通过根本原因分析法进行差错原因分析

### 2.1　根本原因分析法定义及应用

采用根本原因分析[4]（Root Cause Analysis，RCA）可以找出原因和结果之间的关系：调剂是用药错误高发的环节，有研究根据现场工作流程设计门诊药房调剂差错查检表，将差错分为数量错、品项错、漏发、发错患者等，统计、绘制柏拉图，根据 80/20 原理选择拟改善内容为数量错和品项错，并通过鱼骨图分别对数量错和品项错进行原因分析、现场查检，再用柏拉图分析法进行真因分析，用 80/20 原理确定数量错的真因为上下行看错和干扰因素多，品项错的真因为名称相似、库位相近、规格不同和干扰因素多[5-6]。"名称相似""库位相近""规格不同""干扰因素多" 4 项为门诊药房发药差错中数量错的真因。

### 2.2　药师针对差错原因制定改进措施

①双人调配和发药保证核对；②药师"四查十对"是医疗警惕，保证患者安全和医疗质量。③对药师加强专业知识和法规培训，减少审核处方中出现的漏洞；④药房锁门，减少人员进入；⑤药架库位重新整理；⑥药品库位签重新设计，增加警示标志；⑦增加拆零针剂专用盒。

根据医疗任务限定医院药品数量并制定规范，药品位置除按剂型、药理作用、特殊药品和贵重药品摆放外，还应根据实际情况将易混淆的药品分开放置，如药名书写或读音相似药品、包装相似药品合理分开陈列，并有醒目的标识[5-6]。门诊摆药单将药品货位号进行统一编排，对高警示药品、易混的高风险药品（听似、看似和多规）做特殊标识[7-8]（图 45-1）。

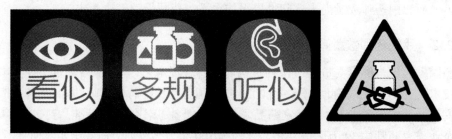

**图 45-1**　看似、多规（多规格）、听似和高警示药品标识

## 3　用信息化和自动化手段提高用药安全

调剂给药新技术的应用使得调剂的准确性提高。而信息化的发展也为药物安全、合理

使用和管理提供了可操作的平台。新技术涵盖了审方过程、调剂过程和发药过程，但不能取代药师专业素质和科学管理要求[9]。

（1）PASS 系统[10-11]：解决短时大批量医嘱处方审核，可以为药师提供一个合理用药监控的工作平台。

（2）药品条形码技术[12]：具有输入速度快、可靠性高、采集信息量大等优点，因此医院采用条形码系统进行药品管理，使工作达到科学和规范化水平。

（3）药品与药槽进行绑定技术：门诊药房处方量大，药品繁多，高峰时段排队现象严重，门诊整盒发药机根据处方信息进行盒装药品的自动调配发送，处方处理速度达到 400～500 张/小时，采用药品与药槽进行绑定技术，上药技术具有药品条形码识别系统，三维立体监测及图像检测功能，上药的同时实时盘点，出错时会自动报警。

（4）药品智能存取系统[13]：可同时储存几百种药，采用最优路径运行速度 240 次/小时，合理分配储位可以有效提高异形包装药品调剂效率，采用射灯提示，保证药品指示的准确性，可记录药品的进药时间、批号、效期和包装信息，可与盒装药品发药系统联同工作。

（5）智能药架和药筐：大型医院门诊药房高峰期药筐堆积，导致药师无法从大批的待发药筐中立刻拣选出已经预调配完毕患者的药品。而使用了智能药架，当患者取药时，药师扫描患者处方条码，处方中药品所在的药筐自动闪灯提示，药师根据提示快速找寻到患者的药筐。

（6）住院药房调剂分包机[14-15]：医嘱摆药数据自动传输至前置机，药师使用分包机调剂服务软件审核摆药单，将审核并处理过的摆药信息发送摆药信息到分包机，打印患者和医嘱信息，分包机进行分包，并进行成品配送。自动分包装摆药机使住院药房调剂作业实现了自动化，药品条形码核查系统使调剂给药的准确率和工作效率大大提高。

（7）患者手镯式 ID 标识：在药物标签上打印有效期、储蓄条件及二维条码，通过具有扫描功能的手持移动终端（EDA）分别扫描药物条码及患者手镯式 ID 条码[16]，用来检测患者身份与使用的药物在病历号上的一致性，使用至少两种辨识患者身份的方法，有效防止护士给药错误。

门诊整盒发药机提高了药品的配发速度，且具有效期及批号管理功能，在发药时可先发近效期药品，由于药品与药槽相互绑定，即使两种药品名称相近、药盒形状相似也不会出现混淆错误。这样，药师不必到药架上找药，节约时间能核对处方信息、药品配伍禁忌等，向患者提供用药咨询，从而保证了患者用药安全，增加了患者对药师的认可度和满意度。而住院药房调剂分包机将审核医嘱、摆药分包、打印患者和医嘱信息与核对的四步骤整合完成，作为现代化的观察工具可以显著弥补药师人员短缺、观察能力和观察时间与工作量不匹配的现象，提高观察的效果和质量。药房设施现代化是解决用药安全和效率难题的重要手段。

# 4　小结

调剂给药新技术的应用和信息化的高速发展，涵盖了审方过程、调剂过程和发药过程，但不能取代药师专业素质和科学管理要求。医院药师应采用质量保证策略，甄别给药过程中的错误并不断改进。药师针对调剂差错的检查点包括审查处方、评价处方、调剂药品、药品评估、检查药品和标签、与患者查对药品。质量保证策略与规范操作可以弥补药师观察能力的不足，提高观察的效果和质量。加强基础管理与药品和患者的信息、药房设施现代化结合的策略是高效率的管理方法，不仅提高调剂药师的专业素质，同时也提高其分析风险因素、降低风险值和管理风险的能力；但是设施现代化并不能替代基础管理和药师的专业水平。

（李　静　煤炭总医院）

## 参考文献

[1] Lee C Vermeulen, Rebekah J Moles, Jack C Collins, et al. Revision of the International Pharmaceutical Federation's Basel Statements on the future of hospital pharmacy:From Basel to Bangkok. Am J Health Syst Pharm,2016,73(14):1077-1086.

[2] Bates DW,Cullen DJ,Laird N,et al. Incidence of adverse drug events and potential adverse drug events. Implications for prevention. ADE Prevention Study Group. JAMA,1995,274(1):29-34.

[3] 北京市卫生局文件.京卫药械字(2013)50 号.北京市卫生局关于建立医疗机构用药错误监测与报告制度的通知. http://wsj.bjchy.gov.cn/root/cywsj/tzgg/231798.htm

[4] 刘庭芳,刘勇.中国医院评审评价追踪方法学手册.北京:人民卫生出版社,2012.

[5] 周波波,芦小燕,任燕萍.应用柏拉图分析法减少门诊药房发药差错.医药导报,2011,30(2):270-271.

[6] 苏学艳.医院门诊药房容易出现的四种差错及分析应对.中国医药导刊,2008,10(05):803-804.

[7] 中国药学会医院药学专业委员会.高危药分级管理策略及推荐目录.[2012-3-31]. http://www.cpahp.org.cn/ccyyf/news/201203/1435.htm.

[8] 张波,梅丹.医院高危药物管理和风险防范.中国药学杂志,2009,44(01):3-6.

[9] 华旭东,方红梅,马珂,等.信息技术在高危药物管理中的应用.中国药学杂志,2011,46(04):313-314.

[10] 王书杰,王丽萍,宋莉,等.PASS 系统对军队住院患者用药医嘱的回顾性监测分析.解放军药学学报,2006,22(05):395-397.

[11] 徐帆,朱恺,杨伶俐.PASS 系统监测医院用药情况的分析与评价.中国医院药学杂志,2004,24(10):59-60.

[12] 彭永富,夏培元,刘松青.我国统一药品条形码的设计.中国药房,2004,15(07):55-57.

[13] 陈伟华.药房应用药品智能存取系统的价值评价.当代医学,2011,17(26):31-32.

[14] 刘生杰,郭代红,刘皈阳,等.复合型现代化住院药房的调剂工作.解放军药学学报,2009,25(02):188-189.

[15] 杨樟卫,胡晋红.医院引进单剂量药品自动摆药设备的理性分析和评价.中国药房,2008,19(28):2196-2198.

[16] 苏和伟.一切尽在腕部:利用条码腕带增进病人的安全.中国医疗器械信息,2005,11(02):67-69.

# 第6部分

# 医院药师与用药监测

# 第 46 章
# 关于建立我国不合格药品报告系统的建议

《医院药学未来发展的巴塞尔共识（2015 版）》第 49 条：

■ An easily accessible reporting system for defective medicines should be established and maintained. Reports of defective or substandard medicines should be reviewed internally and sent in a timely manner to regional or national pharmacovigilance or regulatory reporting programs, and the manufacturer.

译：应当建立并维护便捷的不合格药品报告系统，将不合格药品的情况进行内部评估，并及时上报地区或全国药物警戒系统、监管报告系统和生产厂商。

**摘　要**　本文回顾了我国不合格药品的研究和英美两国不合格药品的定义；对我国不合格药品报告现状进行分析，并与英美两国不合格药品报告系统现状进行对比。本文还结合我国国情提出了构建我国不合格药品报告系统的策略与建议：第一，明确不合格药品定义，建立健全不合格药品报告法律法规，为不合格药品报告提供强有力的依据；第二，不合格药品报告的组织机构设置选择；第三，不合格药品报告系统的具体内容，包括不合格药品报告体系数据收集、监测、评估等措施。

## 1　前言

不合格产品，是指产品存在危及人身、他人财产安全的不合理危险。根据《中华人民共和国产品质量法》的定义，产品有保障人体健康和人身、财产安全的性质，有国家标准和行业标准的，不符合该标准视为不合格，但能够证明该标准不能保证产品不存在不合格的除外。《中华人民共和国侵权责任法》第五十九条规定，"因药品、消毒药剂、医疗器械的缺陷，或者输入不合格的血液造成患者损害的，患者可以向生产者或者血液提供机构请求赔偿，也可以向医疗机构请求赔偿。患者向医疗机构请求赔偿的，医疗机构赔偿后，有权向负有责任的生产者或者血液提供机构追偿"。

目前我国已建立药品不良反应监测预警机制，但监测内容依然局限于合格药品不良反应的报告，不合格药品报告制度尚未建立。目前我国对不合格药品相关概念的研究分散且不深入，尚未对不合格药品做出明确定义，因此有必要对"不合格药品"概念进行系统的研究，明确我国不合格药品的定义，同时借鉴英美国家不合格药品报告系统的长处，建立我国不合格药品报告系统；使政府、药品监管部门、医疗机构和药品生产经营企业能及时收集到药品安全信息、及时应对，以保障人民健康权，提高政府应对突发药害事件的能力。

## 2 不合格药品定义

### 2.1 英美两国不合格药品定义

英美两国对不合格药品的定义都包含了"安全性"这一核心内容。

英国不合格药品报告中心（Defective Medicines Report Centre，DMRC）对不合格药品（defective medicinal product）的定义是：正常使用情况下证明有害；缺乏治疗效果；产品质量与数量组成与宣称不符；没有妥善执行对药品、药品成分以及制造过程中间环节的控制或者没有履行有关赋予制造许可的责任，或者没有达到一些其他要求[1]。

依据美国产品责任法中对不合格定义可知，美国对不合格药品界定可以理解为设计、制造与警示方面对消费者存在不合理风险的药品[2]。

### 2.2 我国不合格药品定义

我国药品法律法规目前并未对不合格药品做出明确定义。药品作为一种特殊商品，除安全性以外，还要注重有效性，如药品安全但无效，会导致患者病情延误，造成损害。笔者建议我国不合格药品定义为：凡与法定质量标准及有关规定不符且存在危及人身安全的不合理危险的药品。

## 3 不合格药品报告系统现状

### 3.1 英美两国不合格药品报告系统现状

#### 3.1.1 英国不合格药品报告系统

（1）英国药品与健康产品管理局：英国药品与健康产品管理局（Medicines and Healthcare products Regulatory Agency，MHRA）是由药品控制局与医疗器械局 2003 年合并成立的政府机构。其主要目标是保障公众健康安全，负责药品、医疗器械以及用于医疗的设备的监管、损害事件调查。MHRA 在进行不合格药品管理时，十分注重来自各方的可疑不合格药品报告[3]。

（2）英国不合格药品报告中心：英国不合格药品报告是由英国药品与健康产品管理局下设的英国不合格药品报告中心专门负责的。英国不合格药品报告中心专门接收并评估真实或可疑人用药品不合格的报告与投诉，并配合采取必要措施。同时为制造商与经销商、药品使用者和其他药政部门之间提供评估与交流平台[4]。

（3）英国不合格药品报告途径与内容：英国可疑不合格药品报告可通过邮寄、传真或者电子邮件的途径将不合格药品报告表格递交不合格药品报告中心；还可以口头报告，这种形式常用于严重或重要不合格报告或办公时间以外的报告。可疑不合格药品报告内容包括：商品名或者非专利药名（通用名）；制造商、供应商或者进口商的名称；产品剂型与规格；产品许可证编号；产品批号或者编号；产品有效期或者有关日期；不合格性质；最终采取的相关行动说明。

### 3.1.2　美国不合格药品报告系统

美国不合格药品管理报告的主体为美国食品药品监督管理局（Food and Drug Administration，FDA）、药品评价与研究中心（The Center for Drug Evaluation and Research，CDER）以及下设负责不合格药品管理的相关组织机构。

（1）美国食品药品监督管理局：美国食品药品监督管理局是美国食品与药品管理的最高行政机关，主要职能为负责对美国国内生产及进口的食品、膳食补充剂、药品、疫苗、生物医药制剂、血液制剂、医学设备、放射性设备、兽药和化妆品进行监督管理。其核心使命之一是确保产品的安全性和有效性，保护消费者，并教育消费者相关知识。

（2）药品评价与研究中心：药品评价与研究中心负责人用药品相关工作，使用一系列工具与规则评估药品整个生命周期中可获得的药品安全性资料，下设 13 个办公室。与不合格药品监督有关的是药品监测与流行病学办公室（Office of Surveillance and Epidemiology，OSE），沟通和政策协调办公室（Office of Communication and Policy Coordination，OCPC）等[5]。

（3）美国不合格药品报告途径与内容：美国可疑不合格药品个人报告途径主要有网络、电话、电子邮件或传真递交 FDA3500 表格。也可以选择通过合适的消费者投诉协调负责人或者 FDA 相应办公室报告。此外，FDA 还有两种报告类型，一个是 15 天快速报告。其规定药品制造商在发现问题的 15 天之内尽可能快的报告严重或者可疑的不良事件。另外一种是制造商周期报告，这些报告包括其他所有药品不良事件包括轻度药品不良事件以及已知的药品不良事件。这些报告在药品上市以后前 3 年每季度报告一次，以后每年报告一次。

## 3.2　我国不合格药品报告系统的现状

目前，我国不合格药品报告范围主要为假劣药品、药品不良反应，即是否符合标准与药品安全性。由于我国目前法律法规并未要求药品企业报告生产、销售过程中所有可能发现的不合格药品，因而药监部门也没有设置相应的报告途径。鉴于此，我国药品不良反应监测报告体系还需要进一步拓展，尚待建立及完善不合格药品的报告体系。在实际监管工作中，笔者建议设计便捷的报告途径，利于全面收集不合格药品信息。同时，建议以不合格药品报告体系为基础开展数据收集、监测、评估等系列管理措施来降低公众用药风险。

## 4　建立我国不合格药品报告系统的建议

### 4.1　英美两国不合格药品报告系统的启示

迄今为止我国尚未建立不合格药品报告系统，对于如何构建我国不合格药品报告系统还有待进一步深入研究。英美两国不合格药品报告系统的建设和做法值得在构建符合我国国情的不合格药品报告系统时借鉴与参考。便捷的不合格药品报告体系是对不合格药品管理的起点；畅通便捷的报告途径和规范的报告格式都是开展不合格药品管理工作的良好的基础。

英国药品与健康产品管理局下设专门的不合格药品报告中心注重消费者投诉与报告，利用黄卡系统（The Yellow Card Scheme）在政府与消费者之间构筑了一条畅通的不合格药品信息沟通渠道。美国对不合格药品的报告统一应用 MedWatch（美国 FDA 安全性信息和不良事件报告系统）、企业强制报告等途径报告，然后从中进一步分类筛选，送至各自负责的部门评价使用。美国的不合格药品报告体系涵盖药品质量、真实性、安全与有效性，其对质量的监控有着双重意义。一方面，可以发现国内外药品质量控制的趋势和普遍存在的问题。另一方面，可以发现制药企业在质量报告体系方面存在的问题和改进的方法，值得我国借鉴[6]。

## 4.2　我国不合格药品报告体系的设立

不合格药品报告体系是一项需要医疗卫生系统、药监部门、药品制造企业、各级批发零售企业和社会公众等共同推动、全面协调的系统工程。构建我国不合格药品管理报告体系，不仅需要依靠完善不合格药品相关法律法规，还要建立不合格药品信息收集调查、分析、处理、发布等一整套不合格药品管理机制。同时，还要通过大力宣传教育提高社会公众对药品安全的参与意识；重视使用各种媒体，加强各个部门、单位与公众之间的信息传递。

笔者建议我国不合格药品报告系统机构设置采用以下三种方式。一是建议在我国国家市场监督管理总局内建立不合格产品管理中心，在中心内建立不合格药品报告部门；二是借鉴英国，在药品行政管理部门下设立单独不合格药品报告中心；三是学习美国，应用现有的 ADR 报告网络，扩大报告范围，然后从中进一步分类筛选使用。其中，第二、三种模式比较利于药监部门统一管理、节约行政资源。因此，考虑第三种模式更符合我国实际国情，便于节约资源，即利用我国现有药品不良反应监测网络，将报告范围扩大到不合格药品范围，然后对全部报告初期评估分类后，再进行进一步评价处理。并将部队医院和地方医院不良反应报告管理系统实行合并，以节约行政资源。另外，还应组建一个技术支持团队，采取科学方法对药品不合格进行认定分类。同时，还要注重与国内外制药企业以及国外药监部门保持良好沟通与合作。

## 4.3　便捷的不合格药品报告体系的信息收集途径

根据我国实际情况，应建立两种途径报告，一条公众报告途径，另一条是药品经营、使用部门和生产企业报告途径。另外还要提供多种报告方式，例如网上投诉、热线电话、电子邮件、微信和信件等。专业的不合格药品报告内容必须制定统一的表格，确保不合格药品报告得到有效收集，也便于药品经营、使用部门和生产企业进行内部评估后上报。

# 5. 建议与讨论

近几年"齐二药""欣弗"等不合格药品导致的药害事件频发，致使公众用药安全无法得到全面保障，严重威胁着公众生命安全。不合格药品报告系统是关系人民群众用药安全的重要基石。不合格药品报告系统在全面确保公众用药安全的同时，还可缓解药品市场的信息不对称，给予我国制药企业一定的指导信息，对促进我国药品市场的健康发展有着一定的作用。因此，建立我国不合格药品的报告系统对保障公众用药安全具有十分重要的意义。

（刘珊珊　首都医科大学附属北京安定医院）

## 参考文献

［1］MHRA. A Guide to Defective Medicinal Products.（2017-08-04）［2017-08-04］. https：//www. gov. uk/government/uploads/system/uploads/attachment_data/file/403210/A_guide_to_defective_medicines. pdf.

［2］徐爱国. 英美侵权行为法学. 北京：北京大学出版社,2004.

［3］MHRA. Class 4 Drug Alert（Caution in Use）5 December 2013. https：//www. gov. uk/drug-device-alerts/class-4-drug-alert-caution-in-use-8-4-w-v-sodium-bicarbonate-b-braun-melsungen-ag-pl-03551-0069.

［4］王建等. 中国政府规制理论与政策. 北京：经济科学出版社,2008.

［5］高云华. 国内外上市后药品安全监管体系比较研究. 中国人民解放军军事医学科学院,2008.

［6］李蓉蓉,杨悦. 英国《缺陷药品指南》对我国的启示. 中国药房,2009,20(28):2171-2174.

# 第47章
# 我国药品不良反应监测报告体系探讨与展望

《医院药学未来发展的巴塞尔共识（2015版）》第50条：

■ An easily accessible reporting system for adverse drug reactions should be established and maintained. Reports of reactions should be reviewed internally and sent in a timely manner to regional or national pharmacovigilance or regulatory reporting programs. These data should be regularly reviewed to improve the quality and safety of medicines use practices.

译：应建立并维护便捷的药品不良反应报告系统，将不良反应的情况进行内部评估，并及时上报地区或全国药物警戒系统、监管报告系统。应定期检查以上数据以确保药物使用的质量和安全。

摘　要　本文通过分析我国药品不良反应监测方法及国外药品不良反应监测与报告体系，结合72家药品不良反应监测医疗机构调查结果，思考我国药品不良反应报告体系信息系统的建设现状、存在的困难及尚需解决的问题。并在此基础上提出应尽快从完善制度保障体系、明确组织体系的职责、鼓励全员参与、加强内部评估、加快信息化建设等方面健全医院药品不良反应监测报告体系，从而更好地保障公众的用药安全。

## 1　前言

据世界卫生组织（WHO）公布，世界各国住院患者发生药品不良反应的比例为10%～20%，其中0.24%～2.90%住院患者死于严重的药品不良反应。我国药品不良反应/事件发生率约占住院患者10%～30%，每年因药品不良反应入院的患者达250万人次，约19万人死于药品不良反应[1]。成为威胁人类健康的五大杀手之一，占社会人口死因的第4位[2]。因此，药品不良反应的严重性也越来越被人们重视。随着新药的不断涌现，给疾病的治疗与诊断带来了巨大益处的同时，也给药品不良反应防治提出了新的要求。由于新药临床前研究受各种因素的制约，其对药品不良反应的认识非常有限，因此必须在药物上市后继续进行广泛、深入的药品监测。药品不良反应监测是药品监督管理工作的重要组成部分，它针对药品在使用过程中出现的安全性问题进行系统收集、检测和评价，为政府部门、卫生专业人员和社会公众提供及时、准确的科学信息，促进安全合理用药，避免或减少药品不良反应尤其是严重药害事件的重复发生、发展和蔓延。很多药品的不良反应或安全性问题往往都是通过药品不良反应监测系统发现信号，并通过快速报告和应急处理使安全性问题得到及时解决。如 2003 年我国出现的龙胆泻肝丸中的关木通所含的马兜铃酸导致肾病事件及处理[3]，2006 年通过药品不良反应监测发现鱼腥草注射液等七个注射剂在临床使用中出现的安全性问题及暂停用药处理，充分凸显了药品不良反应监测对于保重公众安全用药的现实意义。这使人们对药品的不良反应的认知更加深入，药品的安全性也越来越受到重视。

　　近年来我国对药品不良反应监测工作支持力度很大，目前已颁布《药品不良反应监测管理办法》等法律法规。但由于药品不良反应监测工作起步较晚、目前存在监测工作不够普及、报告质量参差不齐、漏报率较高等问题。根据 2017 年药品不良反应/事件报告按照来源统计，我国来自医疗机构的报告占 88.0%，医疗机构、药品生产和经营企业应是药品不良反应报告的主体来自药品经营企业的报告占 9.9%，来自药品生产企业的报告仅占 1.8%，来自个人及其他的报告占 0.3%。而国外的药品不良反应报告中 60% 是由药品、医疗器械生产企业上报的。但在现行体制下，这些主体的责、权、利不明晰，上报的积极性不够，造成上头热、下头冷的尴尬局面。由于缺乏对药品不良反应报告主体的激励、约束机制，我国药品生产、经营企业不愿主动上报药品不良反应，甚至采取回避和隐瞒的方式。国内医疗机构的临床医生由于工作繁忙，且考虑上报药品不良反应有涉及医疗官司的风险，一般也不愿主动上报药品不良反应报告，这也是造成我国药品不良反应漏报的主要原因。而基层机构的药品不良反应监测报告体系尚未健全，也使得广大基层群众用药存在较大安全隐患。因此，药师作为药品使用的指导者，一方面要加大宣传培训力度，让普通群众充分认识药品不良反应的危害及监测工作的必要性，使医务人员意识到上报药品不良反应是自己的职业责任；另一方面应在加强国家和省级监测体系建设的基础上，将监测网络向地（市）县镇级延伸，并通过国家药品监督管理局及卫生管理部门联合开展药品不良反应监测监督工作，加强对上报主体的监管和帮促，共同推进药品不良反应监测工作的健康快速发展。医疗机构应主动建立并完善药品不良反应监测报告体系，是对上市后的药品进行临床全过程的监测与风险管理的保证，能更好地保障广大公众的用药安全。

## 2　我国医疗机构药品不良反应监测工作现状及问题分析

### 2.1　相关法律、法规尚待完善

　　我国目前药品不良反应监测体系仍处于逐步完善的阶段。1989 年 11 月，国家药品不良反应监测中心成立，并在全国确定了第 1 批 66 个药品不良反应重点监测医院，随后原国家卫生部也确立了 19 个重点监测医院。1997 年 10 月，我国正式加入 WHO 国际药品监测合作计划，并开始履行药物安全性监测的国际义务。1999 年 11 月，原国家药品监督管理局与原国家卫生部联合颁布《药品不良反应监测管理办法（试行）》，标志着我国的药品不良反应监测工作进入法制化管理的新阶段。目前我国已经在 34 个省、市及军队系统建立了药品不良反应监测中心。近年来基层网络用户数量快速增长，2018 年 4 月原国家食品药品监督管理局发布 2017 年《国家药品不良反应监测年度报告》[4] 显示，目前全国已有 31 万余个医疗机构、药品生产经营企业注册为药品不良反应监测网络用户，并通过该网络报送药品不良反应报告。全国98%的县市有药品不良反应报告，每百万人口平均报告数量达到1068份。同时报告显示，我国的药品不良反应报告呈逐年上升之势，1999—2017年，全国药品不良反应监测网络累计收到《药品不良反应/事件报告表》1218.2万份（图47-1）。

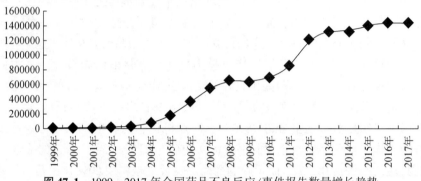

**图47-1** 1999—2017年全国药品不良反应/事件报告数量增长趋势

作为我国药师法律体系的核心法律，2015年修订的《中华人民共和国药品管理法》中第七十条规定："国家实行药品不良反应报告制度。药品生产企业、药品经营企业和医疗机构必须经常考察本单位所生产、经营、使用的药品质量、疗效和反应。发现可能与用药有关的严重不良反应，必须及时向当地省、自治区、直辖市人民政府药品监督管理部门和卫生行政部门报告。具体办法由国务院药品监督管理部门会同国务院卫生行政部门制定。"2002年由国务院颁布出台了《中华人民共和国药品管理法实施条例》，原国家卫生部等部委也出台了以《药品不良反应报告和监测管理办法》为代表的一系列部门规章，相关法律法规体系建设已初见成效。但需清晰认识到的是，目前我国药品不良反应相关法律法规仍不完善。例如对于新药上市后出现药品相关不良反应时，医生和企业销售人员都是知情的，但是由于缺乏法律硬性规定与要求，导致药品生产经营企业不会积极提供药品不良反应信息，临床医生也不常及时报告药品不良反应。此外，由于我国目前缺乏关于药品不良反应损害的相应法规，在产生药品不良反应给消费者带来损失后，也没有相应的赔偿制度和赔偿基金。因此，患者由于药品不良反应造成严重身体的损害，因为无法确认责任主体，没有相关法律法规，而理赔无门。

## 2.2 药品不良反应监测组织体系不完善

我国药品不良反应监测机构主要有国家药品监督管理局、省级、市级和县级四级药品不良反应监测组织机构。在药品研究、生产、经营、使用单位中，省市级医疗机构的药品不良反应监测组织大多已经成立，药品不良反应监测工作也已开展。但与国际先进水平相比较，仍存在数量偏少、质量偏低等不足。目前上报的大多数不良反应数据反映的都是药品说明书上已有的药品不良反应，新的严重的药品不良反应鲜见报道，而且在县镇的基层医疗单位的药品不良反应监测信息化程度低。笔者于2016年9月参与对国内72家药品不良反应监测医疗机构调查，其中三级甲等医疗机构38个；三级乙等医疗机构32家；二级医疗机构2家。数据显示医院药品不良反应监测人员专职1人有34家医院，专职2人以上为8家，设有专职岗位的医院仅占58.33%。兼职1人为29家，兼职2人以上28家（图47-2）。

以上数据显示在医疗机构中上报药品不良反应监测工作部分无专属组织架构或专岗设置。由于缺乏组织管理，无医院政策的支持保障，导致上报流程规范及制度的缺乏，无相关专业的培训，致使人员的敏锐度不高，积极性不佳，敷衍了事，最终上报的监测报告水平不高，报告书写欠规范，统计分析工具缺乏科学性，缺乏可挖掘有效信息，并对临床安全用药缺乏循证的支持。

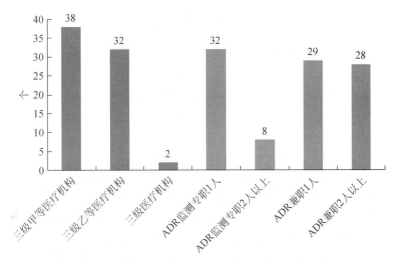

图 47-2　72 家医疗机构药品不良反应监测人员岗位设置

## 2.3　上报监测网络信息化具有局限性[5]

当前，我国药品不良反应多是由医疗、计生、预防保健机构和药品生产企业、药品经营部门首先向各地区药品不良反应监测中心上报，再由地区中心向国家药品不良反应监测中心和各省市药品监督管理局和卫生厅（局）上报。报告采取逐级、定期报告制度，必要时可以越级上报。但目前很多基层药品监管部门还缺乏建立药品不良反应监测中心的专业能力，开展药品不良反应监测信息工作比较少，还没有完成国家药品不良反应监测中心的"各地区建立相应的计算机监测报告网络，实行在线报告"的工作要求。据调研 72 家医疗机构中以纸质报告表方式上报药品不良反应共 37 家，采用院内上报系统报告共 44 家，其他为 2 家，信息化上报仅占 61.11%，且有些医院虽已采用信息化上报系统，但其上报系统智能化程度较低，严重影响了上报的效率。

# 3　医疗机构药品不良反应监测工作的发展策略

## 3.1　完善药品不良反应监测报告制度，搭建组织架构

建议在区域层面，依据《中华人民共和国药品管理法》及《药品不良反应监测与报告管理办法》，结合医疗机构实际，制定相关制度。医疗机构应根据国家相关法规要求，在医院药事管理与药物治疗学委员会领导下，积极发挥院药品不良反应监测工作站和管理小组的管理职能。明确各级职能定位，进行科学管理，二级以上医疗机构可成立由分管领导负

责，由医务、护理和药剂科等部门的负责人组成药品不良反应监测领导小组。指定专人专职或兼职负责监测上报工作。可设立临床药品不良反应监测工作的专职管理人员，负责本科室出现的药品不良反应情况监测、收集、报告和管理工作。建议由药师负责全院药品不良反应的监测、收集、报告、评估等管理工作，促进医院药品不良反应上报监测工作有序、持续开展。

## 3.2　进一步规范上报流程，完善奖惩体系[6-7]

目前我国药品不良反应监测的法律框架已经比较全面，但现行的法律条款大多只是原则性规定，还需进一步制定不良反应监测的具体实施细则、分析、评价、报告指南、奖惩办法等与之相配套的法规等，指导和规范医疗机构的药品不良反应监测工作，做到统一规范，有法可依。对所使用的药品的不良反应情况进行监测，各岗位（医生、护士、药师等）要积极配合做好药品不良反应监测工作，一经发现可疑药品不良反应，应当填写《药品不良反应/事件报告表》，并报告至医院药品不良反应监测员（医务科、药剂科），然后逐级上报。如笔者调研某医院对各科指定主任、护士长作为药品不良反应监测第一责任人，负责本科药品的安全监管及不良反应报告工作，严禁瞒报、迟报、漏报、错报，对影响医院声誉的，均负有直接责任。各科室指定一名监测员（名单及联系电话交医务处和医院药品不良反应监测中心），负责本科药品不良反应的上报工作。所有医务人员均有及时发现并上报院内药品不良反应的义务，医务人员发现情况应及时上报或告知本科监测员、临床药师、护士长或医院药品不良反应监测中心，并按流程（图47-3）进行上报，且在病程记录中体现等制度。此外，对于新的、严重的不良反应，应积极救治患者，做好医疗记录，保存好相关药品、物品的留样，分析查找问题，将损害降至最低。如发现可疑药品不良反应群体病例，应当积极救治患者，迅速开展临床调查，分析事件发生的原因，必要时可采取暂停药品的使用等紧急措施，立即向当地药品监督管理部门报告，同时填写《药品群体不良事件基本信息表》。发现药品说明书中未载明的可疑严重不良反应病例应当在15日内报告，其中死亡病例须立即报告。其他药品不良反应应当在30日内报告。有随访信息的，应当及时报告。发现非本院所使用的药品引起的可疑药品不良反应，发现者可直接向当地药品监督管理部门报告。经核实确认某批号药品发现不良反应或药品监督管理部门已确认有药品不良反应的药品，应立即通知药学部门，停止该批号药品发出，就地封存，并及时追回已发出的药品等紧急控制措施。其他针对新进药品使用6个月用量前三位的科室还进行新药安全性评估，通过对医、药、护的调研了解是否有药品不良反应的发生并将结果上报药事管理与药物治疗学委员会。针对所有药品不良反应上报数据由专人每月进行统计分析，进行内部评估，并及时上报地区或全国药物警戒系统、监管报告系统。每年度将药品不良反应上报情况进行总结与计划，实施PDCA（Plan, Do, Check, Action）循环改善，总结报告由药品不良反应监测领导小组递交医院药事管理与药物治疗学委员会，为下一年的用药安全目标及决策提供参考。如根据笔者所在医院2014年1月1日—2015年12月31日药品不良反应监测中心数据库收集到的483例药品不良反应报告表，采用回顾性调查方法，分别按照出现药品不良反应患者的性别、年龄、给药途径、药物种类、药品不良反应损害类型及临床表现等指标进行统计分析，发现用口服药出现250例，占51.76%，发生率高，而非国内其他文章报道，一般注射制剂引发药品不良反应发生率最高[7]。经调研分析后发现其原因在于我院 2006 年开始进行中药注射剂用药管理，停止或暂停了 31 种中药注射剂使用，并于之后相继推出所有注射药物用药管理、严控门诊输液等措施，良好地保证了我院注射制剂用药安全性，降低了注射剂相关药品不良反应的发生率。

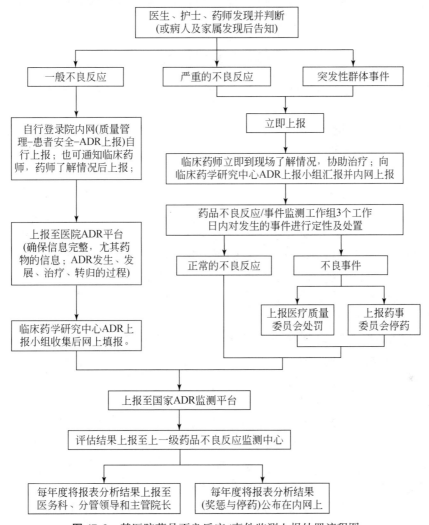

**图 47-3** 某医院药品不良反应/事件监测上报处置流程图

为了提高医务人员药品不良反应上报的积极性，同时防止进一步减少药品不良反应的漏报率，医院可将药品不良反应监测工作列入纳入工作目标考核中，将药品不良反应报告例数纳入科室考核标准，对科室及个人在药品不良反应监测工作中表现突出的，比如高质量的药品不良反应案例上报等应给予相应的表扬或奖励，以提高其上报的积极性。比如某三级甲等医院定期每季度对药品不良反应上报结果中进行统计分析，并按每例 20 元进行绩效奖励。

## 3.3　健全药品不良反应监测人才体系，加强培训[8]

医疗机构应该建立和健全药品不良反应监测人才体系，构建完善、高效、快速的上报机制，按要求设置相应机构或配备人员，负责本机构所经营、使用药品的相关不良反应信息的收集、报告和管理工作，及时进行评估，挖掘有效信息，是提高报告质量及防控风险的能力。药品不良反应监测是临床药学服务的重要内容之一，集临床、药学及管理于一体，是一项任重而道远的任务。药品不良反应监测工作的开展需要在实践中不断创新监测与评价方法，全面提高监测与评价能力，从而努力开创药品不良反应监测工作新局面。

### 3.3.1　药师对于医务人员的药品不良反应相关培训

医疗机构药学部门通过加强对全院医务人员的培训与宣传，提高全院医务人员对药品不良反应监测工作重要性的认识，并提高临床医务人员对药品不良反应的应对和处理能力。除药师外，还应该鼓励其他医务人员（医师、护士）参与到药品不良反应的上报工作中，特别是与患者接触最多的护士。意大利政府从 2003 年开始立法将护士纳入药品不良反应上报体系，最近几年护士上报的药品不良反应明显增加，研究统计意大利 2004—2010 年共1403 项由护士上报的药品不良反应报告，护士对于严重不良反应的上报率低于医师（22.9% vs 44.9%），但是对于可疑药品不良反应的上报数量高于医师（76% vs 67%），护士对于药品不良反应关注的重点主要有注射部位反应［logOR = 0.91，95% CI（0.55，0.27）］、皮肤反应［logOR = 0.81，95% CI（0.70，0.92）］和神经系统反应［log OR = 0.28，95% CI（0.11，0.44）］等[9]。同时，在美国，除了医药人员之外，药学系的学生也在药品不良反应数据的采集及分析过程中占有重要地位，据统计，在学生开始加入到药品不良反应数据收集的 2006 年比 2005 年，药品不良反应统计数量由原来的 42 件增加到 310件[10]。这对我国的药品不良反应报告体系的完善具有重要借鉴意义，特别在教学医院，进修生、规培生一样能接收到各种临床信息，不能忽视这类人群的上报机会与能力，应该赋予其同样的职责和义务来提高药品不良反应上报率。除此之外，如何准确、客观地评价药物使用与药品不良反应的因果关系一直是药品不良反应研究的重点，用于评估药物与不良反应因果关系的方法有很多，如 WHO-UMC 法、FDA 法、国家卫生与健康委员会及《药品不良反应报告和监测管理办法》推荐的方法、诺氏（Naranjo）评估量表法、Karsh&Lasagna法、贝叶斯法等。俞金等报道一例利用诺氏评估量表法分析吉西他滨联合多西他赛化疗与尿失禁不良反应之间的相关性及紧密程度的临床案例报告[11]，Naranjo 评估量表评分总分值为 7 分（表 47-1），说明了吉西他滨联合多西他赛化疗引起尿失禁的可能性较高，但是吉西他滨联合多西他赛化疗引起尿失禁的机制尚不明确，推测可能与多西他赛的神经毒性有一定关系，药物神经毒性引起膀胱与尿道平滑肌功能失调，导致患者尿失禁。

**表 47-1　诺氏评分评价吉西他滨联合多西他赛化疗与尿失禁之间相关性[11]**

| 相关问题 | 得分情况 | | | 评分理由 |
|---|---|---|---|---|
| | 是 | 否 | 未知 | |
| 1. 该 ADR 先前是否有结论性报告？ | +2 | 0 | | 未见相关报道 |
| 2. 该 ADR 是否是在使用可疑药物后发生的？ | +1 | | | 尿失禁是在使用吉西他滨联合多西他赛化疗之后发生的 |
| 3. 该 ADR 是否在停药或应用拮抗剂后得到缓解？ | | | | 停药后患者未再次发生尿失禁 |

续表

| 相关问题 | 得分情况 | | | 评分理由 |
|---|---|---|---|---|
| | 是 | 否 | 未知 | |
| 4. 该 ADR 是否在再次使用可疑药物后重复出现？ | | | 0 | 后续没有使用可疑药品 |
| 5. 是否存在其他原因能单独引起该 ADR？ | | +2 | | 患者在使用吉西他滨联合多西他赛化疗前无排尿异常 |
| 6. 该 ADR 是否在应用安慰剂后重复出现？ | | +1 | | 该反应在应用安慰剂后未重复出现 |
| 7. 药物在血液或其他体液中是否达到毒性浓度？ | | | 0 | 未测定药物是否达到毒性浓度 |
| 8. 该 ADR 是否随计量增加而增加，或随剂量减少而缓解？ | | | 0 | 未知 |
| 9. 患者是否曾暴露于同种或同类药物并出现过类似反应？ | +1 | 0 | | 患者之前没有暴露于同种或同类药物并出现过类似反应 |
| 10. 是否存在任何客观证据证实该反应？ | | | | 患者用药后发生尿失禁 |
| 总分值 | | | | 7 |

注：不良反应可能性分级：总分值≥9分，确定的；总分值5~8分，很可能的；总分值1~4分，可能的；总分值≤1分，可疑的

### 3.3.2 药师对于企业生产及经营者的培训

药师也可向药品经营或生产企业宣传合理用药的意义及滥用药品的危害，使其充分认识加强药品不良反应监测报告工作的重要性，切实履行药品不良反应监测的法定义务。例如笔者所在医院定期针对使用6个月后的新进药品进行评价，如出现说明书未提及的药品不良反应发生立即反馈生产厂家，让其了解临床使用状态，便于后续相关临床使用的技术研究。统计近5年曾展开过企事业单位委托的药品上市后再评价工作的72家医疗机构，有5个品种以上的仅有3家；2个品种以上的有7家；48家医院未开展此项工作，占66.67%。新药上市前的研究，无论从时间上还是从临床研究的数量上来讲都有一定的局限性，例如病例数少、研究时间短、试验对象年龄范围窄、用药条件控制较严等。因此，通过再评价可以发现新药上市前未发现的风险因素，通过对上市后药品药品不良反应的监测，对药品不良反应信号的分析、调研与评价，可以发现存在于药品生产环节、流通环节和使用环节的风险信号，从而为药品监管部门制定相关监管政策提供依据。不仅如此，再评价工作还可以鼓励创新药品的研究与开发，确认新发现的适应证并对指导和规范临床合理用药，加强药品市场监管具有重要意义。从企业自身来讲，进行药品上市后再评价可以对其产品有更加清晰的认识，从而规避潜在的风险。这不仅有利于企业的长远发展，也是企业应当承担的社会责任。在这72家医疗机构调研中发现，愿意参与国家药品不良反应监测中心或省药品不良反应监测中心组织的药品集中监测或药品上市后再评价研究，并明确承诺在接到相关任务完成相关品种数据的搜集及上报任务有51家，占70.83%，可见在明确企业作为再评价责任主体的前提之下，大多医院药师是愿意发挥自身的药学专业技术优势，参与建

立再评价相关标准，进行再评价方法学的探索，从而不断完善再评价中药品不良反应监测工作的。

### 3.3.3　药师面对患者的药品不良反应相关培训

作为药物的直接使用者，患者自己对药品不良反应更有发言权。目前已经有多个国家允许患者自愿上报药品不良反应，如美国、加拿大、澳大利亚、新西兰等。一项英国的研究数据表明，医疗机构上报的药品不良反应数据主要偏向于那些严重的、危及生命甚至导致死亡的药品不良反应[12]。而患者上报的药品不良反应数据涵盖了更多可疑药物的可疑不良反应，有助于更好地评价药物安全性[13]。药师或相关专业人员可通过进社区、药品安全宣传月等形式，使用药品宣教资料、药学微信公众号、APP 等互联网手段向广大群众进行线上或线下的有关药品不良反应常识宣传。如近两年由中国科学技术协会主管、中华医学会主办的国内外公开发行的学术期刊《药品不良反应杂志》创建的微信公众号，通过定期推送药品不良反应分享，能扩大药品不良反应相关知识的知晓率并能引导人们能客观、理性看待药品不良反应。临床药师可通过药学、咨询药学门诊、药学监护等多种形式针对重点监测药物面对患者开展相关不良反应的宣教。如笔者所在的医院就通过开设糖尿病、抗凝、移植患者等药学门诊，提供相关药学服务如优化用药方案，监护疗效，尽量减少相关药物潜在的或存在的 ADR 发生。

### 3.3.4　进一步完善医疗机构药品不良反应报告体系信息化建设[14]

建设高标准、高质量、高效率的药品不良反应报告系统是药品不良反应报告工作的重要基础。目前多数国家主要有三种药品不良反应上报途径：纸质报告、电话报告和在线报告。我国的药品不良反应报告系统的报告途径也应多样化，除在线报告外还应设置传真报告、电子邮件报告、信函纸质报告等多种报告载体，减轻基层用户的负担，最大限度地收集到广大基层用户上报的药品不良反应报表。在线报告系统的页面设计应该尽量简单易懂，操作人员只需具备简单的上网操作能力就可使用。医疗机构应提倡院内在线上报，可利用医院信息系统（hospital information system，HIS）进行快速上报，如解放军药品不良反应监测中心早在 2008 年就通过结合军队医疗机构信息系统的特点，综合运用网络、数据仓库、通报通讯、对接数据提取等计算机技术，从优化报表结构、简化上报过程、方便工作管理、强化信息利用和保持系统稳定入手，开发了基于医疗机构局域网的解放军药品不良反应网络填报管理系统。从而一线报告人手工填写报告的繁杂性，降低医疗机构药品不良反应监测管理人员工作量。该系统能与 HIS 对接，输入患者病历号/门诊号，系统即从 HIS 自动提取患者信息，如姓名、性别、年龄、主要诊断等；可疑药品和并用药品的信息根据反应起始时间自动提取之前相关医嘱。当医生改变或停止药物治疗方案时，系统可自动提醒是否有不良反应，提醒医生在医嘱界面直接填写药品不良反应快速上报表，患者信息和用药情况可直接引用 HIS 信息，省却填写的繁琐，提高效率，提升医生上报系统的友好度，防止药品不良反应漏报。对重要的药品不良反应信息，可在第一时间内上报药品不良反应监测管理人员进行评估后及时传达到各级药品监督管理部门和卫生管理部门，实现全国资源共享，节省时间、人力和经费，从而达到快速有效地监测、控制药品不良反应的发生。此外，一些医院药学微信公众号亦可在线填写药品不良反应报告，提高全员上报便捷性，减少漏报率。图 47-4 为笔者所在医院药学公众号在线药品不良反应上报系统：

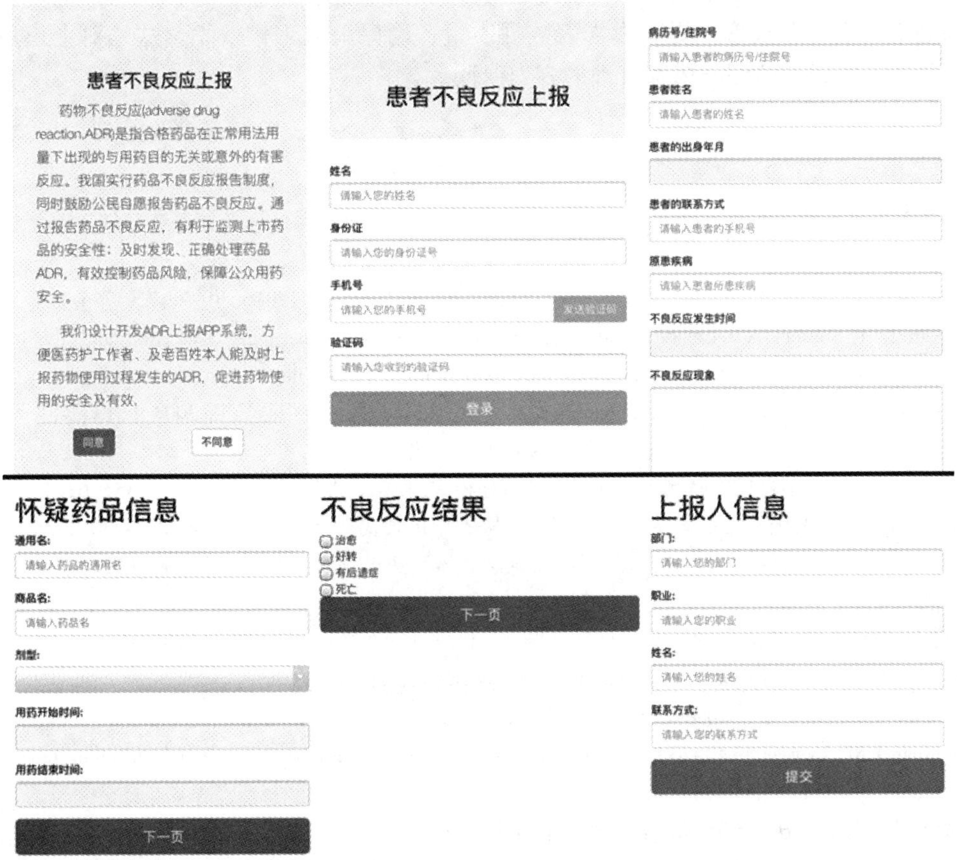

**图 47-4**　笔者所在医院微信公众号药品不良反应上报模块

此外，2016 年国家不良反应监测中心开始推行在药品不良反应哨点医院部署、安装的中国医院药物警戒系统（Chinese hospitals Pharmacovigilance system，CHPS），是一种可以实现医院药品不良反应信息的自动采集、内部管理、智能搜索及监测上报系统，将传统的不良反应监测模式由"被动监测"转为"主动监测"，能更加主动、快捷、全面、规范、准确地收集药品不良反应信息，从而及早控制药品风险，更好地保障患者用药安全。

# 4　结语

我国药品不良反应监测工作起步晚，尚处于发展阶段，监测工作有待普及，还存在报告质量参差不齐等问题。应在国家层面积极健全药品不良反应报告体系，促进药品不良反应监测工作全面、深入的开展。在吸取国外先进经验基础上，结合我国实际情况，充分发挥药师在药品不良反应监测工作中的作用，加强重点监测品种的监测，开展药品上市后再评价，积极进行药品不良反应的宣传培训，完善药品不良反应监测的奖惩工作，进一步拓展药品不良反应监测的广度和深度。药师可充分利用计算机系统，发挥医院管理智能化优势，不断通过信息资源的开发利用，增加药品不良反应上报及统计分析的便捷性；临床药师开展相关数据分析处理，能对各种决策方案优选，为安全用药管理和医疗决策提供支持。鼓励在医、药、护、患多方配合之下进行全员参与，不断完善药品不良反应监测报告体系，提升药品不良反应上报率，提高报告表数据质量，确保上报工作效率，这是对上市后的药品进行临床全过程的监测与风险管理的有力保证。

（李　盈　浙江大学医学院附属第一医院）

## 参考文献

［1］朱磊,黄萍,李颖.我国药品不良反应监测现状及存在问题.中国药事,2016,30(7):729-734.

［2］Snodin D J,Suitters A. Toxicology and Adverse Drug Reactions. Stephens' Detection and Evaluation of Adverse Drug Reactions:Principles and Practice,Sixth Edition. John Wiley & Sons,Ltd,2016.

［3］黄烽.从日本 Arava 事件看药物不良反应监测的重要性.中国药物应用与监测,2004,1(1):1-3.

［4］国家食品药品监督管理总局.国家药品不良反应监测年度报告(2017 年).

［5］叶根深.医院药品不良反应监测信息化平台的构建模式.临床合理用药杂志,2013,6(35):62.

［6］邢蓉,鄂眉.中美两国药品不良反应监测状况的比较.中国现代药物应用,2010,4(10):230-232.

［7］金锋,曲毅,樊若曦,等.我国基层药品不良反应监测体系建设现状分析及展望.中国药物警戒,2015,12(5):275-278.

［8］冯英力,许晓玲.我院 3437 例药品不良反应报告分析.中国药房,2010,21(34):3238-3241.

［9］Conforti A,Opri S,D'lncau P,et al. Adverse drug reaction reporting by nurses:analysis of Italian phar-maco-vigilance database. Pharmacoepidemiol Drug Saf,2012,21(6):597-602.

［10］Sullivan KM,Spooner LM. Adverse-drug-reaction reporting by pharmacy students in a teaching hospital. Am J Health-Syst Pharm,2008,65(12):1177-1179.

［11］俞金,饶跃峰,卢晓阳.吉西他滨联合多西他赛化疗引起尿失禁,临床案例报告.基因组学与应用生物学,2017,36(03):1214-1218.

［12］David J. Mclernon,Christine M. Bond,Philip C. Hannaford,et al. Adverse Drug Reaction Reporting in the UK. Drug Saf,2010,33(9):775-788.

［13］Florence van Hunsel,Linda Härmark,Shanthi Pal,et al. Experiences with Adverse Drug Reaction Reporting by patients. Drug Saf,2012,35(1):45-60.

［14］Ribeirovaz I,Silva A M,Costa S C,et al. How to promote adverse drug reaction reports using information systems-a systematic review and meta-analysis. Bmc Medical Informatics & Decision Making,2016,16(1):27.

# 第 48 章
# 国内用药差错报告体系建设与运行管理

《医院药学未来发展的巴塞尔共识（2015版）》第51条：

■ An easily accessible, non-punitive reporting system for medication errors, including near misses, should be established and maintained. Reports of medication errors should be reviewed internally and sent to regional or national medication error reporting or regulatory programs. These data should be regularly reviewed to improve the quality and safety of medicines use practices.

译：应建立并维护便捷、非惩罚性的用药差错（包括未遂事件）报告系统，将用药差错的情况进行内部评估，并上报地区或全国药物警戒系统。应定期回顾以上数据以确保药物使用的质量和安全。

**摘　要**　基于我国目前的用药安全现状，构建一套适用于全国范围内各医院的用药差错报告体系迫在眉睫。目前我国还没有国家性的用药差错报告制度和专门从事该领域研究和管理的部门，因此缺乏关于用药差错的系统研究和统计数据。本章结合《巴塞尔共识》第51条，通过调查问卷调查和文献调研对全国及各省市不良事件报告体系建设情况进行分析。国内已建立了3个用药差错报告中心，全国许多三级甲等医院均建立院内不良事件的上报系统。构建一套适用于全国范围内各医院的用药差错报告体系及运行环境对于提高用药差错上报率尤为重要。

## 1　行业发展现状

根据美国卫生系统药师协会（the American Society of Health-System Pharmacists, ASHP）的解释，用药差错（medication error, ME）可定义为：当药物处于医务人员、患者或消费者控制下时，任何可造成或导致药物不合适使用或造成患者伤害的可预防的事件[1]。美国医学研究机构（Institute of Medicine, IOM）指出每年美国有44000～98000住院患者死于医疗差错事件，位居美国死亡率的第八位，超过工伤事故、车祸、乳腺癌和艾滋病的死亡人数，其中，7000人因用药差错而导致死亡[2]。一次可预防的药物不良事件（adverse drug event, ADE）将导致费用增加约4685美元，延长住院时间4.6天。因此，在可预防的ADE上投资，以减少ADE的发生是非常必要的。积极防范是减少用药差错的关键，而积极的防范措施来源于大量全面数据的科学分析。通过对积累的用药差错数据的分析，找出差错原因和具潜在危害的偏差，积极采取干预措施，才能有效地预防差错的重复。有研究指出：由用药差错而导致的 ADE 中的 50% 是可以经由系统改善来预防的[3]。建立和完善用药差错报告系统，对出错者采用偏重非惩罚策略，鼓励发现错误者报告差错情况，建立非惩罚性、匿名、保密和自愿的用药差错报告系统，是较为务实和科学的决策。通过收集的数据进行科学的研究和分析，为完善用药系统、预防用药差错的发生提供科学依据和决策，这种方法已在美国等西方发达国家医院实施并证实为行之有效[4-5]。美国、加拿大、中国香港等国家和地区已经建立了初步的用药安全报告系统，如全球范围的国际药物安全网络（International Medication Safety Network，IMSN）、美国及加拿大的安全用药规范研究院（Institute for Safe Medication Practices，ISMP）、英国的患者安全机构（National patient safety agency，NPSG）、中国香港地区的药物事故报告项目（Medication incident reporting programme，MIRP）[6]。

《巴塞尔共识》第 51 条中谈到，应建立和维护用药差错报告系统，采取必要的措施使可识别的风险最小化。国家卫生健康委员会（简称国家卫健委）拟建立医疗安全事件信息直报系统，用药差错将作为重要组成部分纳入医疗安全事件信息直报系统[7]。但是目前我国还没有国家性的用药差错报告制度和专门从事该领域研究和管理的部门，因此缺乏关于用药差错的系统研究和统计数据。基于我国目前的用药安全现状，构建一套适用于全国范围内各医院的用药差错报告体系迫在眉睫。因此，本文拟对全国各个地区的用药差错报告系统开展情况进行调研，并提出药物差错报告系统的管理设想。

## 2　资料与方法

### 2.1　研究内容

全国性药物不良事件（用药差错）报告体系、省级药物不良事件（用药差错）报告体系、医院用药差错报告体系和药剂科内部不良事件报告体系的建设现状。

### 2.2　研究方法

通过调查问卷调研和文献综述方法对全国及各省市不良事件报告体系建设情况进行分析。

#### 2.2.1　问卷内容

##### 2.2.1.1　全国性不良事件报告中心

（1）是否建立全国性不良事件（用药差错）报告中心？覆盖范围？

（2）工作模式：差错报告采用何种方式报告？是否对差错报告进行培训？是否有标准化报告格式？是否奖励和处罚？是否保密？

（3）反馈模式：是否对报告者进行反馈？是否有根源分析？

（4）用药差错范围：是否涵盖所有用药差错？

（5）取得哪些成效？

#### 2.2.1.2　医院用药差错报告

（1）工作模式：差错报告采用何种方式报告？是否对差错报告进行培训？是否有标准化报告格式？是否奖励和处罚？是否保密？

（2）反馈模式：是否对报告者进行反馈？是否有根源分析？

（3）用药差错范围：是否涵盖所有用药差错？

#### 2.2.1.3　药剂科内部是否建立用药差错报告体系

（1）工作模式：差错报告采用何种方式报告？是否对差错报告进行培训？是否有标准化报告格式？是否奖励和处罚？是否保密？

（2）反馈模式：是否对报告者进行反馈？是否有根源分析？

（3）用药差错范围：是否涵盖所有用药差错？

### 2.2.2　文献检索

分别以不良事件+报告、不良事件+药品、用药差错+报告为检索词进行检索。

# 3　结果

## 3.1　全国性不良事件（用药差错）报告中心

### 3.1.1　全国合理用药监测网（Chinese Monitoring Network for Rational Use of Drugs，CNRUD）

由首都医科大学宣武医院牵头，王育琴教授任总负责人，2012年9月22日成立了"全国合理用药监测网"，在国家卫健委医政医管局和各级卫生厅（局）领导下，逐步建立国家级、省市级、医疗机构级三级监测网结构。网址为 http：//www.cnrud.com/，监测网具备数据统计和分析功能。监测网收集3大内容：用药错误、严重不良事件、药品损害事件（医疗机构药事管理规定的内容）。覆盖范围：在全国31个省市各设立一个牵头单位，负责各自省内安全用药监测网的创建，在各省卫健委领导下工作（表48-1）。各省的牵头单位新发展的网络单位称为二级网络单位。

**表48-1　全国合理用药监测网31个省一级网络单位名单**

| 地区 | 医院名称 |
| --- | --- |
| 北京市 | 首都医科大学附属宣武医院 |
| 天津市 | 天津市第一中心医院 |
| 河北省 | 河北医科大学附属第二医院 |
| 山西省 | 山西医科大学附属第二医院 |
| 内蒙古自治区 | 内蒙古自治区人民医院 |
| 辽宁省 | 中国医科大学附属盛京医院 |
| 吉林省 | 吉林大学附属第二医院 |
| 黑龙江省 | 哈尔滨医科大学附属第一医院 |

| 地区 | 医院名称 |
|---|---|
| 上海市 | 上海交通大学附属第一人民医院 |
| 江苏省 | 南京大学医学院附属鼓楼医院 |
| 浙江省 | 浙江大学医学院附属第一医院 |
| 安徽省 | 安徽省立医院 |
| 福建省 | 福建医科大学附属第一医院 |
| 江西省 | 南昌大学附属第二医院 |
| 山东省 | 山东省千佛山医院 |
| 河南省 | 河南省人民医院 |
| 湖北省 | 华中科技大学附属同济医院 |
| 湖南省 | 中南大学湘雅二院 |
| 广东省 | 南方医科大学附属南方医院 |
| 广西壮族自治区 | 广西医科大学附属第一医院 |
| 海南省 | 海南省人民医院 |
| 重庆市 | 重庆医科大学附属第一医院 |
| 四川省 | 四川省人民医院 |
| 贵州省 | 贵州省人民医院 |
| 云南省 | 昆明医科大学附属第一医院 |
| 西藏自治区 | 西藏自治区人民医院 |
| 陕西省 | 西安交通大学医学院附属第一人民医院 |
| 甘肃省 | 兰州大学第一医院 |
| 青海省 | 青海大学附属医院 |
| 宁夏回族自治区 | 宁夏医科大学总医院 |
| 新疆维吾尔自治区 | 新疆医科大学第一附属医院 |

### 3.1.1.1　临床安全用药监测网工作模式

（1）报告途径：通过在全国合理用药监测网进行网络上报。

（2）标准化格式：标准化差错报告表格见表48-2。

**表48-2　INRUD中国中心组临床安全用药组用药错误报告表（2014版）**

| 错误发生日期 | 年　月　日　时　分 | 发现错误日期 | 年　月　日　时　分 |
|---|---|---|---|
| 错误内容 | 1. 品种：□适应证　□品种　□禁忌证　□剂型<br>2. 用法：□给药途径　□给药顺序　□漏给药　□给药技术　□重复给药<br>3. 用量：□数量　□规格　□用量　□给药频次　□给药时间　□疗程<br>4. 相互作用：□溶媒　□配伍　□相互作用<br>5. 患者身份<br>6. 其他： | | |

续表

| 错误药品是否发给患者 | □是　□否　□不详 | 患者是否使用了错误药品 | □是　□否　□不详 |
|---|---|---|---|
| 错误分级 | 第一层次无错误<br>□A 级：客观环境或条件可能引发错误（错误隐患）<br>第二层次有错误无伤害<br>□B 级：发生错误但未发给患者，或已发给患者但患者未使用<br>□C 级：患者已使用，但未造成伤害<br>□D 级：患者已使用，需要监测错误对患者的后果，并根据后果判断是否需要采取措施预防和减少伤害<br>第三层次有错误有伤害<br>□E 级：错误造成患者暂时性伤害，需要采取预防措施<br>□F 级：错误对患者的伤害可导致住院或延长住院时间<br>□G 级：错误导致患者永久性伤害<br>□H 级：错误导致患者生命垂危<br>第四层次有错误致死亡<br>□I 级：错误导致患者死亡 | | |
| 患者伤害情况 | □死亡（直接死因）：死亡时间：年　月　日<br>□抢救（措施）：<br>□残疾（部位、程度）：<br>□暂时伤害（部位、程度）：（恢复过程）：□住院治疗□门诊随访治疗□自行恢复<br>□无明显伤害 | | |
| 引发错误的因素 | 1. 处方因素□处方辨认不清　□抄方　□口头医嘱<br>2. 药品因素□药名相似　□外观相似　□分装　□稀释　□标签<br>3. 环境因素□环境欠佳　□多科室就诊　□货位相邻　□拼音相似　□设备故障<br>4. 人员因素□疲劳　□知识欠缺　□培训不足　□技术不熟练<br>5. 其他： | | |
| 发生错误的场所 | □门诊药房　□病房药房　□社区药房　□护士站　□病房　□诊室　□门诊输液室/注射室<br>□患者家中<br>□PIVAS　□其他_____ | | |
| 引起错误的工作人员职位 | 医师：□初级医生　□主治医师医生　□副（正）主任医师　□实习医师　□进修医师<br>药师：□初级药师　□主管药师　□副（正）主任药师　□实习药师　□进修药师<br>护士：□初级护士　□主管护士　□副（正）主任护士　□实习护士　□进修护士<br>患者及家属□<br>其他 | | |
| 其他与错误相关的工作人员 | □医师　□药师　□护士　□患者及家属　□其他_____ | | |
| 发现错误的人员 | □医师　□药师　□护士　□患者及家属　□其他_____ | | |
| 错误是如何发现或避免的： | | | |
| 患者信息 | 性别：□男□女　年龄：岁　月　体重：　　kg　诊断： | | |
| 错误相关药品：　通用名：　商品名：　剂型：　规格：<br>生产厂家： | | | |

| | | | | | |
|---|---|---|---|---|---|
| 有无药品标签、处方复印件等资料：□有　　□无 | | | | | |
| 简述事件发生发现的经过、后果及防范措施 | | | | | |
| | | | | | |
| 报告人：　　科室：　　联系电话：　　　　　　e-mail： | | | | | |

（3）奖惩措施：无奖励和处罚措施。

（4）差错报告的培训：进行一系列技术培训，在北京、济南、广西、安徽、陕西均召开过技术培训会。

（5）保密原则：遵循保密原则，对报告人和报告信息保密。

**3.1.1.2　反馈模式**

数据的报告、分析、反馈正在逐步完善中。目前主要通过会议，将典型案例分享，并且通过《临床安全用药信息》由卫健委向全国医疗机构发放，每 2 个月一期。根源分析目前尚未开展。

**3.1.1.3　报告的用药差错范围**

根据美国 ISMP 的分级，涵盖了严重的用药错误。

## 3.1.2　中国药学会医院医院药学专业委员会的用药差错报告系统

**3.1.2.1　概况**

2003 年由中国药学会医院药学委员会牵头，成立用药差错报告系统（http：//www.cpahp. org. cn/ccyyf/news/200312/17. htm）

**3.1.2.2　工作模式**

（1）报告途径：（略）

（2）标准化格式：标准化差错报告表格见表48-2。

（3）奖惩措施：给予适当的报酬或发给证书。

（4）差错报告的培训：曾在北京开展过一系列技术培训。

（5）保密原则：个人信息保密。系统不收集个人姓名、出生日期、工作单位等信息。

**3.1.2.3　反馈模式**

①向报告者反馈意见。②每年不定期组织专家进行分析和评判，如用药错误根源分析讨论会（中国药学会医院药学专业委员会用药安全专家组组织）。③定期通过网站和内部渠道发布"用药安全"简刊。

**3.1.2.4　报告的用药差错范围**

根据美国 ISMP 的分级，涵盖了严重的用药错误。

## 3.1.3　国家药品不良反应监测中心主导的不良事件上报系统

随着对药品不良反应监测力度的加大，我国药品不良反应报告系统已不仅仅局限于收集药品不良反应，还包括了药品不良事件[8]。2012 年 1 月 1 日，新版国家药品不良监测系统正式启用，药品不良反应/事件报告也由 2004 年发布的《药品不良反应报告和监测管理办法》（以下简称：老《办法》）中的"逐级报告"转变为 2011 年新发布的《药品不良反应报告和监测管理办法》（以下简称：新《办法》）中的"在线报告"[9]，使建立全国性的依托于药品不良反应（ADR）系统的 ADE 报告变为可能。据检索的文献（检索词＝"不良事件"and"报告"；检索词＝"不良事件"and"药品"；检索词＝"用药差错"and"报告"）可知，全国 ADR 监测中心[10-11]和北京、上海、浙江、江苏、山东、河南、广东、湖南、湖北、四川、云南等 11 个省市均已开展药品不良事件报告[12-22]。

国家卫生健康委员会医疗服务管理中心开设微信公众号（NCMSA-NHFPC），其中的"国家患者安全报告和学习系统"内既有"在线培训"和"资料中心"。该公众号还专设"上报"系统，鼓励医务人员、患者公众就"跌倒""坠床""用药安全"等 9 个方向匿名报告（图 48-1）。

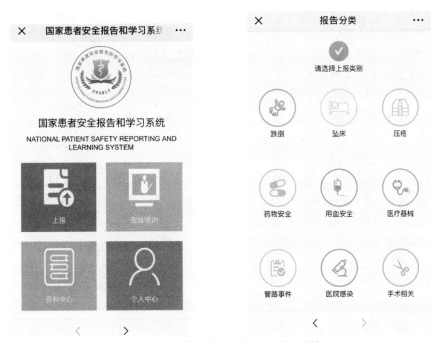

图 48-1　国家患者安全报告和学习系统

## 3.2　医院药品不良事件报告体系建立现状

文献检索的结果显示，全国多家三级甲等医院（武汉市普仁医院，武钢第二职工医院，河南省信阳市中心医院，山东淄博市第四人民医院，柳州市医学院等专科学校附属第一医院，潮州市中心医院，青岛大学医学院附属医院，河南省巩义市人民医院，安徽医科大学附属省立医院，朔州市朔城区人民医院，第二军医大学长海医院，武汉脑科医院，华山医院，河南省郸城县第二人民医院，徐州市第一人民医院，浙江余姚市人民医院，湖南省儿童医院）均建立院内药品不良事件报告体系[23-38]。药品差错必须通过医院 OA 系统不良事件上报系统进行上报，后果严重、构成医疗事故的药品差错需要上报国家有关部门及所在省卫健委[39-40]。

## 3.3    药剂科内部用药差错报告

目前北京、上海、浙江等各省市三级甲等医院均已开展用药差错登记和上报。

# 4    国内用药差错报告体系建设现状和运行环境分析

## 4.1    调查结果分析

此次调查结果显示，目前全国许多三级甲等医院均建立院内不良事件的上报系统，国内也已建立了 3 个用药差错报告中心。但是，用药差错报告中心收到的差错例数远远低于院内实际发生例数。因此，国内用药差错报告系统的运行环境亟待改善。可以通过以下途径改善：

（1）法律保障：瑞典 2002 年把不良事件上报系统纳入《药品法》后，2005 年血制品不良事件报告从 579 例增至 664 例[41]。

（2）制度保障：明确医院报告差错的义务和职责，即采用强制上报。美国、英国和澳大利亚均采用强制或半强制原则进行不良事件上报[42]。目前北京地区三级医院必须参加用药差错报告体系，并以此作为等级医院的一个评审指标（内部资料）。

（3）从立法上执行严格保密制度：隐藏报告者和患者姓名及机构信息（可以通过 IT 系统的过滤作用），以利于营造积极主动报告 ME 的专业文化氛围。借鉴国外的用药差错报告体系[6]，有两点尤为重要：①信任对于用药差错报告系统来说是最为重要的。系统必须赢得报告者的信任，并且证明该系统可以消除报告者的顾虑。这个系统需要一种文化，在这样的文化中报告人能够感到有安全的保障，不必担心发生差错后被不公平的评判或者处罚。对用药差错采用非惩罚性策略，鼓励发现差错报告差错情况与预防方法，鼓励报告者，这种新策略在耶鲁大学证明，可以使差错报告率上升 23 倍[43]。北京大学第三医院（以下简称北医三院）药剂科首先进行试点，1 个月就收集到了几十起内部差错报告。而该药剂科以前十几年的内部用药差错报告量为零[44]。因此，急需建立一个非惩罚性、自愿的管理用药差错分享机制，即只要不是有意为之的差错，该机制应该尽量保障过错人不受责任追究。②系统必须对报告者的身份、差错涉及的人员以及事件的地点保密，以保护报告者的利益，避免受到不当的困扰。

目前国内卫生管理者的业绩往往要求数字化表达，数字又与评级、评职直接关联，讳言用药差错是目前医院不愿上报用药差错的重要原因。国内牵头的两大网络直报分别为卫健委和国家药品监督管理局，如果不执行严格的保密措施，ADE 上报例数很难上升。

## 4.2    全国性用药差错报告体系的改善措施

### 4.2.1    建立唯一的全国性用药差错报告中心

目前我国的不良事件（用药差错）报告存在多部门监管，职责不清的情况，卫健委、国家药品监督管理局、药学行业协会均建立了全国性的报告体系，但是信息分散，未进行汇总，容易导致未及时进行全国反馈。因此，有待国家统一认识，明确建设一个全国性的报告中心。

### 4.2.2　报告方式多元化

（1）采用中心报告模式，及时、全面、简捷地呈报。INRUD 网络直报的形式和 ADE 捆绑 ADR 直接网络上报国家 ADR 中心可行性均较强。

（2）报告方式多样化：电子邮件方式报告，对于偏远落后地区、患者等仍需开通电话传真报告方式。

### 4.2.3　报告主体需扩大

现有的用药差错报告体系一般由医疗机构从业人员通过固定账号上报，不利于执行保密措施，上报例数有限。英国黄卡制度使患者 ADR 报告增至 3 倍[45]。因此笔者建议：①建立社会报告体系，发动患者、患者家属、朋友、药店从业人员等，但是由于社会人员缺乏专业知识，需要对该类报告进行回访确认。②以医药公司为主体：包括中国在内的大多数国家实行药品生产企业 ADE 法定报告制度。制药公司每天都会收到大量的自发性报告，有效处理这些报告的数据，并在法规要求的时限内向药监部门上报安全性报告[46]，是提高不良事件上报的重要来源。

### 4.2.4　标准化报告流程尚待建立

（1）简化表格可以使分析者及时、准确地捕捉到他所关心的数据，找出真正的出错原因及环节。建议可以通过计算机信息系统改进该流程，从系统提取必要的信息，报告者只需填写几个字段即可完成上报，提高上报率。

（2）形成全国统一报告：目前存在用药差错和不良事件的两种表格，需要形成统一简单的标准化的报告格式。

（3）制定相关法规：建议出台相应管理办法，并逐步规范。也可参照 2015 年 INRUD 中国中心组临床安全用药组和中国药学会医院药学专业管理委员会发表《中国用药错误专家管理共识》。

### 4.2.5　报告的分析、调查、评估、研究与分享

对报告做出积极、快速、有效的反馈。中国药学会医院药学专业委员会的反馈机制值得借鉴，如让报告者知道他们的报告提醒了更多的医务人员，正被用于改善制度和流程；定期组织专家进行分析和评判，如用药错误根源分析讨论会；定期通过网站或杂志发布预防用药差错警报。目前还需要向药厂反馈信息以改善药品的包装和说明书。此外还需要中心对差错上报进行统一培训，例如 INRUD 中国中心组临床安全用药组曾在北京、济南、广西、安徽、陕西均召开过技术培训会。

### 4.2.6　院内不良事件上报系统建设

中心组数据有赖于医院上报的用药差错例数，因此，院内不良事件上报系统的完善至关重要。具体措施应考虑：①责任到人：应当通过在所有的职位描述和绩效评估中提出对于报告的明确义务。②规范实施：医院内部必须建立机制，辅导员工关于差错报告流程的

知识。③绩效奖励：如南方医科大学附属郑州人民医院对差错上报人给予5～50元不等的现金奖励[40]。④及时反馈：通过差错分享会以及在院内网、刊物、飞信网络发布不良事件根源分析，防止差错再次发生。

（黄育文　浙江大学医学院附属第二医院）

## 参考文献

［1］蔡慎，杨悦.美国用药差错监测与干预及对我国的启示.实用药物与临床,2012,15(5):297-300.

［2］Institute of Medicine. To Err is Human:Building A Safer Health System. Washington, D. C:National cademy Press,1999.

［3］A Sellers, J. Too many medication errors, not enough pharmacists. Am J Health Syst Pharm. ,2000,57 (4):337.

［4］Frey B,Buettiker V,Hug M I,et al. Does critical incident reporting contribute to medication error prevention? Eur J Pediatr,2002,161(11):594-599.

［5］Stump LS. Re- engineering the medication error- reporting process:removing the blame and improving the system. Am J HealthSyst Pharm,2000,57(S4):10-17.

［6］张晓乐.用药安全和用药差错报告系统.中国处方药,2009,92(11):22-23+6+68.

［7］郑莉丽.卫生部拟建立医疗安全事件信息直报系统.中国医药报,2010-08-19(A04).

［8］李歆平.药品不良反应与药品不良事件.2009年中国药学大会暨第九届中国药师周论文集,2009:53-54.

［9］冯红云,侯永芳,吴桂芝,等.药品不良事件聚集性信号预警系统的建立和运行.中国药物警戒,2012,9 (12):745-748.

［10］张俊,王春婷,纪立伟,等.阿奇霉素不良反应/不良事件分析报告.临床药物治疗杂志,2011,9(3): 42-46.

［11］车宁,徐巧玲,张俊,等.2008年度北京市呼吸系统原发疾病治疗中出现的严重药物不良事件分析.中国药学杂志,2010,45(9):715-718.

［12］王安虎.387例药品不良事件报告分析.现代医药卫生,2009,25(8):1144-1145.

［13］王佳域,杨丽,孙骏,等.818份严重药品不良事件报告分析.东南国防医药,2008,10(6):433-435.

［14］徐厚明,王越,孙骏,等.从药物不良事件报告看头孢曲松的不合理使用.中国新药与临床杂志,2008,27 (9):714-718.

［15］山东省食品药品监督管理局.关于2009年全省药品不良反应和医疗器械不良事件监测情况的通报.齐鲁药事,2010,29(1):2-4.

［16］张美祥,周易,杨雷.黄冈市2010年1944例不良反应/事件报告分析.药物流行病学杂志,2012,21(4): 174-176.

［17］王丽,李文武,张惠霞,等.273例儿童严重药品不良反应/事件报告分析.儿科药学杂志,2012,18(2): 34-37.

［18］周轶,陈卫军.珠海地区246例药品不良事件报告分析.中国药房,2008,19(23):1816-1817.

［19］张赞玲,尹桃.36例致命药品不良事件分析.中国现代医学杂志,2005,15(8):1275-1276.

［20］张林祥.149例药品不良事件不合理用药分析和干预对策.药物流行病学杂志,2013,22(1):6-8.

［21］王慧.12例药品不良反应/事件死亡报告分析.药物流行病学杂志,2011,20(4):189.

［22］李刚,黄文志,龙恩武,等.502例药品不良反应/事件报告综合评价.药物流行病学杂志,2010,19(2): 81-84.

［23］黄艳芳,罗洁丽,郑学海.我院407例抗菌药不良反应/事件报告分析.药物流行病学杂志,2011,2(7):

344-347.

[24] 刘红华,万雄飞,胡艳. 我院 226 例药品不良反应/事件报告分析. 药物流行病学杂志,2010,19(12):679-681.

[25] 吴世启,陶阳. 我院 419 例药品不良反应/事件报告分析. 中国执业药师,2011,8(3):3-6.

[26] 葛云. 我院同一药品多发药品不良反应/事件报告分析. 中国药房,2013,24(10):931-933.

[27] 伦新强,潘代勇,肖宗芳,等. 我院 182 例药品不良反应/事件报告分析. 药物流行病学杂志,2009,18(05):350-351.

[28] 黄培良,陈苊,陈贤伟. 315 例药品不良反应/事件病例报告分析. 今日药学,2009,19(08):49-50+53.

[29] 张传洲,李宗莉,陈杰,等. 41 例非甾体抗炎药相关不良反应/不良事件报告调查. 药物流行病学杂志,2013,22(02):72-73.

[30] 孙淑欣,张献敏. 我院 2009 年 302 例药品不良反应及事件报告分析. 中国实用医药,2010,5(17):137-138.

[31] 沈爱宗,刘年梅,刘琳琳,等. 我院药品不良反应/事件报告填报质量分析与评价. 中国药房,2011,22(2):159-161.

[32] 李海峰. 心血管类中药注射剂 115 例不良事件及临床分析. 山西医药杂志(下半月刊),2012,41(3):299-300.

[33] 蔡和平,王卓,黄瑾,等. 从药品不良事件谈临床药师对肿瘤患者的用药监护. 临床药学学术年会暨临床药师论坛,2010.

[34] 郭萍. 从药品不良反应收集转向药物警戒的实践. 药物流行病学杂志,2010,19(2):84-86.

[35] 朱志俊,应可净,赵彩莲,等. JCI 标准下的医院不良事件管理实践. 中华医院管理杂志,2008,24(1):12-14.

[36] 顾家富,杨晓峰. 西米替丁不良事件及其致临床误诊情况的分析. 中国药物警戒,2011,8(4):248-249.

[37] 张晓伟. 从药物不良事件报告看合理用药的必要性. 徐州医学院学报,2010,30(11):735-737.

[38] 杨春琳,卢浙文,章建华. 2007—2010 年 105 例严重药品不良反应/事件报告分析. 海峡药学,2012,24(04):252-254.

[39] 赵昕,何周康,张晶. 用药差错和潜在差错报告及干预系统的建立和评价. 儿科药学杂志,2013,19(8):46-48.

[40] 李晓华. 医院用药差错报告统计分析. 中国药师,2013,16(5):777-779.

[41] 杨绍杰. 瑞典的药物不良事件报告减少. 国外药讯,2006,(7):39-40.

[42] 崔小花,孙纽云,李幼平,等. 美英加澳和中国台湾地区医疗不良事件上报系统管理模式的比较研究. 中国循证医学杂志,2011,11(03):237-246.

[43] 唐镜波,马金昌,韩丽萍. 用药差错的非个人因素与防范. 解放军药学学报,2003,19(2):158-161.

[44] 徐英. 用药差错报告体系推进试点. 中国医院院长,2009,(14):20-21.

[45] 王琪. 药物安全性监察——英国的黄卡方案使患者报告 ADR 增至三倍. 国外药讯,2006,(7):39-40.

[46] 奚晓云,祝蓉. 上市后药品不良事件自发性报告的数据管理. 药物流行病学杂志,2010,19(2):92-94.

# 第 49 章
# 利用处方点评，促进医院合理用药持续改进

《医院药学未来发展的巴塞尔共识（2015版）》第52条：
- Medicines use practices should be self-assessed and compared with benchmarks and best practices to improve safety, clinical effectiveness, and cost-effectiveness.

译：应对医院药品的使用情况进行自我评估，通过与标准和最佳实践比较来提升用药的安全、临床有效性和成本效益比。

**摘　要**　本文结合《巴塞尔共识》第52条，旨在探讨处方点评在医院合理用药持续改进中的应用。笔者于2015—2016年在所在医院组织临床药师和医生根据临床路径和应用指南建立合理用药综合评估指标体系，抽取2015年10月至2016年9月的门诊抗菌药物使用数据进行回顾性分析专项点评，同时建立抗菌药物奖惩制度，开展临床合理用药教育。结果发现，通过进行处方点评和相应干预，我院门诊处方抗菌药物使用率、门诊处方抗菌药物金额比、门诊处方注射用抗菌药物使用率均持续改善。

## 1　前言

近年来，由于药品企业数量的大幅增加和外企的大量进入，我国药品供应已从缺药、少药、供不应求转变为绝大多数药品供大于求。医生和药师在防病、治病时药品选用有更多的选择，但同时也带来了一些严重问题，其中最需关注的是：药品流通领域不规范竞争严重；医务人员合理用药知识不足，不合理用药的问题严重，患者用药风险也随之增大。如何促进药物的合理使用，保障患者的用药安全，是卫生行政部门特别关注的民生问题，也是广大医药企业和医疗机构及医务人员的最基本责任[1]。为持续改进医院医疗质量和药物临床应用管理，2010年2月原国家卫生部（现称国家卫生健康委员会）印发《医院处方点评管理规范（试行）》并开始实施，其中第11条规定："三级以上医院应当逐步建立健全专项处方点评制度。"并要求专项处方点评需要确定点评的范围和内容，对特定的药物或特定疾病的药物使用情况进行处方点评，其中就包括抗菌药物。《巴塞尔共识》第52条也明确指出，应对医院药品的使用情况进行自我评估，通过与标准和最佳实践比较来提升用药的安全、临床有效性和成本效益比。

为强化医疗机构内涵建设，持续改进医院医疗质量和药物临床应用管理质量，根据原国家卫生部《医院处方点评管理规范（试行）》《抗菌药物临床应用管理办法》《抗菌药物临床应用指导原则》《抗菌药物专项整治工作方案》等要求，结合我院药事管理和药物临床应用管理的现状及存在的问题，我院确定将抗菌药物的合理应用列为 2015—2016 年处方专项点评及干预效果的重点内容，以促进医院合理用药的持续改进。下文中将以我院对抗菌药物处方点评为例，探讨如何利用处方点评，促进医院药物的合理使用。

# 2 资料与方法

## 2.1 一般资料

通过我院抗菌药物应用分析程序，调取我院门诊 2015 年 10 月—2016 年 9 月中使用抗菌药物的所有门诊处方，进行抗菌药物使用分析，每月抽取 25% 的医生，每名医生抽取 50 份门诊处方，对其中抗菌药物处方进行点评，并将点评结果上报医务科进行相应奖惩。

## 2.2 处方点评方法

### 2.2.1 合理用药评价组织的建立

为做好合理用药评估工作，使评估结果更具有科学性，医院成立了由临床药师、临床医生、医务科、感染办、质控办等人员组成的合理用药评价组织，明确每人的工作职责。临床药师应具有丰富的临床用药经验及合理用药知识，并具备高级药学专业技术职务任职资格；临床医生应为内科、外科、妇科、儿科医生，具备高级医学专业技术职务任职资格，并具有丰富的临床经验[2]。

### 2.2.2 建立合理用药综合评估指标体系

对评价对象（处方）的合理性属性进行分解，并按其占有地位、分布指标权重系数获得抗菌药物综合评估指标体系。经评估小组分析讨论，确定将评价对象的合理性属性分解为 4 项：适应证选择的合理性，药物用法、用量的合理性，药物经济学评价，药物治疗的有效性和安全性评价[3]。

### 2.2.3 开展处方专项点评

依据临床路径、《临床诊疗指南》（中华医学会编著）《抗菌药物临床应用管理办法》《抗菌药物临床应用指导原则》《处方管理办法》等对抗菌药物的临床应用进行专项点评，记录不规范、不合理处方和病历，重点点评无合理依据选择适应证、用法用量不适宜、联合用药不适宜等情况。

## 2.3 干预对策与措施

通过继续教育、讲课等方式对抗菌药物合理应用进行宣教；通过院内办公例会、《药讯》等平台对点评和不合理应用情况进行通报；通过医务科对不合理使用抗菌药物医生进行经济处罚，并对干预效果进行评估。

# 3 结果

经过一年的处方点评和相应干预，我院门诊处方抗菌药物使用率、门诊处方抗菌药物金额占比、门诊处方注射用抗菌药物使用率均持续改善。我院门诊处方抗菌药物使用率从2016 年 1 月份的 21.04%（最高值）逐步下降至 2016 年 9 月份的 9.59%；门诊处方抗菌药物金额占比从 2015 年 12 月份的 10.82%（最高值）逐步下降至 2016 年 9 月份的 4.99%，下降幅度超过 50%；门诊注射用抗菌药物使用率从 2016 年 1 月份的 9.40%（最高值）逐步下降至 2016 年 9 月份的 2.79%，下降明显（图 49-1）。且统计发现医生在使用抗菌药物时，由普遍使用注射剂向优先选用口服制剂转变。

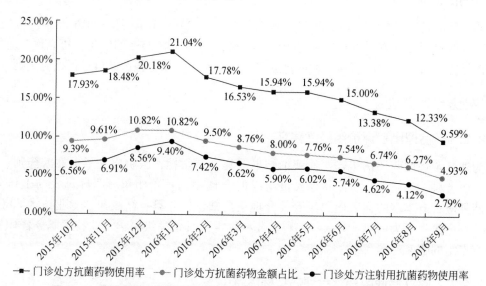

图 49-1 我院抗菌药物使用情况趋势分析图（2015 年 10 月—2016 年 9 月）

注：①门诊处方抗菌药物使用率=门诊抗菌药物处方数/门诊处方总数；②门诊处方抗菌药物金额占比=门诊抗菌药物总金额/门诊处方总金额；③门诊处方注射用抗菌药物使用率=门诊注射用抗菌药物处方数/门诊处方总数

# 4 讨论

经过一年的处方点评和相应干预，我院门诊处方抗菌药物使用率、门诊处方抗菌药物金额占比、门诊注射用抗菌药物使用率均明显降低，抗菌药物不合理使用情况得到一定改善，说明处方点评对我院抗菌药物临床应用管理质量的持续改进起到了较大的促进作用。在开展处方点评和干预的具体实践过程中，我们的体会与经验具体如下：

## 4.1 信息化建设在医院用药实践规范的自我评估和数据趋势判定中起着重要作用

为了更好地完成我院抗菌药物点评工作，药剂科临床药学室和我院计算机中心合作共同开发的抗菌药物相关程序对我院抗菌药物点评和抗菌药物管控起到了至关重要的作用。我们在点评抗菌药物处方的同时，还将同科室医生的抗菌药物使用率、抗菌药物金额比、注射用抗菌药物使用率进行排名，这样更能反映医生使用抗菌药物的真实情况，还能显示医生在同科室医生中合理使用抗菌药物的排名，让医生在看到点评结果时更易接受。抗菌药物处方金额和抗菌药物金额比的设计，可以更全面、客观地反映抗菌药物在使用中存在的问题，更好的控制处方的成本效益。

## 4.2　电子点评程序可以使点评结果更客观、公正

在点评医生具体抗菌药物处方时，我们设计的抗菌药物点评程序可以做到让点评人只看到处方而不能看到开方医生，另外每张处方都会由三个人分别完成点评，最后再将点评结果进行汇总，避免单人点评存在的偏差，对于存在争议的处方由三人讨论决定最终的点评结果。人工点评的结果只占一定的权重，最后结果还会考虑医生的抗菌药物使用率、抗菌药物金额占比、注射用抗菌药物使用率的情况，让最终排名做到更客观、公正。我们每个月都会在院办公会上公布点评结果，并对责任医生进行一定的奖惩。一年来没有医生对我们的点评提出异议，这说明我们在抗菌药物点评程序设计方面的成功。

## 4.3　开展重点科室抗菌药物专项点评，进一步促进我院抗菌药物合理使用

我们将进一步深入开展抗菌药物处方点评工作，对抗菌药物使用率较高的科室（如儿科）开展重点科室的抗菌药物专项点评，全面分析抗菌药物使用率较高科室的抗菌药物使用数据和处方，研究存在的问题并制定相应的措施，争取进一步提高我院合理使用抗菌药物水平。

（王燕燕　宜昌市中心人民医院）

## 参考文献

[1] 吴永佩,颜青.《医院处方点评管理规范(试行)》释义与药物临床应用评价.中国药房,2010,21(38)：3553-3557.

[2] 王晖,陈丽,陈垦,等.多指标综合评价方法及权重系数的选择.广东医学院学报,2007,23(5):583-589.

[3] 乔春友,韵国萍,韩博.处方点评在医院合理用药持续改进中的作用分析.临床合理用药,2011,04(2)：104-105.

# 第 50 章

# 基于 PDCA 循环对医院药品使用流程的优化

《医院药学未来发展的巴塞尔共识（2015 版）》第 53 条：

■ The medicines use process should be reviewed through an external accreditation or quality improvement program. Hospitals should act on reports to improve the quality and safety of their practices.

译：应对医院药品使用的流程通过外部质量认证或质量提升计划来进行检查。医院应根据反馈进行整改以提高相关流程的质量和安全。

**摘 要** 本文通过介绍 PDCA 循环概念，结合笔者所在医院病区、门诊药房、急诊药房等应用 PDCA 循环于药品管理流程的优化方法，分析药品管理中可能存在的问题，寻找原因并制定对策，检查和落实，最后对实施 PDCA 循环前后的药品使用流程进行效果评价。旨在讨论 PDCA 循环在医院药品使用相关流程的优化和质量提升中的作用。

## 1 前言

在我国，医院药学经历了从简单的处方调配技术发展成一门重要的药学分支学科的过程。1949 年以前是简单的调配技术阶段，医院药房规模很小，只是从事调配处方和简单制剂。80 年代以来，随着临床药学的兴起，呈现了一个划时代性的进展。随着医学新理论新技术的应用，医院药学的工作模式已从多年来单一供应型逐渐向科技服务型转变。药学的工作职责也从简单的药品供应，逐渐扩展到处方适宜性审核、药品调配发放以及安全用药指导等各个方面。《巴塞尔共识》第 53 条提出"应对医院药品使用的流程通过外部质量认证或质量提升计划来进行检查。医院应根据反馈进行整改以提高相关流程的质量和安全。"这也就需要有一套完整合理的药品使用流程，保证药品的正常供应和合理使用。随着现代化管理的引入与发展，尤其是 PDCA 循环法的引进，可使医院药剂科的管理从经验管理走向科学管理，对药品使用流程的各个环节进行优化改善，极大的保障患者用药的合理、安全。

PDCA 循环法是由美国著名质量管理学家 Deming WE 提出的一种质量管理方法[1]，共分为四步循环法，其中 P（Plan）代表计划，D（Do）代表实施，C（Check）代表检查，A

（Action）代表处理。PDCA 循环是保障某项管理活动得以有效进行的基本管理模式，如今广泛地应用于各行业的质量管理工作中。

一个 PDCA 循环一般经历 4 个阶段（计划、实施、检查、处理），但如果从选题开始来划分进程，我们可以将 PDCA 循环细分为 9 个小的阶段，而这 9 个小的阶段就是通常所说的"FOCUS-PDCA"。PDCA 作为一种质量管理工具，是现场品质管理最常用也是最科学的工具之一，既适用于解决医院药品使用流程中的整体问题，又适用于解决药品使用流程中的具体的问题[2-4]，而且在管理中容易被接收和运用。它的各个阶段并非孤立运行，而是相互联系的。PDCA 循环具有周而复始的特点。它的过程不是运行一次就完结，而是周而复始地进行。当一个循环结束，解决掉一部分问题，可能还有问题没有解决，或者又出现新的问题，于是再进行下一轮 PDCA 循环，以此类推。其次，PDCA 循环具有大环带小环的特点。一家医疗机构整体运行的体系与其内部各子体系的关系，是大环带小环的有机逻辑组合体。再者，PDCA 循环是一个大阶梯式上升的过程。PDCA 不能停留在一个水平上，不断解决问题的过程就是质量水平逐步上升的过程。最后，PDCA 循环还要求运用科学统计观念和处理方法，运用一系列科学管理工具去推动工作，发现问题和解决问题。本文以笔者所在医院为例，讨论 PDCA 循环应用于医院药品使用流程的意义及方法。

## 2　PDCA 应用于病区药品管理流程优化

### 2.1　计划阶段——病区药品管理现阶段存在的问题

笔者对我院各个病区进行现场调查，发现病区各种备用药品主要存在以下几个问题：

（1）各病区的急救药品基数不同，品种不同；

（2）急救车内药品摆放混乱，标识不足；

（3）护理人员交接班中有关药品的效期没有登记；

（4）护理人员对药品管理知识缺乏，对急救药品、高警示药品以及冷藏药品管理不到位。

### 2.2　实施阶段

#### 2.2.1　完善管理制度

我院制定了高警示药品，冷藏药品等管理制度；设计临床科室急救备用、高警示药品以及冷藏药品交接班本；同时，让各临床科室根据自身科室特点建立合适的药品品种及储存基数，报由药学部统一审核。

#### 2.2.2　加强培训与管理

（1）对全院护理人员进行药品管理及使用知识的培训，加强急救备用、高警示、冷藏药品的储备管理；

（2）全院统一"高警示药品""听似""看似""精""麻""专"等标识牌，药品分区分类摆放；

（3）急救备用药品、高警示药品的交接班制度完善，始终保持药品质量。

### 2.2.3　加强督导

药品质量管理小组的成员定时到病区进行药品存放、效期、质量及交接本的检查，将存在问题及时反馈并督促改正。

## 2.3　检查与处理阶段

药品质量管理小组成员与护理部质控人员每月不定期去对病区药品情况进行检查，将问题反馈给相关部门，并在下一次检查中作为重点检查对象，从而保证病区药品管理到位，具体详见图50-1。

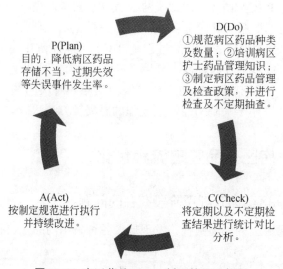

**图50-1**　病区药品 PDCA 循环管理示例图

# 3　PDCA 循环应用于采购、药库管理流程优化

## 3.1　计划阶段——现状调查，设定目标并找出原因

在采购以及药库的药品管理中主要有药品去向不明，药品使用率低的问题[5-6]，调查发现，药品的出入库流程以及药品档案的建立问题是造成这些问题的主要原因。

## 3.2　实施阶段

### 3.2.1　加强药品入库管理

加强药品入库管理。制定药库管理规章制度和标准操作规程，防止随意操作；建立首次入库药品档案，药品入库前严格验收药品质量，并对每种药品的名称、规格、数量、单价、金额、批号及使用效期进行核对，并计算机入库。

### 3.2.2　完善库房管理

完善库房管理。库房药品实行仓位管理，按各药品的储存条件入库，并记录仓位、批号和效期，出库时按照"先进先出，近效先出"原则出库。

## 3.3　检查与处理阶段

质量监控小组成员采用定期检查和不定期抽检发对各个环节进行检查，以每月检查不合格发生率的结果为依据，各位相关成员进行分析、评定，并提出改进措施，进入下一个 PDCA 循环，结果详见表 50-1。

表 50-1　实施 PDCA 循环法管理前后情况统计

| 组别 | 总数（件） | 药品有效使用数 | | 药品去向明确数 | |
|---|---|---|---|---|---|
| | | 数量（件） | 有效率（%） | 数量（件） | 有效率（%） |
| 对照组 | 41254 | 40225 | 97.50 | 40367 | 97.85 |
| 实验组 | 43267 | 42877 | 99.09 | 42651 | 98.57 |

# 4　PDCA 循环应用于调剂流程优化，减少调剂差错

调剂差错一旦发生会对患者带来巨大的安全隐患同时也是药师工作的主要压力之一[7-8]，如何减少差错，规避风险是药房药品管理所要面临的主要问题。运用 PDCA 循环法，先收集调剂差错原因，进而制定改进措施，包括改善合理地处方调配流程，切实做好二次核对，加强学习重新排列库位等。随即对每位工作人员的执行情况进行检查监督，巩固已有环节，针对上一循环未解决的问题和存在不足提出改进，通过周而复始的循环，降低药品调配差错率。

# 5　PDCA 循环应用于抗菌药物管理，规范抗菌药物使用

## 5.1　计划阶段

### 5.1.1　分析原因

现阶段部分医生不重视对病原菌的病原学检查仅凭经验开药以及有的对各类抗菌药物的特点、适应证、注意事项缺乏了解，导致院内抗菌药物的滥用[9-10]。

### 5.1.2　确定管理目标

制定本院抗菌药物合理应用制度，对抗菌药物的合理应用进行监控，从而达到合理、正确的使用抗菌药物，减缓耐药菌株的产生和扩散、控制医院感染。

## 5.2　实施管理阶段

### 5.2.1　建立健全管理机构

建立健全管理机构，成立了抗菌药物使用指导小组，由院长任组长，医务部、质量控

制科、医院感染管理科、药剂科等相关科室负责人，以及经验丰富的临床专家或科主任及微生物检验人员组成。小组的主要任务为：制定抗菌药物使用的管理制度，向临床医务人员提供抗菌药物信息，定期公布临床标本送检率、致病菌分布及药敏统计结果，对临床医生进行抗菌药物相关知识的培训及对抗菌药物使用进行监督检查等。

### 5.2.2 监控药品使用情况

监控药品使用情况，每月对药品包括抗菌药物使用进行分析并描绘药品使用动态走势图，提交院药品使用情况动态监控小组分析，对非正常增长的药品发出警示、限量采购、停用；对不合理或异常使用抗菌药物的科室和个人进行院内通报、公示。临床药学科编写我院抗菌药物分级目录和应用手册通过院内网发布，每半年更新1次，便于全院学习和查阅。微生物室每季度公布医院细菌谱、耐药菌株动态及药敏资料，根据细菌药敏结果及时停用耐药率高的抗菌药物，控制新型广谱抗菌药物的应用。

### 5.2.3 加强继续教育

加强继续教育，针对不同对象举办不同层次抗菌药物知识讲座并组织考核，医院感染管理科和临床药学科对各科室学习及使用抗菌药物情况进行监督指导，协助临床科室制定相应制度并贯彻实施，发现问题随时纠正。通过反复强化教育，使临床医生掌握抗菌药物的使用知识。

## 5.3 检查落实阶段

医院感染管理科和临床药学科每月随机抽查1周的门诊处方，每科抽查相应份数使用抗菌药物病历进行调查。医院感染管理科每季度抽查1个月全院出院病历，对抗菌药物使用和病原菌送检情况进行统计。并将结果及时反馈使医务人员对全院抗菌药物使用有一个全面的了解，对本科室的抗菌药物使用水平有所认识，促使广大医务人员提高合理用药的自觉性。对遗留问题转入下一个管理循环。如此不停地循环，使抗菌药物使用质量逐步提高。

## 6 结语

PDCA循环管理周而复始进行，螺旋式上升，可以帮助药师不断提高在药学服务中分析问题和解决问题的能力；促使医院综合医疗质量管理进一步科学化，促进医院药事和药物使用管理逐步规范化；提高医院药事，药品采购，药品调剂及使用，麻醉药品、精神药品、急救药品及抗菌药物的临床应用，药物安全性监测等管理工作绩效，为患者提供了更优质、更高效的药学服务内容；提高医疗质量管理水平，降低不安全用药的发生，加强药学部与医务、护理、感控、临床等多部门间的协作关系；提高药学的学科地位及临床医务人员和患者对药学服务的满意度。根据《巴塞尔共识》通过外部质量认证或质量提升计划检查医院药品使用的流程，以及医院根据反馈进行整改以提高相关流程的质量和安全的要求，借助PDCA管理可以在医院药学服务中取得显著成效，明显提高医院药学管理水平。因此PDCA循环应该在医院医疗管理中得到广泛推广和应用。

（韩志武　青岛大学附属医院）

## 参考文献

［1］Christian Garzoni, Stephane Emonet, Laurence Legout, et al. Atypical infections in Tsunani survivors. Emerg Infect Dis, 2005, 11(10): 1591-1593.

［2］罗新. PDCA 循环管理在病区药品管理中的应用分析. 中国社区医生, 2016, 3(32): 189-190.

［3］谢平. 运用 PDCA 循环模式减少门诊药房处方调剂差错. 临床合理用药, 2015, 9(8): 84-85.

［4］石红凤. 引入 PDCA 循环规范抗菌药物临床应用管理. 现代预防医学, 2012, 39(22): 5871-5872.

［5］华育晖, 王刚. 运用 PDCA 循环法管理医院药库药品供应的效果分析. 中国药业, 2010, 19(11): 39-40.

［6］王淑清. 运用 PDCA 循环法管理医院药库药品供应的效果探讨. 医药前沿, 2012(31): 121.

［7］周波波. PDCA 循环管理方法在门诊药房用药错误监测中的应用. 医药导报, 2011, 30(12): 1677-1678.

［8］许阳子, 金琳, 梁云芳, 等. PDCA 循环在住院患者口服用药安全管理中的应用. 临床医学工程, 2011, 18(8): 1279-1281.

［9］江君微, 杨琼璟. PDCA 循环在 Ⅰ 类切口围手术期预防用药管理中的应用分析. 中国药物滥用防治杂志, 2012, 18(5): 308-310.

［10］雷祎, 赵心懋, 王少利, 等. PDCA 循环在合理应用抗菌药物管理中的应用. 中国医院, 2008, 12(7): 56-57.

# 第 51 章
# 药师参与临床药物治疗，保障用药安全

《医院药学未来发展的巴塞尔共识（2015 版）》第 54 条：

■ Pharmacists' clinically-relevant activities should be documented, collected and analyzed to improve the quality and safety of medicines use and patient outcomes. Activities which significantly impact individual patient care should be documented in the patient record.

译：应对药师的临床相关活动进行记录、收集和分析，以改善用药的质量、安全和患者的治疗效果。对患者照护有显著影响的干预措施应在病历中记录下来。

**摘 要** 随着医改工作的不断推进，对医院药剂科的工作也提出了更高的要求。药师参与临床用药是社会发展的必然，药师职能转变是国家政策的举措。在《医疗机构药事管理规定》和《巴塞尔共识》中，对药师的职责都有明确要求，强调药师应该参与临床药物治疗的全过程，提出用药意见和建议，记录在病历中并定期分析，保障临床安全、高效、经济、合理用药。然而在实际工作中，由于医生、患者、药物、企业等各方面的原因，不合理用药情况仍然存在。笔者作为多年工作在一线的药师，将从药学的角度，分析合理用药的措施；期望能在药学领域内提高医院整体诊治水平，确保临床用药安全性。

## 1 前言

古往今来，人们的观念一直认为药师只是负责药品采购、调剂和制剂等常规工作，以保障医院医疗、预防、科研和教学的用药需求。近年来，随着社会经济的发展和医药卫生体制改革的深入，人们观念的不断更新，对医院药剂科的工作也提出了更高的要求：药剂科工作正从以保障药品供应为中心，向以患者为中心转变；从以药剂工作为主体向以临床药学为主体转型；药师的职能也从传统的窗口服务型向药学专业知识服务型转变；从操作型为主向药学技术服务型转变[1]。

2011 年 1 月 31 日，原国家卫生部（现为国家卫生健康委员会）、国家中医药管理局和中国人民解放军总后勤部卫生部共同制定了《医疗机构药事管理规定》，规定医疗机构药学部门必须开展临床药学工作，并规定了临床药学的主要工作内容：①参与临床药物治疗方案设计和药物治疗工作，建立重点患者药历；②实行治疗药物监测（therapeutic drug monitoring, TDM)，设计个体化给药方案，开展生物利用度和药动学研究；③建立药物信息系统，收集药物安全性及疗效信息，提供用药咨询服务。《巴塞尔共识》第 54 条指出，"应对药师的临床相关活动进行记录、收集和分析，以改善用药的质量、安全和患者的治疗效果。对患者照护有显著影响的干预措施应在病历中记录下来。"

如上所述，药师参与临床用药及药师职能转变是社会发展的必然，但是在实际工作中，由于医生、患者、药物、企业等各方面的原因，不合理用药情况较为常见：①医生因素：分为主观原因与客观原因两个方面。主观原因即个别医生在市场经济的利益驱动下利用处方权乱开药物，既浪费了药物资源也增加了患者成本；客观原因是医生对药物与疾病知识更新速度太慢，导致对于药物的作用及注意事项以及疾病的特点不够了解。②患者因素：主要由于患者对于医嘱的重视程度不够，未严格实现药物的依从性导致药物效果未能如愿实现。甚至有部分患者深信"久病成良医"，对自身的知识背景与知识面较为自信，对于治疗过程用药，将自己的观点强行加于医生的治疗方案之上，造成综合考虑下的用药方案难以实施。③环境因素：基层医院较为普遍的现象为患者多而医生数量相对较少、护理资源显著不足。医务工作的繁忙致使其主要精力与时间被日常程序式的琐碎事务充斥，难于抽出时间及精力为患者进行合理用药注意事项的宣导或监督。④药物因素：以医疗机构关系定位，医院普遍将开具药物当作了医院的核心利润增长领域，"以药养医"的情况普遍存在。⑤企业因素：主要是药品生产企业通过广告等宣传方式以及医药代理对患者以及医生的药品理念进行了灌输，导致低价有效药往往难见于市场，取而代之的是利润高的药物，影响了患者的实际用药需求[2-3]。

临床不合理用药的主要表现形式包括：药物选用不当，重复用药，药物适应证不明确，药物剂量显著超标，药物用法或用量不当，药物使用频繁、反复；另，最重要是配伍禁忌与联合用药不合理[4]。

因此，若要纠正不合理用药，促进合理用药，相关部门应进行有效的公众教育、正确的引导、适宜的干预以及完善药事管理的规章制度，此外，药师应积极参与临床并充分发挥药师的作用。

# 2　药师在临床药物治疗中的定位

世界卫生组织早在 1985 年内罗毕国际合理用药专家研讨会上曾提出："合理用药要求对症开药，供药适时，价格低廉，配药准确，以及剂量、用药间隔和时间均正确无误，药品必须有效，质量合格，安全无害。"其实，合理用药的含义是综合的，它的内涵随着药物和疾病的理论知识不断发展而深化、扩大。概括地讲，合理用药的中心就是"安全、有效、经济"。要保障合理用药，药师进行的临床干预工作就尤为重要。药师查房前应熟悉患者的基本情况，跟随医生查房，获取患者信息，书写查房记录。医生咨询的药物问题或药师认为可能存在的用药问题，如药物相互作用、药物不良反应、不恰当的给药方式等。药师应在当时或查阅资料后给予答复，并记录所咨询的问题、药师解答的具体内容及临床反馈意见[5]。药师在查房过程中参与临床治疗方案的设计、用药建议和用药监护应记录在病例中。通过跟踪患者的治疗过程，对所用药物进行评价，对可能存在的药物不良反应进行分析，并记录药师进行临床用药干预的过程[6]。定期组织病例讨论，可以选择完成治疗过程的病例进行回顾性分析，也可以选择在治疗过程中遇到的疑难问题尚未解决的病例。经药师集体讨论后得出结果，向临床医生反馈，并记录反馈意见[7]。医、药、护应联合组建治疗团队，共同努力保证临床合理用药。

## 2.1　在医院层面加强对于医、护人员合理用药观念及药理知识进行培训

医院应立足于通过组织培训、鼓励学习、开展研讨交流等方式提高医护人员的药学水平、更新自身的药学素养、增强合理用药意识[8]。医生根据患者的临床病情制订治疗计划和用药方案。作为一名医生，对自己所选用的药物应有充分的了解，即对所选用药物的作用机制、适应证、禁忌证、毒副作用、用药的最佳途径、最好方式及最恰当的时间等信息应完全掌握。选用那些治疗效果好、毒副作用小、患者不易产生耐药且价格适中的药物。在联合用药时要注意合理配伍。护理人员是了解医院患者服药依从性的直接人员，因此应将其纳入医生培训范围，并在连续用药阶段充分考虑其一线资料。目前，临床医生在药物使用时，经验用药、习惯用药占相当大的比例；对药物的合理搭配不熟悉；护理人员缺乏协助医生用药的意识，对医生中出现的不合理用药现象，不能大胆向医生提出自己的合理化建议。因此，要加强医护人员合理用药知识的培训，强调医护人员的协作精神，强调药物使用中的合理配伍以及应根据药敏实验用药的观念。通过学习、讲座、交流加强医护人员药理知识的培训，提高医护人员合理用药的综合能力。

## 2.2　充分发挥临床药师的作用

药师是药学专业的从业人员，对药物知识以及药学信息的敏感程度要胜过临床上的医生及护理人员。因此，药师不仅要保障正确地给患者配发药，还要走出药房，深入病房，参与给药方案的制订，推进合理用药[9]。医院应建立临床药师系统规范的培训制度和培训计划，充分发挥药师的专业优势，将药师的工作拓展前移至临床的治疗药物监测与药物信息咨询工作中[10]；要求药师对临床用药方面的问题能详尽地为医生和患者做出答复；推行药师下临床同医生一起查房，组织药师、主治医生、管床医生、护士形成用药组，建立患者用药档案——药历，具体分析各种药物的药理作用，同患者进行直接的接触与用药信息汇总分析，协同完成对患者药物治疗方案的制订，选择安全有效的治疗药物、给药途径、给药方法及疗程，确保药物选择得当，联合用药配伍合理，用药指征适宜，治疗效果良好[11-13]；同时通过监测患者的用药过程，发现和报告药物的不良反应和副作用，最大限度地降低药物的不良反应及有害的药物相互作用的发生[14-15]。除此以外，还应按照药物的药代动力学及药效学知识进行剂量及疗程的确定，确保用药对象适宜以及后续用药依从性良好[16]。以我院为例，临床药师在日常工作中，除了查房、书写药历，还会给医生的用药方案提出一些建议，同时对医生、护士及患者提出的咨询进行解答。图 51-1 ~ 图 51-3 为我院临床药师常用工作表格的样表展示，包括药历、建议记录和用药咨询记录等。

## 2.3　加强对患者及其家属合理用药知识的宣传

门诊处方调查中发现，有些不合理用药现象源于患者及其家属不合理要求所致[17]。例如在某些情况下，患者及家属因误听信虚假夸大的药品广告点名要求开具某种药品，此时如果医生拒绝则极易造成医患纠纷。因此加强对患者及其家属用药知识的宣传在医院合理

## 药历首页

建立日期：<u>0000</u>年<u>00</u>月<u>00</u>日　　　　　　　　　　建立人：<u>XX</u>

| 姓名 | XXX | 性别 | 女 | 出生日期 | 2000年1月30日 | 住院号 | 0000000 |
|---|---|---|---|---|---|---|---|
| 住院时间：2016年2月10日 | | | | 出院时间：2016年2月22日 | | | |
| 籍贯：浙江 | | 民族：汉 | | 工作单位：学生 | | | |
| 联系方式 | | 13588305622 | | | | | |
| 身高(cm) | 165 | 体重(kg) | | 59 | | 体重指数(kg/m²) | 21.67 |
| 血型 | 不详 | 血压mmHg | | 105/70 | | | |
| 不良嗜好(烟、酒、药物依赖) | | 无 | | | | | |
| 现病史： | | | | | | | |

**图 51-1　药历首页样式（部分）**

## 临床药师用药建议记录

记录人：<u>XX</u>　　　　　　　　　　记录时间：<u>0000</u>年<u>00</u>月<u>00</u>日

| 患者姓名 | XXX | 病历号 | 0000000 |
|---|---|---|---|
| 原方案治疗目的 | | | |
| 用药建议 | | | |
| 临床反馈 | | | |
| 患者情况 | | | |

**图 51-2　临床药师用药建议记录格式**

## 临床药师咨询记录

记录人：<u>XX</u>　　　　　　　　　　资询时间：<u>0000</u>年<u>00</u>月<u>00</u>日

| 咨询人 | ＿＿＿科 ＿＿＿医生(　) 护士(　) 病人(　) 其他(　) 门诊(　)<br>住院(　) 联系电话： |
|---|---|
| 咨询类别 | 药理作用(　) 药动学(　) 药物选用(　) 用法(　) 用量(　)<br>相互作用(　) 配伍(　) 不良反应(　) 给药方法(　)<br>治疗方案(　) 疗程(　) 贮存(　) 注意事项(　)<br>联合用药(　)<br><br>药品基本信息：名称、价格、剂量规格、供应情况(　) |
| 咨询问题 | |
| 药师解答 | |
| 反馈 | |

**图 51-3　临床用药咨询记录**

用药管理方面不失为一种好方法。药师应经常走进临床做好宣教工作，可通过药房窗口和病床边等向患者及其家属发放宣传材料，详细解释根据个体合理用药的重要性，督促患者积极配合医生的治疗，达到合理用药的目的[18-19]。

### 2.4 推进用药规章制度的建立与完善

首先规范药品采购流程，确定在药品采购中必须严格依照基本药物目录或药物处方集进行采购；然后组织专家成立处方监管组，对日常临床处方进行比例不低于5%的抽查审核，对于包含3种以上的联合用药、大剂量抗菌药物或新药使用的临床处方必须经处方组审核通过；采用先进药库的管理措施及存储手段确保药品在有效期内使用。

### 2.5 引入药物经济学概念，抓好医院合理用药管理

药物经济学概念是将经济学原理、方法和分析技术应用于评价临床治疗过程，并以此指导临床医生制订合理的治疗方案为宗旨的科学。合理用药要求治疗药物必须符合临床指征且功效明确、价格适中、药物的调配要准确无误、质量要保证安全有效。通过鉴别、测量和对比不同的治疗方案，优化治疗成本与效果结构，使药物达到最好效应。通过引入这一机制，避免了以往只强调用药安全有效性，而忽视了支付药物费用的情况，使临床用药更趋于治疗有效、费用合理，使医院用药管理更加科学合理。

## 3 我院临床药师参与个体化给药方案设计的案例分析

### 3.1 肺部感染伴2型糖尿病患者抗感染方案的调整（病例1）

患者，男性，58岁。因"反复咳嗽三周伴胸闷胸痛"入住我院呼吸科。入院后诊断为肺部感染，左侧胸腔积液，既往有2型糖尿病，血糖控制不佳。

辅助检查：血常规：白细胞计数（WBC）$13.3 \times 10^9$/L（+），中性粒细胞百分比（N%）89.3%（+），血小板计数（PLT）$326 \times 10^9$/L（+）；超敏C反应蛋白192 mg/L；DD-二聚体3.81 mg/L；空腹血糖16 mmol/L；血肌酐79 μmol/L。

诊疗过程：入住呼吸科后给予左氧氟沙星（0.5 g，每日一次，静脉滴注）联合亚胺培南西司他汀（1 g，每8 h一次，静脉滴注）抗感染，10天后患者体温仍波动于38.5~37.8 ℃之间。

临床药师分析：该患者诊断为肺部感染，同时伴有2型糖尿病，既往血糖控制不佳。胸部CT回报肺内有空洞形成。糖尿病患者中金黄色葡萄球菌所致的肺部感染发病率增加，尤其是耐甲氧西林金黄色葡萄球菌（MRSA）。结合该患者的胸部影像学及临床体征不能排除该患者革兰氏阳性菌感染的可能性，特别是MRSA。

临床药师建议：抗感染方案调整为万古霉素联合亚胺培南西司他丁。患者肌酐清除率76.5 ml/min，根据《万古霉素临床应用剂量中国专家共识》[20]，对于肾功能正常、呼吸系统感染MRSA的患者，推荐给予万古霉素（1 g，每12 h一次，静脉滴注）。因此。给予该患者万古霉素1 g，每12 h一次，静脉滴注，并嘱咐护士输注速率应维持在10~15 mg/min，1 g万古霉素的输注时间应>1 h，同时监测患者的肾功能。

结果：患者抗感染方案调整3天后，复测血常规及各项指标：白细胞计数（WBC）$9.2 \times 10^9$/L，中性粒细胞百分比（N%）79.3%（+）；C反应蛋白34.9 mg/L；血肌酐74 μmol/L。患者体温波动于37.5～36.9℃之间，血象较之前明显下降，痰培养、血培养未见异常，抗感染治疗有效，患者肾功能正常。患者的抗菌药物的使用情况见表51-1，体温记录表见图51-4，实验室辅助检查见表51-2。

表51-1 抗菌药物使用情况

| 用药开始时间 | 药品名称及用法 | 用药停止时间 |
|---|---|---|
| 第1天 | 左氧氟沙星（可乐必妥）0.5g qd ivgtt | 第10天 |
| 第1天 | 亚胺培南西司他丁（泰能）1g q8h ivgtt | 第23天 |
| 第11天 | 万古霉素（稳可信）1g q12h ivgtt | 第17天 |

注：qd，每天一次；q8h，每8 h一次；q12h，每12 h一次；ivgtt，静脉滴注

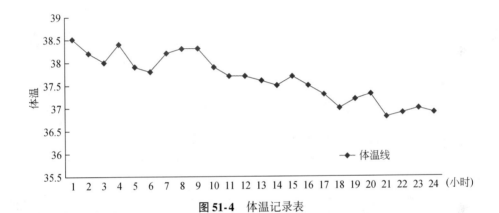

图51-4 体温记录表

表51-2 实验室检查结果

| 用药时间 | WBC（×10⁹/L） | N% | Scr（μmol/L） | GLU（mmol/L） | CRP（mg/L） |
|---|---|---|---|---|---|
| 第1天 | 13.3 | 89.3 | 79 | 16 | 192 |
| 第11天 | 9.2 | 79.3 | 74 | 未测 | 34.9 |

注：WBC，白细胞计数；N%，中性粒细胞计数百分比；Scr，血肌酐；GLU，血糖；CRP，C反应蛋白

### 3.2 泛耐药鲍曼不动杆菌感染的患者给药方案的设计（病例2）

患者，男性，60岁。因"口腔鳞癌术后出现发热伴寒战1天，并伴有咳嗽咳痰"由我院口腔颌面外科转入呼吸科。患者体温波动于38～39℃。诊断为两肺炎症伴胸腔积液。

辅助检查：血常规：WBC $19.2 \times 10^9$/L（+），N% 90.0%（+），PLT $451 \times 10^9$/L（+）；C反应蛋白181 mg/L；血清白蛋白27 g/L；肝功能及肾功能均正常。

诊疗过程：转入呼吸科后给予美罗培南（1 g，每8 h一次）抗感染，3天后体温仍旧波动于38～39℃之间。血常规：WBC $13.5 \times 10^9$/L（+），N%85.2%（+）。痰培养示鲍曼不动杆菌；药敏试验结果：阿米卡星敏感、美罗培南中介，余均耐药。患者的药敏试验结果见表51-3。

临床药师分析：鲍曼不动杆菌是条件致病菌，是我国目前院内感染常见的病原菌，最

常见的感染部位是肺部，该菌具有强大的获得耐药性。目前广泛耐药的鲍曼不动杆菌定义为仅对1~2种潜在有抗不动杆菌活性的药物（主要指替加环素和多黏菌素）敏感的菌株。根据该患者的药敏试验结果，此菌为广泛耐药的鲍曼不动杆菌。患者为免疫机制受损人群，该菌可成为重要的机会感染病原菌，且该菌为耐药菌，治疗原则主要为参考药敏试验结果进行多药较大剂量联合用药[21]。根据我院2012年细菌耐药监测结果显示鲍曼不动杆菌对阿米卡星的敏感性最强，且药敏结果为美罗培南中介，阿米卡星敏感（见表51-3）。

临床药师建议：将美罗培南的剂量调整为1 g每6 h一次，联合阿米卡星0.6 g每天一次，密切监测患者的肾功能及感染指标。

结果：患者调整抗感染治疗方案后，体温逐渐下降。治疗6天后体温波动于37.5～36.8℃之间，血常规：WBC $7.0 \times 10^9$/L（+），N%71.5%（+），较治疗前均有所改善。肾功能：血肌酐44 μmol/L，肾功能正常。患者抗菌药物的使用情况见表51-4，体温记录结果见图51-5，实验室辅助检查见表51-5。

**表51-3 药敏试验结果（痰培养）**

| 药物 | 药敏结果 | 药物 | 药敏结果 |
|---|---|---|---|
| 氨苄西林舒巴坦 | 中介 | 头孢他啶 | 耐药 |
| 头孢唑林 | 耐药 | 亚胺培南 | 耐药 |
| 美罗培南 | 中介 | 阿米卡星 | 敏感 |
| 头孢曲松 | 耐药 | 头孢哌酮舒巴坦钠 | 中介 |
| 左氧氟沙星 | 耐药 | 头孢吡肟 | 耐药 |

**表51-4 抗菌药物使用情况**

| 开始用药时间 | 停止用药时间 | 药品名称及用法 |
|---|---|---|
| 第1天 | 第3天 | 美罗培南（美平）1 g q8h ivgtt |
| 第4天 | 第13天 | 美罗培南（美平）1 g q6h ivgtt |
| 第4天 | 第7天 | 阿米卡星0.6 g qd |

注：q8h，每8 h一次；q6h，每6 h一次；qd，每天一次；ivgtt，静脉滴注

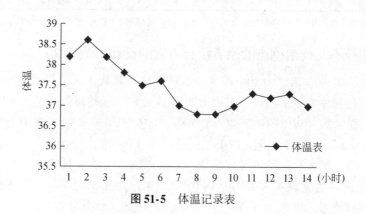

**图51-5 体温记录表**

表 51-5　实验室检查结果

| 用药时间 | WBC（×10⁹/L） | N% | Scr（μmol/L） |
|---|---|---|---|
| 第 1 天 | 13. 5 | 85. 2 | 未测 |
| 第 9 天 | 7 | 71. 5 | 44 |

注：WBC，白细胞计数；N%，中性粒细胞计数百分比；Scr，血肌酐

## 3.3　总结

　　呼吸科患者常合并其他疾病，病情复杂，用药种类繁多，且用药常需关注患者的肝肾功能情况，在用药种类、剂量选择时临床药师的角色都是不可或缺的。临床药师应利用自身药学相关专业知识，紧密联合医生、护士组建临床治疗团队，更好地服务于患者。

　　在本文介绍的两个病例的治疗过程中，临床药师积极参与查房，对患者的检查指标和临床用药情况进行跟踪和记录，结合患者的实际情况将最重要的信息收集整理并书写成药历，通过自身的药学相关专业知识并参考相关指南，对患者的治疗药物进行了相应的调整（病例 1：将左氧氟沙星联合亚胺培南西司他汀调整为万古霉素联合亚胺培南西司他汀；病例 2：将美罗培南的剂量由 1g q8h 调整为 1g q6h 并联合使用阿米卡星），并做好药学监护工作，患者的各项检查指标趋于正常，未出现肝、肾功能异常，最终获得了较好的治疗效果，缩短了患者的住院天数，真正做到"以患者为中心"，为患者提供安全、有效、经济的药物治疗方案，被临床所接纳。

（吴飞华　上海交通大学医学院附属第九人民医院）

## 参考文献

［1］梅丹,唐彦,刘梅.药师提供安全用药服务的探讨.药物不良反应杂志,2005,7(1):7-10.

［2］刘志海,祝新宁.临床不合理用药现状分析及干预对策.中国当代医药,2011,18(35):167-168.

［3］李洪兰.不合理用药现状分析及对策.中国实用医药,2010,5(26):148-149.

［4］田丽娟,于培明.我国不合理用药原因分析及对策探讨.中国药房,2005,16(16):1204-1206.

［5］徐立芬.药师在用药咨询服务中发现的不合理用药现象探讨.中国药物警戒,2011,8(04):233-235.

［6］鲍红荣.基层医院开展临床药学的体会.医药导报,2008,27(12):1540-1541.

［7］谭森,易多奇.临床药师对临床不合理用药的药学干预分析.求医问药(学术版),2012,10(2):259-260.

［8］刘蓉蓉,黄旭东,秦银河,等.实施不合理用药干预工程初探.现代医院管理,2008,6(3):10-12.

［9］吴永佩,吕红梅,颜青,等.加速临床药师制建设促进医疗团队的建立.中国医院,2009,13(11):1-5.

［10］吴永佩,颜青.医院临床药师制体系建设的研究与实践.中国医院,2011,15(10):1-5.

［11］李世娟,辛苏宁,孙丽萍,等.浅谈医院合理用药的管理.中华医院感染学杂志,2003,13(2):160-161.

［12］中国医院协会临床药师培训专家指导委员会.临床药师培训指南.北京:人民军医出版社,2008.

［13］吴永佩,颜青.临床药师制建设和工作模式的探讨与实践.中国临床药学杂志,2014,23(6):337-342.

［14］王玲,姚远兵,刘颖,等.结合用药分析探讨临床药师的药学思维.中国药房,2010,21(10):958-960.

［15］刘晓东,杜晓明,郭善斌.药师在静脉药物配置中心审方工作中的价值与体会.中国药房,2007,18(7):554-555.

［16］赵语,聂绩.临床药师为临床提供药学服务的途径和方法.中国药房,2009,20(19):1519-1520.

［17］李最琼.门诊处方中不合理的联合用药分析.中国实用医药,2010,5(3):175.

［18］陈秋琴,吴慧英,苏丹.临床药师在药物治疗中的作用.中国医院药学杂志,2007,27(2):272-273.

［19］刘晓东,杜晓明,韩峰,等.临床药师在临床工作中担当的角色和作用.中国医院药学杂志,2008,28(12):1030-1031.

［20］万古霉素临床应用剂量专家组.万古霉素临床应用剂量中国专家共识.中华传染病杂志,2012,30(11):641-646.

［21］陈佰义,何礼贤,胡必杰,等.中国鲍曼不动杆菌感染诊治与防控专家共识.中华医学杂志,2012,92(2):76-85.

# 第 52 章
# 医院药品不良反应主动监测系统的应用现状分析

《医院药学未来发展的巴塞尔共识（2015版）》第55条：

■ Systematic approaches（e. g. , trigger tools）should be used to provide quantitative data on adverse drug events and optimal medicines use. These data should be regularly reviewed to improve the quality and safety of medicines practices.

译：应该使用系统性的方法（例如预警工具）来提供医院内药物不良事件与合理用药的量化数据。应对以上数据进行定期评估以改善医疗的质量和安全。

摘　要　目的：了解国内外主动监测系统的应用和发展现状，为国内开展院内药品不良反应主动监测提供经验和方向。方法：通过文献回顾性分析，明确药品不良反应主动监测与被动监测的区别，总结国内外主动监测系统在方法、应用等方面的发展现状，思考并展望国内主动监测系统下一步的发展方向。结论：主动监测系统，如哨点监测、集中监测、处方事件监测和登记，在美国、欧盟、日本等国家已有较为广泛和成熟的应用。除开发主动监测系统以外，数据分析方法也是目前研究的热点之一。而国内的主动监测系统以"药品不良事件主动监测与评估警示系统"为代表，仅在小范围内试行成功，但仍未能扩大到全国层面。受限于目前国内医疗保健数据库分享平台的缺失、政策及资金等方面的欠缺，国内主动监测系统的发展之路仍然漫长。

## 1　前言

我国自药品不良反应报告制度建立以来，已初步实现全国药品不良反应监测网络的全面覆盖，收集来自医疗机构、药品经营企业、药品生产单位的药品不良反应病例报告。这种不良反应报告系统在早期发现药品安全信号方面起到了积极作用。然而，由于其自发性报告的特点，常有不良反应漏报、上报的报表信息不完整等问题，因而由此获得的不良反应发生率常常被低估。2011年新版《药品不良反应报告和监测管理办法》将"重点监测"作为法规性文件列入新增章节[1]；《巴塞尔共识》第55条提到"应该使用系统性的方法（例如预警工具）来提供医院内药物不良事件与合理用药的量化数据。应对以上数据进行定期评估以改善医疗的质量和安全。"这些都促使医疗机构必须采用更加有效、科学的新方法进行不良反应监测。因此，利用计算机辅助筛查与评估药品不良事件的主动监测系统应运而生。本文旨在明确被动监测与主动监测的区别，结合文献报道，探讨国内外主动监测系统的应用现状，为国内开展院内药品不良反应主动监测提供经验和方向。

## 2. 被动监测与主动监测的区别

被动监测，一般是指国际上广泛应用的利用自愿报告系统收集不良反应信息的模式，多是由政府部门建立和维护，通常由医生、药师、护士或生产单位相关人员自愿报告药品不良反应[2]。在系统建立时需要投入较高成本，而一旦系统建立完善后，对于单品种药品的分析评价而言，利用被动监测系统的费用是相对低廉的。因此，被动监测在不良反应监测实践中，是不可或缺的，也是最经济和行之有效的一种方法。然而，被动监测是以发现风险信号为主要目的，报告者和监测机构的评价人员往往对未知的反应识别较差，信号产生存在滞后性，且被动监测获得的信息较为局限，在背景发生率、用药人群数量不明确的情况下，仅靠有限的病例报告很难对发生的风险做进一步认知，故无法用于信号的验证。

主动监测是指通过连续的、有组织的计划，确定在既定人群中出现不良事件的完整数量[3]，可以有效弥补被动监测的不足；研究人员基于信息化与人工智能技术开发的主动监测系统更进一步提高了主动监测的效率。美国食品药品监督管理局（FDA）提出主动监测应具备以下功能：①以一种安全的方式，将现有的私营医疗保险计划、其他保险计划、相关政府机构以及制药业的电子数据库进行链接；②快速查询电子医疗健康记录，医疗保险索赔数据库，从而及早发现不良事件的信号；③研究对薪资数据库中数以百万计的接近实时的数据进行个人隐私保护[4]。由此可知，主动监测系统需要运用多种纵向电子数据库，包括医疗保险索赔及电子医疗健康档案在内的多种自动医疗数据源。

区别于被动监测，主动监测更类似于一种研究活动，以研究项目为单位，需要事先制订详细的监测计划（如不良事件的收集方案），并通过计划的实施，达到完整、全面收集不良反应的目的，涉及方案制订、病例招募、信息收集、会议研讨、信息系统建设等，总体成本比被动监测高得多。因此，主动监测除政府部门发起以外，也可由医疗机构、研究院或企业发起，可寻求合作伙伴共同实施。主动监测既能发现药品不良反应风险信号，还可以用于信号的验证。一方面，它在信息收集方式上存在一定的强制性，并在设计方案时就明确了研究目的，因此收集的信息更全面，对风险信号的识别更及时；另一方面，它可以明确用药人群的基数，设立对照组与试验组进行比较，如通过注册登记的方法，可用于设计良好的前瞻性队列研究，进一步了解风险的相对大小，因而在风险信号的验证方面更有优势。被动监测与主动监测的区别见表52-1。

表52-1 被动监测与主动监测的区别[5]

| 项目 | 被动监测 | 主动监测 |
|---|---|---|
| 监测主体 | 政府部门 | 企业、医疗机构、科研院所 |
| 监测方案 | 无 | 有 |
| 监测方法 | 固定 | 不固定 |
| ADR 收集 | 被动、低报和漏报 | 主动、全面 |

| 项目 | 被动监测 | 主动监测 |
|------|---------|---------|
| 信息特点 | 可能缺失或不详 | 全面 |
| 风险信号识别 | 滞后 | 敏感 |
| 风险信号验证能力 | 较弱 | 较强 |
| 总体费用 | 较低 | 较高 |

# 3　常用的主动监测方法

主动监测的方法并不固定，目前国内外尚无统一的主动监测模式。根据欧盟制定的药物警戒管理规范（guideline on good pharmacovigilance practices, GVP）中对主动监测的描述，其具体方法包括：哨点监测、集中监测、处方事件监测和登记[2]。

## 3.1　哨点监测

哨点监测（sentinel sites）是指在固定地点（哨点）通过查阅医疗记录或访问患者及医生的方法，获取全面的、准确的不良反应监测数据。被选中的哨点应能提供自愿报告系统无法获取的信息，如某个特殊疾病的亚群患者的信息。此外，药品使用的相关信息，如药品滥用，也可以在某些选定的哨点中有效地采集。该方法适用于那些主要在医院或某些专业类医疗机构（如血液透析中心）使用的药品，因此类药品在这些机构中的使用量通常较大，能提供有针对性的报告。

## 3.2　集中监测计划

集中监测计划（intensive monitoring schemes）是在指定区域内（如医院或者社区卫生机构）进行医疗记录收集的方法。开展集中监测时，数据可通过参加查房的监测人员来收集，通常收集那些医生认为与药品相关的非预期事件。监测的目标也可以集中在那些关注的不良反应上，如黄疸、肾衰竭、血液系统疾病等。该方法的主要优势在于监测者可以记录下与药物暴露相关的重要信息。

## 3.3　处方事件监测

在处方事件监测（prescription event monitoring）中，患者的信息可能来自于电子处方数据或医疗保险赔付系统。开处方的医生或患者会定期收到一份调查问卷，调查的内容包括患者的基本信息（人口统计学信息）、原患疾病、治疗时间、剂量、任何可疑的药物反应、停药理由等信息。它的优点是能计算药品不良反应的发生率；由于记录了所有的药品不良事件，能识别其他监测方法难于识别的药品不良反应。

## 3.4　登记

登记（registries）分为疾病登记和暴露登记。疾病登记，如登记出现恶病质（恶液质）、严重皮肤反应、先天性畸形的患者，有助于收集与这些疾病相关的药品暴露或其他临床因素的数据。暴露登记，或称为药品登记，通常用于登记暴露于某个或某类药品的患者（如使用生物制品治疗风湿性关节炎的患者），以分析该药是否对该类人群产生某种影响。

# 4　主动监测系统常用的数据分析方法

对于主动监测系统，除了建立大型的纵向电子数据库以外，数据分析方法也是最重要的研究方向之一。通常成立专家委员会或按分析方法成立研究小组，对不同的方法进行研究、试验、评估，建立宏程序等。常用的数据分析方法介绍如下[6]。

## 4.1　自我对照病例系列[7]

自我对照病例系列（self-control case series，SCCS）方法最初被用于估计疫苗不良反应的相对发生率。这一方法主要用于研究急性结果和瞬态药物暴露之间的关联。SCCS 可以测量一个短暂暴露对结局的影响，它是以自身为对照，收集研究对象未暴露情况下的事件发生率，再去收集研究对象暴露情况下的事件发生率，从而计算暴露对于事件的相对影响。目前，其应用已延伸到处理非急性事件和随时间变化的连续暴露。目前有两种自我对照病例系列的方法：单变量和多变量自我对照病例系列。这类方法的主要优点是：①自动控制固定的混杂因素（在观察期不随时间变化的变量，如性别、地点等）；②仅病例用于分析，计算效率高；③能够处理多个危险期、多个事件（或药物不良反应），反复以及多次药物暴露等。然而，其主要缺点是：①SCCS 方法的假设要求高，如它要求药物暴露与不良反应的发生相互独立；②SCCS 方法不能自动控制随时间变化的混杂因素；③对于非复发性事件，该方法只适用于在观察期内事件风险很小的情况。

## 4.2　病例交叉设计[8]

病例交叉设计（case-crossover）是一种用于研究短暂暴露对罕见急性病的瞬间影响的流行病学方法。交叉是指被研究个体在不同时间暴露于被研究的药物和对比药物（或不使用任何药物）。病例交叉设计类似于病例对照设计，所不同的是，病例交叉设计用同一患者在不同时间段的药物暴露情况作为对照。研究过程为：首先收集某不良反应的病例；然后根据被研究的药物和不良反应的特性，确定发病时间段和对照时间段；最后统计两个时间段的用药分布，并计算比值比。该方法的优点是不需要另外收集对照组，并能自动控制个体之间的固定的混杂因素（包括不能测定的混杂因素）。但此方法仅适用于短暂暴露和急性事件，且当药物的使用或不良反应的概率随时间变化时，此方法会产生偏差。病例交叉设计目前广泛用于心脏病、伤害、车祸等方面的研究。

## 4.3　病例时间对照设计[9]

病例时间对照设计（case-time control）是病例交叉设计的扩展，该方法在病例交叉设计基础上增加一个传统的对照组，并让这个对照组的观察时间尽量和病例的观察时间相同。该设计的应用条件是药物暴露随时间发生变化，暴露在两个或多个时间点进行测量。该方法为控制时间选择产生的偏差以及回忆偏差提供了新方法，但此方法的重要假设是，病例和对照组的时间趋势是相同的。当两者不同的时候，此方法本身会带来偏差，并且这种偏差会大于时间趋势引起的偏差。

## 4.4　高维倾向得分

倾向得分方法近年来在药物流行病研究中应用广泛[10]。该法是指用逻辑回归分析或其他方法，通过个体的多个协变量（性别、年龄、健康状况、疾病等等），估计出的每个个体暴露于被研究的危险因子（例如被研究药物）的可能性。所以，倾向得分将多个不同的变量归纳成为一个变量。当多个变量包含所有的混杂变量时，理论证明，在控制倾向得分的条件下（通过匹配、分成、回归分析等），所估计的危险性比或比值比是没有混杂偏差的。所以倾向得分的方法是一种非常方便的、控制混杂偏差的方法，是一种处理非随机对照研究中混杂偏倚的有力工具。为了将此方法应用于药品安全监测，哈佛大学的学者们创建了一种运算程序，以半自动的方式选择逻辑的回归变量，以计算侧向得分。此运算程序的关键步骤是先将协变量根据其性质以及数据库结构分为不同的组（即维，如临床诊断、药物使用、手术、住院情况等），然后在各个维内将多个协变量根据其出现频率以及与暴露和不良反应的相关性，进行筛选和排名，最后将各个维的排在前面的协变量保留下来，用于计算侧向得分。

高维倾向得分法（high-dimensional propensity score，HDPS）应用于大型数据库，可以方便快速地对多组不同的药物–不良反应进行监测。在应用于分布式网络通用数据模型数据库时，其优点尤为明显。同时应该注意，此方法的正确性仅为经验性证实，因此不能排除它增加偏差和方差的可能性。

## 4.5　逆处理概率加权法

逆处理概率加权法（inverse probability of treatment weighting，IPTW）是对观察到的样本根据基线的协变量计算侧向得分，然后用倾向得分的倒数进行重新分配权重，使暴露的可能性小却暴露于被研究药物的个体正增加权重，而使暴露的可能性大却暴露于被研究药物的个体正减少权重，并且类似地，对于实际上没有暴露的组，增加暴露可能性大的个体的权重而减少暴露可能性小的个体权重。对于重新加权后的样本，可用常规方法计算危险度差、危险并比、比值比等。

理论证明，IPTW 得到的结果在一定的假设条件下，可表述为暴露和不良反应在人群中的因果关系。但是，在实际应用中，某些个体的权重可能过大，而使方差过大。这时，可以考虑附加条件，除去权重可能过大的个体，但应谨慎，这种该去会引起偏差。

## 4.6　多组病例对照方法[11]

多组病例对照方法（multi-set case-control，MSCC）利用传统的病例对照研究的基本设计（通常采用一对一的药物与条件组合），使同时对多组药物与结果关联的估计成为可能。该算法可以同时给多种条件（病情）估计比值比，并允许对每一个结果的所有药物暴露进行评估。这样，MSCC 方法既能够用于研究特定的药物与条件关系，也可以扩展到用于主动监测系统以监测感兴趣的健康结果，或识别非指定的条件。因此，MSCC 方法是对传统病例对照监测方法（一对一的药物与条件组合）的补充，并可以给每一项分析提供额外的定制的研究设计。

## 4.7　病例对照监测方法

病例对照监测方法（case-control surveillance method）要先确定具有某种疾病或病症的受试者（"病例"）和没有此种疾病或病症，但其他条件与"病例"类似的受试者（"对照"），将病例组和对照组进行药物和其他风险因素的比较，以评估药物和疾病或状况之间的因果关系。这种类型的观察分析的流行病学调查对罕见的疾病是最有效的，因为它只需要相对较少的受试者。

这种将病例和对照进行匹配的方法对数据库内药物和不良反应的组合比值比和低置信区间有三种不同的方法：第一种对数据库中所存在的所有药物和状况进行计算（未指定）；第二种是仅对运行时用户提供的名单上的状况和药物的列表进行计算（指定）；第三种是对指定和未指定状况/药物的任意组合进行计算。

## 4.8　失衡分析方法[12]

失衡分析方法（disproportionality analysis methods）是一类用分析自愿报告系统数据来进行药物安全性监测分析的主要方法，具体过程是将药物不良反应数据库中所有药物不良事件报告作为一个整体和背景，如果某特定药物–药物不良反应组合报告比例在此背景下表现失衡，可通过使用不同数据挖掘算法进行具体分析，从而提供预警信号。这类方法现在也已用于观察数据库的分析。自愿报告系统接收的报告，一般包括一个或多个药物，一个或多个不良事件，在这些叙述和文本数据之外，还可能有一些基本的人口统计信息。这些报告被编译成一个电脑数据库，可以用来规范对同一个报告内的共同药品和不良事件的发生的识别。

## 4.9　观察性筛选

观察性筛选（observational screening）为数据库中非指定状况的确定或者指定状况的监测提供了一个探索性的框架，目前用于 OMOP 通用数据模型（common data model，CDM）格式下的数据库。当执行非指定的条件筛检时，在数据库中找到的所有药品及状况都会被输出。当监测特定的健康状况时，只有用户定义的参数所产生的药物和（或）状态才会被输出。观察筛选的核心是筛检率。筛检率是某不良反应的数目除以暴露于某药品总风险时间。目标人群的筛检率除以比较人群的筛检率，即筛检率比，可以用来比较两个不同的群体，并作为确定潜在信号的度量单位。筛检率比计算包括置信区间的上限和下限。目标人群和比较人群可以是：①自我对照：目标人群和比较人群是同一个人群，将药物暴露前和暴露后的筛检率进行对比；②用背景做对照：将目标人群的筛检率跟整个数据中发现的药物或状况的背景筛检率相比；③比较两个研究者指定的队列。

## 4.10　时序模式发现

时序模式发现（temporal pattern discovery，TPD）是一种分析事件数据的新方法[13]。它强调分析事件之间详细的时序关系。这一方法对药物安全信号的测量是通过对比两个不同期间（目标期间与预期对照期间）的观察值的比例来实现的。TPD 的核心是采用图形化的统计方法来总结药物和副作用发生的关联。该方法的主要优势是：促进开放式图形化的探索分析且无需预先限制时序模式；对比两个完全不同的时间段以确定真正的时序关联；使用统计收缩的方法以减少假信号的风险。

## 5　国外的主动监测系统应用现状

主动监测在美国、英国、欧盟及加拿大等国家都有较成功的实践案例，比较典型是英国的处方事件监测、美国的波士顿药物监测协作计划和哨点行动、日本的药品使用调查、加拿大安全性和有效性网络、欧盟的探索与理解药品不良反应等。

### 5.1　英国的处方事件监测[14]

1981 年英国在南安普敦药物安全性研究中心（Drug Safety Research Unit, DSRU）建立了处方事件监测系统，对拟广泛长期使用新上市药品实施上市后监测。处方事件监测建立的背景是英国的全民卫生保健体系。医生为患者开具处方后，由患者将处方交给药师，药师给患者配发药品后将处方交给中央处方计价局以报销药费。DSRU 事先须将需要监测的品种通知处方计价局，处方计价局将这些药品的处方信息传输至 DSRU。DSRU 每隔 3~12 个月会向医生发出调查表（又称"绿卡"），要求医生提供患者服用药品及此后数月内发生的任何不良事件的信息。医生填好后将表寄回 DSRU，进入该中心的数据库。通过这个系统，DSRU 的研究者可以获得某新药上市使用后第一批队列信息，完善药物的安全性研究，并可与处方医生建立良好的联系，方便地向医生收集随访信息。处方事件监测的优点在于促进医生完善"绿卡"直报而不是仅依赖临床医生主动报告不良事件，因此通过此法收集的药品不良反应比自发报告系统的报告更完整。然而，由于"绿卡"报告是基于英国特有的全民医疗保健体系，在其他国家很难复制。

### 5.2　美国的主动监测系统应用现状

#### 5.2.1　波士顿药物监测协作计划[2]

波士顿药物监测协作计划（Boston Collaborative Drug Surveillance Programme, BCDSP）成立于 1966 年，由美国国家医学科学院支持，是医院集中监测较为成功的案例。该计划以医院为基地，以住院患者为对象的对药品不良反应进行集中监察。所有住院患者的不良反应资料，都是通过受过训练的护士或药师收集，包括入院记录、服药开始和终止记录、药品不良反应发生情况和出院记录等。这些资料经过审查和验证后，被输入到计算机中，并经过分析和评价，获得与药物安全性相关的结果。参加这个计划的除美国波士顿的 5 所医院外，还有罗得岛、伦敦、加拿大、以色列等地的另外几家医院。在 1990 年，该计划已积累300 万人的观测资料。该计划的优势是较好地利用了医院的资源，研究者既可以全面掌握患者使用药品的信息，也可以详细记录患者出现的任何不良反应信息及相关医疗结局，了解不良反应的发生率、发生特征以及风险因素。同时利用该计划还可以开展一些流行病学研究，例如阿司匹林的心脏保护作用就是通过波士顿药物监测协作计划的研究得以证实的。

#### 5.2.2　哨点行动

2007 年美国国会通过了《食品药品管理修正法案》，要求 FDA 利用电子化的医疗保健数据建立主动监测系统开展药物监测，因此，2008 年 FDA 便宣布了"哨点行动"（Sentinel Initiative），其目标是建立一个新的主动监测系统来监测 FDA 管理的所有产品，利用多种来源如医学研究、医疗卫生、医疗保险等机构的电子医疗保健相关数据，可互连、持续、实时的监测产品的安全性[15]。之后，2009 年 FDA 与哈佛大学哈佛朝圣者保健研究所签订了一个 5 年的合同——建立 FDA "小规模安全警戒计划"——即 Mini-Sentinel Initiative，旨在为完善整个安全警戒系统的结构和实施提供经验和资料[16]。哨点行动中存在三类重要的角色：FDA、数据伙伴和协调中心。数据伙伴是自身拥有数据库，并与 FDA 合作监测药品安全性的单位，如医学研究中心、拥有电子病历的医疗卫生系统、拥有药品使用投诉数据的医疗保险公司等。在哨点系统这个分散体系中，数据将保存于原有的安全环境之内，而不是合并至一个新的数据库中。协调中心是连接 FDA 和数据伙伴的重要桥梁和纽带，他将接收和初步处理 FDA 提供符合要求的信息。目前，FDA 已与多个数据伙伴建立了合作关系，并已获得 6000 多万人口的医疗卫生信息。通过对这些主动获取的监测数据进行分析，能够尽早发现安全性问题，并对药品进行科学的评价。

## 5.3　日本的药品使用调查[17]

　　药品使用调查（Drug Use-results Survey）在日本的法规中被定义为：由上市许可持有者开展的，以筛查或确认与药源性疾病的发生率以及药品质量、有效性、安全性相关信息为目标的调查活动。在药品使用调查中，被调查的对象通常为所有用药的人群，但也可以开展特殊药品使用调查，即调查对象限定在特殊用药人群，如儿童、老人、孕妇、肝肾功能障碍患者或长期用药的患者。药品使用调查的目的主要是了解药品上市后广泛使用情况出现的新的不良反应、已知的不良反应发生情况是否变化以及药品对安全性或有效性等可能产生影响的因素。药品使用调查的过程一般是由生产企业制订调查方案并向药品管理部门提交，方案获批后即可开展。与选定开展调查的医疗机构签订协议后，由医疗机构的医生给用药患者注册登记。为避免选择患者的偏倚，在注册登记方式上也做出了规定，即根据调查的目的和药品的特点选择集中登记、连续登记和全例调查三种方式之一。被注册登记的患者接受用药调查后，调查组将筛选比例报告表，以确认是否有不良反应发生，最后完成对调查数据的分析，再向有关管理部门提交。目前，日本的大多数新药都要求开展此类调查研究，以确保及时发现新药上市后的安全性问题，促进药品的合理使用。

## 5.4　加拿大安全性和有效性网络[18]

　　加拿大安全性和有效性网络（Drug Safety and Effectiveness Network，DSEN）是由加拿大卫生研究院与加拿大卫生部，以及各地的利益相关者于 2007 年一起合作设立的一个网络系统。它是目前加拿大唯一的负责上市后药品安全性研究的组织。该系统建立的主要目标是为监管机构、政策制定者、药品生产企业和患者进行药物的安全性和有效性数据的征集，并以此增加加拿大对上市后药品进行高品质市场调研的能力。该网络由三个部分组成：连接在一起的上市后制药研究合作中心的虚拟网络；促进和协调网络运营的协调办公室；为 DSEN 提供战略方向，并通过一个共同的优先研究议程设置研究重点的督导委员会。在这个网络中进行的主动监测活动包括建立一个快速检测药品安全和有效性的全国电子网络；建立一个虚拟网络链接从事上市后药物研究的合作中心；采用最先进的分析方法来研究与公共卫生有关的药品安全问题。2011 年该网络资助了加拿大网络从事观测药物安全效益研究项目（the Canadian Network for Observational Drug Effect Studies, CNODES）。CNODES 致力于加拿大上市后药品的药物安全性和有效性研究。该项目将加拿大国内各地的研究者与数据提供机构联系起来。CNODES 还可以链接英国的临床试验研究数据库，以便了解在加拿大上市前药品的相关信息。

## 5.5　欧盟的探索与理解药品不良反应[16]

"探索与理解药品不良反应"（Exploring and Understanding Adverse Drug Reactions by Integrative Mining of Clinical Records and Biomedical Knowledge, EU-ADR）是由第七框架计划下的欧盟委员会的信息及通讯技术领域资助的一个研究与开发项目，由 18 个来自于学术界、医疗界、卫生服务管理系统以及制药业的机构共同参与。这个项目的整体目标是设计和开发一个创新的计算机系统，对大量存在的电子健康档案以及不断增加的生物和分子的知识进行有效开发，进行药物不良反应的早期检测。这个主动监测系统拥有 8 个电子医疗健康数据库，数据覆盖 4 个欧洲国家（意大利、荷兰、丹麦、英国），逾 3 千万患者。这一系统亦采用分布式网络方法。此外，该系统还采用多种数据挖掘、流行病学方法，及其他计算技术来分析电子医疗健康档案，用以探测信号（需要进一步调查的药物和可疑不良反应的组合）。一旦监测到信号，将使用包括生物理论、已知反应等因果关系的标准来验证。这个验证过程的目的是希望利用现代生物医学知识解释这个信号。

# 6　国内的主动监测系统[19]

我国自建立药品不良反应报告和监测制度以来，主要依赖于 ADR 自愿上报系统监测药物不良事件。近年来，随着药品安全风险监管重心由信息采集向技术评价转移，国内各医疗及研究机构纷纷借鉴国外主动监测系统研发和应用的经验，致力于开发自己的主动监测系统。其中，最具代表性的案例为陈超等于 2013 年基于院内 HIS 系统研发的"药品不良事件主动监测与评估警示系统"[20]。该系统利用计算机辅助筛查与评估药品不良事件的自动监测和辅助评估技术，基于临床量化指标的触发器自动识别原理，建立起具备自动识别、评估警示、高危筛选、自订制改进等功能的整体架构；随着人工智能技术的飞速发展，王啸宇等将其进一步拓展，开发了基于文本识别的 ADE 模块，通过机器学习持续提升主动监测精准度，并更名为"医疗机构药物不良事件主动监测与智能评估警示系统"，规范推出了主动监测系统从研发应用、评价反馈、改进完善、再应用的系列操作流程[21-22]。该系统高度适应医院电子医疗信息架构，尽可能全面的利用患者相关信息，进而获得较高的阳性报警率，体现信息化主动监测精、准、快、廉、全的特点优势。截至目前郭代红主任研究团队已利用此系统开展了 20 余个药物的真实世界安全性评价研究[23]，在国内药品风险监测防控技术研究与药品安全性数据评价研究中完成度高，系列性体现突出。而近期发布的该系统用于实时追踪监测研究结果，进一步验证了该系统对重点监测药物风险较好的预警防范作用[24]。此外从 2014 年以来，该系统在不断完善的同时，进一步推广并有组织地开展了分别有 5~8 所医院参加的多中心重点药物主动监测研究，证明该系统具有很好的普适性和实际应用价值[25-26]。

然而，国内其他主动监测系统大多在尝试性文章发表后未再见相关后续报道，难以评价其实际作用。如潘艳等基于院内系统（医院信息系统，hospital information system，HIS）开发的化疗药物血液系统 ADR 监测软件，由于专科特色明显，使其应用范围受限[27]。耿魁魁等利用"发热""骨髓抑制"等 ADR 常见术语作为关键词，搜索特定病区病例，过于依赖医生病案的书写规范化程度和关键词库的规模，且没有引入权重等关键词评价指标，难以提升其结果的阳性率[28]。陆彩彤等以丙氨酸氨基转移酶等检验数据为目标，研制的 ADR 主动监测系统，在发现新发肝功能损伤风险信号方面有一定作用，但目标单一且无法消除混杂因素，实用价值有限[29]。

# 7 讨论

被动监测和主动监测均起步于 20 世纪 60 年代，但由于缺乏固定的监测模式，监测手段相对复杂且花费巨大，主动监测的发展步伐较被动监测缓慢。随着信息化时代的到来，利用已有的医疗保健数据库链接系统开展主动监测成为可能，也使主动监测逐步由"劳动密集型"向"资源密集型"过度，并已成为目前主动监测的一种发展趋势。国外许多国家都积极在这一领域进行尝试和探索，主动监测的方式也各有不同，我们应在认识和了解自身国情特点的基础上，加以借鉴。如我国现阶段医保体系还在完善中，类似英国处方事件监测的主动监测模式还不具备条件；美国的哨点行动是建立在整合全国药品安全性数据资源的基础上，而我国在这方面还未进行过深入的研究和探索；日本的药品使用调查在实际操作中与我国实践较多的医院集中监测有许多相似的地方，但与医院集中监测的调查对象多是住院患者这一点不同，药品使用调查的对象可扩大到医院的门诊、社区卫生机构和药店，且该方法在患者注册登记方式上也有其值得借鉴的地方。

综上所述，药品重点监测制度的引入，为主动监测的发展搭建了一个崭新的舞台。然而，受限于目前国内医疗保健数据库分享平台的缺失，建立大型的医疗电子数据库还需要政策的导向和大量的资金支持，需要政府部门、医疗卫生机构、信息技术研究机构等各方的共同努力和通力合作。

（谌介秀，王 卓 上海长海医院）

## 参考文献

[1] 中华人民共和国卫生部.药品不良反应报告和监测管理办法(卫生部令第81号).[2011-05-04].http://www.sda.gov.cn/WS01/CL0053/62621.html..

[2] 王丹,沈璐.药品不良反应主动监测的方法与我国的应用.中国药物评价,2012,29(1):85-87.

[3] European Medicines Agency. Guideline on good pharmacovigilance practices(GVP) Module Ⅷ – Post-authorisation safety studies(Rev 2).[2016-08-04]. http://www. ema. europa. eu/docs/en_GB/document_library/Scientific_guideline/2012/06/WC500129137. pdf.

[4] Department of Health and Human Services, U. S. Food and Drug Administration Office of Critical Path Programs. The Sentinel Initiative National Strategy for Monitoring Medical Product Safety[EB/OL]. (2008-05-01)[2017-08-20]. https://www. fda. gov/downloads/Safety/FDAsSentinelInitiative/UCM124701. pdf.

[5] 王丹. 药品不良反应主动监测及其发展趋势. 中国药物警戒, 2015, 12(10):600-602+610.

[6] 蔡兵, 刘青, 周晓枫, 等. 药品安全主动监测方法简介. 药物流行病学杂志, 2013, 22(8):439-443.

[7] Maclure M, Fireman B, Nelson JC, et al. When should case-only designs be used for safety monitoring of medical products? Pharmacoepidemiol Drug Saf. 2012, 21(S1):50-61.

[8] Maclure M. The case-crossover design: a method for studying transient effects on the risk of acute events. Am J Epidemiol. 1991, 133(2):144-53.

[9] 王涛, 詹思延, 胡永华. 病例-时间-对照设计. 中华流行病学杂志. 2002, 23(2):142-144.

[10] Schneeweiss S, Rassen JA, Glynn RJ, et al. High-dimensional propensity score adjustment in studies of treatment effects using health care claims data. Epidemiologyogy, 2009, 20(4):512-522.

[11] Zorych I, Ryan P, Madigan D. Multi-set case-control estimation specification [EB/OL]. http://omop. fnih. org/MethodsLibrary, 2009-12-05/2013-03-15.

[12] Zorych I, Madigan D, Ryan P, et al Disproportionality methods for pharmacovigilance in longitudinal observational databases. Stat Methods Med Res, 2013, 22(1):39-56.

[13] Noren GN, Hopstadius J, Bate A, et al. Temporal pattern discovery in longitudinal electronic patient records. Data Min Knowd Disc, 2010, 20(3):361-387.

[14] 张亮, 王大猷. 处方事件监测. 中国药物警戒, 2005, 2(1):4-6.

[15] 沈璐. 试论 FDA "哨点行动" 对我国药品不良反应监测工作的启示. 中国药物警戒. 2011, 8(5):287-291.

[16] 周晓枫, 刘青, 蔡兵, 等. 全球上市后药品主动监测系统概况. 药物流行病学杂志, 2012, 21(7):338-342.

[17] PMRJ. Drug Risk Management in Japan. Tokyo: Tokyo-to Chiyoda-ka Jiho, 2010:139-145.

[18] Huang YL1, Moon J, Segal JB. A comparison of active adverse event surveillance systems worldwide. Drug Saf, 2014, 37(8):581-596.

[19] 王啸宇, 郭代红. 基于电子医疗档案的药品不良反应自动监测系统建设及应用. 中国药物应用与监测, 2016, 13(1):1-6.

[20] 陈超, 郭代红, 薛万国, 等. 住院患者药品不良事件主动监测与评估警示系统的研发. 中国药物警戒, 2013, 10(7):411-414+418.

[21] 郭代红. 自动监测临床用药智能评估预警风险. 中国药物应用与监测, 2016, 13(5):300-301

[22] 王啸宇, 郭代红, 陈超, 等. 基于电子医疗档案的 ADR 自动监测规范化操作流程. 中国药物应用与监测, 2016, 13(5):302-305

[23] 贾王平, 郭代红, 寇炜, 等. 我院 6365 例莫西沙星用药患者中皮肤变态反应的自动监测研究. 中南药学, 2017, 15(11):1505-1508

[24] 胡鹏洲, 郭代红, 王啸宇, 等. 马来酸桂哌齐特注射液实时监测研究. 中国药物应用与监测, 2018, 15(2):92-95

[25] 郭代红, 陈超, 马亮, 等. 5 所医院住院患者 ADE 警示系统主动监测数据分析与评价. 中国药物应用与监测, 2014, 11(6):368-371.

[26] 郭代红, 王啸宇, 刘佳, 等. 5 所医院 19487 例马来酸桂哌齐特用药人群 ADR 自动监测与评价. 中国药物应用与监测, 2017, 14(4):212-224

[27] 潘雁, 许海静, 朱珺. 化疗药物血液学不良反应监测软件的设计及应用. 中国药房, 2011, 22(1):87-89.

[28] 耿魁魁, 刘圣, 沈爱宗, 等. 医院信息系统中药品不良反应主动监测系统的构建. 中国医院药学杂志, 2012, 32(14):1147-1149.

[29] 陆晓彤, 刘海涛, 张健. 基于医院信息系统的肝酶升高药品不良反应自动监测系统研究, 中国药房, 2012, 23(22):2080-2082.

# 第 53 章
# 药品不良反应数据挖掘及评价

《医院药学未来发展的巴塞尔共识（2015 版）》第 55 条：

■ Systematic approaches（e. g. , trigger tools）should be used to provide quantitative data on adverse drug events and optimal medicines use. These data should be regularly reviewed to improve the quality and safety of medicines practices.

译：应该使用系统性的方法（例如预警工具）来提供医院内药物不良事件与合理用药的量化数据。应对以上数据进行定期评估以改善医疗的质量和安全。

**摘 要** 为促进临床用药更加安全、有效、经济，建立并完善我国医院内药品不良反应数据评价工具提供参考，本文采用文献综述方法，通过对比国内外药品不良反应数据评价系统的发展，结合我国当前不良反应数据评价系统现存问题，综述当前各种数据挖掘技术的应用，思考我国未来利用先进数据挖掘技术对药品不良反应数据进行监测及集中分析的发展方向。

## 1 前言

药品不良反应评价是药物上市后再评价最重要的内容，是正确、全面认识药物安全性的重要手段。随着医药科技发展，药物品种日益繁多，同时疾病谱的变化使病种越来越复杂，联合用药非常普遍，加之药物不合理应用、滥用，以及对药物认识尚有局限性，致使目前我国医院不合理用药情况相当严重。据报道，我国每年死于药品不良反应的患者近 20 万，其中临床不合理用药所占的病例数为 5% ~17%[1]。原国家卫生部（现称国家卫生健康委员会）在 2004 年颁布并于 2011 年再次更新了《药品不良反应报告和监测管理办法》，以规范药物不良反应报告和监测。通过对所收集药品不良反应数据进行集中评价，分析药物在临床应用中存在的风险因素，警示临床危险信号，研究预防和减少严重事件发生的措施，是药品不良反应监测的基本目标。目前，我国药品不良反应报告数量呈现逐年递增趋势，但缺少对其科学、深入的分析与评价。如文献中的药物不良反应分析性论文，往往仅是对不良反应病例信息进行简单的归类论述，如计算各类临床表现的构成比例和各年龄段、性别构成比例等，缺少能够深入揭示药物不良反应发生规律的有价值的知识；药物不良反应数据的主要来源仍然是以医疗机构为主的自愿报告体系，所收集的数据也具有自愿报告模式的优点和不足，报告具有选择性、质量不高的特点[2]。之所以出现这样的现象，从技术层面分析，根本原因在于高质量数据库的缺失和数据分析手段的匮乏。近年来已经出现了一种精深的数据分析方法，如数据挖掘技术等，已被世界卫生组织和一些国家应用于不良反应评价领域，为提高不良反应评价质量提供了有力的工具[3]；从报告质量层面分析，只有获得高质量、有价值的信息并进行科学的处理和分析，才能判断可疑药物与不良事件之间的因果关系，有效提取药物警戒信号，进而进行全面的药物风险/效益分析。因此，研究报告质量的评价与控制，实现对药物不良反应的科学评价、有效预警的工作目标就显得更为迫切[4]。

## 2　国内外药品不良反应数据评价及应用的发展趋势及对比

比较分析美国、英国、加拿大、澳大利亚的医疗风险与预警监测系统管理模式可以看出：这四个国家的上报系统随启动时间长短，其上报事件类型、范围不断扩展，从最初用药差错/医院感染事件扩展到近似差错事件，目前已囊括全部患者安全事件。国家层面的管理模式可归纳为两个体系，即以英国为代表的国家主导模式和以英国、加拿大、澳大利亚为代表的法律/法规/行业协会协同模式。两种模式在法律/法规、标准化、规范化、资金来源等方面均有自身突出优点。为特别需求设立的国家级系统分两类，即造成死亡或严重伤害的事件上报系统（包括美国警讯事件数据库和英国严重事件报告与学习框架）及医院感染事件监测系统（美国全国医疗安全网）。其针对性较强，有利于特殊事件的监测、处理和预警。比较四个国家总体上报事件，结果表明：目前英国系统最完善，加拿大系统需发展完善的环节最多。英国医疗风险管理系统为国家主导的中央集权管理，是目前最完备的系统；美国系统启动最早，虽管理范围局限，但依靠其相对最完善的法律/法规保障，仍能有效发挥作用；加拿大、澳大利亚两国借鉴美国、英国经验，仍在不断发展完善中[5]（表53-1）。

**表53-1　国外药物不良反应管理系统比较**

| 国家 | 管理模式 | 特点 |
|---|---|---|
| 英国 | 国家主导模式<br>中央集权管理 | 最完善 |
| 美国<br>加拿大<br>澳大利亚 | 法律/法规/行业<br>协会协同模式 | 启动最早，依靠相对最完善的法律/法规保障，能有效发挥作用<br>需发展完善的环节最多<br>借鉴美、英经验，仍在不断发展完善中 |

作为 ADR 监测工作的基础，国内外对 ADR 报告质量都提出了评价标准。世界卫生组织（WHO）制定了 ADR 病例报告分级标准，根据报告资料内容，将报告质量分为 0、1、2、3 四个等级。国际人用药品注册技术协调会（the International Council for Harmonization of Technical Requirements for Pharmaceuticals for Human Use, ICH）颁布临床安全性数据管理[6]，其对国际临床试验数据进行规范，其中关于 ADR 报告的最低要求，包括报告具有可鉴别的患者、可疑的药物、可鉴别的报告来源、可被鉴别为严重且非预期的事件或结果，以及在临床研究中，可合理地怀疑与试验药物间存在因果关系的事件或结果。为使上市后

药物的监测更加规范，R. H. B. Meyboom 提出了上市后药物监测规范的概念[7]，对 ADR 报告的内容要求进一步标准化。

目前我国的 ADR 监测网络覆盖了全国各地区 ADR 监测中心、药物生产和经营企业、医疗及防疫机构，截至 2008 年 6 月 30 日，ADR 监测网络系统各级用户总数达到 2.5 万余个；另外，不良反应信号也可来源于药物临床试验、科学研究、文献、报刊、媒体、网站等其他方面[8]。ADR 监测网络及其他途径提供的 ADR 信号相关信息是纷繁复杂的，大量的、不完全的、有噪声的、模糊的、随机的原始数据需要处理和判别[9]。对 ADR 报告质量主要采用分级、评分、统计三种方法进行评价。国家药物 ADR 监测中心为规范 ADR 报告质量，制定了《药物不良反应/事件报告表》规范分级标准，按照报告内容的完整情况，将报告分为 0、1、2、3、4 五个等级。该标准的制定对指导全国工作起到了很好地引导作用，各省级监测机构在开展对报告表质量的评价工作中，也多采用该种标准[10-11]。2005 年 10 月，国家药物 ADR 监测中心组织人员开展了 ADR 报告表质量的集中核查，制定了核查标准，采取逐项评分的形式，对报告表质量进行了评价。此外，一些监测机构依据 ADR 报告表的填写要求，采取总体统计、分析的方法，对报告质量进行评价[4]。

# 3  我国目前药物不良反应数据评价存在问题及解决方案

我国目前主要由人工对 ADR 监测网络的数据进行筛选和分析，但理论上人工基本无法实现海量信息的筛选和挖掘。近几年随着大量新药的研发以及在临床治疗过程中的广泛应用，传统的 ADR 信号人工检出和分析方法（如病例对照研究、队列研究、药物的临床随机对照试验等）逐步暴露许多局限性。而定期开展的 ADR 报告评价，也不可能及时、有效地分析海量的 ADR 报告信息，而且也无法自动跟踪、更新和探索可能存在的药物不良反应信号[12]，因此迫切需要一些新的不良反应信号检出和分析的方法。

## 3.1  因果评价方法的价值和局限性

目前，国际上采用的对 ADR 因果关系的评价主要有 Karach 和 Lasagna 法、计分推算法、Bayes 诊断法等。无论何种方法，对所评价报告的内容要素都有基本的要求，如时间联系、病程进展、合并用药、既往病史、撤药和再次用药以及其他混杂因素等。此外，新的不良反应、对人体造成严重危害的不良反应的价值要远远大于已知不良反应的价值。因此，对 ADR 报告的评价包括：报告是否是 ADR 监测所需的、报告的质量，以及涉及的药物与不良反应之间的因果关系。因果关系评价分两步，先是收到个例报告后的即时评价，再是同类报告集中后的分析评价。不良反应报告表填写数据的完整性、规范性、科学性以及病例报告的价值对于药物风险信号的产生有重要意义，也是开展上市后药物安全性评价的基础[4]。

## 3.2  数据挖掘技术在药物不良反应评价领域的应用

数据挖掘（data mining）也被称为数据库知识发现（knowledge discovery in database，KDD），是伴随着人工智能和数据库技术的发展而出现的一门技术[13]。该技术是指从大量的、不完全的、有噪声的、模糊的、随机的实际应用数据中，提取有效的、新颖的、潜在有用的以及最终可被理解的信息和知识的过程[14]。数据挖掘集成了许多学科中成熟的工具和技术，包括数据库技术、统计学、机器学习、模型识别、人工智能、神经网络等相关技术，能够完成分类、估值、偏差检测与控制、预测、相关性分组或关联规则、聚类、描述和可视化等任务[3]。在药物流行病学特别是在药物警戒领域，数据挖掘是一种系统的、自动的和实用性的大型数据集分析手段。其应用医学、生物信息学、统计学、计算机学等相关领域知识，跟踪、发现和评估药物不良反应信号，以便集中力量关注和处理关键性联系，提高 ADR 监测和分析的效率，更好地利用由世界卫生组织、各国药物监督管理机构和其他组织提供的大型药物安全相关数据库。相对于传统的药物不良反应信号探索方法而言，数据挖掘方法能够更快和更准确地识别潜在的药物不良反应问题，而且扩展了药物安全的视野和知识，能够更好地为药物生产企业和监管部门的决策提供支持[2,15]。其与传统统计学方法最明显的区别在于，不需要给定明确的假设验证条件，即能够主动地探寻数据库中隐藏的深层次规律。其所产生的知识类型丰富多样，包括概念描述、关联分析、分类、预测、聚类和孤立点分析等。数据挖掘技术拥有一系列较为成熟的算法，包括决策树、神经网络、贝叶斯网络、K-平均值法、kohonen 法和 Apriori 算法等。常可根据不同的研究目的选择一种或多种适宜的算法。

近年来，数据挖掘技术在指导临床合理用药方面的应用进展迅速，如沈小庆等利用数据挖掘技术在医院治疗药物监测等方面进行了尝试与应用，并取得了一些成果[16]。郭丽红等运用 Clemenfinel 1.0 对医疗数据进行挖掘，通过对胆囊炎患者住院情况及住院费用的分析，寻找胆囊炎患者住院费用的影响因素，实现对其医疗费用数据内在结构特征的理解和预测，得到的相关结论可为合理控制费用提供参考[17]。Sacha JP 等利用决策树模型评价 3 种治疗泌尿系统感染的药物治疗方案，找出最佳的治疗方案指导临床[18]。Kusisk A 等利用神经网络方法分类临床用药问题，区分是用药错误还是药物正常反应[19]。蒋以光等利用电子病历挖掘方法进行中药方剂配伍规律进行研究，找出最佳和最简单的配伍，为临床提供合理处方等[20]。

### 3.2.1　数据挖掘检出和分析药品不良反应信号的方法步骤

数据挖掘是一个多步骤的处理过程，数据挖掘技术检出和分析药物不良反应信号大致可分为以下几个步骤[3,13]：

第一，定义研究问题。与传统统计学方法相比，利用数据库挖掘探索药物不良反应信号没有非常具体的检验假设，但是研究者必须要有明确的研究目的，要清楚所要研究的可疑药物和可疑不良反应事件。

第二，选取研究变量。在实际探索药物不良反应信号的过程中，为了避免错失发现信号的机会，往往与研究目标相关的变量都会选上。在选择研究变量时，可以参考 WHO 提供的药物不良反应术语集和国际医学用语词典[21]。

第三，数据提取。通常根据研究目的从 ADR 报告数据库在内的大型电子医药卫生数据库中提取相关数据，后续研究应根据被选择数据库的内容以及 ADR 报告的数量及质量选择合适的数据分析方法。

第四，数据预处理。包括数据清理、数据集成、数据规约和数据变换，主要任务是对数据进行再加工，检查数据的完整性及一致性，对其中的噪音数据进行处理，对丢失的数据进行填补。

第五，信号分析[22]。通常包括以下几个步骤：

（1）可疑不良反应报告病例临床资料的系统收集和全面分析；

（2）可疑药物的说明书、标准、生产企业、上市前及上市后相关安全性资料收集与分析；

（3）可疑药物及同类药物在现有病例报告数据库中数据查询与系统分析；

（4）参照国内、外相关文献报道及国内、外其他大型医药数据库信息；

（5）查询同类药物的同性安全性问题；

（6）在详尽占有上述资料的基础上选择合适的方法或模型进行数据分析；

（7）征询相关机构、部门及企业专家意见；

（8）综合所有数据、信息、资料、分析结果及专家意见，得出结论。

### 3.2.2　各种数据挖掘技术介绍

数据挖掘技术拥有一系列较为成熟的算法，包括比值失衡测量法、贝叶斯统计算法、决策树方法、关联规则算法、遗传算法、分类及聚类算法等。目前在 ADR 研究领域，诸多数据挖掘方法应用于药物不良反应信号的检测和分析都是可行的，没有哪种单一的方法能够完全优于或完全取代其他方法，可根据不同的研究目的选择一种或多种适宜的算法[9]。

### 3.3　其他数据库挖掘技术及应用

除了上述数据挖掘方法之外，其他可能的探索药物不良反应信号的方法还包括：预测模型法、聚类分析法、时态关联规则挖掘[8]等。其中，预测模型法非常类似统计学中的多元回归分析，通过建立模型，预测服药人群将来可能发生的结局，但是预测的结果往往会受数据库中一些异常值的影响[23]；聚类分析法通过比较不同记录报告间相同和不同的地方，对数据库中的记录进行分组和归类。聚类分析法增强了人们对客观现实的认识，但是难以适用于数据库非常大的情况。时态关联规则挖掘提高了关联规则在时间方面的可信程度，刻画了规则的时间变化规律，更加符合关联规则的客观性。但是时态关联规则挖掘仍然存在着许多值得研究的问题：如何划分时间段、如何刻画时间对关联规则的影响、如何给出有效的算法等[24]。

## 4　数据挖掘技术对药物不良反应数据评价的特点

相对于传统的数据库分析方法而言，数据挖掘在药物不良反应信号研究方面有诸多的优点，但同时我们也需要看到，数据挖掘技术并不能解决药物不良反应信号检出和分析中的所有问题，数据挖掘研究所得模型的准确性受多种因素影响，其研究结果也要在相关领域专家的指导下进行解释，并需要在实践中予以验证[24]。

第一，数据挖掘的结果是不确定的，要和专业知识相结合才能对其做出判断。数据挖掘技术可在短的时间内处理大量的不良反应报告，但不可能充分考虑到患者的临床信息。其测定的是不良反应数据库中报告观察到的药物与不良反应之间的相关性，必须有详尽的临床病例随访和其他的调查，来验证数据挖掘得出的假设。

第二，数据挖掘技术不能补救 ADR 报告系统固有的局限性，如低报、假报告、报告不完整、不准确和随意性等问题。因此，应对目标数据库的特点有充分的了解和评估，并据此选择合适的统计学方法和模型。

第三，由于通常难以系统地获取药物暴露的数据以及所研究的不良事件的发生率，因而评价人员还难以从 ADR 报告的事件数目来量化不良反应信号。

第四，目前不良反应定义及信号检测结果的判断方面尚未建立金标准，需要对数据库进行重复的筛选，观察这些可能的信号随时间的动态变化情况。

第五，各个国家的不同类型数据库中药物和不良反应的具体定义还不统一，这给数据库链接分析带来了困难。

# 5 讨论

利用数据挖掘技术对药物不良反应信号进行检出和分析过程中，仍有许多地方需要提高和改进，归纳起来大致有以下几点[24]：

第一，后续开展对可疑不良反应信号的验证研究，从而对人群用药安全提出指导意见，优化和完善作为方法学基础的数据库资源，特别是提高自发报告系统数据库的质量。

第二，统一规范世界各国和不同类型数据库中药物和不良反应的定义，从而保证各种数据库之间能进行衔接，最大化地利用资源。

第三，平衡各种方法在探索信号方面的灵敏度、特异度、假阳性率和假阴性率，建立优化的信号背景比值。

第四，评价在各个方法中，不同类型不良反应、不同报告途径以及时间因素对比值测量的影响。

总体而言，随着药物不良反应数据评价工具如数据挖掘技术的应用，能够评价医院内的药物不良反应，促进安全、有效、经济、适当地合理用药。对加强药物的上市后监管，及时、有效地控制药物风险，保障公众用药安全具有重要意义。

（陶　玲　中山大学附属第三医院）

## 参考文献

[1] 唐镜波.我国不合理用药现状及对策.中华儿科杂志,2002,40(8):449-450.

[2] 王大猷.药物不良反应报告评价之评价——因果评价在药物警戒中的作用与地位.药物不良反应杂志,1999,(1):41-44.

[3] 吴嘉瑞,张冰.试论数据挖掘技术在药品不良反应评价领域的应用.中药新药与临床药理,2007,18(6):485-487.

[4] 田月洁,周勇,黄琳,等.药品不良反应报告质量评价与控制的探讨.中国药物警戒,2009,6(2):90-95.

[5] 崔小花,孙纽云,李幼平,等.美英加澳和中国台湾地区医疗不良事件上报系统管理模式的比较研究.中国循证医学杂志,2011,11(3):237-246.

[6] ICH 指导委员会.药物注册的国际技术要求.周海钧,译.北京:人民卫生出版社,2001.

[7] RH Meyboom. Good Practice in the Postmarketing Surveillance of Medicines. Pharmacy World and Science,

1997,19(4):186-190.

[8] 叶小飞,王海南,陈文,等.数据挖掘在药物警戒中的应用.中国药物警戒,2008,5(1):36-40.

[9] 尚鹏辉,詹思延.数据挖掘在药品不良反应信号检出和分析中的应用(上)——药物流行病学研究新方法系列讲座(二).中国药物应用与监测,2009,6(2):121-123.

[10] 王晓瑜,杜文民,王宏敏,等.2005 年上海市药品不良反应自发报告质量评价.中国临床药学杂志,2006,15(5):331-333.

[11] 孙骏,徐厚明,李小丽.江苏省 2005 年《药品不良反应/事件报告表》质量分析.中国药物警戒,2006,3(4):205-206+231.

[12] A Bate, M Lindquist, IR Edwards, et al. A data mining approach for signal detection and analysis. Drug Safety,2002,25(6):393-397.

[13] 胡文丰,张正国.生物医学数据挖掘.国外医学(生物医学工程分册),2003,26(1):11-15.

[14] 毛国君.数据挖掘的概念、系统结构和方法.计算机工程与设计,2002,23(08):13-17.

[15] J Almenoff, JM Tonning, AL Gould, et al. Perspectives on the use of data mining in pharmacovigilance. Drug Safety,2005,28(11):981-1007.

[16] 沈小庆,盛炳义,方曙,等.数据挖掘技术在医院药学中的应用.中华医院管理杂志,2006,22(8):549-551.

[17] 郭丽红,温小霓.数据挖掘技术在医疗费用分析中的应用.统计与决策,2008,(4):161-163.

[18] JPSacha, KJ Cios, LS Goodenday. Issues in automating cardiac SPECT diagnosis. IEEE Engineering in Medicine Biology,2000,19(4):78-88.

[19] AKusisk, JA Kera, KH Kernstine, et al. Autonomous decision-making:A data mining approach. IEEE Trans Inf Technol Biomed,2000,4(4):274-286.

[20] 蒋以光,李力,李认书,等.中医脾胃方配伍规律的数据挖掘试验.世界科学技术:中医药现代化,2003,5(3):33-37+78.

[21] EG Brown. Effects of coding dictionary on signal generation:a consideration of use of MedDRA compared with WHO-ART. Drug Safety,2002,25(6):445-452.

[22] 陈易新.上市后药物风险管理的技术实践——药物警戒中的信号发掘和评价.中国处方药,2007,6(11):53-56.

[23] 陈延,郭剑非,江东明,等.数据库挖掘和药物不良反应信号的探索与分析(下).药物流行病学杂志,2006,15(2):104-107.

[24] 尚鹏辉,詹思延.数据挖掘在药品不良反应信号检出和分析中的应用(下)——药物流行病学研究新方法系列讲座(三).中国药物应用与监测,2009,6(03):187-190.

# 医院药师与人力资源配置、培训和发展

# 第 54 章

# 基于中国现状的医院药学人员岗位资质结构建设探讨

《医院药学未来发展的巴塞尔共识（2015 版）》第 56 条：
■ At a national level, competency frameworks are defined, established and regularly assessed.
译：在国家层面，应定义、建立并定期评估药师的职业资质评价体系。

**摘　要**　我国医院药学人员，在药品供应岗位、调剂岗、临床药学等岗位，存在药学教育结构、临床实践培养等不合理的问题。本文结合《巴塞尔共识》第 56 条，通过对我国医院药学人员岗位资质结构现状的调研，以及医疗保障体系对药学人员专业水平的要求，分析医院药学人员岗位资质结构的合理性，探讨我国应如何更好地发挥药师的专业技能，旨在为国内临床药师的资质结构建设和培养计划提供参考。

## 1　前言

随着医药卫生体制改革的深化，药师在患者用药的合理性和经济性方面，将发挥越来越重要的作用。本文通过对比国内外药师的资质结构和在临床中发挥的作用，探讨如何更好地发挥药师的专业技能，旨在为国内临床药师的资质结构建设和培养计划提供参考。

## 2　资料与方法

笔者对全国 6 个省和直辖市（北京市、广东省、山东省、浙江省、陕西省、福建省）共 10 家三级甲等医院药师的工作情况（包括门诊量、床位数、处方量、药学人员的数量、职称及学历情况）进行调研；同时也对目前国内药师接受教育及培训情况结果、国家对药师的资质认证及药师的待遇问题进行基本了解。

# 3  调研结果

## 3.1  调研医院的基本情况

由表 54-1 可以看出，被调研的 10 所医院的平均床位数为 1746 张，平均年门诊量为 214 万，平均每天门诊量为 5863 人；平均年处方量为 188 万张，平均每天处方量为 5152 张；平均每家医院药剂科人数为 117 人，每家医院拥有临床药师人数为 8.3 人，平均每百张床位拥有临床药师 0.47 人。

**表 54-1  10 所医院的基本情况**

| | 床位数<br>（张） | 门诊量<br>万人/年<br>（人/天） | 处方量<br>万张/年<br>（张/天） | 药剂科人数 | 临床药师<br>人数 | 临床药师<br>平均每百床数<br>（人/百床） |
|---|---|---|---|---|---|---|
| 首都医科大学宣武医院 | 1053 | 223（6110） | 326（8931） | 116 | 10 | 0.95 |
| 厦门大学附属一院 | 2000 | 240（6575） | 213（5836） | 134 | 6 | 0.3 |
| 中山大学孙逸仙纪念医院 | 2100 | 193（5288） | 203（5562） | 87 | 6 | 0.29 |
| 空军军医大学（第四军医大学）<br>西京医院 | 3200 | 260（7123） | 160（4384） | 164 | 23 | 0.72 |
| 山东省立医院 | 1960 | 194（5315） | 159（4356） | 115 | 9 | 0.46 |
| 中山大学附属第一医院 | 2000 | 400（10959） | 300（8219） | 176 | 8 | 0.4 |
| 北京安定医院 | 800 | 40（1096） | 30（822） | 35 | 2 | 0.25 |
| 杭州市第一人民医院 | 1400 | 260（7123） | 180（4932） | 115 | 6 | 0.43 |
| 广州医学院附属第二医院 | 1300 | 200（5479） | 193（5288） | 109 | 9 | 0.69 |
| 广州军区广州总医院 | 1650 | 130（3562） | 120（3288） | 126 | 4 | 0.24 |
| 平均数 | 1746 | 214（5863） | 188（5151） | 117 | 8.3 | 0.47 |

## 3.2  医院药学人员岗位分布及学历结构

由表 54-2 可以看出，10 所医院药学部共有 1168 人，分别分布在门诊调剂、制剂、临床药学、药理基地、药品检验等岗位。人数最多为门诊调剂 524 人（44.8%），其次为制剂（PIVAS）259 人（22.2%），住院调剂 162 人（13.9%），临床药学 82 人（7.0%），药理基地有 39 人（3.3%）。

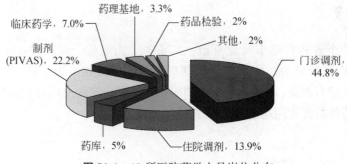

**图 54-1  10 所医院药学人员岗位分布**

## 3.3　调研医院药学人员学历结构及岗位分布

由表 54-2 可以看出，药学人员的学历结构包括博士、硕士、本科、大专及其他学历人员，包括门诊及住院调剂部分以本科及大专学历居多，在临床药学岗位以本科以上为主要学历，调研结果与我国目前医院药学部分人员分布大致情况一致。

**表 54-2　药学人员的学历分布 [n（%）]**

| 药学部门 | 博士 | 硕士 | 本科 | 大专 | 其他 | 合计 |
|---|---|---|---|---|---|---|
| 门诊调剂 | | 17（1.5%） | 261（22.3%） | 179（15.3%） | 67（5.7%） | 524（44.8%） |
| 住院调剂 | | 13（1.1%） | 72（6.2%） | 58（5.0%） | 19（1.6%） | 162（13.9%） |
| 药库 | | 5（0.4%） | 25（2.1%） | 17（1.5%） | 9（0.8%） | 56（4.8%） |
| 制剂（PIVAS） | 1（0.1%） | 5（0.4%） | 129（11.0%） | 94（8.0%） | 30（2.6%） | 259（22.2%） |
| 药理基地 | 2（0.2%） | 13（1.1%） | 11（0.9%） | 13（1.1%） | | 39（3.3%） |
| 药品检验 | 2（0.2%） | 4（0.3%） | 11（0.9%） | 2（0.2%） | | 19（1.6%） |
| 临床药学 | 15（1.3%） | 42（3.6%） | 23（2.0%） | 2（0.2%） | | 82（7.0%） |
| 其他 | 3（0.3%） | 6（0.5%） | 14（1.2%） | 4（0.3%） | | 27（2.3%） |
| 总计 | 23（2%） | 105（9%） | 546（46.7%） | 369（31.6%） | 125（10.7%） | 1168（100%） |

## 3.4　医院药学人员职称结构及岗位分布

由表 54-3 可以看出，正高职称人员主要承担医院药学部门的管理工作，年资较低的初、中级职称人员主要分布在调剂、制剂部门。

**表 54-3　药学人员的职称分布 [n（%）]**

| 药学部门 | 正高 | 副高 | 中级 | 初级 | 其他 | 合计 |
|---|---|---|---|---|---|---|
| 门诊调剂 | 3（0.3%） | 18（1.5%） | 114（9.8%） | 336（28.7%） | 43（3.7%） | 514（44.0%） |
| 住院调剂 | 1（0.1%） | 11（0.9%） | 55（4.7%） | 78（6.7%） | 16（1.4%） | 161（13.8%） |
| 药库 | | 4（0.3%） | 18（1.5%） | 22（1.9%） | 12（1.0%） | 56（4.8%） |
| 制剂（PIVAS） | 2（0.2%） | 17（1.5%） | 46（3.9%） | 163（13.9%） | 31（2.7%） | 259（22.2%） |
| 药理基地 | 4（0.3%） | 6（0.5%） | 6（0.5%） | 16（1.4%） | 6（0.5%） | 38（3.3%） |
| 药品检验 | 2（0.2%） | 1（0.1%） | 7（0.6%） | 9（0.8%） | | 19（1.6%） |
| 临床药学 | 4（0.3%） | 11（0.9%） | 27（2.3%） | 44（3.8%） | | 86（7.4%） |
| 其他 | 10（0.9%） | 3（0.3%） | 11（0.9%） | 10（0.9%） | 1（0.1%） | 35（3.0%） |
| 总计 | 26（2.2%） | 71（6.1%） | 284（24.3%） | 678（58.0%） | 109（9.3%） | 1168 |

# 4　讨论

## 4.1　社会对医院药师资质结构的需求

随着患者关注健康的需求逐渐增加以及药学服务理念的转变，医院的药学工作已由药品的供应，向为患者提供药学服务方向转变。

### 4.1.1　药品调剂岗位——临床必需

通过调查可以看出，目前我国医院药学的主要工作还是药品调剂（包括门诊调剂和住院调剂）及制剂。该部分人员除了完成日常的配发药品、制剂工作外，还增加了新的工作内容，包括处方点评、医嘱审核、不良反应上报、用药差错报告、建立患者服务群的信息服务等，这要求从事的调剂、制剂工作的药师们，在原来的工作基础上，应具备发现处方中问题的能力、审核医嘱的能力、规避和解决药品不良反应和不良事件的能力等。

### 4.1.2　药物咨询岗位——专业体现

调查问卷结果显示，虽然没有将药物咨询岗位单独列出，而且每个医院咨询岗的设置只有 1～2 人，但由于咨询岗位是回答患者用药问题的重要岗位，通常需要资深的药师担任。这就要求咨询药师既要有丰富的药学综合知识，熟悉常用药品的作用、注意事项、用药禁忌、相互配伍及常见的不良反应等，还要有一定的临床用药经验，能够用通俗的语言，回答患者看似简单却不易解释明白的问题。

### 4.1.3　临床药师岗位——发展方向

调查数据显示 10 家医院中，平均每家医院的临床药师人数为 8.3 人，其中平均每百张床配有临床药师 0.47 人，据此看出我国临床药师的数量目前还远不能满足需要。临床药师已经成为医院药学的发展方向，临床药师在住院患者用药教育、审核医嘱、处方点评、肝肾功能不全患者的用药选择、严重药物不良反应（ADR）的处理、特殊疾病（癫痫、哮喘、糖尿病等）的用药教育、特殊药物的合理使用、特殊患者的用药服务、为临床提供新药信息服务、特殊品种药物的合理使用监控、社区用药教育等方面，开始发挥作用。因此有必要进一步加大临床药师培养的速度和质量。

### 4.1.4　信息药师岗位——服务手段

掌握与临床用药有关的药物信息，为医护人员提供及时、准确、完整的用药信息及咨询服务。为患者提供药学教育、提供和撰写宣传材料，用现代的信息手段，如微博、微信，为患者提供药学服务。

### 4.1.5　临床药学课题研究——学科支撑

结合临床用药实践，开展合理用药、药物评价和药物利用的科学研究。

## 4.2　提升药师专业技能适应药学服务需求

### 4.2.1　专业岗位技能培训

通过开展专业岗位技能培训，提升药师的专业技能，满足医疗岗位专业药师的需求。如：审方的技能、用药差错典型案例分享、进行患者用药教育的技能、不良反应填报及分析、药品调配的速度及质量的提升等。

### 4.2.2　临床药师的培养[1]

制定临床药师培养计划并逐步规范培养过程的管理、切实加强教学实践。如 5 年内形成能够覆盖抗菌药物、抗肿瘤药物、心血管系统药物、消化系统药物、神经系统药物、抗凝药物、呼吸系统药物、内分泌系统药物等重要专业的、相对成熟的临床药师队伍。目前我国在临床药师培训试点工作实践中，已经初步形成了一套培训用技术性文件，包括各专业培训标准、学员培训登记手册、考核方案与考核表格等，这些技术性文件经不断修订后可用于 1 年专科规范化培训使用。而在教学环节必须加强教学药历、床旁教学、病例分析与病例讨论等实施。①教学药历是培养学员临床思维以及书面表达能力的一个重要途径，而且能督促学员进行理论学习，培养自学能力，具有重要的教学价值，必须对教学药历的完成数量和质量以及带教老师的点评修改制定严格的要求。完成教学药历的数量与质量以及带教老师点评修改的质量应作为学员培训、老师带教质量以及基地教学考核的重要指标之一。②床旁教学（特别是参加医疗组管理病床）是培训实践过程中日常使用的也是最主要的培训环节。临床实践是巩固专业知识、培养临床工作技能不可替代的唯一途径，通过参与临床用药实践，提高药师参与临床药物治疗的实际工作能力和学习能力是临床药师成才的必经之路。在培训过程中只有坚持以临床用药实践为主的培训模式，才能够确保培训目标的实现。毕业后规范化培训更应该坚持和注重床旁教学，特别是参加病床管理的工作。③病例分析与病例讨论也是重要的教学方式，对培养学员的临床思维和职业敏感性非常重要。应借鉴试点工作中对这部分教学内容的要求，并在实践中不断完善。

### 4.2.3　五年住院药师的培养[1]

由于我国现行的四年制药学本科教育和五年制临床药学本科教育毕业学生缺乏对医院工作的基本了解、临床用药技能以及与患者及医务人员的交流沟通能力，因而不具备独立开展临床药学工作的技能，因此临床药师必须采取三阶梯式终身教育，即学校教育、毕业后培训和继续教育。而毕业后培训应该先经过住院药师规范化培训，才能继续成长为合格的临床药师。为此毕业后规范化培训最终是以专科临床药师培养为目标，培养受训学员的临床思维方式和临床工作所需品格素养，熟悉临床工作程序、操作规程、工作方法、工作制度。使受训学员成为熟悉临床工作模式、明确工作定位和职业特点、熟悉临床药物治疗的临床药师，满足"人岗匹配"要求。培养方式必须坚持临床途径，只有通过临床实践，才能将学校教育获得的知识转化为临床药物应用的技能，实现由学生-住院药师-临床药师的转变。

### 4.2.4　在校生的培养

可借鉴美国和日本在实践中培养临床药师的模式。美国药学教育的目标[2]：①培养能提供"以患者为中心"的药学监护的研究生。②参与患者、其他卫生保健提供者和未来药师的教育。③开展科研。④为社区提供服务和指导。适时增加临床需要的课程，如美国在未来药学教育中，加入遗传学、生物系统学、蛋白质组学/药物设计、全球卫生记录、网络住院药师培训（e-Clerkship）、纳米医药（Nano-pharmaceutics）、治疗成像（Therapeutic-imaging）、计算机辅助药物设计、生物监控（Bio-monitoring）、电子医学记录（electronic medical records, EMR）与风险模拟（Risk-simulation）及临床前风险评估（Pre-clinical risk assessment）等课程。进入 21 世纪后，在医院药师功能转变和药学服务新需求的影响下，日本药学教育领域开始考虑其改革方向[3]。经过多年酝酿，日本于 2006 年开始实施药学教育改革，在保留原有培养医药研发人员 4 年制教育的基础上，将医院药师培养年限增至 6 年，但同时保留原有的 4 年制药学教育。在实习阶段，4 年制的学生主要到药厂、药物科研院所进行毕业论文的设计、检索、构思、实施、总结等，着重培养学生自主学习能力、实践能力和动手能力；6 年制的学生主要到大中型医院、社区医院及社会药房实习，着重帮助学生树立高尚的职业道德素养、培养临床合理用药咨询的能力及分析问题、解决问题的能力。

## 5　在国家层面定义、建立医院药师的职业资质评价体系并定期评估

在国家层面，整合国家卫生与健康委员会、人力资源和社会保障部、国家药品监督管理局、国家中医药管理局等部门，对医院药师职业统筹管理，通过基于中国现状的医院药学人员岗位资质结构建设，形成完善的医院药师的职业资质评价体系，定义医院药师的职业，根据医院药师不同岗位，设置如药品（中药）调剂员、临床（中）药师、咨询药师、处方点评药师、医嘱审核药师、中药饮片鉴别师、药品营销员等。并通过绩效考核指标，定期评估、评价，同时探讨医院药师在学习、实践、提升自我的过程中，如何提供教练式的培养模式，如何使医院药师的专业技能和水平不断提升，更好地为患者的服务，促进患者用药的安全性、有效性、经济性。

## 6　结论

本文通过探讨基于中国现状的医院药学人员岗位资质结构建设，明确了 3 层要素：首先要基于我国医院药学目前的现状，我国医院药学 80% 的工作是药品的供应和配制，我们要在完成大量医疗工作的前提下，开展有特色的医院药学服务。其次，我国的医院药师工作数量和质量远远不能满足医院药学发展的需要，因此，需要加大培养力度，尤其是应全方位地开展医院药师的专业技能和药学实践的培训，提升医院药师的专业技能和水平。再次，在政府层面，建设基于中国现状的医院药学人员岗位资质结构，形成完善的医院药师职业资质评价体系，明确定义医院药师的权利与职责，使医院药师能够在医改大环境下，在临床所需求的安全、有效、经济的用药全过程中，立足并发挥作用。

（林晓兰　首都医科大学宣武医院）

**参考文献**

[1] 蒋学华,李喜西,胡明,等.临床药师毕业后规范化培训的思考.中国医院药学杂志,2010,30(12):1051-1053.

[2] 邵宏.美国临床药师培养模式初探.中国新药杂志,2008,17(1):79-82.

[3] 刘克辛,孟强.日本临床药学人才培养模式对我国的启示.医学与哲学,2012,33(3):80-81.

# 第 55 章
# 如何实施医院临床药学人力资源计划

《医院药学未来发展的巴塞尔共识（2015版）》第57条：

■ At a national level, hospital pharmacists should engage health authorities to bring together stakeholders to collaboratively develop evidence- based hospital pharmacy human resource plans, to support responsible use of medicines including those in rural and remote areas.

译：在国家层面，医院药师应与卫生行政主管部门密切协作，召集所有利益相关方共同制定循证的医院药学人力资源规划，在所有地区（包括农村及偏远地区）推行尽责的药物使用。

**摘 要** 医院药师是医院药剂科的头号资源，医院药学工作随着医学科学的飞速发展发生了巨大的变化，特别是近年来临床药学工作取得了较显著的成效。但由于卫生系统"重医轻药"的观念仍然存在，以及传统人事计划体制局限的原因，目前医院药学工作发展，特别是在一些基层医疗机构，人力资源问题是一个障碍，存在人员编制严重不足的情况。卫生行政部门如何运用循证的医院药学人力资源理念和方法，进一步做好人力资源计划的工作以满足发展的需要，对于提高医院药学服务工作能力至关重要。

医院药师是医院药学工作的头号资源。目前医院药学工作正处于由传统的药品调剂供应为中心的保障型工作模式向现代的以合理用药为中心的药学服务型模式转移的转型阶段。而合理的人力资源配置是保证医院药学工作质量的前提，卫生行政部门应该面对现实，在各级医疗机构加大力度培养和配置高素质、高水平，具有循证医学思想，掌握循证医学方法的医院药学人才，构建一支优秀的药学人力资源队伍，以满足广大临床需要，使患者获得到最优的治疗结果。

## 1 医院药学工作及人力资源的现状

### 1.1 保障药品供应为中心的工作模式

目前医院药学工作者除了在药房调剂、药品供应上做了大量的工作外，正在不断向临床药学服务方向延伸。但大多数医疗机构特别是基层医院仍然停留在传统"以药品供应为中心"的保障型工作中[1]。医院药师们不论职称高低日常均忙于药品采购、验收、保管、配方发药等单纯重复性事务工作。虽然在近十年来与治疗效果密切相关的临床药学工作得到很大的发展，部分大型医疗机构甚至有了质的飞跃，但此项工作在大多数医院仍处于起步阶段，而人力资源不足是现阶段限制医院药学发展的主要原因。有些医院的药学部门虽然成立了临床药学科或小组，但相对于药品供应部门来说还是处于相对次要的位置，在日常工作上、人员安排上都是以保障药品供应作为第一任务，临床药学工作在很多时候显得苍白无力。医院临床药学的发展，不仅要依靠医院药学人员的自身努力，很大程度上还要依靠卫生人力资源优化机制强化医院药学人员配置。卫生人力资源优化机制属于人员管理机制，是在卫生部门各组织或部门之间进行人力资源优化配置的过程和方式[2]。如何从传统的保障供应质量高、疗效好、安全、经济的药品向临床合理用药为中心的临床药学发展，是当前医院临床药学发展所面临的中心问题。

## 1.2　药学人员编制不足

我国过去很长一段时间医院药学的工作模式都是以药品保障供应为中心，药学工作在医院医疗工作中处于辅助从属学科的地位，"重医轻药"的观念严重存在。加之传统人事计划体制局限的原因，造成药学人员编制严重不足。随着医院药学的不断发展，目前许多综合医院都成立药学部，下属二级科室包括有药房调剂、临床药学、药物基因检测实验室等部门。与过去相比，如今的医院药学为患者和医护人员提供了更为广泛的药学服务，其职能也发生了很大的变化，而传统的以药房调剂和药品供应为主的药剂科人事编制已无法满足如今的药学发展要求。国家卫生法规对医院药剂科的人力资源结构、数量有着较为直接的影响[3]，如2012年原国家卫生部（现为国家卫生健康委员会）的三级甲等医院评审要求药学人员占专业技术人员的比例应为8%，但从目前情况来看基本上不能达到，如笔者所在医院药学专业人员占比仅为6%左右。由于药学人员编制的不足，开展全方位药学工作的人力资源就难以得到充分保证。特别是基层医院的发展受制约更为明显，一方面受传统编制的影响，人才资源不能根据医院的实际需求及时更新，一些先进技术和优秀的专业人才的发展受到抑制；另一方面，基层医院的绩效考核机制不够完善，难以有效评价人员的业务水平[4]。

## 1.3　医院药学新领域的发展

医院药学工作随着医药科学的飞速发展正在发生巨大的变化，从传统的保障供应药品向以临床合理用药为中心的临床药学方向发展。与传统医院药学工作相比，现代医院药学工作的重心从被动的从属地位走了出来，从以前只关心药品采购、保管及药品本身的内在质量发展到参与医生给患者药物治疗的全过程，包括协助医生合理选药、安全用药的临床药学、治疗药物监测、药品不良反应和参与新药的综合评价等工作。医院临床药学是药学科学发展重大变革，得到广大药学工作者及医生、护士的认可和高度赞同。但医院临床药学工作在国内医院发展极不平衡，速度迟缓，大部分医院仅仅停滞在实验室，而没有真正与临床有机结合起来。究其原因，一是因循守旧、重医轻药的观念未能从根本上转变，二是医院药学人员的专业知识和理论水平难以胜任临床药学工作，三是药学人力资源不能及时跟上发展的步伐。

## 2　医院药学发展趋势与循证的理念

### 2.1　医院药学的发展趋势

近年来，随着医院药学的高速发展和与国际化接轨进程的加快，药学工作者的工作范围不断向临床延伸，其为临床医护及患者提供优质服务的理念不断体现。除必要的保障药品供应工作外，还涌现了许多新的药学工作岗位，诸如临床处方点评合理用药、抗菌药物等项目的专项治理、静脉药物调配中心的建立、药物临床试验机构工作的开展以及药学科研新进展等等，临床药学更是目前医院药学重点的发展方向。所有这些都必须具备大量的高素质药学人员，而在目前医药卫生体制改革不断深入的过程中，在药学人员已经紧缺的情况下，如何应对这些发展的机遇，是值得相关卫生行政管理部门思考和论证。

### 2.2　将循证理念和循证方法引入医院药学工作

循证的核心是以科学证据为基础综合考虑资源和价值的情况下而进行的决策。20 世纪 70 年代后期开始形成和发展的循证医学（evidence-based medicine，EBM）是指遵循科学依据的医学，它促使临床医学研究和实践发生了巨大转变，堪称为 20 世纪临床医学的一场深刻革命，是临床医学发展的必然趋势[5]，其核心思想是医疗决策应基于现有最好的临床研究依据，同时也应重视结合个人的临床经验。目前已形成了系统的循证医学专业群，诸如循证医疗、循证决策、循证内科、循证药学等。其中循证药学（evidence-based pharmacy，EBP）意为"遵循证据的药学"，它是循证医学在药学领域的延伸，是贯穿药学研究和实践的决策方法之一[6-7]。循证药学实践不仅强调了传统医院药师的技能、经验与作用，更强调了生产和使用高质量证据，同时综合考虑患者偏好和具体的临床情况进行决策。其基本理念与核心就是利用高质量证据指导药学的决策、管理与实践[8]。而从循证医学和循证药学转变至今的循证理念，对各个领域也会产生很大的影响，其中应包括医院临床药学人力资源的配置。

## 3　构建医院药学人力资源配置计划

### 3.1　卫生行政部门转变理念，合理分配药学人才

在今天医药卫生体制改革的大潮中，医学科学的发展离不开药学，必须实行医药并重，二者不可偏颇。而人才是决定医院药学事业发展的核心，因此卫生行政部门必须加大医院药学人力资源的组织结构建设和人力资源的投入，瞄准医院药学发展前沿，构筑一支充满活力的医院药学人力资源队伍，以满足临床需要，使患者得到最优的治疗结果。而在计划经济体制下形成的传统人力资源管理其方式与体制是命令式的，"以事为本"是其基本理念，它在管理过程中首先确定要做的事，进而选用适合做这些事的人，过分强调事而忽略人，这是一种只为工作而用人，忽略了因人而开展工作的理念。随着观念的转变，医院药师也要转变现行工作方式，投身于药学服务，才能从根本上使我国药品消费从商品消费模

式向服务消费模式转变，才能使患者用药真正达到安全、有效、经济、恰当，避免药品资源的浪费[9]。

## 3.2　医院药师素质和能力的培养

医院药学在当今不断发展的形势下，要健康快速发展，医院药师素质和能力的提高是当务之急。现在各级医院药学的中、高级人才的不足以及知识结构的缺陷，无疑从根本上制约了高素质医院药师的培养。医院药师亟须进行系统的学习培训，这样才能逐渐改变当前医院药师数量少、素质不高、能力不强、水平较低的局面。而目前我国的基层医疗机构中配备医院药师的现状更是存在很多的问题，从学历构成上看，目前基层卫生服务药学技术人员的学历较低，大部分是大专及以下学历，只有极少部分具有本科学历，甚至由医生或护理人员代替医院药师角色，大部分人员没有接受过系统的药学知识学习，相当一部分是其他相关专业人员在从事药学专业技术工作，每年参加继续教育的人数更是少之又少。由此可见，基层卫生服务中医院药师的素质令人担忧[10]。药学专业技术人员的保障是社区卫生服务质量的重要保证。因此，明确基层卫生服务中医院药师的职责、提高基层卫生服务中医院药师的素质迫在眉睫。

## 3.3　加大开展临床药师的培训工作力度

由于临床药学人才严重缺乏，在医院药学人才中兼备专业知识和临床经验的人才较少，且因目前我国临床药师人才培养较为落后，临床药师的知识结构不合理，较为欠缺临床医学知识与临床思维。因此，培养和提升各层次医疗机构的临床药师比例，提高基础业务知识水平，更好地发挥临床药师的作用，加大开展临床药师的培养力度就成了当今医院药学工作者的共同任务。具体方法除了选派一些高学历、高职称、业务能力强、有责任心的中青年药师参加医院临床药师培养基地脱产学习外，更主要的是要主动细心的向临床医生学习临床相关知识，通过参与查房、会诊及病案讨论等诸多实践，从工作中汲取经验，不断学习和完善自我，提高临床工作水平。

## 3.4　综合性大型医院和基层医疗机构并重

有统计数据显示[11]，我国各卫生机构间人力资源分配不合理，卫生人才（包括药学人员）在大型医疗机构扎堆，而基层的医院却很少人愿意去，因而影响了基层医院各方面的发展，这种现象也导致了患者不愿意在基层医院看病，间接导致大型医院"看病难"问题更加突出。要解决这些问题，必须建立健全的激励机制，鼓励更多的人才走向基层。一是吸引人才扎根基层，稳定基层卫生人才队伍。二是建立针对基层卫生人员的岗位聘用制度。三是改革收入分配制度。

## 3.5　卫生职能部门结合实际合理配置医院人力资源

政府卫生行政部门的支持直接影响医学和药学工作质量，直接关系到医院医疗质量及医疗安全。争取政府卫生行政部门的理解和支持，解决各层次医疗机构，特别是基层医疗机构药学实际工作中的人力资源问题，是药学工作发展的关键，也是能否满足患者基本治疗效果的重要保证。卫生职能部门应结合实际建立人力资源管理信息系统，科学先进的医院人力资源管理系统不仅可以提高人力资源管理工作效率，还可以统一人力资源数据结构标准，通过对当前医院的药学人力资源情况进行统计分析，进一步实现药学人力资源管理的合理化和精细化。此外，还要制定相应的支持和保障政策，以使人力资源计划的管理作用得到有效的发挥。做好人力资源计划管理是医院的战略发展需要，不断更新管理的观念，打造高效的管理体系，以此来推动医院药学管理工作的不断发展与创新。

（李国豪　广州市第一人民医院）

## 参考文献

［1］高立栋.医院药学管理现状与对策.医药导报,2001,20(11):730-731.

［2］陈庆刚,张璞,张桂云.卫生人力资源优化机制初探.中国卫生人才,2012,(05):76-77.

［3］栾智鹏,陈盛新.医院药剂科的人力资源管理.药学实践杂志,2008,26(5):396-399.

［4］郭红艳.基层医院人力资源的管理探讨.中国集体经济,2016,(16):109-110.

［5］查仲玲,熊方武,傅鹰.循证医学:21世纪临床医学的革命.药物流行病学杂志,2002,11(3):113.

［6］陈钧,蒋学华.临床药学实践中的循证药学.中国药房,2001,(02):11-13.

［7］唐镜波.以证据为基础的医学及药学信息.中国药学杂志,1998,33(10):48-49.

［8］王莉,袁强,李鸿浩,等.循证临床药学实践——概念、实践模式及步骤.中国循证医学杂志,2011,11(10):1103-1105.

［9］余松.应用循证药学原理实例探讨药学服务模式.中国医院用药评价与分析,2015,15(2):270-272.

［10］辛子明.基层医院药学管理问题调查.中国中医药,2013,11(13):153-154.

［11］国家卫生和计划生育委员会.2016中国卫生和计划生育统计年鉴.北京:中国协和医科大学出版社,2016.

# 第 56 章
# 医院药学人力资源可持续发展的策略

《医院药学未来发展的巴塞尔共识（2015 版）》第 59 条：

- Hospital pharmacy workforce plans should describe strategies for human resource education and training, recruitment and retention, competency development, remuneration and career progression pathways, diversity-sensitive policies, equitable deployment and distribution, management, and roles and responsibilities of stakeholders for implementation.

译：医院药学部门的人力规划应包括人力资源的教育与培训、招聘与留任、能力提升、薪酬与职业发展、多元化政策、合理的岗位配置与分配、管理以及岗位职责等策略。

**摘　要**　随着医药科学的发展和人们对药品合理使用的关注，药师的职责已经从单纯的药品质量保障和供应转变为以患者用药安全为中心的药学服务，社会对药学人力资源的素质和药学服务的质量提出了更高的要求。而我国药学人力资源的总量不足，整体素质较低，资源区域分布不均等现状，严重阻碍药学事业发展。政府应尽快出台均衡人力资源分布政策，扩大药师队伍规模，改革药学教育模式，培养更多的应用型和服务型人才，行业学会和各级医疗机构应组织和加强在职人员的药学继续教育，提高整体素质，保障药学人力资源的稳步发展，促进药学事业的快速发展。

## 1　前言

随着医药科学的飞速发展，药学工作也发生了巨大的转变。如何保证医疗机构的药学服务质量，提高竞争能力，对各级各类医疗机构的药学人员来说，无可回避地面临着巨大而又深刻的变革和挑战。人力资源是第一资源。充分的、高素质的药学人力资源，是满足公众需求、保证现代药学工作质量的前提，是药学发展与时俱进的基础和可持续发展的保障。目前全国普遍存在"卫生人力资源失衡"现象[1]，同样药学人力资源的现状，也远远不能满足社会对药学服务的需求，严重阻碍了药学的快速发展。本文结合《巴塞尔共识》中医院药学发展的目标，从可持续发展的角度，探讨解决方法，以期为政府和卫生行政部门制定科学合理的药学人力资源发展规划提供参考依据，促进我国药学事业的快速发展。

# 2　造成当前我国药学人力资源与发达国家差距原因分析

## 2.1　药学人力资源总量不足

纵观发达国家和地区近 20 年药师队伍发展情况，发现其药师数量不断增加，药师人口密度快速提高[2]。然而，我国药师数量与人口密度尚未达到全球平均水平，与发达国家差距甚远。相对于美国和日本，我国医疗卫生机构药师数量则呈现减少的趋势[3]。而且从药师队伍整体来看，绝大部分药师的主要工作还停留在药品调配和分发等事务性工作上，无法真正从事处方审核、提供用药咨询、药品信息与指导合理用药等专业工作。药师数量的绝对和相对不足，使得药师无法抽出时间面向患者提供普遍性高质量药学服务。药师数量的足量配备，是开展药学服务、确保工作质量的基础和保障。

## 2.2　药学人力资源学历职称偏低

医疗卫生行业本身属于高科技和技术密集型的行业，从事这一行业的卫生技术人员必须具有较高的专业技术水平。因此，由于药学专业的特殊性，药学技术人员队伍应具有较高的学历构成，才能快速提升专业素质，为患者提供高质量的药学服务。

由于历史原因，为了迅速建立药学人力资源专业队伍，国家开设了中专，大专层次的专业技术教育，培养了一大批适合当时经济发展的药学技术人员。然而，随我国卫生事业发展，社会对药学服务的需求也发生了根本的变化。以往以大、中专为主体的药学人力资源的学历层次不能满足社会对于药学服务的需求。尤其是在基层农村和经济欠发达的偏远地区，药学人力资源的学历层次偏低，人员主要以初级职称为主，几乎没有高级职称[4]，甚至有相当部分没有职称，专业技术水平与现实需求存在着较大的差距。

## 2.3　药学人力资源分布不均

药学人力资源分布不均现象随地区和医院的级别不同而有着明显差异。随着大型三级甲等医院的用人起点逐渐提高，学历层次在明显改善，本科起点的药学人力资源学历层次，扭转了多年来以中专为主体的药学人员形象，形成了大量的优质药学人力资源集中在高层次医院的现象。但二级及以下医疗机构药师队伍的层次依然不容乐观，尤其是农村、偏远地区，由于历史原因，有的药学从业人员甚至只有高中及以下学历，药学理论和专业技能欠缺，难以与现代药学发展相匹配。无论是在数量上还是在质量上，农村药学人力资源均远低于城市地区。药学人力资源的差距，严重阻滞了我国药学事业的均衡发展。

## 2.4　药学人员的知识结构与临床需求脱节

在药学应用和服务上，医疗机构大部分药学技术人员知识面存在不足。其教育背景中的知识结构往往是以化学为主，知识面窄，临床知识和医学知识非常匮乏。这样不合理的知识结构为临床药师进入专业角色时，制造了很大的障碍，临床药师不能回答和解决医师提出的各种问题，无法干预临床不合理用药，提供药物咨询和患者用药教育服务等能力十分有限，更谈不上和医师进行有效的交流与沟通。虽然已有部分院校尝试着开设了少量的临床药学专业，但课程的设置没有统一标准。据不完全统计，截至2013年，临床药学本科生的招生人数总计达4万人左右，就业人数约3.6万，剩余0.4万人选择考研，进行再进修，就业率为90％左右。在就业选择上，3/4的临床药学就业生选择了药学相关单位，1/4的就业生选择医院，但真正从事临床药师工作的很少，临床药学专业的毕业人数远远不能满足医疗机构和社会需求[5]。

### 2.5　药学人员缺乏系统的继续教育

药学技术为医院四大技术支撑体系之一。不断学习新知识、新技术的继续教育是药学人力资源不断提高自身专业素质，适应医药科学快速发展的必要手段。但目前我国还缺乏完善和统一的继续教育制度，各级医疗机构的药学人员只能在学会组织或医院内部展开；继续教育教学目标不明确，内容不规范；晋升、进修、奖励机制陈旧，缺乏活力、实施不透明；工作与学习矛盾突出等问题，导致医院药学人员接受各种教育和培训的机会偏少，无法真正达到提高药师队伍专业素质的目的，不能适应药学事业发展的需要。继续教育工作无法真正落地[6]。

## 3　医院药学人力资源的可持续发展策略

人力资源是国家第一资源，药学人力资源是药学事业发展的核心竞争力，发展促进我国药学事业，必须从药学人力资源持续发展的角度进行探讨和解决。

### 3.1　调整药学人力资源培养数量和结构

随着时代的发展，人们的健康意识发生了明显的变化，对药学服务的需求，也逐步由药品质量向药品合理使用、患者个体化用药方案设计、药物相互作用等方向发展。这些变化对药学人力资源的数量和结构产生了直接的影响。而人力资源素质提升的源头在于教育，药学教育必须适应时代的需求，以需求为导向培养社会所需的人才。社会对药学人才的需求是多样的，教育部门应建立宽口径，多层次，连续性的药学人才培养机制，适度控制大专以下的办学规模，稳步地扩大药学本科以上毕业生的数量，根据学生情况，因材施教，培养专、本、硕、博各层次的药学人才，全面满足社会各个层次的需要。

### 3.2　准确定位培养目标，重构课程体系

我国的药学教育，应该借鉴美、德、日等先进国家的药学人才培养模式，结合我国药学行业和药学人才就业岗位，对培养目标明确定位，特别在课程体系设置上，要根据药学岗位的领域不同，设置不同的课程体系。培养目标定位于药品生产岗位的，其课程设置体系应该侧重于化学、制药类课程；培养目标定位于药品使用岗位的，要把"药学服务"的能力作为主要任务，课程设置要突出对学生药学服务能力的培养，应着重加大适合于医疗单位药品使用课程，加大药物配置、药物合理应用、方剂与中成药应用等医院药学方面的课程内容，同时加大生理学、病理学等医学基础课程和临床医学基础课程，拓展心理、人文方面的课程；在课程的构建方面注重综合性原则，打破学科间的界限，使教学内容符合药学部门的工作模式，培养学生既能有较好的岗位适应性，又具有职业岗位的未来空间的拓展能力。

### 3.3　强化药学人力资源的继续教育

我国医院药学人员的学历结构、年龄结构、知识结构、工作能力和专业素质等具有多种层次，存在明显差异。特别是农村、经济欠发达的偏远地区，知识老化这种现象尤为明显。根据这些层次和差异，开展多种形式的继续教育是保障药学服务质量、发展药学事业的必须手段。继续教育的形式可以包括学历提升、学术交流、脱产进修、短期培训、远程继续教育和自学等。自学是继续教育中一种最基本、最重要的学习方式，医院药学人员，尤其是农村、部分经济欠发达、偏远地区的药学人员，应充分利用网络等资源，通过阅读相关书刊、情报资料、建立个人资料库等方法，提高获取信息的能力，更新知识结构，学习"四新"即新理论、新知识、新技术和新方法，掌握专业发展最新动态，密切联系临床，适应新形势下的药学服务要求。

### 3.4　建立导向政策，促进基层药学人力资源发展

自从国家取消计划分配后，向往大城市、良好工作环境和职业发展空间的就业心理，使得相当一部分毕业生宁愿放弃专业，也不愿意到基层卫生机构就业。大城市、大医院人才济济，硕士、博士不断增加；而基层医院药剂科连本科毕业生都接收不到，人才匮乏，更加重了城市与乡镇、经济发达与偏远地区的药学人力资源分布不均。为缩小这种差距，政府应制定相关有效政策，引导药学人才向基层流动，一方面，建立合理的就业导向，制定鼓励毕业生到基层工作的激励政策，如到基层工作一段时间，期间可得到更高报酬；也可以借鉴国外成功经验，通过豁免助学贷款，进入正式编制，提高工作待遇，提供更多的学习提高机会，引导药学毕业生的精英到基层工作；另一方面，建立药学人才准入制度，开办定向培训班，调整专业培训内容，对基层的现有人员进行在岗培训。对学历低或无学历的药学人员进行强制性培训，有计划地进行素质提高。同时，通过政府和社会各方面的投入，改善基层医疗机构的工作条件；通过对口支援，一对一的帮扶，开展实质性的上层支持基层，城市支持乡镇的活动。这种活动更需要以技术支持的形式出现。

### 3.5　完善配套制度，保障药学服务有据可依

无论是药学发展较为成熟的美国，还是新加坡、日本、中国台湾，均制定或修订了一系列针对药师人才队伍发展的法律法规文件。而我国大陆地区临床药师作为药师行业的新兴队伍，其配套措施和管理制度有待完善。2011 年原国家卫生部（现称国家卫生健康委员会）颁布的《医疗机构药师管理规定》中明确要求医疗机构配备一定数量的临床药师，在很大程度上促进了药师人才队伍的发展。但有关临床药师的人才培养要求、临床药师资质认定、人才激励等方面缺乏制度化的规定和保障。教育部、国家卫生健康委员会等相关部门应多方协调，制度相应政策与配套措施保障人才培养和人才使用，有效激励临床药师开展临床工作，使得专业化服务有据可依，形成职业发展的良性循环。

## 4　结语

药学人力资源是药学事业发展的关键因素。只有通过政府、教育部门、行业学会和医

疗机构等各部门协调合作，针对现状和药学服务需求，借鉴先进经验，制定和采取一系列有效政策和措施，这样才能建设药学人力资源队伍，提高药学人力资源素质，满足现代社会需求，促进药学事业发展。

（赵　萍　江苏省人民医院）

## 参考文献

[1] 葛万龙,王国华,李翠,等.我国卫生人力资源现状研究.中国医院管理,2009,29(12):52-54.

[2] 胡明,蒋学华,吴永佩,等.我国医院药学服务及临床药学开展现状调查(一)——医院药学服务一般状况调查.中国药房,2009,20(1):72-74.

[3] 徐威,刘文川.中国卫生技术人员发展趋势预测分析.中国公共卫生,2009,25(2):240-241.

[4] 方铁红.我国基层卫生人力资源的发展策略研究.南京医科大学学报(社会科学版),2006,6(1):54-56.

[5] 冯雪雷,蒋君好,余瑜.临床药学毕业生就业现状及对策.药学教育,2015,31(4):76-79.

[6] 周珊珊.浅谈医院药学人员的继续教育与终身学习.中国药房,2013,24(5):478-480.

# 第 57 章
# 医院药学人力资源现状与思考

《医院药学未来发展的巴塞尔共识（2015 版）》第 58 条：

■ Hospital pharmacists should work with key stakeholders to ensure that workforce education, training, competency, size, and capacity are appropriate to the scope of services, coverage, and responsibilities of all cadres providing pharmacy services.

译：医院药师应与关键利益相关方协作，确保从业人员具有与服务领域、范围和责任相适应的教育、培训、资质、规模及能力。

第 63 条：

■ Hospitals should use the nationally accepted competency framework to assess individual human resource training needs and performance.

译：医院应使用国家认可的资质评价体系来评估每个员工的人力资源培训需求和绩效。

**摘　要**　我国医院药师数量不足，医院药师知识结构与人员配比方面与医疗工作需要不匹配，医院药师的培训欠规范。本文结合《巴塞尔共识》第 58、63 条，通过检索相关网站与数据库查找文献并进行总结分析，研究我国医院药学人力资源现状并分析原因、寻找对策，以期促进我国医院药学人力资源的利用和发展。建议改革药学教育模式、建立规范的医院药师岗位培训、积极立法确立医院药师地位，现阶段医院药师应加强自身素质以适应医疗工作的需要。

## 1　前言

近年来随着人民生活水平的提高与医药卫生体制改革的不断深入，人们对药物治疗的疗效、安全性和经济性愈加关注。目前，发达国家的药学服务模式已经普遍地从以保证供应为主转变为以参与临床药物治疗、提供药学技术服务为主；由"以药品为中心"向"以患者为中心"转移，保护患者免受或减少、减轻与用药有关的损害[1]。我国的药学服务正在努力实现这一转变，其中人是最重要的因素。本文通过检索相关网站、数据库、书籍等查找文献，对我国医院药学人力资源的现状进行了分析，并探讨开发人力资源的对策，以期促进我国医院药学人力资源的利用和发展。

## 2　我国医院药学人力资源现状

### 2.1　医院药师数量不足

据统计，2007—2013 年全球平均每万人口药师数量（即"药师密度"）为 4.5，中、低等收入国家"药师密度"为 4.2，而中国"药师密度"为 2.7，低于在中、低等收入国家[2]。根据《2016 中国卫生和计划生育统计年鉴》数据，我国 2015 年医疗卫生机构药师为 42.3 万，其中医院药师为 41.6 万[3]。三级医院药学人数占卫生技术人员总人数的 4.71%，二级医院占 4.66%，一级医院占 6.42%。原国家卫生部（现称国家卫生健康委员会）颁布的《综合医院组织编制原则（试行草案)》规定，在卫生技术人员中，药剂人员应占 8%[4]。目前我国不论是不同级别还是不同地域的医院，药学人员比例与此规定的比例仍相差甚远。

### 2.2　医院药师学历与职称分布情况不合理

2015 年，我国药师中研究生学历占 2.4%，本科学历占 21.9%，大专学历 35.0%，中专学历占 32.7%，高中及以下 7.9%。按专业技术资格，正高级职称占 0.7%，副高级职称占 3.2%，中级职称占 20.1%，初级及以下职称占 66.2%。本科及以上学历人员和高级职称的药师相比于 2010 年均有明显增加[3]，但仍以大专及中专学历为主。一项对 15 个省市医院药师现状调研发现，药师团队学历层次普遍较高且年轻化程度高，本科及以上学历的药师比例大于 70%[5]。在一项对江苏省 92 家医院的调查中，平均每所三级医院的硕士、本科学历的药师人数和主任药师、副主任药师技术职务人数均显著高于二级及其他医院[6]。在对湖北省 67 家医院的调查中也发现三级甲等医院研究生及以上学历人员和高级技术职称人员比例高于其他医院[7]。

### 2.3　医院药师多从事传统工作，临床药学人才缺乏

目前，医院药学工作模式仍以调配工作为主。在一项对 15 个省市医院药师现状的调研中，三级医院从事药品调剂的人员占 61.8%，从事医院制剂的占 3.7%，从事临床药学的占 20.2%，从事药学研究的占 5.7%，其他占 8.6%；二级及以下医院从事药品调剂的人员占 56.2%，从事医院制剂的占 1.3%，从事临床药学的占 17.3%，从事药学研究的占 2.6%，其他占 22.6%；社区医院从事药品调剂的人员占 77.3%，从事医院制剂的占 9.1%，从事临床药学的占 4.5%，其他占 9.1%[5]。临床药学工作有别于传统药学工作，是药学专业技术性高的岗位。在对苏南地区医院的调研中发现，5 家三级医院均开展临床药学工作，部分医院成立临床药学工作领导小组，实施院长负责制落实临床药学工作，临床药师配备人数平均为 7.4 人，其中专职临床药师 5.2 人，接受国家级临床药师培训 2.6 人，接受省级临床药师培训 1.0 人，临床药师病区平均覆盖率 35.84%，高级职称临床药师 37.8%[8]。此项调查中有 4 家二级医院临床药学工作尚处于起步阶段，临床药师平均配备人数为 6.25 人，其中专职临床药师 1.25 人，接受国家级临床药师培训 1.0 人，临床药师病区平均覆盖率为 21.02%。江苏省属于经济比较发达地区，其临床药学的发展较完善。然而部分地区临床药

师年龄层次年轻，与《医疗机构药事管理规定》临床药师制要求仍存在差距[7-9]。

## 2.4　医院药师知识结构与临床需求不相适应

医药卫生体制改革对药学人员自身的素质和能力提出更高的要求。目前我国医院药学正从传统的药品供应型向技术服务型转变，处方审核、临床用药咨询与评价、医院药师参与查房、对患者进行药学监护、设计个体化给药方案、药品不良反应监测等工作日益成为工作重点。而医院药师多数在学校接受的是传统的药学教育课程，教育重心放在单纯的知识、技术教育上，是以药物为中心的传授体系，大多数课程属于化学类课程，培养出的人才往往存在明显的知识结构缺陷，如生物医学和临床实践技能缺乏，对临床药物治疗方案的选择和评价能力低下；缺乏人文精神，只注重对药物的研制、生产和营销，忽视对广大患者的人文关怀；这样培养出来的药学人才只能是药品供应者，而不是药学服务者[10]。目前医院药师开展药学服务最欠缺的知识体系为：疾病知识、临床知识、药物治疗知识和联合用药知识[11]。

# 3　分析与对策

临床药师在临床诊疗中发挥了重要的作用。Bond 等确定了 6 项与医疗费用降低相关的服务：药物使用评价、药物信息、药品不良反应监护、药物方案管理、参与查房和入院用药史[12]。提高医疗质量和降低医疗费用的最佳方式就是增加临床药师的人员配备[13]。临床药学服务在心血管疾病等慢性病治疗[14]和重症监护病房（ICU）患者的药学干预[15]等方面促进了临床用药合理、规范，提高了患者药物治疗的安全性和有效性。

## 3.1　在国家层面加快扩大药学教育规模，深入改革学校药学教育模式

医院药师的职业能力与教育背景密不可分，医院药师的人才引进直接依赖于医药院校每年的药学毕业生数量。根据《中国药学年鉴（2011）》对 47 家药学院校/专业统计结果，我国培养的本科药学生中，毕业后在医疗卫生机构就业的比例为 7.62%，在医药企业就业的比例为 52.02%[16]。由此可知，我国药学本科教育人才主要输出并不在以药品使用为主的医疗卫生机构领域。如今，随着人们对医药保健需求的日益旺盛，掌握药物应用知识的药学服务型人才正成为社会的紧缺人才，必须加快培养药学服务型人才以满足社会需求。2006 年以来，教育部陆续批复 7 所高等院校开展临床药学专业本科教育，2010 年 1 月，国务院学位委员会第 27 次会议审议决定设置药学硕士专业学位，并于同年 5 月印发专业学位设置方案[17]。在学制、课程和教学方法上，有学者建议采取 6~7 年的本硕连读，以保证药学、医学知识的传授和实践有充足的时间，提高学生发现问题、分析问题和解决实际问题的能力[18]。在课程设置中构成以药物治疗学为核心的几大模块：生物医学、药学科学、临床科学以及社会/行为/管理科学。生物医学课程主要包括解剖、生理、生化、病理、细胞生物学等；药学科学课程主要包括药物化学、药理学、生物药剂学、药代动力学等，另可根据情况开设毒理学、药物遗传学等课程；临床科学课程包括特殊族群药学服务、药品资讯及文献评估、药物计量学、患者评估、药学服务技巧等；社会/行为/管理科学课程包括药事管理学、药物经济学、人际交流与沟通、伦理学、心理学等。另外还应有约 1 年的实习

时间，让学生在医院从事药学服务相关工作。应将知识、实践技能、职业态度和价值观贯穿于整个课程以及药学实践的始终。建议采用更为灵活的实践教学方法，如美国药学院经过长期的教学计划修正后，形成了一些比较切实有效的教学方法：①以问题为中心的学习方法；②开放性的讨论；③案例教学；④以患者为中心的药学保健，包括模拟患者、患者-服务者的关系、治疗决策过程、药物相关问题鉴别及保健计划设计；⑤整合实验；⑥结构式实践经验；⑦学员复述，学院审查等。

## 3.2　在国家层面建立系统的毕业后培训体系

美国医学会在 1972 年提出了医学教育连续统一体的组织模式和管理模式。它将医学教育全过程分成基础教育、毕业后教育和继续教育三个相互连接又相对独立的阶段，使教育过程从进入医学院开始，一直延伸到职业生涯的整个过程。医院药师毕业后教育和继续教育问题，在苏联和欧美许多国家中早已形成制度。目前我国已经制定了一套系统的住院医生毕业后教育的管理文件和技术规范。国家卫生健康委员会（简称卫健委）委托中国医生协会已在全国大多数省份审定了相当数量的住院医生培训基地，为住院医生规范培训提供了有力保证[19]。2013 年 6 月 7 日原国家卫生与计划生育委员会网站公布了《关于征求住院医生规范化培训标准（试行）意见的函》，包括医学检验科、医学影像科在内的 18 个专科细则即将出台国家标准。而与之相比，虽然 1999 年原国家卫生部科技教育司就印发了《关于实施医院药师规范化培训大纲的通知》[20]，但至今尚未形成有效的管理体系。国家层面的实施主体仍不明确，核心制度仍不健全，无药学各亚专业的培训细则，未编撰相应的培训教材，未拟订指导教师的准入条件，未制订学员的考核标准等等。只有北京市卫生局组织专家经过多年的努力初步建成了北京地区医院药师规范化培训体系[21]。近年，原国家卫生与计划生育委员会在全国遴选了 50 家医院药师培训基地和 42 家医院药师制试点单位，用于医院药师的培养和医院药师制试点工作，这对推动我国医院药师制工作起到了积极作用。但医院药师培养没有与住院药师通科培养有机结合，也没有纳入住院医师规范化培训体系，难以形成毕业后教育的联动效应，不利于形成药学人才培养的梯队机制[22]。因此建议国家尽早建立系统的毕业后医院药师通科加专科规范化培训体系，促进药学人才的成长。

## 3.3　在国家层面加快立法，明确医院药师地位

无论是药学发展较为成熟的美国，还是近十年来医院药师相关政策正经历历史变革的日本，均制定或修订了一系列针对医院药师人才队伍发展的法律法规文件。典型的例子如日本，将教育培养和人才定位、人才需求紧密结合，制定的政策与配套措施环环相扣，充分体现出系统化的特点[23]。而我国至今尚未制定有关医院药师的法律，仅 2011 年，原国家卫生部和中医药管理局发布《医疗机构药事管理规定》中明确要求医疗卫生机构配备一定数目的医院药师。但有关医院药师的人才培养要求、医院药师资质认定、人才激励等方面尚缺乏制度化的规定与保障。

## 3.4　医院要重视药学人力资源的管理

### 3.4.1　转变观念创建适应新形势的药学队伍

传统观念重医轻药，而现代医学发展要求医生、药师、护士组成医疗团队，共同参与

医疗工作。而决定医院药学事业发展的核心是人才，因此必须加大医院药学人力资源的组织结构建设和人力资源的投入，瞄准临床药学发展前沿，构筑一支充满活力的药学人力资源队伍。

### 3.4.2　合理配置人力资源，做好绩效管理、员工职业生涯规划

合理配置人力资源和落实考核制度，是做好现代医院药学工作的保证。现代医院药学工作应将岗位细化明确，充分利用和发挥现有或引进的人力资源，发挥个体强势，经过岗前培训或岗位锻炼，使人人都能成为"岗位适用人才"，这是做好现代医院药学各项工作的关键。建立不同的岗位后，还要针对岗位的不同而有不同的工作目标和考核办法。医院应对药学工作的岗位和人力资源适时做出必要的调整，实施岗位考核和工作绩效评估。帮助员工转变观念，制定职业生涯规划，加强继续教育，构建和谐向上的科室文化氛围。

### 3.4.3　做好在职药学人员的继续教育与医院药师的培养

对新员工要进行岗位规范培训，同时做好各岗位员工的继续教育。医院药学若要健康快速发展，必须大力培养医院药师。由于过去我国高等院校药学教育未开设临床药学专业，近年虽有少数高校有此专业，但培养的医院药师数量极少，很难满足需求。而现在医院药师中、高级人才不足、知识结构的缺陷，无疑从根本上制约了医院药师的培养。为此，可以从现有的药学人员中选拔一批素质优秀和具有发展潜力的药学人员到高校去系统学习培训，从而快速改变当前医院药师数量少、素质不高、能力不强、水平较低的局面。同时从人才准入标准、岗位能力要求、专业培训规划等方面建立人才梯队建设的具体措施；建立兼顾质量考核、数量考核的绩效管理体系，设计医院药师职业发展通道[24]。

（赵环宇　首都医科大学附属北京同仁医院）

## 参考文献

[1] 吴永佩,颜青.药学教育改革与医院药学发展趋势分析报告(上).中国药房,2004,15(8):8-11.

[2] 世界卫生组织.2015 年世界卫生统计,Geneva:World Health Organization,2015,114-123. http://www.who.int/gho/publications/world_health_statistics/en/

[3] 国家卫生和计划生育委员会.2016 中国卫生和计划生育统计年鉴.北京:中国协和医科大学出版社,2016.

[4] 黄泰康.现代药事管理学.北京:中国医药科技出版社,2004.

[5] 曾露,李娟.医改背景下中国 15 省市医院药师现状调研.中国药师,2015,18(10):1714-1717.

[6] 孟玲,张宜清,王蔚青,等.江苏省 92 家医院药学人力资源与知识结构调查分析.药学与临床研究,2012,20(4):360-363.

[7] 付伟,刘东,杜光.湖北省 67 家医院药学人力资源现状调查.中国药师,2013,16(8):1182-1185.

[8] 王静,申俊龙,沈夕坤.基于成人学习理论和政策指导下的医院药学人员转型模式探讨.中国药房,2016,27(34):4891-4893.

[9] 张峥,叶云,黄毅岚,等.四川省部分医疗机构药学工作现状调查.医学与法学,2013,(4):57-61.

[10] 吴春福.关于药学服务人才培养问题的思考.药学教育,2004,20(2):1-2.

[11] 李琳琳,龚时薇.我国药学服务研究的内容与发展趋势.中国医院药学杂志,2012,32(2):147-150.

[12] Bond CA, Raehl CL, Franke T. Clinical pharmacy services, pharmacy staffing, and the total cost of care in United States Hospitals. Pharmacotherapy, 2000, 20(6): 609-621.

[13] Bond CA, Raehl CL, Franke T. Interrelationships among mortality rates, drug costs, total cost of care, and length of stay in United States hospitals: summary and recommendations for clinical pharmacy services and staffing. Pharmacotherapy, 2001, 21(2): 129-141.

[14] 胡晓琳, 薛思军. 临床药学服务在心血管疾病抗栓抗凝药物治疗中的干预. 国际心血管病杂志, 2017 (A01): 207.

[15] 范芳芳, 李茜, 姚莉, 等. 基于内容分析法的临床药师实施ICU患者药学干预文献研究. 临床药物治疗杂志, 2017, 15(2): 24-27.

[16] 彭司勋. 中国药学年鉴(2011). 上海: 第二军医大学出版社, 2012.

[17] 国务院学位委员会. 关于印发金融硕士等19种硕士专业学位设置方案的通知. (2010-03-18)[2017-08-20]. http://www.cdgdc.edu.cn/xwyyjsjyxx/gjjl/zcwj/268310.shtml

[18] 徐蓉. 我国药学服务型人才的培养. 医药导报, 2013, 32(1): 130-132.

[19] 唐国瑶, 陈建俞. 我国住院医师培训制度的历史演变. 中国医学教育探索杂志, 2006, 5(2): 99-101.

[20] 卫生部科教司. 关于实施《医院药师规范化培训大纲》的通知. 药学实践杂志, 2000, 18(2): 128.

[21] 王淑洁, 王育琴, 甄健存, 等. 北京地区医院药师规范化培训体系设计与实践. 中国药房, 2011, 22(9): 788-790.

[22] 沈爱宗, 吴樱樱, 唐丽, 等. 我国医院药师毕业后教育现状与建议. 中华医学教育杂志, 2009, 29(6): 134-136.

[23] 聂小燕, 陈敬, 史录文. 发达国家药师人才队伍发展特点分析及对我国的启示. 中国药房, 2012, 23(36): 3451-3454.

[24] 卜书红, 李方, 李莉霞, 等. 临床药师人才梯队建设与绩效管理的索与实践. 药学服务与研究, 2012, 12(2): 107-110.

# 第 58 章
# 药剂科人力资源建设

《医院药学未来发展的巴塞尔共识（2015版）》第59条：

- Hospital pharmacy workforce plans should describe strategies for human resource education and training, recruitment and retention, competency development, remuneration and career progression pathways, diversity-sensitive policies, equitable deployment and distribution, management, and roles and responsibilities of stakeholders for implementation.

译：医院药学部门的人力规划应包括人力资源的教育与培训、招聘与留任、能力提升、薪酬与职业发展、多元化政策、合理的岗位配置与分配、管理以及岗位职责等策略。

**摘 要** 医院药学部门作为医院的重要组成部分，其职能的重要性正受到日益增多的关注。随着医药卫生体制改革的深化，药剂科必然面临着角色的整体转型。传统的药品保障服务、医院药学的新服务和新方向都需要专业的医院药学服务人才的支撑。这需要针对医院药学部门的人力资源进行合理配置。本文结合北京大学第三医院药剂科人力资源建设的实践经验，讨论如何有效开展医院药学部门人力资源的建设。

## 1 前言

医院药学部门是医院的重要组成部分，药师是非常重要的卫生保健系统成员。美国卫生系统药师协会（American Society of Health-System Pharmacists, ASHP）认为，药师主要负责药物使用和药物分发系统；药师在药物使用过程中发挥领导作用，通过不断改进和重新设计药物使用程序来完成远景的目标：①患者的安全；②与健康有关的结果；③审慎地使用人力资源；④提高效率。药剂科作为医院临床辅助部门，负责医院内的药品供应、医院制剂、药品调剂、临床药学服务、药物临床试验、药物质控、质检等工作。要解决临床中遇到的用药问题，完成大量的医、教、研工作，需要充分的人力资源来保证。本文从规划、招聘与配置、培训、绩效管理、薪酬福利、劳动关系管理的人力资源管理六大模块，讨论医院药学部门的人力资源规划的策略。

## 2 医院药学部门人力资源规划要满足医院药学服务需求

### 2.1 医院药学部门人力资源规划要适应医疗机构规模

人力资源规划需要满足医疗机构的门诊量需求。日本的医院药学人员设置是按照处方笺数来确定科室人数，每80张处方笺1个药师，如8000张处方笺100位药师。当然还要考虑其他药学业务的编制。原国家卫生部（现为国家卫生健康委员会）于1978年《综合医院组织编制原则试行草案》中提出，药学人员的比例应占医疗机构卫生技术人员的8%，教学医院中此比例还可适当提高。根据工作业务开展的经验，每50张床位配备1名药师，可能比较适宜。此外，清洁、运输、上药等简单技术含量的一些工作可由受过培训的工勤人员承担；保留医院制剂室的药剂科也可根据自制制剂的生产规模和产值配备相应的药师和工勤人员；承担灾害医疗救治国家和地方的中心医院也应有相应的人力资源的考虑。

### 2.2 医院药学部门人力资源规划要满足医院药学服务新业务开展的需要

在传统医院药学基础上，人力资源规划还需要考虑医院药学新业务临床药学的人员配备。美国医院药学发展迅速，目前医院药学服务已涵盖包括免疫接种、避孕指导、戒烟指导、慢病管理、药物治疗管理、社区医疗服务和药物治疗合作协议（collaborative drug therapy agreement，CDTA）等。

中国医院药学在传统药学业务以外，也在积极拓展许多新工作（内容及方法均有拓展），如：电脑调剂、机器调剂、用药咨询、治疗性药物监测（therapy drug monitoring，TDM）、临床药学服务、静脉药物配置中心（PIVAS）服务、循证药物评价、重大事件中的药学支持（SARS、地震、奥运会、辐射、水灾等灾害的医疗救治）、教学与研究、人工智能大数据、物联网、互联网等先进技术和方法等。今后我们可能还要超越许多至今我们还未在医院药学领域里所经历的事情，这种预测的结果是肯定的。目前医院药学人员中也有了相当数量的博士、硕士，他们将开发出过去我们未曾开展的工作，提供许多新的药学服务。原国家卫生部在2011年发布《三级综合医院评审标准实施细则（2011年版）》，规定"临床药师具有高等学校临床药学专业或药学专业本科以上学历，经过规范化培训，不少于5名"。此外，治疗药物监测、药学信息服务、质量管理（药品质量管理、安全风险管理和不良反应上报）等工作也需要一定数量的药师。

### 2.3 医院药学部门人力资源规划要符合各项专项管理工作增加的需求

目前政府对医疗服务的要求越来越多、标准越来越高，人民群众的医疗需求和服务标准也与时俱进。抗菌药物专项整治、医院等级评审、"三好一满意"以及优质服务等活动也需要一定数量的专业人员。药剂科主任应根据日常业务发展做好科室的人力资源规划，医院也应该给予充分的支持以保证用药的安全性和治疗水平的提高。

## 3 医院药学部门的招聘工作

医院药学部门的招聘广告应体现用人需求：需要什么学历的人才？从事什么样的岗位？

需要什么样的能力？有什么经历的人优先？注意在药学岗位的招聘不得有性别歧视。在面试阶段应采取药剂科核心组面试的方式，这样既避免科主任个人角度考虑不周，也是落实"三重一大"集体决策的要求［注："三重一大"是 2010 年 6 月 5 日由中共中央办公厅、国务院办公厅印发的《关于进一步推进国有企业贯彻落实"三重一大"决策制度的意见》（简称《意见》），《意见》中的"三重一大"是指"重大问题决策、重要干部任免、重大项目投资决策、大额资金使用"］。

对于应聘者，应从学习成绩、综合素质、沟通能力几个方面进行考察，可以从应聘者的学校老师和同学处进行了解，应聘者的获奖情况、家庭教育、社团活动经历、文体特长、性格、礼仪、谈吐、政治面貌等也可作为一定的参考。总之，进人要慎重、选人有风险，"请神容易送神难!"招聘时可以制订招聘评估表，对多项素质进行评估和比较，先通过药剂科核心组内协商决定，意见不一致时可投票表决，按照"少数服从多数、下级服从上级"原则。必要时还可进行二次面试，以增加选人的把握度。

对于面试选定的人员，首先要进行试录用，按照《国家劳动法》，试用时间不超过 1 个月。对于已参加工作的人试用应给予试用工资。对于应届毕业生尽量安排在本科室进行较长时间的培训和实习，正式录用前应参考实习班组组长或带教老师的意见。

# 4　医院药学人员的培训

"十年树木，百年树人。"目前的学校教育培养的药师并不能从质量和数量上满足医疗机构合格药师的需求。即便是满足医疗一般需求的基本目标，都需要对其进行培训，更何况要达到"八星药师"[1]的高目标［注："八星药师"指药师要成为：卫生保健提供者（care giver）；交流者（communicator）；决策者（decision-maker）；教育者（teacher）；终身学习者（life-long learner）；领导者（leader）；管理者（manager）；研究者（researcher）］。

根据原国家卫生部、人事部颁发的《继续医学教育规定（试行）》，药师应该参加院内各项学术活动及各科的学术活动，完成每年不低于 25 学分的继续医学教育要求。而且按规定，药师应该积极参加住院药师规范化培训及临床药师培训。另外，多种专业培训、科室学习、临床药学的病例讨论、药学实验室班组的学习等培训活动有助于药师紧跟临床知识更新。除了专业的培训内容外，提高人文素质的培训也是不可缺少的，如科室文化活动、管理培训班、礼仪培训、沟通培训、法律培训、心理解压、伦理培训等，以及医院党团活动、周会等。

# 5　医院药学人员的绩效考核

绩效考核（performance examine）定义为：单位或部门在既定的战略目标下，运用特定的标准和指标，对员工过去的工作行为及取得的工作业绩进行评估，并运用评估的结果对员工将来的工作行为和工作业绩产生正面引导的过程和方法。

绩效考核很重要，但绩效不代表一切，绩效考核宜用于简单技术操作性工作，特别是可计量的工作，为提高效率发挥了重要的作用。临床药师的考核要考虑这是一个高技术含量、复杂的知识服务型劳动。在具体绩效考核时，横向比较是一个有效的管理办法。个人工作量可以与班组内类似经历的同事进行比较，班组的一些工作量也可以与一些类似的医院班组比较，可以向做得好的单位学习，例如：上海新华医院药剂科、北京朝阳医院药剂科、北京宣武医院药剂科、中国人民解放军总医院药剂科等。对于容易制订指标的工作，如门诊调剂的处方量、审方的处方量、病房药房的医嘱量、PIVAS 的配置量、制剂室的产量与产值等，可以制定工作指标；对于某些岗位人员，如高年资临床药师、药剂科主任等，难以确定具体的工作量，因此岗位描述就非常重要，表58-1 为北京大学第三医院神经内科临床药师岗位说明。

**表58-1 北京大学第三医院神经内科临床药师岗位说明**

| 一、基本资料 | | | |
|---|---|---|---|
| 岗位名称 | 临床药学岗 | 岗位编号 | |
| 所在部门 | 药剂科 | 岗位定员 | |
| 直接上级 | 药剂科临床药学组组长 | 所辖人数（数量） | |
| 直接下级 | | 岗位分析日期 | |

**二、职责与工作任务描述**

（一）参与医学查房

参与医师查房，熟悉和了解患者病情及不良反应的发生情况，包括症状体征的变化、实验室检查的结果、影像学检查的变化与医师共同讨论患者治疗方案及方案调整，提供药物信息支持并确定需要重点追踪和监测的患者。

（二）医嘱审核

综合患者症状及各类检查结果，对病房当日医嘱进行审核，遵照中华医学会神经病学分会指南及神经内科的现有治疗规范，审核包括药品名称、剂型、剂量、给药途径等所有医嘱内容。对于肯定的不合理医嘱，及时与医师沟通；对于有疑问的医嘱，及时查阅药物信息，予以解决。

（三）药学查房

询问昨日新入院患者的既往药品使用情况、详细的食物药物过敏史、药品不良反应史。查看患者自带药品，将可能影响治疗的信息与医师沟通，并对患者进行相关药物的用药教育；监测并评估在院患者药品不良反应的发生，与医师及时沟通不良反应的处理措施，以及相应的用药调整，尤其是典型及病情危重的患者；对于出院患者进行用药教育。同时关注医嘱执行情况，如鼻饲患者口服药的给药方式、注射用药的滴注速度与使用时长等。

（四）学员带教

对于轮转神经内科的规范化培训学员、进修学员、研究生、本科生进行临床实践带教。

（五）为典型或危重患者建立药历

对于典型及危重患者，结合上午的查房情况，进一步熟悉并追踪患者的病史、药物治疗史，当前的病情或主要问题，关注当日病情进展与治疗反应，识别可能的药物相关问题，制定药学监护计划，收集资料并建立药历。

（六）上报药品不良反应

对病房中出现的药品不良反应，记录患者信息及病情变化情况，检索并查询相关药品信息，填写《药品不良反应/事件报告表》并及时上交。

（七）参与病例讨论与学习

每周1次，针对危重、疑难病例进行讨论，制订治疗措施与方案，同时学习临床药物治疗知识与新进展。

（八）临床药师组会

集中学习并分享新的临床知识或药物信息，对在临床中遇到的问题进行交流讨论。

（九）临床药学研究

结合临床工作，开展药品使用、用药安全、药物经济学评价等方面的相关研究。

（十）学员讲课

对于轮转神经内科的规范化培训学员、进修学员、研究生、本科生在学习中遇到的问题，按照课程安排，进行理论授课。

（十一）患者教育

每周 1 次，针对全科住院患者进行住院患者用药教育。

（十二）用药咨询

轮流参加门诊用药咨询工作，时间为 1 天/周，记录患者咨询内容及药师提供的解决办法，必要时进行回访。

（十三）医师药师联合门诊

与神经内科医师联合出门诊（帕金森门诊等），与医师共同决定患者药物选择、药物用法用量，监测患者用药过程的安全性、有效性、经济性。

（十四）专科药学会诊

针对患者实际情况个体化制订神经系统药物的用药方案。

# 6　医院药学人员的薪酬福利

在公立医疗机构，工资体系一般在一个城市范围内基本没有太大的差别，主要含有薪酬（基本工资、业绩奖金）和福利两部分。差别主要体现在奖金上。奖金对于鼓舞团队士气、进行学科建设十分重要。在医院奖金分配上，药剂科奖金部分应不少于医技科室的平均水平。医院药学人员的岗位可以分为一、二、三线：一线岗位主要指门诊调剂岗位，药师有直接面对患者的心理压力，又有出差错的风险，还有被投诉服务态度不好的可能性。他们工作量大、参加业务学习的时间较少，提升空间相对缺乏。因此一线岗位药师的奖金在药剂科应予以重视；二线岗位一般指病房调剂、药库等部门，此岗位工作需要有经验的药师，奖金略低于门诊一线药师，原因就是较少直面患者，自行安排工作的计划性、系统性更强，心理压力相对较小；三线岗位主要指实验室和临床药学岗位，高学历人员较多。一般来说，高学历人员奖金应该高于学历相对较低的人员。

针对岗位的不同，应制定合理的、平衡多方利益的奖励政策。奖金如果由药剂科来分配，科主任及核心组不能有"私心"，奖金标准不能差距太大，一定要考虑整体的利益。不管是按职称还是按人员分级分配奖金，如果差距过大则不利于公平和谐，如果差距过小又不能充分体现工作量、风险、岗位和责任的区别。根据责任、能力大小给予班组长、高级职称、中级职称一定的补助。充分考虑科里合同制和派遣制员工的利益，尽量减少体制带来的影响。药剂科也可通过工会等组织开展一些福利活动。

# 7　劳动关系管理

维护良好的劳动关系可以帮助实现单位和员工的共赢。药学部门不是一个独立的法人单位，对药学人员劳动关系可按照医疗机构人事部门的要求去管理。同时在招聘和平时工作中，需要时时注意消除性别歧视、地域歧视、身份歧视、生理歧视。药剂科从事的是健康相关的工作，要求调剂、制剂、静脉药物配置的药品清洁无污染地交付患者，因此要求接触药品和患者的岗位需要无携带传染源的人员，对于其他岗位应按照国家相关法规要求予以正常录用。采用入职体检和工作中的定期体检以保证职工和患者的生理和心理健康。

为构建更加和谐的劳动关系，药剂科应进一步发挥工会组织的作用。医院要保障职工安全、做好相应的安保工作。落实职工的安全和健康项目，为职工提供安全和健康的工作环境。最后，如果在药剂科内部出现劳动关系争议，科室内应该按照相关法律、法规予以解释，如仍得不到缓解，应该交由医疗机构人事或人力资源部门解决。

# 8　小结

药剂科的人力资源管理在过去普遍重视不够，但在今后将愈发突显其重要性。认真学习相关的法律法规，在管理实践中执行，对保障机构和职工双方的利益都是十分必要的，也是落实《巴塞尔共识》第59条的具体行动。

（翟所迪　北京大学第三医院）

## 参考文献

［1］WHO Consultative Group on the Role of the Pharmacist in the Health Care System（3rd：1997：Vancouver，Canada）& World Health Organization. Division of Drug Management and Policies.（1997）. The role of the pharmacist in the health care system：preparing the future pharmacist：curricular development：report of a third WHO Consultative Group on the Role of the Pharmacist，Vancouver，Canada，27－29 August 1997. Geneva：World Health Organization.（1997－08）［2018－04－15］. http://www. who. int/iris/handle/10665/63817

# 第 **59** 章
# 医院药学人力资源信息系统构建

《医院药学未来发展的巴塞尔共识（2015 版）》第 60 条：

■ Hospitals should maintain human resource information systems that contain basic data for planning, training, appraising, and supporting the workforce. Data should be collated at a national level to improve workforce planning

译：医院应保有人力资源信息系统，其中包括人员配置、培训、评价和支持的基本数据。以上数据应该在国家层面上进行收集整理，以促进人力资源计划制订。

**摘　要**　本文探讨了构建医院药学人力资源信息系统的必要性，结合目前医院药学人力资源现状以及医院药学工作实际，提出建设医院药学人力资源信息系统的整体构想。

随着我国医院药学的快速发展及医药卫生体制改革的深入推进，我国医院药学工作面临着严峻的挑战。为适应时代的要求，医院药学工作正在由传统的以药品供应为中心的保障型工作模式向现代的以促进患者合理用药为中心的工作模式转换。在机遇与挑战并存的医疗卫生行业中，如何谋求和保持医院药学自身独特的、难以被替代的战略性竞争优势，医院药学人才是重点！这就要求医院药学管理者应以全新视角和战略视野开发医院药学人力资源并进行细致的规划。

《巴塞尔共识》第 60 条描述了医院管理者对（药学）医院人力资源信息系统的管理策略，以满足医疗需求。本文针对《巴塞尔共识》第 60 条，结合我国现状进行了深入的剖析和理解，并在此基础上探讨了构建我国医院药学人力资源信息系统的必要性，提出了构建我国医院药学人力资源信息系统的整体设想。

## 1　我国目前医院药学人力资源配置管理现状

### 1.1　缺乏科学的、系统的人力资源管理机制

目前，我国医院药学人力资源管理处于被动、从属于医院人事管理计划经济体制下的模式，无规范化、科学化的人力资源管理机制，缺乏系统的规划、计划、培训、评价和支持系统。其功能局限在尚不完善的薪酬管理、培训、福利和劳保管理、员工档案管

理等方面，很少涉及人力资源规划、制定岗位说明书、开发有效的薪酬管理制度和科学的绩效评估体系，大部分医院的绩效考核仍然在沿用行政机关、事业单位工作人员年度考核制度，医院对不论什么专业、什么层次的人员都在使用同一考核标准，所考核的德、能、勤、绩内容很笼统，难以反映不同岗位、不同人员的业绩贡献。这样的考核必然流于形式，缺乏创新的管理思维，"大锅饭"模式尚未彻底打破。这种不明确的薪酬管理与绩效评价、不完善的培训与职业规划、不人性化的福利与员工保障，严重影响了员工综合素质提高、服务能力强化、工作积极性及工作态度的主动性，远远达不到现代医院人力资源发展的要求。而当工作成绩长期得不到肯定时，人才的流失、事不关己的不负责任态度将成为必然。

## 1.2　医院药学人员配备不足

根据《三级综合医院评审标准实施指南》，在卫生技术人员中，药学人员占比应为≥8%[1]。随着临床药学等工作的深入开展，有专家提出药学人员应占全院卫生技术人员总数的10%[2]。由于药学工作性质及工作内容长期以来是以药品保障供应为中心的工作模式，药学工作在医院医疗工作中处于辅助从属学科的地位，重医轻药的观念严重存在，加之传统人事计划体制局限的原因，药学人员编制长期不足。据统计，自1980年以来，我国药剂人员相对医生的比例呈明显下降趋势，2006年我国药剂人员不足500 000人，药学技术人员与医生的比例为17%，美国药剂人员将从2007年的236 227人增加到2020年的304 986人，以每年2%的速度增长，相比之下国内存在较大差距[3]。有研究资料表明，国内不论从不同级别的医院还是地域，药学人员比例与规定比例数相差均甚远[4-6]，郑州某三级甲等医院药学人员占卫生技术人员的比例仅为3.4%[7]。目前，社会对药学人力资源的需求呈不断上升趋势，药学人员配备不足势必会导致药学服务质量下降，也难以保障临床药学工作的开展。

## 1.3　药学人员学历偏低和专业知识欠缺

随着医院药学的快速发展，我国医院药学工作由以药品供应为中心的保障型工作模式向现代的以促进临床患者合理用药为中心的药学技术服务型工作模式转换。但我国目前医院药学人力资源的整体理论知识结构和专业素质与新型的工作模式的要求，尚有一定差距。长期以来，医院药学工作者停留在以药品供应为中心的调剂、制剂、供应等保障型工作中，其传统医院药学工作内容和工作要求造成了对医院药学从业人员的学历和专业知识综合素质要求的忽视，我国现有各级医院药学人员学历和专业平均水平较低。上海地区医疗机构药学人员专业素质和基本状况调查显示，医院药学人员的学历以中专为主，占61.8%，本科学历占9.4%，硕士及以上学历仅占1.4%；职称以药师为主，占47.2%，药剂士占32.8%，主管药师占10.4%，副主任药师占3.3%，主任药师仅占0.7%[8-9]。随着医药卫生体制改革的深入，人们对药学工作的需求也不再满足于简单的调剂制剂，药学工作的重点已经转变为提供高效、安全、经济的药物治疗，要求药学工作人员在完成传统的日常调剂制剂等工作的同时，还要能够灵活运用专业知识，满足患者的医疗保健需求。学历偏低和专业知识欠缺的现状，使医院药学人员难以胜任临床药学监护等药学技术服务工作，也影响着药学科研水平的提高，阻碍了医院药学学科发展。

## 1.4 药学人员职业待遇偏低

随着医疗分配制度改革的深入进行，医院调整收入结构，正逐步全面实行绩效工资分配制度。目前"药品零差价"等政策的导向是严格控制医疗机构药品收入比例，药师的工作性质不再能直接创造经济效益，导致效益工资远远低于临床科室。同时药师职业风险较高，使得心理压力重，导致药学队伍不稳定。而缺乏科学的医院药师绩效评价体系，使得医院药师的价值没有在职业待遇中充分体现。

## 1.5 药学人员的继续教育被淡化

随着医院规模的扩张，工作人员短缺，使得医院药学人员把大部分精力用于应付日常的药品发放管理，同时医院难以给药学人员提供外出学习进修的机会，使得临床合理用药方面进展缓慢，制约了药学人员的业务技术的提高，缺乏创新意识，科研能力弱，开展新业务，新技术少。

## 1.6 人才的晋升与使用机制尚不完善

职称评定受学历、资历、岗位等限制，在一定程度上阻碍了优秀人才的脱颖而出。虽然强调考评结合，但很难看到被评者的实际工作能力、工作态度。另外，职称评审年年有，造成职称贬值，同一职称人员之间的实际工作能力、专业技术水平相差太大。职称终身制，且与工资、绩效挂钩。这种一劳永逸不完善的职称评审制度同样制约了员工的发展。

# 2　构建医院药学人力资源信息系统的重要性和必要性

21 世纪，人类进入了一个以知识主宰世界的新经济时代，人力资源成为经济领域里最重要的资源。药学人力资源的价值将成为衡量医院药学部竞争力的标志，药学人力资源管理的恰当与否直接影响到药学部的运行效率，因此，加强医院药学人力资源管理，建立一支稳定的高素质医院药学队伍十分必要和重要。

"十三五"发展规划中，国家对医药卫生体制改革与发展提出了更高的要求，充分合理地开发医院药学人力资源的潜能，改善医院药学人力资源质量，提升医院药学部核心竞争力，已越来越成为医院药学管理者关注焦点，医院药学人力资源开发和管理必须与时俱进；我国医院药学人力资源现状，也要求给予科学地规划和系统地管理。而构建和维持医院药学人力资源信息系统，是医院药学人力资源管理的一项重要内容，是为医院提供高素质、高水平医院药学人才，构建一支优秀的药学人力资源队伍的根本保证，也是医院药学部生存和发展的保障。因此，结合我国医院药学人力资源现状和新时期医院药学发展目标需求，对医院药学人力资源进行科学的规划，构建并维持（药学）人力资源信息系统，并在全国范围内收集资料，不断改进医院药学人力资源策略，以满足医疗及医改对医院药学人力资源的需求是医院药学人力资源管理的首要任务。

# 3 医院药学人力资源信息系统构想

以实现医院药学人力资源管理工作的高效、科学为目标，根据医院药学人力资源管理现状及药学学科的发展方向，构想医院药学人力资源信息系统应包含医院药学人力资源的规划、培训、评价和支持工作人员的基本资料。

## 3.1 医院药学人力资源规划

医院药学部进行管理工作的核心为对工作人员的管理，在管理中药学人力资源又是医院药学部最主要的竞争能力的体现。在对此项工作进行管理之前应先进行人力资源的规划。首先对医院人力资源现状和人才梯队发展状况做出评估，进行人力资源总量配置、结构配置和质量配置，具体从员工的在岗人员情况及性别结构、文化素质结构、年龄结构、职称结构和政治面貌结构等方面入手，依据评估结果发现医院药学部门现有人力资源存在的问题，再根据医院药学的发展战略、目标和任务及引进人才的目的，结合不同层次人才的胜任力特征，制订人力资源开发与管理的战略规划、政策和具体措施。规划的目的为对医院药学部今后发展的趋势进行人力资源的预测和储备，让药学部的发展有所保证，从而具有一定的竞争力。

### 3.1.1 分析医院药学发展战略及人力资源需求

通过分析医院药学发展战略和发展目标，根据战略和目标的要求，得出战略和目标要求所需要的人力资源要求，其中包含在战略阶段内需要的不同结构员工的素质要求、数量要求、需要的时间等。人才的合理配置是医院人力资源管理的重要环节，根据各医院药学部门不同的发展规模和要求，进行岗位设置和需求分析，使人才结构和岗位需求相适应。不仅培养和造就出满足医院药学发展战略要求的高级医院药学人才，还要重视培养潜在的后备人才，全面提高药学工作者的整体素质，形成高素质、有活力的人才梯队，建立起精干、高效、适应现代医院药学学科发展的专业技术人才队伍。

### 3.1.2 分析医院药学人力资源现状

对医院药学部现有人力资源状况进行调查、分析和统计工作。其主要内容有人员结构分析和人员素质调查。人员结构分析包含：员工年龄结构、学历结构、职务结构、技能结构、业务结构等调查分析；人员素质调查包含：员工价值观、工作态度、工作能力，并分析现有员工是否适合现有岗位以及轮岗、晋升的可能性等方面，调查手段一般是采用人员基础数据并结合员工素质调查表和业绩分析等方式进行[10-12]。

### 3.1.3 预测人力资源供应

预测包括医院内部供给预测和医院外部供应预测。医院内部根据战略分析对人力资源的要求的预测和人力资源盘点内容预测分析将来相应时期内，医院内部可以自行供应的人才类型和总量，其中包含稳定供应情况及人员流动带来的结构变化情况，如员工离职、轮岗、晋升与降职等预测。可参考原国家卫生部《综合医院组织编制原则（草案）》的上限。

医院的总编制依医院的规模和承担的任务分为三类：①300 张床位以下的医院按 1∶1.40 ~ 1∶1.30 计算；②300 ~ 400 张床位的医院按 1∶1.50 ~ 1∶1.40 计算；③500 张床位以上的医院按 1∶1.70 ~ 1∶1.60 计算。其中卫生技术人员占总编制的 70% ~ 72%，在卫生技术人员中，药学人员占 8%。

招聘是人力资源管理核心业务的首要环节，它是医院不断从外部吸纳人才的过程，保证源源不断的人才需求。其一，确定候选人方向。依照医院自身员工的来源特点，决定医院选拔、招募自有人才和外部人才的比例和数量。医院内部人员对医院熟悉，但缺乏新思想；外来人员可以给医院带来新观念、新技术，但很难给医院带来一支长期稳定而又忠实的人力资源队伍。因此，要充分认识到这一互补关系，既调动和激活医院自由的人力资源，又合理引进外部优秀人才，达到医院人力资源结构的合理化。其二，医院按照科学合理、精简效能的原则设置岗位，按岗择人，对医院新近人员实行"凡进必考"，通过公开招聘、专业理论知识考试、技能考核等一系列程序进行聘任，择优录取，并严格把关。

建立创新高层次人才引进通道，通过实行一系列相应的优惠政策引进人才。对急需、紧缺人才，坚持按需引进、讲求实效的方针，面向国内外公开招聘，人才吸收坚持"不拘一格"。对特殊人才，要转变思路，坚持"不求所有，但求所用"的原则，通过各种方式，积极引进外部智力。医院高层次人才分为重点学科带头人和学科技术骨干这两类。学科带头人，要侧重于他们的管理能力与人才培养能力，因为引进这样的人才希望他们能够带好团队，培养后备人才；学科技术骨干，要侧重于他们的专科知识、临床实践能力、科研能力，要看他们是否具备发展的潜力。在考虑不同层次人才的胜任力特征时还要考虑医院药学的发展战略及引进人才的目的。

### 3.1.4　制定人力资源规划的主要流程

掌握了人力资源规划制定的思路与步骤，并不等于就能制定出一份切合医院实际的人力资源规划。更为重要的是如何取得数据库，分析数据库，确保规划的准确性与科学性。制定一个完整的人力资源规划的流程可分为五步：①分析医院的经营环境、战略决策及现有的人力资源。经营环境主要包括医院周边的交通情况、当地的医疗法律法规情况、当地群众文化教育程度、企业分布情况及行业类型、药学人员的稀缺性及择业期望；战略决策主要是指药学部门设置、服务内容、范围、服务能力及专业特色，与同行相比的优势与劣势；现有人力资源主要是指各部门、各岗位人员数量（相对数量、绝对数量）、质量（技能、知识、态度）、流动率及人力资源利用与潜力状况。②进行人力资源预测：主要是指对各部门需求情况进行预测。③制定具体的人力资源规划，包括总体规划与业务规划。要充分考虑晋升、补充、培训开发、配备及职业发展等情况，建立合理的人才梯队。④规划的实施：执行确定的行动方案、劳动力过剩的对策、劳动力短缺的对策。如果人力资源不足，则需要通过加班、补充、培训、晋升、工作再设计、借调等方式来解决。如果人力资源富余，则需通过辞退、不再续签合同、劳务输出提前、退休、缩减工作时间等途径去解决。⑤人力资源规划的反馈：评估预测结果、收集反馈信息、调整、改善规划。

## 3.2　医院药学人力资源培训

医院药学工作是一个非常特殊的行业，它要求药学人员具有高知识性、技术性和经验性，同时还要与时俱进，发展新技术，不断更新和充实新知识，因此需要建立有效的员工培养体系。教育培训可以提高人才资本的含量和素质，除此之外，还要注重人才资源的使用性开发和政策性开发。操作起来，需要因人而异，因岗而异。具体培训的方式有：在职培训、临床带教、开展临床经验和科研课题工作经验传授活动，讲座、程序化教学、模拟式培训等。最后，对培训效果进行评估。

### 3.2.1　明确岗位能力要求

药学部应根据学科发展的要求及工作内容和特点，确定组织机构和职责，确定岗位职责要求。岗位人员的能力要求就是从思想境界、道德品行、知识结构、思维能力、表达和交流能力、体质和体能、人际关系处理能力、执行力、适应力、应变能力等方面是否能够胜任岗位职责的要求。不同岗位职责的内容对于岗位人员的能力要求是不尽相同的，对于战略性管理人员的能力要求侧重思维方面多些、体能方面少些，对于操作性人员则侧重于执行方面及体能方面多些。

### 3.2.2　明确岗位能力要求和培训之间的关系

实施培训前，要确定岗位员工的能力，进行岗位能力评价，判断其实际能力与岗位要求的差距。通过提供培训、教育或招聘有能力的人员满足岗位对能力的要求，培训结束后要评价培训的有效性。通过培训要确保人员具备相应的岗位能力，而不是确保"培训的实施"，培训只是确保能力的手段之一，是必要条件而不是必需条件。因此，对于现代人力资源管理而言，具备岗位能力是目的，培训只是达到具备岗位能力的一种手段，换言之，人力资源管理培训的目的是确保岗位能力，而不是确保培训的实施。将培训作为例行公事、实施不必要的培训、培训方式的不适宜可能造成被培训人员的懈怠、反感甚至抵触，反而会降低培训的功能。没实效的说教听多了会导致有用的说教也听不进去的"狼来了"的现象。因此，必须明确有时"过多的""反复说教式""家长式"或"不信任式"的培训或教育不但不能达到提高员工素质的目的，反而导致对培训功能的损害。要明确员工的素质与培训或教育的次数没有必然的因果关系，员工主观能动性的调动往往和被信任的程度成正比，要更新观念正确和有效地使用好培训的方法或手段，以减少或避免不必要的培训。

### 3.2.3　明确培训和岗位能力评价或考核之间的关系

岗位能力的评价或考核是了解和判断员工能力的方法，岗位能力评价或考核的目标是要了解岗位人员是否能够满足该岗位职责的要求、判断其是否能胜任该岗位工作、评价其实际能力与岗位职责和能力要求的差距。针对存在的差距采取培训、再培训、调岗、辞退再另行招聘等措施保证该岗位职责的有效落实，保证人力资源的充分、适宜和合理性。另外，通过岗位能力评价或考核也可以评审岗位职责和能力要求的充分、适宜合理性，发现问题及时调整，避免岗位职责确定不合理、能力要求不切合实际、人员配置不适宜等现象，以保证人力资源需求。

利用岗位能力评价或考核方法了解了员工能力后，应将能力评价或考核结果与岗位的职责和能力要求相比较，根据以下原则找出差距采取相应的措施保证岗位能力的要求。

（1）对于新毕业员工或调岗型"新员工"而言，适应岗位的能力较差，需要按照岗位须知或应知应会的要求实施培训和教育；对于经验型新员工（对外招聘的有经验的员工）而言，适应岗位技能的能力较强、完全能够胜任岗位技能的要求，甚至能够培训或教育现有同种岗位的员工，则不需要对其进行技能培训或教育（其已通过经历而具备这部分能力），只需进行必要的、针对其无经历的规章制度等例行培训或教育即可。

（2）对于能力评价能够满足岗位要求的老员工而言已经达到胜任岗位的目的，无需实施不必要的培训或教育。如果岗位能力要求发生变化时，其即时的能力评价结果可能不能满足岗位变化的要求，这时需针对能力不满足岗位要求的部分实施培训或教育，要体现培训或教育的必要性。如果工作需要或者对某员工有提拔的意向，则在征得本人同意的前提下根据预提拔的高层次岗位的能力要求进行评价，针对能力的不足部分实施培训教育或锻炼。

（3）对于能力评价不能满足岗位要求的员工则根据情况采取不同的管理方法；对于责任心不强并可通过教育改变的则通过适当教育加强责任心；对于培训不够或理解能力稍差的则可通过再培训提高技能；对于自身条件无法通过培训教育提高能力的则可通过调岗或辞退等方法解决；对于自身条件，如：智力、体力、性格、道德素质等造成能力不匹配的问题是无法通过培训教育来解决的，对于这种情况仍千篇一律地采取"大锅饭"式的培训，是无效或效率低下的。

（4）对于能力评价超过岗位要求的员工则应考虑提拔到高层次岗位上，以适应其现有的通过经历而具备的能力的要求，避免该"高能员工"长期"低就"造成其自我感觉"怀才不遇"而不安心或牢骚满腹影响他人的情绪和工作环境的稳定，还可能导致其突然跳槽造成临时性"空位损失"，对于没有适当的位置容纳不安心或不稳定的"高能员工"可以采取劝退或辞退及预先配备接替人员的方式做好应急准备工作。

### 3.2.4　实施正确的培训效果评价是有效开展培训管理的关键

实际工作中对于培训的考核或考试成绩作为培训效果的评价实际上存在一定的误区，只是将每次培训后的考试或被培训者的表现作为培训效果评价的依据，而未考虑被培训者在培训前的能力或表现，如果被培训者在被培训前的能力或表现完全能达到培训目的的要求，那么培训就没有必要。培训效果的评价是对实施培训取得的效果的评价，应该是比较培训后和培训前被培训者获得知识的多少或者能力的变化的总结，如果通过培训使被培训者获得较多的知识或能力得到较高提升，那么此次培训效果较好；如果通过培训使被培训者获得较少的知识或能力提升很少，那么此次培训效果较差；如果通过培训使被培训者未获得或巩固知识或能力未得到提升或巩固，那么此次培训实为无效；如果通过"训斥"式等培训使被培训者心里过分紧张甚至产生抵触情绪，那么此次培训可能起到负面效果。

综上所述，保证岗位员工的能力要求才是人力资源管理的核心和目的，培训只是实现保证能力要求的手段之一（还有教育和经历手段），适当的岗位人选和培训才能起到保证必要的能力和培训效率的作用。首先确定适宜合理的岗位职责和综合能力要求，对于岗位员工的综合能力要求应该包括本质或个体能力（体质/体能/性格/心理/习惯）要求和外在条件（学历/职称/经验/经历/背景）要求。岗位人员招聘或确定时首先要考虑其本质的适宜性，岗位人员个体能力的先天不足是难以通过简单的培训达到能力要求的或培养其岗位能力的成本不合理（如让急性子的人干"慢性子"的活就很难），从源头上根据岗位职责、能力要求特点、岗位禁忌等要求选择合适的人选，是提高岗位人员使用效率的首要任务。其次对于选定的具备岗位能力要求的人员而言，是可以直接上岗工作的。而对于不具备岗位能力要求或有欠缺的人员而言，培训、教育或经历的不足会导致岗位能力的不足，而过分或没有必要培训会降低其对于培训的渴望或期望值，长此以往会使其产生厌倦、懈怠或抵触心情而导致培训效率的降低。

## 3.3　医院药学人力资源评价

医院药学部要想有一个高效的运作机制，必须要相应地建立一套适合本部门的人力资源评价体系，评价的基本设想是依据医院药学部的战略目标和组织使命，以及由此而产生的组织对人力资源的基本需求而进行基本状况的评价。考核评价内容公立医院一般以聘用合同和岗位职责为主要依据、以工作绩效为重点内容、以服务对象满意度为重要基础，主要包括德、能、勤、绩、廉五个方面，重点考核履行岗位职责的工作实绩。德：主要考核思想政治素质、职业道德、公共服务意识和遵纪守法情况；能：主要考核专业技术、技能、管理的业务在履行岗位职责的能力及水平，业务能力提高、知识更新情况；勤：主要考核工作态度、勤奋敬业精神和遵守劳动纪律情况；绩：主要考核履行岗位职责情况，完成工作的数量、质量和效率，取得成果的水平及其社会效益和经济效益，服务对象的满意程度；廉：主要考核廉洁自律、廉洁奉公情况。

人力资源考核评价是对医院药学人员岗位胜任力的一种评价，同时也是职工奖惩、工资增减、支付薪酬、培训、提职和辞退的重要依据，在其人力资源管理中占有十分重要的位置。正确的考核评价结果有利于人事决策的科学性，能有效地激励、鼓舞员工士气。不正确的考核结果，不但会造成决策上的失误，还会严重挫伤员工的积极性。因此，必须提高考核评价的准确性、保证考核评价的公正性和考核结果反馈的及时性。这就需要：①建立职责明确的岗位责任制，也就是说要坚持按需设岗、精简高效，做到岗位职责明确、任职条件清楚、权限使用清晰。要真正做到这些，必须把握好两个关键，一是员工的能力要与岗位要求相匹配，二是有效的放权。有效放权就是要求医院药学管理者要按照岗位责任制要求充分放权，通过放权来给下级施加压力和增添动力，通过充分发挥下属的工作积极性来提高工作效能。当然，有效地放权是以选好人为前提的，如果人选得不符合岗位的要求，即使放权了，仍然达不到应有的管理效果。②建立科学、公正、公开的绩效考核制度。提高绩效考核的准确性必须要有一套能够反映岗位特点和本人实绩的科学的考核标准。要针对药学和药学辅助等不同类别和层次的人员，确定不同的绩效考核内容和指标，根据专业特点，把不同岗位的责任、技术劳动的复杂和承担风险的程度、工作量的大小等不同情况，将日常管理要素、技术要素和责任要素等一并纳入考核要素。在确保绩效考核准确性的同时，还应重视考核的公正、公平性，带有偏见的、缺乏公正、公平性的考核，可能滋生员工中不良的思想情绪，会对以后考核评价的管理工作产生严重干扰。

## 3.4　医院药学人力资源支持

目前基于复杂的医疗市场环境，人才流失已日趋成为人力资源管理中的一个重要问题，尤其是核心员工的离职。医院药学部要想充分发挥药学人力资源的积极性、主观能动性，真正实现以事业、环境、制度、待遇、感情留人，离不开科学的薪酬体系、激励机制和良好的人才发展环境及员工职业生涯规划等支持体系。医院的人力资源开发和管理应当突出个性化管理，要把留住和用好人才作为人力资源开发的核心目标，创造良好的识才、用才环境，并为人才成长提供沃土。

### 3.4.1　建立公正、公平、合理的薪酬体系

薪酬是医院进行人力资源管理的一个非常重要的支持工具。完善薪酬机制，必须要求药学部在内部各科室、各部门，以至各个服务环节都有明确的责任和权力的基础上，建立起重视人才、重视学科建设、重视实际成绩的多元化量化体系，充分体现质与量相结合的分配制度。

薪酬体系的公正与公平，就是薪酬的设计与结构以及水平必须建立在科学的工作分析、工作评价以及绩效考核等基础之上，真正体现按劳分配与兼顾公平的原则。平均绝不是公平，在实际的薪酬分配中，要根据不同的工作态度、工作能力和工作业绩拉开分配档次，向关键岗位与优秀人才倾斜，对于少数能力、水平、贡献均十分突出的技术和管理骨干，可以通过一定形式的评议，确定较高的内部分配标准。这样做的目的，一方面是对员工劳动价值的肯定，同时也是稳定和吸引优秀人才的主要措施。

### 3.4.2　建立以人为本，科学有效的激励机制

激励的实质是通过影响人的需求和动机达到引导人的行为的目的。心理学家指出，人有逐渐提高的五个层次需求，分别是生理需求、安全需求、社交需求、自尊需求和自我实现的需求。要激励人的行为，就必须满足人们更低一层次的需求。人作为一种利益主体，受经济条件、社会地位、教育程度诸多因素的影响，在利益追求上会呈现出层次性和多样性；同时人的利益追求是不断发生变化的，受主客观各种因素影响。因而不同的人对不同激励方式的反应是不同的。因而对于医院人力资源的激励，同样有必要设定不同的激励计划，对于不同类型、不同层次的员工，其激励措施应有不同的侧重点。激励要想充分和持续地产生效果，激励机制的建立就必须坚持以人为本，充分反映人的利益、要求和愿望，了解和满足人的需要，只有这样，才能充分、持续地调动人的积极性、主动性和创造性，促进人的全面发展。在实施激励措施前，必须弄清楚激励的机制、方式和作用，深入了解员工的心理和行为状况，运用满意度调查了解员工的需要，使激励手段更直接和有效。

面对有各种不同的利益追求的人，实施有效的激励难度极高且复杂，要求医院药学管理者必须以人作为基本的研究出发点，围绕着人来设置激励要素和激励方案。以人为本的激励机制有利于协调医院与职工的关系，释放职工的最大潜能，追求医院和职工个体的全面发展。

按照马斯洛需要层次理论，人的需求首先是物质的，当物质的条件达到一定程度后就会有更高层次的追求—精神追求。一些医院为了激励职工的积极性，从强化物质激励着手调动职工的积极性，取得了较好的效果。然而，随着时间的推移，物质激励的效果逐渐下降，主要是因为没有充分考虑到他们更高层次的需要，对他们的公平需要、尊重需要、自我实现和自我发展等需要关心不够，影响了职工积极性的进一步发挥。因此，激励要从人本身的需要出发，并且随着人的需要的不断变化，激励措施也应该及时调整。医院药学管理者对员工激励的方式要不断变化，除了常用的物质激励、成就激励和精神激励等激励措

施外，目标激励、信任激励、负面激励等方式也时常运用。①目标激励就是把医院的需求转化为职工的需求，有助于使医院目标与个人目标相统一，使职工在工作中时刻把自己的行为与目标紧密相连。在制定目标时要根据医院的实际情况来制定既切实可行又具有挑战性的目标。在目标激励实施的过程中，要阶段性地检查实施情况，对偏离目标的行为进行调整，对职工所取得的成绩要不失时机地给予赞扬和肯定，确保职工沿着既定目标的方向把工作做正确。②信任激励是一种最好的激励手段。作为医院药学管理者，当你放手让下属在其职权范围内独立开展工作的时候，你也就在不知不觉中采用了信任激励。职工在得到领导信任和重用的时候，会不自觉地表现出一种主人翁意识，会积极主动地处理各种问题，创造性地做好工作。信任激励可以使职工的工作更富有主动性和创造性。③负面激励就是对个人的违背医院目标的非期望进行惩罚，使个人的积极性朝正确的目标方向转移。有限的负面激励可以减少职工犯错误。

### 3.4.3　营造良好的医院人才发展环境

医院作为职工职业生涯得以存在和发展的载体，要为职工提供良好的个人发展空间，让他们获得事业上的成功与满足，必须为每一位职工提供一个不断成长和发展的机会。要紧紧围绕培养、吸引、用好人才三个环节营造良好的医院人才发展环境。

（1）人文环境，是医院文化的具体体现。医院有长期形成的优良传统和文化底蕴，可以营造一种舒心的、和谐的良好氛围，鼓舞职工的士气和干劲，增强职工的凝聚力、向心力。医院的领导者要围绕核心竞争力提出医院的目标，让每位职工产生巨大的使命感和成就感，并愿意努力将目标变为现实。

（2）事业环境。事业的发展需要人才去推动，人才的稳定也同样需要事业来吸引。人的需求是从低向高逐步升华的，有才华的人，他们的需求绝不仅仅是物质待遇，更重要的是才能的施展和价值的实现。因此，领导者和管理者要为人才搭建有利于他们施展才华的事业平台，才能实现医院与人才的共同发展。比如：药学部应注重临床药师的素质能力的培养，通过对医院药学人员基本情况的调查分析，有针对性地安排培训学习，营造学习型药学人才团队，从而创造出良好的药学人才成长的环境。

（3）工作、生活环境。保证较好的工作、生活环境，是留住人才和吸引人才的最现实的问题。发达国家争夺发展中国家人才的主要武器，一是优厚的经济待遇，二是优越的科技环境。在医疗卫生系统，待遇条件是医疗技术人才流动最主要的原因。因此，一定要为人才提供必需的物质保证，切实解除生活的后顾之忧，使他们安居乐业。良好的工作、生活环境也是吸引人才、留住人才的重要因素。培育良好的医院文化，营造良好的人才发展环境，才能形成良好的团队精神，营造出一个和谐、团结、协作、健康、向上的工作氛围，员工才能在为患者的服务中体味到职业的神圣、工作的快乐和成功的幸福。

### 3.4.4　做好员工职业生涯规划

职业生涯是个人生命运行的空间，但一个人如果没有进入特定的组织，选择特定的职位，职业生涯就无从谈起。医院是一个资金密集、劳动密集、技术密集、风险密集的地方，更是知识密集的地方，医院作为员工职业生涯存在和发展的载体，应根据知识型员工具有高学历文化水平和高新技术技能，难以监控或量化的复杂性脑力劳动等特点，针对他们追求成功的高期望值、为实现个人价值、发挥专业特长、成就事业等多元化的价值观，理解他们的独立自主性，注重在工作中让他们自我引导和自我管理，为他们创造宽松、民主、自由的工作环境，提供必要的生活条件，为其营造更多的个人成长机会和发展空间，为每一位员工提供一个不断挖掘个人潜力和发挥特长的机会，让他们获得事业上的成功与满足。这样，员工才能体会到医院对他们是尊重的。事实也证明，只有员工的发展与成功，才能有医院的发展与成功。医院只有为员工作长远考虑，员工才能为医院作长远考虑。

# 4　结语

我国医院药学工作随着国家对医药卫生体制改革的深入进行及医学科学的飞速发展发生了巨大的变化。其发展趋势从传统的保障供应质量高、疗效好、安全、经济的药品向临床合理用药为重心的临床药学方向发展。随着医药卫生体制改革药品零差价的实施，更加速了医院药学向临床药学方向的发展。作为医院药学的管理者，应以战略的目光重新规划医院药学人力资源，在全国范围收集资料以改进药学人力资源策略，构建计划、培训、评价和支持医院药学人力资源信息系统，引入高素质临床药学人才并有目标的进行临床药学相关知识及实践技能的培训，强化临床药学人力资源群体，切实参与临床药物治疗的全过程，协助医师合理选药，安全用药，开展药学监护，治疗药物监测（TDM），药物不良反应（ADR）监测和参与新药的综合评价等工作，促进我国医院药学的快速发展。

（吕冬梅　徐州医科大学附属医院）

## 参考文献

[1] 中国医院协会.三级综合医院评审标准实施指南.北京:人民卫生出版社,2011.

[2] 黄泰康.现代药事管理学.北京:中国医药科技出版社,2004.

[3] 程红霞,黄泰康.我国药剂人力资源现状与发展预测.中国药房,2009,20(7):493-495.

[4] 孟玲,张宜清,王蔚青,等.江苏省92家医院药学人力资源与知识结构调查分析.药学与临床研究,2012,20(4):360-363.

[5] 付伟,刘东,杜光.湖北省67家医院药学人力资源现状调查.中国药师,2013,16(8):1182-1185.

[6] 孟玲,王蔚青,邵志高,等.苏北四地区医院药学人员现状分析.药学与临床研究,2009,17(6):512-515.

[7] 马姝丽.我院药学人力资源管理中存在的问题及对策.中国现代药物应用,2012,6(9):132-133.

[8] 叶桦,徐鹤良,钱垚,等.上海地区医疗机构药学人员专业素质状况的调查.中国临床药学杂志,2005,14(1):41-44.

[9] 唐仲进,胡晋红,李玲,等.上海市医疗机构药学技术人员基本状况调查.药学服务与研究,2002,2(4):215-220.

[10] 辜胜阻,李俊杰,郑凌云.我国民营经济的发展趋势和战略转型.宏观经济研究,2006,(1):14-16.

[11] 加里·德斯勒.人力资源管理(第12版).刘昕,译.北京:中国人民大学出版社,2001.

[12] 郑晓明.人力资源管理.北京:机械工业出版社,1999.

# 第 60 章
# 药学人力资源培训模式与发展趋势

《医院药学未来发展的巴塞尔共识（2015 版）》第 61 条：

■ The training programs of pharmacy support staff should be nationally formalized, harmonized, and credentialed within a defined scope of practice.

译：应在国家层面建立范围明确、正式、统一和经过认证的药学辅助人员培训项目。

**摘　要**　新医药卫生体制改革（简称"新医改"）如火如荼，已是大势所趋。医院药学发展的前提是人才培养，人才培养的模式离不开新医改的大背景。本文结合《巴塞尔共识》第 61 条试图通过分析研究当前我国和先进国家药学人力资源资格认证的实践和现状，寻找适合我国国情的资格认证办法，促进我国药学事业的发展和人力资源的合理配置。

## 1　前言

我国的新医药卫生体制改革（简称"新医改"）正拖着沉重的历史重担艰难前行，任重而道远。建立健全合理、规范、高效的现代医药卫生体制是一个世界性课题，即使在被公认为医疗体制最健全的美国，人们要求进行改革的呼声也从未停息，对如何改革的方案也总是争论不休。我国医药卫生体制改革的近期目标是"解决民众看病难、看病贵的问题"，远期目标是"建立健全覆盖城乡居民的基本医疗卫生制度，为群众提供安全、有效、方便、价廉的医疗卫生服务"。在新医改背景下，"四梁八柱"的新概念已经深入人心，这里的"四梁八柱"是形象地借鉴了中国古建筑的建筑结构名词，是指要建立健全公共卫生服务体系、医疗服务体系、医疗保障体系、药品供应保障体系医药卫生四大体系，建立并形成四位一体、覆盖城乡居民的基本医疗卫生制度。同时，还将完善医药卫生的管理、运行、投入、价格、监管、科技与人才保障、信息系统及法律八大机制，以着力解决百姓反映最强烈的求医买药费用过高等突出问题。这四大体系、八大机制也被形象地称为新医改的"四梁八柱"，是实现新医改成功的基石。可以说，新医改是一项不折不扣的系统工程，与社会生活的方方面面有着千丝万缕的联系。作为制度政策的设计者和制定者，必须要有前瞻性的眼光和开拓性的思维，方能确保新医改拨开迷雾、走出泥沼，满足人民群众对医疗保障的合理需求。

作为一名药学工作者，笔者将在本文中着重探讨"八柱"之一的人才保障机制："在新医改形式下，药学人才的培养和资格认证。"在这里，首先需要明确本文中"药学人才"的范围，他们不是药学专业的顶级科学家，也不是仅仅承担"照方抓药"工作的发药员；他们是指：经过系统药学专业学习和实践，通过国家资格认证、能够承担临床药学等药学岗位工作要求的应用性人才。

在医疗卫生系统中，医学、药学和护理学是不可分割的三个部门，但由于众所周知的历史原因和体制缺陷，药学一直得不到应有的重视，药学服务的重点局限在调剂环节，其本质是医院系统内部的药品物流，为临床用药提供保障，技术含量不高。而本该由医院提供的药学服务由于不能体现应有的价值而长期受到忽视，发展受到限制，成长缓慢。

# 2　我国药学人力资源现状

药学面临尴尬局面是长期恶性循环的结果：一方面由于"重医轻药"，踌躇满志的有为人才很难得到经费、项目等资源的支持，缺少训练，创造力受到限制，工作中难出成果，造成药学事业日益衰微，药学地位下降，管理者加深对药学的偏见；另一方面，优秀药学人才匮乏，医疗机构对药学人才的要求也不得不降低，仅以维持日常药品供应工作的需要。这也就造成了目前药学人才严重不足，从业人员知识结构较低，更无力推动药学事业发展，这一问题日积月累，终成顽疾。以江苏省最近一份调查结果为例[1]：调查样本涵盖南京、盐城、连云港、淮安、台州、徐州、常州等 7 个城市共 92 所医疗机构，药学从业人员共3805 人。调查结果见表 60-1 ~ 表 60-3。

**表 60-1　七个地区 92 所医院基本情况**

| 医院等级 | 医院（所） | 医技人员 | | 药学人员 | |
|---|---|---|---|---|---|
| | | 人数 | 比例（%） | 人数 | 比例（%） |
| 三级甲等 | 29 | 29681 | 86.58 | 1731 | 5.83 |
| 三级乙等 | 10 | 8455 | 84.80 | 469 | 5.55 |
| 二级甲等 | 43 | 20399 | 81.39 | 1402 | 6.87 |
| 二级乙等 | 5 | 1250 | 88.21 | 96 | 7.68 |
| 其他 | 5 | 1920 | 80.60 | 107 | 5.57 |
| 合计 | 92 | 61705 | 84.60 | 3805 | 6.17 |

**表 60-2　七个地区 92 所医院药学人员学历构成**

| 学历 | 人数 | 比例（%） |
|---|---|---|
| 博士 | 12 | 0.32 |
| 硕士 | 84 | 2.21 |
| 本科 | 1160 | 30.49 |
| 大专 | 1234 | 32.43 |
| 中专/高中 | 984 | 25.86 |
| 其他 | 331 | 8.70 |
| 合计 | 3805 | 100.00 |

**表 60-3**　七个地区 92 所医院药学人员职称构成

| 职称 | 人数 | 比例（%） |
|---|---|---|
| 副高及以上 | 315 | 8.28 |
| 中级 | 1275 | 33.51 |
| 师级 | 1340 | 35.22 |
| 士级 | 503 | 13.22 |
| 其他 | 372 | 9.78 |
| 合计 | 3805 | 100.00 |

从以上调查结果，我们不难发现：药学人员占医技总数比例严重偏低，平均只有 6.17%，以如此之低密度的人力资源，想要实现医、药、护三足鼎立，简直是天方夜谭。

当前药学人力资源分布也不均衡，高端学历人员明显偏少，博士、硕士的总比例只有 2.53%，这一比例在高学历比比皆是的医疗卫生系统，根本不值一提。

唯一令人欣慰的是职称分布似乎合理，但这正是我们后文要重点讨论的：当前的职称评定，能否反映出岗位技能要求，能否适应药学事业发展的要求。

# 3　我国药学人力资源发展现状

从调查和相关研究[1-2]来看，人力资源分布已经形成一头独大的局面，本就总量不足的药学人力资源，大部分又被限制在了调剂部门，与其说是"以药品供应为主"，不如说是"以搬运药箱为主"，技术含量要求低，属于劳动密集型（图60-1）。大量具有中级以上专业资质的药学人才，被局限在药房里，和初级药学人员一样搬运药箱，发放药品。其专业技能基本无用武之地，人才价值没有得到充分发挥，毫不夸张地说，这是一种铺张浪费。

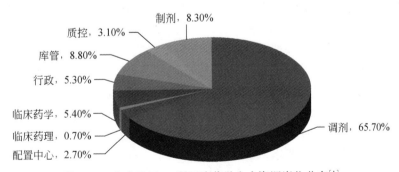

**图 60-1**　七个地区 92 所医院药学人力资源岗位分布[1]

医院药学似乎陷入了这样一种难堪的境地：药学要发展，急需大量人才；而本就不多的人才，却又不能有效利用。

迷局需要破解，药学需要振兴。新医改为我国药学事业的振兴提供了千载难逢的机遇。在新医改背景下，药学将回归本质，与医学、护理学形成三足鼎立的格局。患者在"求医"之后，还将"问药"。药学也将如医学服务、护理服务一样，通过为患者提供药学服务，以合理定价的方式，创造合理价值。

目前，很多医院都在积极实施药品供应链项目，以标准化为流程、信息化为载体，自动化为手段，实现药品供应现代化，在极大提高了药品供应环节效率的同时，还将释放出大量的调剂部门工作岗位；未来，"医药分开"已经是大势所趋[3]，药品调剂部门将会逐步收缩，人员分流在所难免，这部分拥有中级以上专业技能的人才，将充实到药学服务的相关岗位上。面对新医改的变革，我们不禁要问：我们的药学资格认证体系准备好了吗？

目前我国药师资格和资质评定主要有两个：一个是由国家人力资源和社会保障部及国家药品监督管理局主办的执业药师资格认证；另一个就是由国家人力资源和社会保障部主办的药师职称考试。前者是药师资格准入考试，通过者获得从事药师工作的从业资格；后者是评定药师专业技术等级的考试，有初级、中级、副高、高级等几种不同等级，并需要拥有规定时间的相关工作年限，方能参加。一直以来，执业药师和职称这两项资格认证体系为我国的药学人才培养和选拔做出了重要贡献，在这一制度保证下，我国逐渐发展壮大了一支较为合理完备的药学人才梯队，在一段时间内，这一作用还将得到继续发挥。

但从实践来看，执业药师资格认证目前在管理上并不严格，其关注重点是社会药房和医药企业，从业药师必须拥有执业药师资格，才能执业。而对于医院的从业人员，并没有要求一定要通过考试，获得资质。因此，并没有太多医院药师热衷于通过执业药师资格考试。

医院药师更重视的是职称考试，因为职称考试更具有现实意义：晋升、工资、奖金等，都会和职称挂钩。这是一种正确的方法，因为我们都知道"激励"作为一种有效工具在现代社会中的促进作用，甚至有人认为"激励"就是最好的管理，这不无道理。但职称考试的弊端也很明显：就是"一考了之"。考试有范围，更多的是考前突击，强化记忆。考过之后，迅速遗忘。大部分的考试内容在实际工作中用不上，也客观上加快了遗忘的速度。

作为国家级的专业等级考试，都会有清晰的目标和严谨的战略，肩负着为国家选拔人才的重要任务。考试的内容和范围，不仅是国家对专业人才必备素质的具体要求；同时，也是为未来专业发展指明方向，引导从业人员加强这方面的学习。就这一点来说，现行的资格认证体系就显得有些僵化和力不从心了。

对于临床药师资格认证：一般要求具有药学学士学位、临床药学实践工作经验满 2 年以上，并在国家卫生健康委员会认证的临床药师培训基地经过培训，并通过考核后，获得临床药师资格。该培训的优点在于培训起点高，培训规范，要求严格，但缺点是周期长，不能迅速改善目前临床药师短缺的现象。截至目前，临床药师的培训已开展近十年，每年为全国各大医院培养了近千名临床药师，临床药师短缺的现象已有明显改善，但尚不能满足当前各医疗机构对临床药师的需求。

## 4　欧美发达国家药学人力资源发展现状和未来趋势

前文提到，医药生产、流通企业实行执业药师实行准入制度，管理部门是国家人力资源和社会保障部及国家药品监督管理局；医疗卫生系统实行专业资格等级制度，管理部门是国家卫生健康委员会。我国现在还没有一部统一的药师法律法规，形成了制度不统一、标准不统一、作用不统一、管理不统一的局面。

而在欧美发达国家，如美国、英国、法国，加拿大，还有我国的香港、澳门、台湾等地区，都颁布了药师法或药房法，从法律层面明确了药师的法律地位、法律责任、执业行为和监督管理等。立法的重要性显而易见：国家立法不仅仅是要保护药师的合法权益，还要规范药师的法定义务；同时药师法还应该保护患者权益不受侵害，保护药学行业健康发展。

在欧美国家，获得药师执业资格有非常严苛的要求，学位学习时长一般都在 5~6 年，并要求有 1 年左右的实习经历后，才能申请参加国家考试，通过者方能执业。即使获得执业药师资格，也并不是一劳永逸，还需要每年获得规定的继续教育学分，才能获得继续注册资格。

# 5　针对我国药学人力资源发展的思考

## 5.1　建立更加全面的国家资格认证体系，保障药学人才拥有其岗位技能

我国在新医疗制度改革中，要尤其重视人力资源的培养，因为现代社会竞争的重点是科学技术的竞争，归根到底，是掌握了科学技术的人才竞争。没有有竞争力的人才做保证，任何改革都会举步维艰，甚至是寸步难行，难以达到成功。所以，建立更加全面的国家资格认证体系，选拔出最优秀的人才，是一项十分重要的工作。

我国应该学习和吸收西方的成功经验，但必须实事求是，不能脱离我国的基本国情。大量历史经验告诉我们，仅仅生搬硬套，简单的"拿来主义"，"交学费"的可能性就会大增，这样的"苦酒"我们已经品尝过不少，在"摸着石头过河"之前，最好还是先严谨地做好探测和准备工作。

我国大量的药学工作者，都是经"前苏联模式"的培养，重化学，轻临床，而现代药学的一个重要特征恰恰是将医院药学与临床紧密地结合起来。在这点上，我们的药师队伍是有大量功课需要做的。国家的资格认证体系必须能够明确反映这一趋势和要求，应该建立类似执业医师模式的医院执业药师准入及定期考核机制。

我们说认证体系，并不是只是考试。作为一个体系而言，应该是培训+考核，国家应该首先确定培训的范围和方式，然后确定考核的标准。

药师协会应该在培养人才方面承担起更大的责任。药师应该被要求必须参加药师协会，并接受管理。药师协会作为行业协会，应该把提高协会会员的专业素质作为最重要的工作。协会必须具备浓厚的学术氛围，应该成为活跃的药师之家，是药师学习、交流、沟通的桥梁。高质量的学术报告和交流活动应该保持常态化和制度化，让思维在碰撞中爆发出智慧的火花。要能够不断地将最新的专业资讯、研究成果等进行搜集、整理，形成资料库，作为资源共享。

生活在信息时代，我们是幸运的，国际互联网让信息传播的速度达到了前所未有的水平。通过网络传播知识，即使是多媒体的形式，在技术上也已经没有任何障碍。建立新体系，应该使用新技术，让网络公开课在培养人才方面扮演更重要的角色，也许是时代的选择。

药师职能与资格的进一步分工：分为药师和技师，药师负责处方审核与药学服务等工作；技师负责药品拆零分包、药品贮存养护、处方调配等工作。药师根据自身岗位的不同，

选择合适的课程进行学习、进修，并按照国家统一安排的要求进行考核。考核合格之后，方能上岗。

继续教育应该作为一项重要制度加以明确和细化，可以采用学分的方式，在规定的期限内修满规定的学分，方能继续从事该岗位的工作。不同的岗位，学分不能通用。也就是说，换岗或调岗，应该修满新岗位的学分方能上岗。

专业能力的提升并不是全部，国家应该建立一种职业测评系统，帮助提升包括专业能力在内的综合能力，比如职业精神、创造力、团队合作力等，这些能力的提升可以帮助提升药师的综合素质。这些都是职业化训练中必不可少的。

## 5.2　改进完善临床药学教育体系的建设，为储存优秀临床药学人力资源做好后勤保障

我们的高等教育部门应迅速做出改变，适应时代的发展和药学的要求，培养出合格的人才。目前临床药学的课程设置加入了临床理论课程，较以往已经有了较大发展，但是缺陷在于，临床实践教学一直无法深入进行。临床药学教学模式依然沿用传统的药学教学模式，而临床实践教学重点在于药学实验，按照这种方式培养出来的学生虽然在药学实验能力、动手能力方面都得到了锻炼，但是离临床药学复合型人才的要求还有很大距离。临床药学专业的学生最终将走向临床，服务于患者。因此，临床实践尤为重要，而临床实践课程的缺失或临床实践课程的设置不当将造成临床药学的学生缺乏临床思维，对临床疾病认识不够，无法胜任临床药师工作，也将不能满足目前临床药学专业培养的目的。南京医科大学的临床药学系学生的带教教师，主要来自于江苏省人民医院药学部的临床药师，他们教学与临床紧密结合，开设了主要的临床药学课程，如《临床药理学》和《临床药物治疗学》，这些课程均由一线临床药师亲自授课。临床药学专业学生在医院一年的实习也完全由一线临床药师完成带教。这种模式提升了临床药学专业学生的实践能力，提高了临床药学专业学生的综合素养，为临床药师的培养开创了新路。

（吴德芹　江苏省人民医院）

## 参考文献

[1] 孟玲,张宜清,王蔚青,等.江苏省92家医院药学人力资源与知识结构调查分析.药学与临床研究,2012, 20(4):360-363.

[2] 付伟,刘东,杜光.湖北省67家医院药学人力资源现状调查.中国药师,2013,16(8):1182-1185.

[3] 李力,张卓然,孟开,等.新医改以来我国公立医院医药分开策略及效果的系统综述.中国卫生政策研究, 2014,7(1):59-64.

# 第 61 章
# 医院药学部门的人力资源管理

《医院药学未来发展的巴塞尔共识（2015 版）》第 62 条：

■ Hospital human resource policies should be founded in ethical principles, equity and human rights, and be compliant with labor regulations, guidelines, and hospital pharmacy practice standards.

译：医院的人力资源政策制定符合伦理原则、平等和人权，并应符合相关的劳动法规、指南，以及医院药学实践标准。

**摘　要**　目前，我国医院药学的人力资源仍然不能满足医院药学工作的需要，本文结合《巴塞尔共识》第 62 条通过采用文献评阅的方式，了解我国医院药学部门人力资源管理的现状以及所存在的问题，并在此基础上提出了完善我国医院药学部门人力资源管理的方法与对策，认为建立有效的医院药学的人才培训、梯队建设和绩效管理，将有助于医院药学的人才培养和学科发展。

## 1　前言

随着社会经济水平的增长，医药产业和医疗卫生服务业发展迅速，人们生活水平逐步提高，对健康的需求也日益增长。而药学工作者作为健康服务的主要力量之一在健康服务中发挥着非常重要的作用。药学工作者能否发挥作用，其核心是药学人员的人力资源情况。

人力资源是指一定的社会区域内，能够作为生产要素投入经济活动中，而且可以利用并能够促进和推动整个经济和社会发展的具有智力劳动能力和体力劳动能力的人的总称[1]。人力资源作为各国综合国力和发展潜力的关键因素，已引起世界各国的普遍重视。人力资源管理是指组织对职工的有效管理和使用的思想和行为，就是发现投入力量"开采"和利用人力，包括就业与录用、人力配置、激励、教育培训四个方面的内容，其内涵就是通过一定手段，调动人的积极性，发挥人的创造力，把人力资源由潜能转变为财富。医院药学部门的人力资源管理，主要内容是指药学部门负责人通过对医院药学部门内部劳动力资源进行全面、科学、有效的管理和配置，使所有职工的潜能得到充分开发和利用，以保证药学部门日常工作平稳进行，最终实现医院的总目标。

医院药学部门作为医疗服务的一个重要环节，直接参与医院经济活动，在日益激烈的市场竞争中，如何对医院药房人力资源优化及管理，发挥人力资源的巨大作用，这很大程度上影响了医院药学的发展。本文拟对医院药学部门的人力资源管理过程、现状进行分析，提出医院药学部门人力资源的管理对策。

## 2　医院药学部门人力资源的管理内容和要求

管理内容包括人员招聘、人员配置、人员的培训和培养、绩效考核。人力资源的管理应建立在伦理原则、平等的机会和人权基础上，且符合劳动法规、指南和医院药学实践规范。

伦理原则包括：集体主义、人本管理、互利互惠、公平诚信、和谐、完善人生等。管理伦理就是阐述在管理过程中人们应该采用进步的伦理道德规范处理人与人之间的相互关系。人力资源管理伦理是运用道德来处理组织与员工关系，进而实现组织价值和员工终极价值。

平等的机会和人权基础是指基本权利平等、机会均等、制度程序公正合理和赏罚公正，包括以人为目的、肯定人的价值，发挥人的作用、尊重员工，关爱员工、建立公平合理的激励机制、使员工有参与科室民主管理的热情和动力、对员工的参与要给予真诚客观的对待，及时反馈。

## 3　国内医院药学部分人力资源现存问题讨论

### 3.1　招聘和人员配置

近些年我国医院药学部门对药学人员的建设和配置愈加重视，学历和职称结构有所提高，但各等级医院的差距仍比较明显，仍然无法满足医院药学部门承担的药学科研、教学和药学服务等多种功能，与医院药学的服务要求还存在很大的距离。医院药学人员的招聘和配置必须按照医疗机构的药师工作职责、该医疗机构的药学服务量和发展要求来进行。

《医疗机构药事管理规定》明确指出医疗机构药师工作职责包括：负责药品采购供应、处方或者用药医嘱审核、药品调剂、静脉用药集中调配和医院制剂配制，指导病房（区）护士请领、使用与管理药品；参与临床药物治疗，进行个体化药物治疗方案的设计与实施，开展药学查房，为患者提供药学专业技术服务；参加查房、会诊、病例讨论和疑难、危重患者的医疗救治，协同医师做好药物使用遴选，对临床药物治疗提出意见或调整建议，与医师共同对药物治疗负责；开展抗菌药物临床应用监测，实施处方点评与超常预警，促进药物合理使用；开展药品质量监测，药品严重不良反应和药品损害的收集、整理、报告等工作；掌握与临床用药相关的药物信息，提供用药信息与药学咨询服务，向公众宣传合理用药知识；结合临床药物治疗实践，进行药学临床应用研究；开展药物利用评价和药物临床应用研究；参与新药临床试验和新药上市后安全性与有效性监测；其他与医院药学相关的专业技术工作。

### 3.2　人力资源培训

在我国，药学部门的工作人员并非全部是正规医药院校全日制毕业，有部分只受过药学启蒙教育或根本未接受过药学教育的老员工[2-3]，这种现状远远满足不了日益发展的需求，因此，必须抓好药学人员的培养和培训工作，提高药学人员的业务能力，药学人员具备高素质的业务能力是做好药房工作的前提和基础。但目前仍存在成本导向下的不培训、培训的目的是要求员工奉献和服从、培训过程缺乏沟通，不了解员工真正的需求、培训对象缺乏公平性、培训视为上级对下级进行理念的灌输等问题。

### 3.3　绩效考核制度

绩效激励制度缺乏人本意识，导致激励方式单一、绩效承诺不能兑现、收入差距过大等缺点。目前绩效评估制度存在缺乏对人的因素的重视、注重评估工作本身、考核制度不规范或不执行反馈与知情权、考评结果得不到有效运用等问题。

绩效考核是人力资源管理中不可缺少的一个重要环节，绩效评价是聘任、奖惩，职务升降等政策正确实施的基础和依据，但目前我国很多药学部门的管理者，包括医院管理者都没有充分意识到，我国目前的薪酬分配政策缺乏绩效考核体系和反馈机制，绩效考核标准不规范，有些医院药学部门过于强调绩效考核，却忽视了绩效管理，导致绩效分配政策缺乏竞争性和激励作用。工资对员工失去了激励作用，而奖金成为了激励员工的主要动因，这样不利于部门的长期发展。而由于缺乏有效的激励机制，很多医院的药学部门存在重资历、轻能力的现象，导致员工收入分配的公平性存在问题。

## 4　人力资源管理建议

### 4.1　人才培养和培训[4]

在人才培养方面：①制订培养规划，要有长期规划，也要有短期方案，要注重基础教育重视前沿科学；②完善人才职业生涯规划，为其提供能发挥其特长挖掘其潜能的机会；③注重全员教育，把重点培养和普遍提高有效地结合起来，点面结合，点的培养即重点人才的培养，目标是专业学科带头人，人员从中、高级职称的中青年人员中选拔，对选中人员加以重点培养；④加强对临床药师和科研型等相关人才与服务技术型人才的培养；⑤建立科学的人才培养考核体系，制订科学的人才培养考核内容；⑥完善管理运行机制，建立适合的人才培养竞争机制，实施动态管理，优胜劣汰；⑦通过制定有效的人力资源制约机制，以减少人才的流失，增强整个队伍的稳定性。上海交通大学医学院附属新华医院药学部针对医院临床药学专业人才缺乏的现状，制定了医院临床药学人才梯队规划，并通过实践取得了明显的效果，其具体做法主要包括以下几个方面[5]：①制定人才准入标准；②规定岗位能力要求；③制定专业培训规划，发展专科化临床药师。

在人才培训方面：①完善人力资源管理制度，对其加强科学管理；②制定科学的培训计划和内容，重点是药学服务的基础知识、法律法规和服务技巧方面的培训；③采取多种形式开展药学教育工作，提高教育培训质量。管理者应尽可能多提供培训机会，让每个员工参与其中，充分体现公平公正原则。比如定期组织科室员工业务学习讲课，组织药学人员参与学术交流与继续教育培训，包括科室范围、医院范围、市级继续教育培训或外地学术交流等，加强业务学习，掌握药理学，药代动力学，药剂学，临床医学，药物治疗学，药物经济学，临床药物治疗，生物利用度研究，药物合理使用等相关知识，掌握新技术，促进药师队伍由文凭终身向教育终身转变，提高药房服务质量，提高患者服务的满意度，降低医疗纠纷。

## 4.2　绩效考核[6]

在药学部门的人力资源管理中，绩效考核是其不可缺少的重要组成部分。绩效考核要遵循五大原则：①客观、公开、公正原则；②科学评价原则；③类别、层次原则；④时效原则；⑤一致原则。

绩效考核的目的是提高员工的积极性，在具体实施中可以采取以下四种激励方法[7]：①目标激励法。通过制定适当的目标来充分调动员工的积极性。在具体的目标制定中需要注意协调好个人目标与部门目标关系，使二者保持相一致。药学部门的管理者应充分相信员工，提高员工的参与度，让尽可能多的员工参与到部门总体目标的制订工作中来，使他们感受到自己就是医院和部门的主人，进而增强他们对医院认同感与归属感。这样既有利于他们积极性、创造性的发挥，又有利于部门目标及其个人目标的实现。②岗位竞争激励法。明确岗位职责，确定员工所需的教育、技能、知识和其他方面的要求。竞聘上岗，择优聘用，建立与岗位职责和工作业绩挂钩的分配制度。激发员工的潜能，调动员工的积极性，促进人力资源的优化配置，增强药学部门的生机和活力。③尊重、信任激励法。根据马斯洛的需求层次论，尊重、信任是人的一种较高层次的需要，也是人的社会属性所决定。尊重、信任员工，就是放心、放手使用员工，支持其工作，广泛听取职工的建议，大胆启用人才，使员工产生积极向上、奋发努力的动力。④物质激励和精神激励相结合的方法。积极采用物质激励和精神激励相结合的方法，有利于员工能力的最大限度发挥。

绩效考核的核心是建立有效的绩效评估系统。绩效考核能够通过两种途径提高药师工作绩效产生竞争优势。一是指引药师的行为趋向于药学部门和医院的整体目标；二是监督他们行为以确保组织整体目标得以实现。考评以平等公开、客观公正、群众参与、注重实绩、及时反馈为原则。以最终的工作效益作为衡量医院药学人员表现和业绩的主要标准，并据此发放相应的报酬，公正公平，奖优罚劣，拉开档次，从而激励员工不断努力，增加满意度。工作满意度是衡量员工对其工作、工作环境和与同事关系的满意程度的标准。

目前我国有许多医院的药学部门建立了绩效考核制度和绩效评估系统[8]。绩效评估的核心指标不外乎以下几个方面：工作量、团队精神、服务质量、科研教学、业务学习、临床药学、药品质量管理、工作态度（包括劳动纪律等）、处方点评、发药质量（包括差错和不合理处方的审核）。如何确定每个指标的分数，目前各个医院尚无统一的标准，但核心内容和目标是一致的。

# 5　结论

经过多年的努力和发展，包括人才引进和自身培养，医院药学近年来有了长足的进步，也有了国家级和省市级的临床药学重点学科，但总体来说，目前医院药学的人力资源仍然不能满足医院药学工作的需要，相比医院的临床学科来说还有很大的差距，其原因是医院药学的定位尚不明确，尚未建立起一套科学的人才培养和管理机制，建立有效的医院药学的人才培训、梯队建设和绩效管理，将有助于医院药学的人才培养和学科发展。

（何志高　同济大学附属东方医院）

## 参考文献

[1] 袁文友.建立有效的医院人力资源管理机制.决策探索,2002,(10):56.

[2] 叶桦,徐鹤良,钱垚,等.上海地区医疗机构药学人员专业素质状况的调查.中国临床药学杂志,2005,14(1):41-44.

[3] 付伟,刘东,杜光.湖北省67家医院医院药学人力资源现状调查.中国药师,2013,16(8):1182-1185.

[4] 杨帆,何琼,乡志忠.基于JCI标准的医院人力资源管理.现代医院,2011,11(5):132-133.

[5] 卜书红,李方,李莉霞,等.临床药师人才梯队建设与绩效管理的探索与实践.药学服务与研究,2012,12(2):107-110.

[6] 高洁,张正.探讨绩效考核在医院管理中的应用.价值工程,2011,30(1):104.

[7] 许卫华.当今医院人力资源管理的现状及对策研究.中国外资,2011,(10):248-249.

[8] 王林泉,陈忠东.医院药剂科的绩效考核与收入分配体系的建立.中国药房,2008,19(31):2432-2434.

# 第 62 章
# 积极推进跨学科的药学教育

《医院药学未来发展的巴塞尔共识（2015版）》第64条：

■ To promote interprofessional education and team-based care, the role of hospital pharmacists, including collaborative prescribing, should be included in the curriculum of other health care professionals, and the roles of other health care professionals should be included in the pharmacy curricula.

译：为了推进跨学科教育和团队式监护，医院药师的职责包括合作处方模式，应纳入其他医务人员的课程中。同时其他医务人员的职责也应纳入药学人员的课程中。

第65条：

■ Postgraduate clinical courses should be developed to prepare hospital pharmacists for collaborative prescribing of medicines, including instruction in legal and professional accountability.

译：应设置毕业后临床教育课程来培养医院药师合作处方的能力，包括法律及专业责任方面的课程。

**摘 要** 跨学科教育是现代医学的鲜明特色。有必要在医院药师的课程中纳入临床医学教育，同时也应将药学教育纳入医学生的课程体系中。可参考美国相关医学院校在课程编排与教学方法方面的经验，逐步形成药学与临床医学紧密结合的立体式螺旋上升的教学模式。可参考全球其他学会在探索在校教育至继续教育全覆盖模式方面的经验，积极倡导药学终身教育。

## 1 前言

现代科学技术的一个显著特征是学科之间相互交叉和渗透，学科间出现了日益综合化、整体化的趋势，对跨学科研究和跨学科人才培养带来了新的机遇，提出了新的要求。其中，随着医学科学技术的迅猛发展，现代医学呈现出"综合性、实践性、服务性、社会性、科技性"五大特点[1]，融会科学的工具理性和价值理性于一体，凸显鲜明的人文色彩的跨越学科教育应运而生。

## 2　药学教育中融入临床医学教育的必要性与具体实例

### 2.1　药学教育中融入临床医学教育的必要性

随着医药卫生体制改革的深入，国家越来越强调提供"以患者为中心"的医疗服务，药师应在确保患者合理用药、避免用药风险方面发挥作用[2]。然而我国现阶段医院药师和技师职能并未分离，应用型临床药学人才极度匮乏。

在目前医院药师的队伍中，绝大部分本科及以上学历学生仅接受过传统"化学"模式下的药学教育。他们在公共基础学科的学习中，除了基本的高等数学、物理、英语及其他公共科目外，基本上都只是完成了化学、生物学科的学习[3]。简而言之，从传统"化学"模式下成长起来的医院药师基本仅具备化学、生物学科教育背景，没有机会系统地接触诊断学、内科学等临床医学相关知识，甚至缺失系统的药物治疗学、循证医学等临床药学教育，知识结构过于单一，不能完全满足医院药学、社区药学、促进合理用药等相应岗位与实际工作的需要。

药师是医院药学服务的直接提供者，工作内容应包括参与临床药物治疗，协助医师制定个体化给药方案，面向医护人员与患者提供药物信息服务等[4]。这就要求医院药师应具备药学、临床医学复合知识及临床药学思维模式。因此，具有科学性、专业化、与其他学科交叉的药学教育是培养出能改善药物治疗结局、提高患者用药安全和生活质量、促进科研与实践并重的药师的关键因素[5]。

### 2.2　药学教育中融入临床医学教育的培养模式实践

自 1966 年 Herfindal 等在美国加州大学旧金山分校（University of California, San Francisco, UCSF）率先创立临床药学专业以来，结合基础医学、药学基础和临床药学 3 大类课程下的药学培养模式对全球范围的药学教育产生了巨大影响[6]。目前美国药学教育认证委员会（Accreditation Council for Pharmacy Education, ACPE）要求 Pharm. D 学生在 6~8 年的学习中应重点关注基础药学知识在临床中的应用，并将大部分时间用于临床药学实践。其实践地点包括大型医疗机构、社区卫生机构、门诊、戒毒中心、慢性病护理中心以及研究所等。学习方向包含非住院药学服务、社区药学实践、老年药学以及药物经济学等方向。一项研究总结了国外 36 所学校开设课程学分与 39 所学校课程数量（科目种类）的分布特点，见表 62-1[7]，可见美国大学 Pharm. D 培养主要开设基础医学、药学基础以及临床药学 3 大类课程，并强调临床实践，较好地将临床医学融入药学生的培养中。

表 62-1　各大类课程学分与数量所占比例在学校中的分布特点[7]

| 课程类别 | 学分分布特点 | 课程数量分布特点 |
| --- | --- | --- |
| 公共基础课程 | 没有任何学校所占比例超过30%，大多数学校（97%）在20%以下 | 没有任何学校所占比例超过30%，大多数学校（91%）在20%以下 |
| 基础医学课程 | 大多数学校（83%）在10%~30%之间 | 过半数学校（62%）在20%~40%，与学分比例分布区间相比趋大，说明基础医学课程平均所含的学分量较小 |

续表

| 课程类别 | 学分分布特点 | 课程数量分布特点 |
|---|---|---|
| 药学基础课程 | 有 1 所学校超过 50%，大多数学校（79%）在 20% ~40% | 有 20 所学校（约 50%）在 20% ~30%，没有学校超过 40% |
| 临床医学课程 | 没有任何学校超过 30%，大多数学校（85%）不超过 10% | 没有学校超过 50%，大多数学校（66%）不超过 10% |
| 临床药学课程 | 没有任何学校超过 40%，大多数学校（69%）不超过 20% | 没有学校超过 30% |

　　我国高等学校临床药学教育始于 1987 年国家教委批准华西医科大学设立临床药学专业（本科，学制 5 年）之时。此后至 1997 年，大连医科大学、湖北省咸宁医学院、徐州医学院先后创办临床药学专业（本科）。2000 年以后，伴随医院药学的发展，对临床药学人才的需求持续增加，至少有 30 余家医药院校又陆续开设临床药学专业或方向（省市批准，教育部备案）[8-9]。截止至 2013 年，共有 24 所院校设置临床药学（本科）专业，20 所院校设立硕士点，15 所院校设立博士点[8-9]，通过改革与创新不断拓展药学教育的内涵。

　　以"北医模式"为例，北京大学药学院于 2000 年成立药事管理与临床药学系，并于 2003 年成为教育部首批临床药学理学硕士点，2008 年、2011 年、2016 年陆续成为教育部首批临床药学理学博士点、临床药学方向药学硕士专业学位（the Master of Sciences of Pharmacy，M Pharm）培养点以及药学专业博士（Pharm. D）培养试点。"北医模式"坚持"面向医院需求，突出临床用药特色，为医药事业培养高层次临床药学人才"的培养理念，发挥北京大学多学科建设优势，有效整合了学校与教学医院的资源，目前已逐步形成不同学位与学制下多轨道并存的具有中国特色的临床药学教育体系与培养模式，为我国药学事业发展储备了数百名高素质、高层次应用型专门人才，在临床药学人才培养方面走在了全国前列。截止至 2017 年 9 月，共培养 173 名临床药学专业方向理学硕士毕业生，其中 63% 毕业后就业于大型三甲医院，从事临床药学工作；共培养 4 届 M Pharm 毕业生，其中 82% 毕业后就业于医院。"北医模式"临床药学方向 M Pharm 的培养要求总学分不少于 34.5 学分，专业课和专业基础课采用选修制，共计不得少于 9 学分（表 62-2），体现出现代药学在融合传统药学与经济学、遗传学、法律、临床医学等学科方面的优势；同时开设药学实践课程，以抗感染、心血管、神经内科等各个专业方向的临床药学轮转为主，包括初级临床药学实践（2 学分，实践时间为 0.5 年）、高级临床药学实践（5 学分，实践时间为 1 年）、专科临床药学实践（3 学分，实践时间为 4 ~ 5 个月），均在医院相关科室完成，体现出药学与临床医学的紧密联系。经带教临床药师与医生考核，并利用模糊综合评价法对已完成临床轮转的 2 届 M Pharm 的教学效果进行评价分析，结果显示学生临床药学技能基本达优，达到教学指南要求[10-11]。

**表 62-2　M Pharm 培养选课范围**

| 课程 | 学分 |
|---|---|
| 药物经济学与信息学 | 2 学分 |
| 临床药学实践导论 | 1 学分 |

续表

| 课程 | 学分 |
| --- | --- |
| 临床药代动力学 | 2学分 |
| 临床药学进展 | 1学分 |
| 药物遗传学 | 1学分 |
| 应用药事法律 | 3学分 |
| 临床医学理论与见习 | 4学分 |
| 高级药物治疗学 | 3学分 |

## 3 临床医学教育中融入药学教育的必要性与具体实例

### 3.1 临床医学教育中融入药学教育的必要性

随着现代医学的进步，新药与新的治疗方案不断涌现，临床医生的专业越分越细。但医学的专科化、亚专科化分工并不代表学科的分割，多学科协作（multidisciplinary team, MDT）的概念应运而生。MDT的理念在于依托多学科团队，为患者制定规范化、个体化、连续化的综合治疗方案，确保最佳疗效。MDT在提升学科的诊疗能力与学术水平有着重要意义，是促进健康管理的真正融合、医学科学进步的助力。

以北京大学第三医院举例，已成立的疼痛中心、营养中心、抗凝小组等，包含了内外科医师、药师、营养师及护师等多个专业。在MDT团队中，不同学科背景专家的有效沟通与交流需建立在彼此具备共同医学基础知识的基础上。因此，在临床医学生的培养阶段，优化、整合临床医学、基础医学及药学等多学科教育资源显得尤为重要。尽管药理学作为基础医学学科之一，早已与病理学、生理学等纳入临床医学生的知识体系中，但是如何将药学知识的传递更"接地气"，使医学生能够有效地运用于今后的临床医学中，并能更顺利地接受药学专业人员的合理建议，仍是相关专业授课老师不断探索的方向。

### 3.2 临床医学教育中融入药学教育的培养模式实践

基础学科/问题导向学习（basic science / problem-based learning, Bsci/ PBL）模式是当代医学教育领域最流行的教学方法，其核心是以学生为中心的PBL教学。以密苏里-哥伦比亚大学（University of Missouri Columbia, UMC）医学院临床医学二年级（M2）学生临床前阶段的课程设置为例，药理学、药物治疗学始终贯穿在临床医学生的培养中（表62-3），整体呈现"结构-机能-病原-疾病-鉴别诊断-诊断-药理-药物-治疗-预防-人文医学介入"内容为链条的立体式螺旋上升的教学模式[12]。与我国八年制临床医学的教学相比[13]，美国医学院校将基础阶段的课程进行跨学科整合设计、强化基础与临床关联的模式无疑是值得借鉴的。作为临床医学基础学科的重要组成，药学专业的教育者应积极拓展新的教学模式，在结合临床医学的基础上，将药学思维与学科进展更好地融入临床医学教育之中。

此外，国内外医学院常采用多专业学生共用教室、图书馆、食堂、运动场的学习生活方式，这是培养多学科人文氛围和人际关系的良好途径，有利于未来临床医学、药学、护理、检验以及病理等专业技术人员进行MDT合作。

**表 62-3　UMC 医学院 M2 区段 8 Bsci/PBL 的课程编排[8]**

| 周次 | 传统授课 | | | 教学时数 | 病案号 | 问题导向授课 | | |
| --- | --- | --- | --- | --- | --- | --- | --- | --- |
| | 理论教学内容 | 授课时数 | 实验教学内容 | | | 授课内容 | 讨论时数 | 总结形式 |
| 1 | 金葡菌感染；呼吸道感染；临床微生物学；胃肠道寄生虫感染；发热/细菌毒素 | 5 | 感染性疾病病理学实验 | 1 | 病案 1 | 未知 | 8 | 大课总结 |
| 2 | 抗菌素药理学；混合感染；HHV；HIV 概述 | 7 | 感染性疾病病理学实验 | 1 | 病案 2 | 未知 | 9 | 大课总结 |
| 3 | 春假 | | | | | | | |
| 4 | 运动性疾病；头痛；脑肿瘤临床观；脑肿瘤病理 | 5 | 病理学实验；人体解剖 | 1 | 病案 3 | 未知 | 8 | 大课总结 |
| 5 | CNS 感染；CNS 血管疾病；中风；鞘疾病；脱髓发病；肌肉疾病；周围性神经病 | 8 | CNS 病理学实验 | 1 | 病案 4 | 反应性呼吸道疾病；呼吸窘迫综合征；呼吸道感染；肺炎；咳血症；心律不齐；脑膜脊髓膨出；癫痫；急性细菌性脑膜炎；小脑癫痫；癫痫治疗；癫痫等 CNS 疾病；心律不齐治疗；CNS 感染治疗 | 8 | 大课总结 |
| 6 | 骨与关节感染；CNS 代谢性疾病；风湿性疾病概论；男性先天性生殖泌尿道畸形 | 5 | 肌肉骨骼病理学实验 | 1 | 病案 5 | 睾丸恶性肿瘤；阴囊水肿；腹股沟疝；肿瘤转移；精索结扎；睾丸切除术；抗肿瘤治疗；内分泌治疗 | 9 | 大课总结 |
| 7 | 皮肤病介绍；全身性疾病的皮肤表现；皮肤疗法；皮肤肿瘤学；风湿性疾病免疫病理；皮肤免疫学/免疫性大疱病 | 6 | 全身性疾病的皮肤 | 1 | 病案 6 | 蜂窝组织炎；腹痛；风湿热；过敏性血管炎；皮肤活检；激素与抗生素治疗 | 6 | 大课总结 |
| 8 | 乳腺病理学；临床乳腺疾病；性下生殖泌尿道疾病；卵巢疾病；女性生殖肿瘤病理学；妊娠病理学 | 6 | 乳腺病理学实验 | 1 | 病案 7 | 盆腔肿瘤的鉴别诊断；卵巢良性；恶性肿瘤的鉴别诊断；妇科肿瘤与恶性肿瘤的外科治疗 | 8 | 大课总结 |

HHV，疱疹病毒；HIV，人类免疫缺陷病毒；CNS，中枢神经系统。

## 4　药学在校教育与继续教育的开展模式探索

随着我国医疗卫生体制改革的深入与医院药学的发展，医院药学工作模式正在从传统的药品供应型、经营型向知识信息型、医药结合型、技术服务型转变[10]，具备临床药学技能的人才需求量急剧增加。然而我国药学院校众多、学制多样，医院药师专业背景各异，教育质量参差不齐。对于药师岗位胜任力的培养、临床药学继续教育的探索，需要做到"因材施教"。继 1979 年陈兰英主任药师等第一批医院药学工作者经美国访问带回"临床药学"理念后，上世纪 80 年代，上海医科大学、中国药科大学、华西医科大学、南京军区总医院、北京协和医院、湘雅二附院等单位先后多次举办临床药学进修班，为促进临床药学工作的开展培养了大批骨干[9]。1993 年，原卫生部委托上海医科大学药学院建立临床药学培训中心，面向全国培养临床药学工作人员[9]。2005 年，原卫生部委托中国医院协会药事管理专业委员会开展临床药师培训试点工作，首批成立 18 家医院作为"临床药师培训基地"。截止至 2018 年 8 月，累计共有 9 批、245 家医院成为"临床药师培训基地"，开设专业方向 17 个，累计培养临床药师 10255 人，临床药师带教师资 1594 人（表 62-4，表 62-5）。临床药师培训项目为开展"以患者为中心"、"以安全、有效、经济、适当地用药"等合理用药工作为主要目标的药学专业技术服务储备了大量人才，对医院药学的转型与发展起到重要作用。随着培训需求的增加，经原卫计委医管中心批准，中华医学会临床药学分会自 2016 年起在全国范围内开展临床药师规范化培训工作，截止至 2018 年 8 月，共有 35 家医疗机构成为首批临床药师师资培训中心，74 家医疗机构成为其首批临床药学学员培训中心。此外，北京药师协会自 2016 年起从美国药师协会引入药物治疗管理（medication therapy management，MTM）培训项目，为药师开展全过程的药物治疗管理服务提供动力。

当前我国临床药师相关继续教育培训项目众多、组织形式多样。为满足临床药师人才培养的需要，更好地衔接药学在校教育与继续教育，提高培训质量与培训效果，有必要参考全球范围内其他学会的经验。以欧洲临床营养与代谢学会开展（The European Society for Clinical Nutrition and Metabolism，ESPEN）的国际终身学习项目（Life Long Learning，LLL）为例[14]，该课程覆盖临床营养本科生至继续教育阶段。基本主题包括营养的基本概念、营养疗法、疾病营养等。为保证项目质量，课程负责人将已有的 LLL 项目资料进行统一更新与完善，将每个主题整理成幻灯片（每个话题 45 页）、文本及病例分析，并在每一页幻灯片上都加以注释。每个主题需经 LLL 团队领导人和国际评审委员会的审阅、编辑、再审阅。目前已设计 120 个模块，含在线浏览模块 100 个以上，直播课程 19 个。临床营养教育的研究生需修满 4 个模块 8 个部分，共计 120 h。继续教育则通过定期的课程推送、浏览与解读相关指南、召开年会等多种形式进行。LLL 垂直整合了各阶段的临床营养教学，真正实现了从在校教育到继续教育的一致性与延续性，对药学在校教育与继续教育的开展具有参考价值。

2018 年 7 月，国家卫生健康委员会医政医管局委托北京大学医药管理国际研究中心制定临床药师培训大纲。要求基于现有工作基础，借鉴国际有益经验，形成符合我国国情的临床药师培训大纲，指导各地培训工作。我们期待新大纲能够通过不同模块的编排，为不同学历层次、不同专业背景以及不同培训目标的药师群体提供更为灵活多样的高质量培训，满足不同层次医疗卫生服务机构对药学专业技术服务的需求，并为临床药师提供药学终身教育的平台，继续为我国临床药学事业的发展提供助力。

# 5　小结

随着 MDT 概念的深入，医院药师的课程中需纳入临床医学教育，同时也因将药学教育纳入医学生的课程体系中。在课程的编排方面，应重视药理学等医学基础专业与临床医学专业的结合，并积极探索药学在校教育至继续教育的全覆盖模式。

**表 62-4　中国医院协会药事管理专业委员会临床药师培训毕业学员数量（人）**

| 专业 | 2007 | 2008 | 2009 | 2010 | 2011 | 2012 | 2013 | 2014 | 2015 | 2016 | 2017 年 | 2018 春 | 合计 |
|---|---|---|---|---|---|---|---|---|---|---|---|---|---|
| ICU | 8 | 5 | 3 | 5 | 19 | 22 | 40 | 51 | 66 | 83 | 88 | 48 | 438 |
| 肠外肠内营养 | 0 | 0 | 0 | 0 | 0 | 2 | 8 | 13 | 21 | 23 | 31 | 17 | 115 |
| 呼吸内科 | 11 | 25 | 30 | 33 | 53 | 58 | 73 | 80 | 116 | 116 | 109 | 48 | 752 |
| 抗感染药物 | 21 | 54 | 50 | 57 | 93 | 181 | 361 | 303 | 308 | 333 | 307 | 140 | 2208 |
| 抗凝治疗 | 0 | 0 | 0 | 0 | 0 | 0 | 7 | 12 | 16 | 24 | 33 | 17 | 109 |
| 抗肿瘤药物 | 11 | 13 | 16 | 23 | 36 | 43 | 66 | 83 | 111 | 155 | 164 | 94 | 815 |
| 内分泌 | 2 | 12 | 13 | 17 | 32 | 29 | 44 | 49 | 67 | 84 | 94 | 52 | 495 |
| 神经内科 | 2 | 9 | 12 | 15 | 33 | 29 | 34 | 40 | 61 | 64 | 77 | 32 | 408 |
| 疼痛药物治疗 | 0 | 0 | 0 | 0 | 0 | 0 | 0 | 0 | 0 | 8 | 32 | 25 | 65 |
| 通科 | 0 | 0 | 0 | 0 | 0 | 0 | 0 | 83 | 348 | 1072 | 974 | 452 | 2929 |
| 消化内科 | 4 | 8 | 15 | 9 | 31 | 32 | 41 | 50 | 74 | 68 | 64 | 26 | 422 |
| 小儿用药 | 2 | 2 | 2 | 2 | 2 | 3 | 11 | 14 | 28 | 50 | 58 | 28 | 202 |
| 心血管内科 | 17 | 26 | 27 | 25 | 59 | 70 | 98 | 109 | 164 | 185 | 163 | 85 | 1028 |
| 器官移植 | 2 | 6 | 5 | 2 | 2 | 4 | 2 | 2 | 2 | 0 | 0 | 0 | 27 |
| 肾内科 | 0 | 8 | 9 | 14 | 15 | 19 | 26 | 26 | 35 | 27 | 0 | 0 | 179 |
| 免疫系统药物 | 0 | 0 | 0 | 0 | 0 | 0 | 0 | 0 | 0 | 0 | 23 | 18 | 41 |
| 妇产科 | 0 | 0 | 0 | 0 | 0 | 0 | 0 | 0 | 0 | 0 | 18 | 4 | 22 |
| 合计 | 80 | 168 | 182 | 202 | 375 | 492 | 811 | 915 | 1417 | 2292 | 2235 | 1086 | 10255 |

**表 62-5　2018 年度春/秋季中国医院协会药事管理专业委员会临床药师培训开放招生情况**

| 省 | 临床药师培训基地 | 开放招生专业 | | | | | | | | | | | | | | |
|---|---|---|---|---|---|---|---|---|---|---|---|---|---|---|---|---|
| | | (1) | (2) | (3) | (4) | (5) | (6) | (7) | (8) | (9) | (10) | (11) | (12) | (13) | (14) | (15) |
| 安徽 | 安徽省立医院 | | ● | | ● | ● | ● | ● | | | ● | | ● | ● | | ● |
| | 安徽医科大学第二附属医院 | | | | | | | | | | ● | | | | | |
| | 安徽医科大学第一附属医院 | | ● | ● | | | ● | ● | | | ● | ● | | | | |
| | 蚌埠医学院第一附属医院 | | | | | ● | | ● | | | ● | | | | | |
| | 合肥市第二人民医院 | | | | | | ● | | | | ● | | | | | |
| | 合肥市第一人民医院 | | ● | | | ● | | | | ● | | | ● | | | |
| | 六安市人民医院 | | | ● | | | | | | | ● | | | | | |
| | 皖南医学院弋矶山医院 | | | | | | | ● | | | ● | | | | | |
| 北京 | 北京大学第三医院 | | | | | | | | ● | | | | | | | |
| | 北京大学第一医院 | | | | | ● | | | | | ● | | ● | | ● | |
| | 北京大学人民医院 | | | ● | | | | | | | ● | | | | | |
| | 北京积水潭医院 | ● | | ● | ● | | | | | ● | | | | | | |
| | 北京协和医院 | | ● | | ● | ● | | ● | | | ● | | | ● | | |
| | 北京医院 | | | | ● | ● | | | | | ● | | | | | |
| | 北京友谊医院 | ● | | | | | | | | | ● | | | | | |
| | 北京肿瘤医院 | | | | | | ● | | | ● | | | | | | |
| | 解放军 302 医院 | ● | | | | ● | | | | | | ● | | | | |
| | 解放军总医院 | | | ● | ● | | ● | ● | | | ● | | | ● | | |
| | 陆军总医院 | | | | | ● | | | | | | | | | | |
| | 首都医科大学附属北京安贞医院 | | | | | | | | | | ● | | | ● | | |
| | 首都医科大学附属北京儿童医院 | | | | | | | | | | | | ● | | | |
| | 首都医科大学附属北京妇产医院 | | | | | | | | | | | | | | | ● |
| | 首都医科大学附属北京世纪坛医院 | ● | | | ● | | ● | ● | | | ● | | | | | ● |
| | 首都医科大学附属北京天坛医院 | ● | | ● | | | | | | | ● | ● | | | | |
| | 首都医科大学附属北京同仁医院 | ● | | | ● | | | ● | | | ● | | | | | |
| | 首都医科大学宣武医院 | ● | | | ● | | | | ● | | | | | ● | | |
| | 中国医学科学院肿瘤医院 | | | | | | ● | | | | | | | | | |
| | 中日友好医院 | ● | ● | | ● | ● | | ● | | ● | ● | | | ● | ● | |

续表

| 省 | 临床药师培训基地 | 开放招生专业 | | | | | | | | | | | | | | |
|---|---|---|---|---|---|---|---|---|---|---|---|---|---|---|---|---|
| | | (1) | (2) | (3) | (4) | (5) | (6) | (7) | (8) | (9) | (10) | (11) | (12) | (13) | (14) | (15) |
| 福建 | 福建省立医院 | | | ● | | | | | | ● | ● | ● | | ● | | |
| | 福建医科大学附属第二医院 | | | | | | | | | | ● | | | | | |
| | 福建医科大学附属第一医院 | | | | ● | | ● | | ● | | | ● | | ● | | |
| | 福建医科大学附属宁德市医院 | | | ● | | | | | ● | | ● | | | | | |
| | 福建医科大学附属协和医院 | | | ● | | ● | ● | | | | | | | | | |
| | 福建医科大学附属漳州市医院 | | | | | | | | | | ● | | | ● | | |
| | 解放军第175医院 | | ● | | | | ● | | | | | | | | | |
| | 南京军区福州总医院 | | | ● | | | ● | | ● | | | ● | | | | |
| | 厦门大学附属第一医院 | ● | | | ● | | | | | | ● | | ● | | | |
| | 厦门大学附属中山医院 | | | | | | ● | | | | ● | | | | | |
| 甘肃 | 甘肃省第二人民医院 | | | | | | ● | | | | ● | ● | | | | |
| | 甘肃省人民医院 | ● | | ● | | | ● | ● | ● | | | | | | | |
| | 兰州大学第二医院 | | | ● | ● | | ● | | | | ● | ● | ● | | | |
| | 兰州大学第一医院 | | | ● | | ● | ● | | ● | | ● | | | | | |
| 广东 | 广东省人民医院 | | | | ● | | | | ● | | ● | | | ● | ● | |
| | 广东药学院附属第一医院 | | | ● | | | ● | | ● | | ● | | | | | |
| | 广州军区广州总医院 | | | | | | | | | | ● | | | ● | | |
| | 广州市妇女儿童医疗中心 | | | | | | | | | | | | ● | | | |
| | 广州医科大学附属第二医院 | | | | ● | | | | ● | ● | | | | | | |
| | 广州医科大学附属第一医院 | ● | | | | | | | | | ● | | | | | |
| | 南方医科大学南方医院 | | | ● | ● | | ● | | | | ● | | | ● | | |
| | 南方医科大学珠江医院 | | | | ● | | | ● | | | ● | | | | | |
| | 深圳市第二人民医院 | | | | | | | | ● | | ● | | | | | |
| | 中山大学附属第一医院 | ● | | | ● | ● | | | | | ● | | | | | |
| | 中山大学孙逸仙纪念医院 | | | | ● | | | | | | ● | | | | ● | |
| | 中山大学肿瘤防治中心 | | | | | | ● | | | | | | | | | |

续表

| 省 | 临床药师培训基地 | 开放招生专业 | | | | | | | | | | | | | | |
|---|---|---|---|---|---|---|---|---|---|---|---|---|---|---|---|
| | | (1) | (2) | (3) | (4) | (5) | (6) | (7) | (8) | (9) | (10) | (11) | (12) | (13) | (14) | (15) |
| 广西 | 广西医科大学第一附属医院 | | | | ● | | | | | | ● | ● | | | | |
| | 广西壮族自治区人民医院 | ● | ● | | ● | ● | ● | | | | ● | | ● | ● | | |
| | 桂林医学院附属医院 | | | | ● | ● | | | | | ● | | | ● | | |
| 贵州 | 贵州省人民医院 | | | ● | ● | | ● | ● | | | ● | | | | | |
| | 贵州医科大学附属医院 | | | ● | ● | | | | | | | | | | | |
| | 遵义医学院附属医院 | ● | | | | | ● | | | | ● | | | | | |
| 海南 | 海南省人民医院 | ● | | | ● | | ● | | | | ● | | | ● | | |
| | 海南医学院第二附属医院 | | | | ● | | | | | | ● | | | ● | | |
| | 三亚市人民医院 | | | | | | | | | | ● | ● | | | | |
| 河北 | 河北省人民医院 | ● | | | ● | | ● | | | | ● | | | | | |
| | 河北医科大学第二医院 | | | | ● | | | | ● | | ● | | | | | |
| | 河北医科大学第四医院 | | | | ● | | ● | | | | ● | | | | | |
| 河南 | 河南省肿瘤医院 | | | | | | ● | | | | | | | | | |
| | 河南中医药大学第一附属医院 | | | | | | | | | | ● | | | | | |
| | 新乡市中心医院 | | | | ● | | | | | | ● | | | ● | | |
| | 新乡医学院第一附属医院 | ● | | | | | ● | ● | ● | | ● | | | | | |
| 黑龙江 | 大庆油田总医院 | | | ● | | | | | | | ● | | | ● | | |
| | 哈尔滨市儿童医院 | | | | | | | | | | | | ● | | | |
| | 哈尔滨医科大学附属第二医院 | | | | | | ● | | ● | | ● | ● | | | | |
| | 哈尔滨医科大学附属第四医院 | | | ● | ● | | | ● | | | ● | | | ● | | |
| | 哈尔滨医科大学附属第一医院 | | | ● | ● | | | | ● | | ● | | | ● | | |
| | 哈尔滨医科大学附属肿瘤医院 | | ● | | | | ● | | | ● | | | | | | |
| | 黑龙江省医院 | | | | | | | | | | ● | | | ● | | |
| | 佳木斯大学附属第一医院 | | | | | | | | ● | | | | | ● | | |
| | 牡丹江市第二人民医院 | | | | | | | | | | ● | | | | | |
| | 齐齐哈尔市第一医院 | | | | | | | | | | ● | | | | | |

续表

| 省 | 临床药师培训基地 | 开放招生专业 | | | | | | | | | | | | | | |
|---|---|---|---|---|---|---|---|---|---|---|---|---|---|---|---|---|
| | | (1) | (2) | (3) | (4) | (5) | (6) | (7) | (8) | (9) | (10) | (11) | (12) | (13) | (14) | (15) |
| 湖北 | 广州军区武汉总医院 | | | ● | ● | ● | | | | | ● | | | | | |
| | 湖北省黄石市中心医院 | | | | | | | | | | ● | | | ● | | |
| | 湖北省荆州市第一人民医院 | | | | | | ● | | | | ● | | | | | |
| | 华中科技大学同济医学院附属同济医院 | | | | ● | | ● | | | ● | ● | | ● | | | |
| | 华中科技大学同济医学院附属协和医院 | | | ● | | | | | | ● | ● | | | ● | ● | |
| | 十堰市人民医院 | | | | | | ● | | | | ● | | | | | |
| | 武汉大学人民医院 | | | | | | ● | | | | ● | | ● | ● | | |
| | 武汉市第三医院 | ● | | ● | ● | | | | | | ● | | | ● | | |
| | 武汉市第五医院 | | | ● | | | | | | | ● | | | | | |
| | 武汉市第一医院 | | | ● | ● | ● | | | | | | | | | | |
| | 武汉市第一医院 | | | | | | | | | | ● | | | | ● | |
| | 武汉市普爱医院 | | | | ● | | | | | | ● | | | | | |
| | 宜昌市第一人民医院 | | | | | | | | | | ● | | | | | |
| | 宜昌市中心人民医院 | | | | | | | | | | ● | | | | | |
| 湖南 | 郴州市第一人民医院 | | | | ● | | | ● | | | ● | | | ● | | |
| | 湖南省肿瘤医院 | | | | | | ● | | | | | | | | | |
| | 长沙市第一医院 | | | | ● | | | | | | ● | | | ● | | |
| | 长沙市中心医院 | | | | ● | | | | | | ● | | | ● | | |
| | 中南大学湘雅二医院 | | | | ● | | | ● | ● | | ● | | ● | | | |
| | 中南大学湘雅三医院 | | | | ● | | | | | ● | ● | | | | ● | |
| | 中南大学湘雅医院 | | | | ● | | | | ● | | ● | | | | ● | |
| 吉林 | 吉化集团公司总医院 | | | | | | | | | | ● | | | ● | | |
| | 吉林大学第二医院 | ● | ● | ● | | | | | | | ● | | | ● | | |
| | 吉林大学中日联谊医院 | | ● | ● | | | | | | | ● | | | ● | | |
| 江苏 | 常州市第二人民医院 | | | | ● | | | ● | | ● | ● | | | | | |
| | 常州市第一人民医院 | ● | | | | | | | | | ● | | | ● | ● | |
| | 东南大学附属中大医院 | | | | ● | | ● | | | | ● | | | | | |
| | 江南大学附属医院 | | | | ● | | ● | | | | | | | ● | | |
| | 江苏省人民医院 | | | ● | ● | | ● | | | | | | ● | ● | | |
| | 连云港市第一人民医院 | | | ● | | | ● | | | | ● | | | | | |
| | 南京大学医学院附属鼓楼医院 | ● | ● | ● | ● | ● | | ● | | ● | ● | | | ● | | ● |

续表

| 省 | 临床药师培训基地 | 开放招生专业 | | | | | | | | | | | | | |
|---|---|---|---|---|---|---|---|---|---|---|---|---|---|---|---|
| | | (1) | (2) | (3) | (4) | (5) | (6) | (7) | (8) | (9) | (10) | (11) | (12) | (13) | (14) | (15) |
| 江苏 | 南京市第一医院 | | | | ● | | | ● | | | ● | | | ● | | |
| | 南京市儿童医院 | | | | | | | | | | | | ● | | | |
| | 南京医科大学第二附属医院 | | | | ● | | | ● | | | | | ● | | | |
| | 南京医科大学附属淮安第一医院 | | | | ● | ● | | | | | ● | | | | | |
| | 南通市第一人民医院 | | | ● | | | | | | | | | | ● | | |
| | 苏州大学附属第一医院 | | ● | | ● | ● | ● | | | ● | ● | | | ● | ● | |
| | 苏州市立医院 | ● | | | | | ● | ● | | | | | ● | | | |
| | 泰州市人民医院 | | | | ● | | ● | ● | | | ● | | | | | |
| | 无锡市人民医院 | | | | ● | | | | | | | | | ● | | |
| | 徐州医科大学附属医院 | ● | | | ● | | ● | ● | ● | | ● | | ● | | | |
| 江西 | 赣南医学院第一附属医院 | | | | ● | | | | ● | | ● | | | | | |
| | 赣州市人民医院 | | | | | | | | | | ● | | | | | |
| | 江西省儿童医院 | | | | ● | | | | | | | | ● | | | |
| | 江西省人民医院 | | | | ● | | ● | | ● | | ● | ● | | ● | | |
| | 江西省肿瘤医院 | | | | | | ● | | | | | | | | | |
| | 九江市第一人民医院 | | | | | | ● | | | | ● | | | ● | | |
| | 九江学院附属医院 | ● | | | | | | ● | | | ● | | | | | |
| | 南昌大学第二附属医院 | | | | | ● | ● | | | | ● | | | ● | | |
| | 南昌大学第四附属医院 | | | | | | | | | | ● | ● | | | | |
| | 南昌大学第一附属医院 | ● | | ● | | | | | | | ● | | | | | |
| | 南昌市第一医院 | | | | | | | | | | ● | | | | | |
| | 萍乡市人民医院 | | | ● | | | | | | | ● | | | | | |
| 辽宁 | 大连市中心医院 | | | | ● | | | | ● | | | | | ● | | |
| | 大连医科大学附属第二医院 | | | | ● | ● | | | | | ● | | | | | |
| | 大连医科大学附属第一医院 | | | | ● | | | | | | | | | ● | | |
| | 沈阳军区总医院 | | | ● | | | | | ● | ● | ● | | | ● | | |
| | 中国医科大学附属第一医院 | ● | | | | | ● | ● | | | ● | | | ● | | |
| | 中国医科大学附属盛京医院 | ● | | | ● | | | | | | ● | | | ● | | |

续表

| 省 | 临床药师培训基地 | 开放招生专业 | | | | | | | | | | | | | | |
|---|---|---|---|---|---|---|---|---|---|---|---|---|---|---|---|---|
| | | (1) | (2) | (3) | (4) | (5) | (6) | (7) | (8) | (9) | (10) | (11) | (12) | (13) | (14) | (15) |
| 内蒙古 | 鄂尔多斯市中心医院 | | | | ● | | | ● | | | ● | | | | | |
| | 内蒙古包钢医院 | | | | ● | | | | | | ● | | | | | |
| | 内蒙古医科大学附属医院 | | | | ● | | | | | | ● | | | ● | | |
| | 内蒙古自治区人民医院 | | | ● | ● | | ● | ● | ● | | ● | | | ● | | |
| 宁夏 | 宁夏医科大学总医院 | ● | | | ● | | | ● | | | ● | ● | ● | ● | | |
| | | | | | | | | | | | | | | | | |
| 山东 | 滨州医学院附属医院 | | | | | | | | | ● | ● | | | | | |
| | 济南市中心医院 | | | | | | | | | | ● | | | | | |
| | 济宁市第一人民医院 | | | | ● | | | ● | | | ● | | | ● | | |
| | 济宁医学院附属医院 | | | | ● | | ● | | | | ● | | | | | |
| | 聊城市人民医院 | | | | ● | | ● | | | | ● | | ● | ● | | |
| | 临沂市人民医院 | | | ● | ● | | | | | | ● | ● | | | | |
| | 青岛大学附属医院 | | | ● | ● | | ● | ● | | | | | | | ● | |
| | 青岛市市立医院 | | | ● | ● | | ● | | | | ● | | | ● | | |
| | 山东大学附属济南市中心医院 | | | | | | ● | | | | ● | | | ● | | |
| | 山东大学齐鲁医院 | ● | | | ● | | ● | | | | ● | | | ● | | |
| | 山东省济宁市第一人民医院 | | | | | | | | | | ● | | | | | |
| | 山东省立医院 | ● | | | ● | | ● | | | ● | ● | | | ● | | |
| | 山东省千佛山医院 | | | | ● | | | ● | ● | ● | | | | ● | | |
| | 威海市立医院 | | | | ● | | | | | | ● | | | ● | | |
| | 潍坊市人民医院 | | | | | | | ● | | | ● | | | | | |
| | 烟台毓璜顶医院 | | | ● | ● | | ● | | | | ● | | | ● | ● | |
| | 枣庄市立医院 | | | | | | ● | | | | ● | | | | | |
| | 淄博市第一医院 | | | | | | ● | | | | ● | | | | | |
| | 淄博市中心医院 | | | | | | ● | | ● | | ● | | | | | |
| | 山东省千佛山医院 | | | | | | | | | | ● | | | | | |
| 山西 | 山西省运城市中心医院 | | | | | | ● | | | | ● | | | | | |
| | 山西省肿瘤医院 | | ● | | | | ● | | | | | | | | | |
| | 山西医科大学第一医院 | | | | | | ● | | | | ● | | | ● | | |

| 省 | 临床药师培训基地 | 开放招生专业 | | | | | | | | | | | | | |
|---|---|---|---|---|---|---|---|---|---|---|---|---|---|---|---|
| | | (1) | (2) | (3) | (4) | (5) | (6) | (7) | (8) | (9) | (10) | (11) | (12) | (13) | (14) | (15) |
| 陕西 | 宝鸡市中心医院 | | | ● | | | | | | | ● | | | | | |
| | 第四军医大学唐都医院 | ● | | | ● | | | ● | | | ● | | | | | |
| | 西安交通大学第二附属医院 | | | | ● | | | | | ● | ● | ● | | ● | | |
| | 西安交通大学第一附属医院 | | | | ● | | ● | | | | ● | ● | | | ● | |
| | 西安交通大学医学院第二附属医院 | | | | | | | | | | ● | | | | | |
| | 西安交通大学医学院第一附属医院 | | | | | | | | | | ● | | | | | |
| 上海 | 第二军医大学附属长海医院 | | | ● | ● | ● | | | | | ● | | | | | ● |
| | 复旦大学附属妇产科医院 | | | | | | | | | | | | | | | ● |
| | 复旦大学附属华山医院 | | | | ● | ● | | | ● | | ● | | | | ● | |
| | 复旦大学附属中山医院 | | | ● | ● | | ● | | | | ● | | | ● | | |
| | 上海交通大学附属第六人民医院 | ● | | | ● | | ● | | | | | | | ● | | |
| | 上海交通大学附属第一人民医院 | | | ● | | ● | ● | ● | | | | | | | | |
| | 上海交通大学医学院附属第九人民医院 | | | ● | | ● | | | | | ● | | | ● | | |
| | 上海交通大学医学院附属仁济医院 | | | | ● | | | | ● | | ● | | | ● | ● | |
| | 上海交通大学医学院附属瑞金医院 | ● | | | ● | | ● | | | | | | | ● | | |
| | 上海交通大学医学院附属新华医院 | ● | | | ● | ● | | | | | | | ● | | | |
| | 上海市东方医院 | | | ● | | | | | | | | ● | | ● | | |
| | 上海市同济医院 | | | | | | ● | ● | | | ● | | | | | |
| | 上海长征医院 | | | | | | ● | ● | | | ● | | | | ● | |
| | 同济大学附属第十人民医院 | ● | | | ● | | | | | | ● | | | | | |

续表

| 省 | 临床药师培训基地 | 开放招生专业 | | | | | | | | | | | | | | |
|---|---|---|---|---|---|---|---|---|---|---|---|---|---|---|---|---|
| | | (1) | (2) | (3) | (4) | (5) | (6) | (7) | (8) | (9) | (10) | (11) | (12) | (13) | (14) | (15) |
| 四川 | 成都市第三人民医院 | | | | ● | | | | | | ● | ● | | | | |
| | 川北医学院附属医院 | ● | | | ● | | | | | | ● | | | | | |
| | 达州市中心医院 | | | | | | | | | | ● | ● | | | | |
| | 凉山彝族自治州第二人民医院 | | | | | | | | | | ● | ● | | | | |
| | 绵阳市中心医院 | | ● | | | | | | | | ● | | | ● | | |
| | 南充市中心医院 | | | | ● | | | | | | ● | ● | | | | |
| | 四川大学华西第二医院 | | | | | | ● | | | | | | ● | | | ● |
| | 四川大学华西医院 | | | ● | ● | | | | | | ● | ● | | | ● | |
| | 四川省人民医院 | | | ● | | | ● | ● | | | ● | ● | | ● | | ● |
| | 四川省肿瘤医院 | | | | | | ● | | | | | | | | | |
| | 西南医科大学附属医院 | | | | | | | ● | | | ● | ● | | | | |
| 天津 | 天津市第五中心医院 | | | | | | | ● | | | ● | | | | | |
| | 天津市第一中心医院 | ● | | ● | ● | | ● | ● | | | | | | | | |
| | 天津市环湖医院 | | | | | | | | ● | | | | | | | |
| | 天津市南开医院 | | | | | | | | | | ● | | | | | |
| | 天津医科大学肿瘤医院 | ● | | | | | ● | | | ● | | | | | | |
| | 天津医科大学总医院 | | | ● | | | | | ● | | ● | ● | | | | |
| 西藏 | 西藏自治区人民医院 | | | | | | | | | | ● | | | | | |
| 新疆 | 巴音郭楞蒙古自治州人民医院 | | | | | | | | | | ● | ● | | | | |
| | 石河子大学医学院第一附属医院 | | | ● | | | ● | ● | | | | | | | | |
| | 新疆昌吉回族自治州人民医院 | | | | | | ● | | | | ● | | | ● | | |
| | 新疆医科大学第五附属医院 | | | | ● | | | ● | | | ● | | | | ● | |
| | 新疆医科大学第一附属医院 | ● | | ● | | | ● | ● | ● | | ● | | | | ● | |
| | 新疆自治区人民医院 | ● | | ● | ● | | | ● | | | ● | ● | | ● | | |

| 省 | 临床药师培训基地 | 开放招生专业 | | | | | | | | | | | | | | |
|---|---|---|---|---|---|---|---|---|---|---|---|---|---|---|---|
| | | (1) | (2) | (3) | (4) | (5) | (6) | (7) | (8) | (9) | (10) | (11) | (12) | (13) | (14) | (15) |
| 云南 | 成都军区昆明总医院 | | | | | | | | | | ● | | | | | |
| | 解放军昆明总医院 | | | | ● | | | | | | ● | | | ● | | |
| | 昆明市第一人民医院 | ● | | | ● | | | | | | ● | | | ● | | |
| | 昆明医科大学第一附属医院 | | | | ● | | | | | | ● | ● | | | | ● |
| | 昆明医科大学附属延安医院 | | | | | | | | | | | | | ● | | |
| | 云南省第三人民医院 | | | | | | | | ● | | ● | ● | | ● | | |
| | 云南省第一人民医院 | ● | | | | | ● | | | | ● | ● | | ● | | |
| | 云南省曲靖市第一人民医院 | | | | | | | | | | ● | | | | | |
| | 昆明医科大学第二附属医院 | | | | | | | | | | | | ● | ● | | |
| 浙江 | 台州市中心医院 | | | | ● | | ● | | | | ● | | | | | |
| | 温州医科大学附属第一医院 | | ● | | ● | | | | | | ● | | | | | |
| | 浙江大学医学院附属第二医院 | | | | ● | | ● | | ● | | ● | | | ● | | |
| | 浙江大学医学院附属第一医院 | ● | | | ● | | | | ● | ● | ● | | | | ● | |
| | 浙江大学医学院附属儿童医院 | | | | | | | | | | | | ● | | | |
| | 浙江大学医学院附属妇产科医院 | | | | | | | | | | | | | | | ● |
| | 浙江大学医学院附属邵逸夫医院 | ● | | | ● | | ● | | | | | | | | | |
| 重庆 | 第三军医大学第二附属医院 | | | | | | | | | | ● | | | | | |
| | 陆军军医大学第二附属医院 | | | ● | ● | | ● | | | ● | ● | | | | | |
| | 陆军军医大学第三附属医院 | | ● | | ● | | ● | | | | | ● | | | | |

续表

| 省 | 临床药师培训基地 | 开放招生专业 | | | | | | | | | | | | | | |
|---|---|---|---|---|---|---|---|---|---|---|---|---|---|---|---|---|
| | | (1) | (2) | (3) | (4) | (5) | (6) | (7) | (8) | (9) | (10) | (11) | (12) | (13) | (14) | (15) |
| 重庆 | 陆军军医大学第一附属医院 | | | ● | ● | | | | | | ● | ● | | | ● | |
| | 重庆市急救医疗中心 | | ● | | | | | | | | ● | ● | | | | |
| | 重庆市人民医院 | | ● | | | | ● | | | | | | | | | |
| | 重庆医科大学附属第二医院 | | | | | | | | | | ● | | | ● | | |
| | 重庆医科大学附属第一医院 | | ● | | | | ● | | | ● | ● | | | ● | | |
| | 重庆医科大学附属永川医院 | | | ● | | | | | | | ● | ● | | | | |

资料来源：中国医院协会药事管理专业委员会；

（1）-ICU 专业，（2）-肠外肠内营养，（3）-呼吸内科，（4）-抗感染药物，（5）-抗凝治疗，（6）-抗肿瘤药物，（7）-内分泌，（8）-神经内科，（9）-疼痛药物治疗，（10）-通科，（11）-消化内科，（12）-小儿用药，（13）-心血管内科，（14）-免疫系统药物，（15）-妇产科。

（李潇潇[1,2]，聂小燕[2,3]，朱珠[4]，李喜西[3]，史录文[2,3*]，翟所迪[1,2*]　1. 北京大学第三医院 药剂科，2. 北京大学药学院 药事管理与临床药学系，3. 北京大学医药管理国际研究中心，4. 北京协和医院 药剂科，＊通讯作者）

# 参考文献

［1］胡凯. 21 世纪医学发展趋势与医学生素质教育. 中国高等医学教育，2001(1)，16-18.

［2］朱珠，李大魁. 2003 年我国临床药学发展状况回顾——以患者为中心的医药服务是当代医院药师的首要任务. 中国药物应用与监测，2004,1(1):25-27.

［3］徐晓媛，吴晓明. 中国高等药学教育模式的改革与展望. 中国大学教学，2008(1)，24-26.

［4］Shen J, Sun Q, Zhou X, et al. Pharmacist interventions on antibiotic use in inpatients with respiratory tract infections in a Chinese hospital. Int J Clin Pharm. 2011, 33(6): 929-933.

［5］FIP Congresses and Conferences. Addressing global complexities through educational innovation. (2013-09-05) ［2017-06-01］. https://dublin2013. congress. pharmacy/?% 20page% 20 = dublin _ programme _ programmebyday_list&congress=program&program_id=31.

［6］DM Angaran, CD Hepler, DC Bjornson, et al. Career patterns of pioneer clinical pharmacists. Am J Hosp Pharm, 1988, 45(1):101-108.

［7］李晓平，邵宏，唐忠婷，等. 国外 52 所大学临床药学专业研究生教学体系的比较. 中国药事，2007,21(11): 933-938.

［8］屈建，刘高峰，朱珠，等. 我国医院药学学科的建设与发展（上）. 中国医院药学杂志，2014,34(15): 1237-1246.

［9］屈建，刘高峰，朱珠. 中国医院药学学科发展史. 北京：中国科学技术出版社，2016.

［10］屈建，刘高峰，朱珠，等. 我国医院药学学科的建设与发展（下）. 中国医院药学杂志，2014,34(17):

1423-1433.

[11] 史慧峰,邵宏,孙明扬,等.北京大学专业学位研究生临床药学轮转实践教学效果分析.中国药学(英文版),2016,25(2):140-144.

[12] 图门吉日嘎勒.医学生基础学科问题导向学习课程编排特点研究——以密苏里-哥伦比亚大学医学院为例.医学与哲学(人文社会医学版),2010,31(6):75-76+81.

[13] 张勤,李立明,巴德年.8年制医学专业医学预科课程设置的探讨.基础医学与临床,2012,32(8):983-986.

[14] The European Society for Clinical Nutrition and Metabolism. LLL Programme. (2015-05-27) [2017-06-01]. http://www. espen. org/education/lll-programme.

# 附录 1
# REVISED FIP BASEL STATEMENTS ON THE FUTURE OF HOSPITAL PHARMACY

Since the original Basel Statements on the Future of Hospital Pharmacy were released in 2008, the Statements have been used worldwide to guide the development of practice in hospital pharmacy. This revision was developed by the FIP Hospital Pharmacy Section in 2014, and was approved Bangkok, Thailand in September 2014. The final revised Statements were released on 10<sup>th</sup> September 2015.

**Overarching and Governance Statements**

1. The overarching goal of hospital pharmacists is to optimize patient outcomes through collaborative, inter-professional, responsible use of medicines1 and medical devices.

The responsible use of medicines means:

- That a medicine is only used when necessary and that the choice of medicine is appropriate based on what is proven by scientific and/or clinical evidence to be most effective and least likely to cause harm. This choice also considers patient preferences and makes the best use of limited healthcare resources.

- There is timely access to and the availability of quality medicine that is properly administered and monitored for effectiveness and safety.

- A multidisciplinary collaborative approach is used that includes patients and those in addition to health professionals assisting in their care.

2. At a global level, evidence-based hospital pharmacy practice standards should be developed. These should assist national efforts to define standards for the extent and scope of hospital pharmacy services and should include corresponding human resource and training requirements.

3. Hospital pharmacists should engage health authorities and hospital administrators to ensure appropriate resources for, and design of, the hospital medicines-use process.

4. Health authorities should ensure that each hospital is serviced by a pharmacy that is supervised by pharmacists who have completed advanced training in hospital pharmacy.

5. The Chief Pharmacist/Director of Pharmacy should be the accountable professional coordinating the responsible use of medicines1 in the hospital.

6. Hospital pharmacists should serve as a resource regarding all aspects of medicines use and

be accessible as a point of contact for patients and health care providers.

7. All prescriptions should be reviewed, interpreted, and validated by a hospital pharmacist prior to the medicine being dispensed and administered.

8. Hospital pharmacists should monitor patients taking medicines to assure patient safety, appropriate medicine use, and optimal outcomes for inpatients and outpatients. When resource limitations do not permit pharmacist monitoring of all patients taking medicines, patient-selection criteria should be established to guide pharmacist monitoring.

9. Hospital pharmacists should be allowed to access and document in the full patient record.

10. Hospital pharmacists should ensure that patients or care givers are educated and provided written information on the appropriate use of medicines.

11. Hospital pharmacists should provide orientation, drug information and education to nurses, physicians, and other hospital staff regarding best practices for medicines use (a best practice is a method or technique that has consistently shown results superior to those achieved with other means, and that is used as a benchmark).

12. Undergraduate pharmacy curricula should include hospital-relevant content, and post-graduate training programs and specializations in hospital pharmacy should be developed.

13. Hospital pharmacists should actively engage in research into new methods and systems to improve the use of medicines and of human resource needs in hospital pharmacy.

14. Hospital pharmacists should take responsibility for the management and disposal of waste related to the medicine use process, and advise on disposal of human waste from patients receiving medicines.

15. Hospital pharmacists should take responsibility for all aspects of selection, implementation and maintenance of technologies that support the medicine use process, including distribution devices, administration devices and other equipment.

16. Hospital pharmacists must ensure proper storage to maintain the integrity of medicines across the supply chain to ensure quality, safety and security.

17. Hospital pharmacists should ensure appropriate assessment, development, implementation and maintenance of clinical decision support systems and informatics that guide therapeutic decision making and improve the medicine use process.

18. Each pharmacy should have contingency plans for medicine shortages and emergencies.

19. The "seven rights" (right patient, medicine, dose, route, information, documentation and time) should be fulfilled in all medicine-related activities in the hospital.

**Theme 1—Procurement**

20. Hospital pharmacists should be involved in the complex process of procurement of medicines and health products, promoting equity and access. They should ensure transparent procurement processes are in place in line with best practice and national legislation, are free from conflict of interest, and are based on the principles of safety, quality and efficacy.

21. Procurement practices must be supported by strong quality assurance principles, regularly reviewed and adapted to fit different settings and emerging needs in the most appropriate

and cost effective way.

22. Procurement should not occur in isolation, but rather be guided by the formulary selection process. This includes the procurement of standard concentrations of high-risk medicines including electrolytes.

23. Procurement must be supported by a reliable information system that provides accurate, timely, and accessible information.

**Theme 2—Influences on Prescribing**

24. Hospitals should utilize a medicine formulary system ( local, regional, and/or national) linked to standard treatment guidelines, protocols, and treatment pathways based on the best available evidence.

25. Hospital pharmacists should be key members of pharmacy and therapeutics committees to oversee all medicines management policies and procedures, including those related to off-label use and investigational medicines.

26. Hospital pharmacists should have a key role in educating prescribers at all levels of training on the access to and evidence for responsible use of medicines, including the required monitoring parameters and subsequent prescribing adjustments.

27. Hospital pharmacists should be an integral part of the multidisciplinary team responsible for therapeutic decision making in all patient care areas.

28. Hospital pharmacists should promote seamless care by contributing to the transfer of information about medicines whenever patients move between and within health care settings.

29. Appropriately trained and credentialed hospital pharmacists should participate in collaborative prescribing.

**Theme 3—Preparation and Delivery**

30. Hospital pharmacists should assume responsibility for storage, preparation, dispensing, and distribution of all medicines, including investigational medicines.

31. Hospital pharmacists should assume responsibility for the appropriate labeling and control of medicines stored throughout the facility.

32. Hospital pharmacists should be involved in determining which medicines are included in ward stock and standardizing the storage and handling of ward medicines.

33. Hospital pharmacists should ensure that compounded medicines are consistently prepared to comply with quality standards. This includes taking responsibility for ensuring medicines not commercially available in a suitable formulation are prepared to accepted practice standards, and ensuring that injectable admixture services comply with accepted practice standards.

34. The preparation of hazardous medicines including cytotoxics should be under the responsibility of the hospital pharmacist and prepared under environmental conditions that minimize the risk of contaminating the product and environment, as well as minimizing exposure of hospital personnel to harm using accepted practice standards.

35. Hospital pharmacists should implement evidence-based systems or technologies ( e. g. ,

automated prescription-filling, unit dose distribution, machine-readable coding systems, etc. ) to decrease the risk of medication errors.

36. Hospital pharmacists should support the development of policies regarding the use of medicines brought into the hospital by patients, including the evaluation of appropriateness of complementary and alternative medicines.

37. Hospital pharmacists should implement systems for tracing medicines dispensed by the pharmacy (e. g. , to facilitate recalls, etc. ).

38. Concentrated electrolyte products (such as potassium chloride and sodium chloride) and other institutionally-identified high-risk medicines should be dispensed in ready-to-administer dilutions, and stored in secure, separate areas with distinct labels.

39. Hospital pharmacists should develop simple, rules-based approaches to advancing patient safety; for example, when a large number of dosage units are needed to give a dose (more than two tablets, vials, etc. ), the prescription should be verified prior to preparation or dispensing.

**Theme 4—Administration**

40. Hospital pharmacists should ensure that the information resources needed for safe medicines preparation and administration are accessible at the point of care.

41. Hospital pharmacists should ensure that clinically relevant allergies, drug interactions, contraindications, past adverse events and other relevant medication history details are accurately recorded in a standard location in patient records and evaluated prior to medicine use.

42. Hospital pharmacists should ensure that medicines are packaged and labeled to ensure identification and to maintain integrity until immediately prior to administration to the individual patient.

43. Medication labels should be clear and have sufficient information to ensure safe administration, including at least 2 patient identifiers, the name of the medicine, prescribed route, dose in mass and, where appropriate, volume and rate of administration.

44. Hospital pharmacists should ensure that health care professionals who administer medicines are appropriately trained in their use, hazards, and necessary precautions.

45. Doses of chemotherapy and other institutionally-identified high-risk medicines should be independently checked against the original prescription by at least two health care professionals, 1 of whom should be a pharmacist, prior to administration.

46. Hospital pharmacists should develop and implement policies and practices that prevent route errors. Examples include:

- Labeling of intravenous tubing near insertion site to prevent misconnections;
- Use of enteral feeding catheters that cannot be connected with intravenous or other parenteral lines;
- Packaging vinca alkaloids to prevent inadvertent intrathecal administration;
- Use of oral syringes that are distinctly different from hypodermic syringes to prevent injection of enteral or oral medicines.

47. Hospital pharmacists should ensure the development of quality assurance strategies for medicines administration to detect errors and identify priorities for improvement.

48. The medicines administration process should be designed such that transcription steps between the original prescription and the medicines administration record are eliminated.

## Theme 5—Monitoring of Medicines Use

49. An easily accessible reporting system for defective medicines should be established and maintained. Reports of defective or substandard medicines should be reviewed internally and sent in a timely manner to regional or national pharmacovigilance or regulatory reporting programs, and the manufacturer.

50. An easily accessible reporting system for adverse drug reactions should be established and maintained. Reports of reactions should be reviewed internally and sent in a timely manner to regional or national pharmacovigilance or regulatory reporting programs. These data should be regularly reviewed to improve the quality and safety of medicines use practices.

51. An easily accessible, non-punitive reporting system for medication errors, including near misses, should be established and maintained. Reports of medication errors should be reviewed internally and sent to regional or national medication error reporting or regulatory programs. These data should be regularly reviewed to improve the quality and safety of medicines use practices.

52. Medicines use practices should be self assessed and compared with benchmarks and best practices to improve safety, clinical effectiveness, and cost-effectiveness.

53. The medicines use process should be reviewed through an external accreditation or quality improvement program. Hospitals should act on reports to improve the quality and safety of their practices.

54. Pharmacists' clinically-relevant activities should be documented, collected and analyzed to improve the quality and safety of medicines use and patient outcomes. Activities which significantly impact individual patient care should be documented in the patient record.

55. Systematic approaches (e. g., trigger tools) should be used to provide quantitative data on adverse drug events and optimal medicines use. These data should be regularly reviewed to improve the quality and safety of medicines practices.

## Theme 6—Human Resources, Training and Development

56. At a national level, competency frameworks are defined, established and regularly assessed.

57. At a national level, hospital pharmacists should engage health authorities to bring together stakeholders to collaboratively develop evidence-based hospital pharmacy human resource plans, to support responsible use of medicines including those in rural and remote areas.

58. Hospital pharmacists should work with key stakeholders to ensure that workforce education, training, competency, size, and capacity are appropriate to the scope of services, coverage, and responsibilities of all cadres providing pharmacy services.

59. Hospital pharmacy workforce plans should describe strategies for human resource education and training, recruitment and retention, competency development, remuneration and career progression pathways, diversity-sensitive policies, equitable deployment and distribution, management, and roles and responsibilities of stakeholders for implementation.

60. Hospitals should maintain human resource information systems that contain basic data for planning, training, appraising, and supporting the workforce. Data should be collated at a national level to improve workforce planning.

61. The training programs of pharmacy support staff should be nationally formalized, harmonized, and credentialed within a defined scope of practice.

62. Hospital human resource policies should be founded in ethical principles, equity and human rights, and be compliant with labor regulations, guidelines, and hospital pharmacy practice standards.

63. Hospitals should use the nationally accepted competency framework to assess individual human resource training needs and performance.

64. To promote interprofessional education and team-based care, the role of hospital pharmacists, including collaborative prescribing, should be included in the curriculum of other health care professionals, and the roles of other health care professionals should be included in the pharmacy curricula.

65. Postgraduate clinical courses should be developed to prepare hospital pharmacists for collaborative prescribing of medicines, including instruction in legal and professional accountability.

# 附录 2
# 国际药学联合会（FIP）医院药学未来发展的巴塞尔共识（2015 版）

国际药学联合会医院药学工作组

医院药学未来发展的巴塞尔共识自 2008 年发布以来，一直在世界各地为医院药学实践的发展提供指导。本次修订于 2014 年由国际药学联合会（FIP）医院药学工作组完成，并于同年 9 月在泰国曼谷召开的国际药学大会上获得批准。最终修订版本已于 2015 年 9 月 10 日发布。

## 总则

1. 医院药师的终极目标是通过协作的、跨领域的和尽责的使用药物及医疗器械来最优化患者的治疗结果。

药物尽责使用的含义是：

- 仅在必要时才使用药物，药物选择须建立在经科学和（或）临床证据证明其效果最佳、毒副作用最小的基础之上。这种选择还需要考虑患者意愿，并能使有限的医疗资源得到最佳利用。

- 能及时获取并能使用其有效性和安全性得到正规监控的质量合格的药品。

- 所谓采用跨领域协作的方式，须包括患者以及健康专业工作者以外为患者提供帮助的人员。

2. 应在全球层面制定循证的医院药学实践规范。这些规范将帮助不同国家来确定其医院药学服务的广度与深度标准，还应包括与之相适应的人力资源和培训要求。

3. 医院药师应参与卫生行政主管部门及医院管理部门的工作，以确保医院药品使用流程得到适当的资源和合理的设计。

4. 卫生行政主管部门应确保每个医院都应该有一个由药师管理的药学部门，而药师则应该接受过医院药学的高级培训。

5. 医院药学部门主管/科主任应该是负责协调医院内药物尽责使用的专业负责人。

6. 医院药师成为所有与药物使用相关问题的一大资源，并成为患者与医务人员随时可以沟通的联系纽带。

7. 所有的处方，都必须由医院药师审核、解读和认可之后才能调配及给药。

8. 医院药师应对用药患者提供监护，确保住院患者和门诊患者的安全、正确使用药物，达到最佳治疗效果。如果因资源有限而致使药师无法覆盖所有患者，则应制定患者选择标准来指导药师选择监护对象。

9. 应给予医院药师查看完整病历并在其中书写的权限。

10. 医院药师需要对患者或者监护人进行用药教育，并提供合理用药的书面材料。

11. 医院药师应为护士、医生和其他医务人员提供关于药物使用最佳实践相关的指导、药物信息和教育（最佳实践是指与其他方法相比，能持续显示出更优效果的方法或技术，且已经成为规范）。

12. 药学专业的本科课程中应纳入医院相关的内容，应设置医院药学毕业后教育课程和专科培训项目。

13. 医院药师应积极参与新方法和新体系的研究，从而优化医院药学部门的药物使用和人力资源配置。

14. 医院药师应负责管理和处置与药物使用过程相关废弃物，并对因患者用药所致废弃物的处理提供指导。

15. 医院药师应负责支持药品使用过程中各种技术的选择、使用和维护等各个环节，包括调配设备、给药装置以及其他设备。

16. 医院药师必须确保药品的合理贮存，保持整个供应链中药品的完整性，从而确保药品的质量、安全性与可靠性。

17. 医院药师应对临床决策支持系统及信息学进行合理的评估、开发、实施和维护，以指导治疗决策、优化药品使用过程。

18. 每个药学部门都应建立药品短缺和突发事件的应急预案。

19. 医院内与药品使用有关的所有环节都应当遵循"七个正确"原则（正确的患者、正确的药品、正确的剂量、正确的给药途径、正确的药物信息、正确的文档记录以及正确的用药时间）。

**主题1——医院药师与采购**

20. 医院药师应参与到药品和医疗用品的采购过程中，以促进公平性和可及性。药师应遵循安全、优质和有效的原则，确保采购流程公开透明，符合最佳实践和国家法律，并且没有利益冲突。

21. 采购过程必须有可靠的质量保证体系作为支持，并进行定期审查和调整，使其满足不同医疗场所或突发事件的需求，并保持最为适当与最佳成本效益比。

22. 药品采购不应单独进行，而应受处方集遴选程序指导，包括标准浓度的高危药品的采购（如电解质溶液）。

23. 药品采购必须有可靠的信息系统支持，以获得准确、及时和便捷的信息。

**主题2——医院药师对处方的影响**

24. 医院应使用与标准治疗指南、方案和治疗路径相符，且具有最优证据的药品处方集系统［地方性、地区性和（或）全国性的］。

25. 医院药师应作为药事管理与药物治疗委员会的核心成员，负责审查所有药品管理政策和规定，包括超说明书用药和临床试验用药方面。

26. 医院药师应在各个层级的培训中对处方者的教育方面发挥关键作用，使他们掌握药物尽责使用的原则和证据，包括必要的指标监测和相应的处方调整。

27. 医院药师应在所有患者关怀领域中都成为多学科治疗决策团队的必要成员。

28. 无论患者在不同医疗机构之间或在同一医疗机构内部转移时，医院药师都应该及时交接患者用药信息，促进患者获得无缝的关怀。

29. 接受过相应培训并获得相关资质的药师应参与到合作处方活动中。

**主题3——医院药师与药品配制和配送**

30. 医院药师应负责所有药品、包括临床试验用药品的贮存、配制、调剂和发放。

31. 医院药师应负责所有药品标签正确和医院内药物贮存管控。

32. 医院药师应参与制定病房的基数药品目录，并规范这些药品的贮存和管理。

33. 医院药师应确保药品的配制过程一致可控，符合质量标准。这就包括药师必须确保尚无市售剂型药品的配制需要符合公认的操作规范，确保注射用混合配置服务符合公认的操作标准。

34. 危险药品（包括细胞毒性药品）的配制必须由医院药师在适当的环境条件下进行，并且需要满足相关的实践标准，最大限度地降低该药品对环境的污染以及对医院员工药品暴露的风险。

35. 医院药师应使用有证据支持的系统或技术（如自动化处方调配、单剂量摆药和机读码系统等）来降低用药差错的风险。

36. 医院药师应协助完善患者在院内使用自备药的政策，包括评估使用补充和替代治疗药品的合理性。

37. 医院药师应建立已调配发放药品的跟踪系统（例如药品召回等）。

38. 浓缩的电解质药品（如氯化钾和氯化钠）以及其他高危药品必须稀释至可直接使用的溶液形式后方能发放，并应存放在具有醒目的标签标记的安全、隔离区域。

39. 医院药师应制定简单、标准化的操作程序来促进患者用药安全。例如，需一次性给予大量的制剂单位时（如同一药品的单次给药量超过两片片剂、两瓶液体等），在调配或发药之前必须要认真核对处方。

**主题4——医院药师与给药**

40. 医院药师应确保在任何提供医学关怀的场所能够随时获得药物安全调配和使用所需的信息资源。

41. 医院药师应确保所有临床相关的过敏情况、药物相互作用、禁忌证、既往药物不良事件以及其他用药史详情都会在病历中规定的位置有准确的记录，且在给药前评估相关信息。

42. 医院药师应确保药品有包装和标签以确保易于识别和在给患者服药前应保持其包装完整。

43. 药品标签应清晰、内容充分，以确保给药安全，标签的内容应包含：至少2种患者识别方式、药品名称、给药途径、给药剂量或体积以及药品的给药速率。

44. 医院药师应确保给药的医务人员接受过药物使用、危险性及注意事项等方面的适宜培训。

45. 在化疗药和其他高危药品给药前，至少应有两名医务人员（其中一名应是药师）分别核对原始处方。

46. 医院药师应制定并实施防止给药途径错误的相关政策和规范。例如：

- 在静脉输液管进针处附件加上标注以防止连接错误；

- 肠内营养管不得与输液管或其他管路相连；
- 将长春碱类药物进行特殊包装以防误行鞘内给药；
- 用于口饲的注射器应当明显区别于皮下注射器，以防止把肠道给药或者口服药品用于注射。

47．医院药师应负责制订给药的质量保证策略，以发现用药差错并确定优化重点。

48．药师应对给药的整体流程进行设计，取消原始处方和给药记录间的处方转抄步骤。

**主题5——医院药师与用药监测**

49．应当建立并维护便捷的不合格药品报告系统。将不合格药品的情况进行内部评估，并及时上报地区或全国药物警戒系统、监管报告系统和生产厂商。

50．应建立并维护便捷的药品不良反应报告系统，将不良反应的情况进行内部评估，并及时上报地区或全国药物警戒系统、监管报告系统。应定期检查以上数据以确保药物使用的质量和安全。

51．应建立并维护便捷、非惩罚性的用药差错（包括未遂事件）报告系统，将用药差错的情况进行内部评估，并上报地区或全国药物警戒系统。应定期回顾以上数据以确保药物使用的质量和安全。

52．应对医院药品的使用情况进行自我评估，通过与标准和最佳实践比较来提升用药的安全、临床有效性和成本效益比。

53．应对医院药品使用的流程通过外部质量认证或质量提升计划来进行检查。医院应根据反馈进行整改以提高相关流程的质量和安全。

54．应对药师的临床相关活动进行记录、收集和分析，以改善用药的质量、安全和患者结果。对患者照护有显著影响的干预措施应在病历中记录下来。

55．应该使用系统性的方法（例如预警工具）来提供医院内药物不良事件与合理用药的量化数据。应对以上数据进行定期评估以改善医疗的质量和安全。

**主题6——医院药师与人力资源配置、培训和发展**

56．在国家层面，应定义、建立并定期评估药师的职业资质评价体系。

57．在国家层面，医院药师应与卫生行政主管部门密切协作，召集所有利益相关方共同制定循证的医院药学人力资源规划，在所有地区（包括农村及偏远地区）推行尽责的药物使用。

58．医院药师应与关键利益相关方协作，确保从业人员具有与服务领域、范围和责任相适应的教育、培训、资质、规模及能力。

59．医院药学部门的人力规划应包括人力资源的教育与培训、招聘与留任、能力提升、薪酬与职业发展、多元化政策、合理的岗位配置与分配、管理以及岗位职责等策略。

60．医院应保有人力资源信息系统，其中包括人员配置、培训、评价和支持的基本数据。以上数据应该在国家层面上进行收集整理，以促进人力资源计划制订。

61．应在国家层面建立范围明确、正式、统一和经过认证的药学辅助人员培训项目。

62．医院的人力资源政策制定符合伦理原则、平等和人权，并应符合相关的劳动法规、指南，以及医院药学实践标准。

63．医院应使用国家认可的资质评价体系来评估每个员工的人力资源培训需求和绩效。

64. 为了推进跨学科教育和团队式监护，医院药师的职责包括合作处方模式，应纳入其他医务人员的课程中。同时其他医务人员的职责也应纳入药学人员的课程中。

65. 应设置毕业后临床教育课程来培养医院药师合作处方的能力，包括法律及专业责任方面的课程。

本文译者：张弨[1]，董淑杰[1]，石伟龙[1]，李璞[1]，陈兵[2]，朱珠[3]

译者单位：1. 北京大学第三医院药剂科；2. 中国药学会秘书处；3. 中国医学科学院北京协和医院药剂科。